Cemal Cingi / Nuray Bayar Muluk / Glenis K. Scadding / Ranko Mladina

Challenges in Rhinology

鼻科学挑战

主　编　〔土〕　杰马尔·辛吉
〔土〕　努雷·巴亚尔·穆鲁克
〔英〕　格伦尼斯·K.斯卡丁
〔克罗〕兰科·姆拉迪纳

主　审　张秋航　杨大章

主　译　刘剑锋

副主译　王振霖　蒋卫红　吕　威

天津出版传媒集团
天津科技翻译出版有限公司

著作权合同登记号:图字:02-2023-162

图书在版编目(CIP)数据

鼻科学挑战 / (土) 杰马尔·辛吉(Cemal Cingi)等主编;刘剑锋主译. --天津:天津科技翻译出版有限公司,2024. 9. -- ISBN 978-7-5433-4552-2

Ⅰ. R765

中国国家版本馆 CIP 数据核字第 2024E7B182 号

授权单位:Springer Nature Switzerland AG
出　　版:天津科技翻译出版有限公司
出 版 人:方　艳
地　　址:天津市南开区白堤路 244 号
邮政编码:300192
电　　话:(022)87894896
传　　真:(022)87893237
网　　址:www.tsttpc.com
印　　刷:雅迪云印(天津)科技有限公司
发　　行:全国新华书店
版本记录:889mm×1194mm　16 开本　20.75 印张　550 千字
2024 年 9 月第 1 版　2024 年 9 月第 1 次印刷
定价:248.00 元

(如发现印装问题,可与出版社调换)

译者名单

主　　审　张秋航　杨大章

主　　译　刘剑锋

副 主 译　王振霖　蒋卫红　吕　威

译　　者　(按姓氏汉语拼音排序)

毕青玲　国家卫生健康委中日友好医院
曹平平　清华大学临床医学院附属北京清华长庚医院
陈建军　华中科技大学同济医学院附属协和医院
陈奕涵　北京中医药大学中日友好医院
陈忠岩　国家卫生健康委中日友好医院
程靖宁　国家卫生健康委中日友好医院
邓玉琴　武汉大学人民医院
冯　云　国家卫生健康委中日友好医院
韩　军　国家卫生健康委中日友好医院
韩红蕾　国家卫生健康委中日友好医院
韩晋博　首都医科大学附属北京朝阳医院
蒋卫红　中南大学湘雅医院
李　奔　北京协和医学院中日友好医院
李天洋　北京协和医学院中日友好医院
李卫霞　国家卫生健康委中日友好医院
李伊凡　北京中医药大学中日友好医院
廖　娟　北京中医药大学中日友好医院
刘　佳　首都儿科研究所附属儿童医院
刘　静　中国中医科学院西苑医院
刘　洋　国家卫生健康委中日友好医院
刘剑锋　国家卫生健康委中日友好医院
刘俊其　首都医科大学宣武医院
刘梦帆　北京中医药大学中日友好医院
刘勇刚　中国中医科学院眼科医院
吕　威　中国医学科学院北京协和医院

吕　勇　　国家卫生健康委中日友好医院

潘宏光　　深圳市儿童医院

权　芳　　西安交通大学第一附属医院

邰旭辉　　北部战区空军医院

田　昊　　首都医科大学附属北京友谊医院

王　丰　　解放军总医院

王威清　　中国医学科学院北京协和医院

王晓巍　　中国医学科学院北京协和医院

王艺贝　　国家卫生健康委中日友好医院

王振霖　　首都医科大学宣武医院

危　维　　首都医科大学宣武医院

魏宏权　　中国医科大学附属第一医院

夏　交　　首都医科大学附属北京友谊医院

许　昱　　武汉大学人民医院

游芳佳　　北京中医药大学中日友好医院

查　洋　　中国医学科学院北京协和医院

张　怡　　首都医科大学附属北京朝阳医院

张汝祥　　首都医科大学附属北京友谊医院

张若祺　　北京中医药大学中日友好医院

张珊珊　　北京中医药大学中日友好医院

赵　晶　　国家卫生健康委中日友好医院

赵　宇　　国家卫生健康委中日友好医院

赵建辉　　国家卫生健康委中日友好医院

周小林　　北京协和医学院中日友好医院

编者名单

Semih Ak, MD Department of Otorhinolaryngology, Mehmet Akif İnan Training and Research Hospital, Şanlıurfa, Turkey

Ceyhun Aksakal, MD Faculty of Medicine, Department of Otorhinolaryngology, Tokat Gaziosmanpaşa University, Tokat, Turkey

Fazilet Altın, MD Department of Otorhinolaryngology, University of Health Sciences, Haseki Training and Research Hospital, Istanbul, Turkey

Faruk Altınel, MD Neurosurgery Department, Baskent University, İzmir Zübeyde Hanım Training and Research Hospital, İzmir, Turkey

Mustafa Altıntaş, MD ENT Department, Serik State Hospital, Antalya, Turkey

Zeynep Önerci Altunay, MD Department of Otorhinolaryngology, University of Health Sciences, Haseki Training and Research Hospital, Istanbul, Turkey

İbrahim Arslan, MD Department of Otorhinolaryngology, Gaziosmanpasa Taksim Training and Research Hospital, İstanbul, Turkey

Ali Arslantaş, MD Medical Faculty, Neurosurgery Department, Eskisehir Osmangazi University, Eskisehir, Turkey

Meltem Tendoğan Avcı, MD Department Otolaryngology, Van Training and Research Hospital, Van, Turkey

Nafi Aygün, MD Division of Neuroradiology, Russel H. Morgan Department of Radiology, Johns Hopkins University School of Medicine, Baltimore, MD, USA

Ali Bayram, MD Otorhinolaryngology Department, Kayseri City Hospital, Kayseri, Turkey

Jeffrey C. Bedrosian, MD Rhinology and Skull Base Surgery, Specialty Physician Associates, St. Luke's Medical Centre, Bethlehem, PA, USA

Dario Bertossi, MD Maxillo Facial Department, Maxillo Facial Plastic Surgery Unit, University of Verona, Verona, Italy

Hilal Boyacı, MD Medical Faculty, Department of Pulmonology, Hitit University, Çorum, Turkey

Birgül Büyükkıdan, MD Medical Faculty, Anesthesiology and Reanimation Department, Eskisehir Osmangazi University, Eskisehir, Turkey

Peter Catalano, MD, FACS, FARS St. Elizabeth's Medical Center, Tufts University School of Medicine, Steward Health Care, Boston, MA, USA

Serkan Çayır, MD Medical Faculty, Department of Otorhinolaryngology, Aksaray University, Aksaray, Turkey

Mehmet Emrah Ceylan, MD Department of Otorhinolaryngology, Davraz Yaşam Hospital, Isparta, Turkey

Can Cemal Cingi, PhD Faculty of Communication Sciences, Communication Design and Management Department, Anadolu University, Eskisehir, Turkey

Cemal Cingi, MD Medical Faculty, Department of Otorhinolaryngology, Eskisehir Osmangazi University, Eskisehir, Turkey

Zerrin Özergin Coşkun, MD Department of Otorhinolaryngology, Medical Faculty, Recep Tayyip Erdoğan University, Rize, Turkey

Alvaro A. Cruz, MD Fundacao ProAR and Federal University of Bahia, Salvador, Brazil

İbrahim Çukurova, MD Department of Otorhinolaryngology, Tepecik Training and Research Hospital, Health Sciences University, İzmir, Turkey

Eugenio De Corso, MD Agostino Gemelli Hospital Foundation IRCCS, Catholic University of the Sacred Heart, Head and Neck Surgery, Otorhinolaryngology, Rome, Italy

Serkan Dedeoğlu, MD Department of Otorhinolaryngology, Gazi Yasargil Education and Research Hospital, Diyarbakir, Turkey

Stefano Del Giacco, MD Department of Medical Sciences and Public Health and Unit of Allergy and Clinical Immunology, University Hospital "Duilio Casula", University of Cagliari, Cagliari, Italy

Necati Enver, MD Division of Laryngology, Department of Otolaryngology—Head and Neck Surgery, Columbia University Irvine Medical Center, New York, NY, USA

Department of Otolaryngology—Head & Neck Surgery, Sean Parker Institute for the Voice, Weill Cornell Medical College, New York, NY, USA

Erhan Eroğlu, PhD Faculty of Communication Sciences, Communication Design and Management Department, Anadolu University, Eskisehir, Turkey

Sinan Eroğlu, MD Department of Otorhinolaryngology, Bahçelievler State Hospital, Istanbul, Turkey

Erkan Esen, MD Department of Otorhinolaryngology, Konak Hospital, Kocaeli, Turkey

Görkem Eskiizmir, MD, PhD Medical Faculty, Department of Otorhinolaryngology, Manisa Celal Bayar University, Manisa, Turkey

Oren Friedman, MD Perelman School of Medicine Otorhinolaryngology and Head and Neck Surgery Department, University of Pennsylvania, Philadelphia, PA, USA

Bilun Gemicioğlu, MD Cerrahpasa Faculty of Medicine, Department of Pulmonary Diseases, Istanbul University—Cerrahpasa, Istanbul, Turkey

M. Kürşat Gökcan, MD Otorhinolaryngology, Head and Neck Surgery Department, Ankara University Medical School, Ankara, Turkey

Sacit Güleç, MD Medical Faculty, Anesthesiology and Reanimation Department, Eskisehir Osmangazi University, Eskisehir, Turkey

Hakan Güvenir, MD Pediatric Allergy and Immunology Department, Malatya Training and Research Hospital, Malatya, Turkey

Grant S. Hamilton III, MD Division of Facial Plastic and Reconstructive Surgery, Mayo Clinic, Rochester, MN, USA

Ethem İlhan, MD Department of Otorhinolaryngology, Gaziosmanpaşa Taksim Training and Research Hospital, İstanbul, Turkey

Jeffrey Janus, MD ENT Department, Mayo Clinic, Rochester, MN, USA

Ljiljana Jovancevic, MD, PhD Faculty of Medicine, Clinical Centre of Vojvodina, Otorhinolaryngology and Head and Neck Surgery Clinic, University of Novi Sad, Novi Sad, Serbia

Gyu Sik Jung, MD Department of Plastic and Reconstructive Surgery, GLAD Plastic Surgery Clinic, Daegu, South Korea

A. Fuat Kalyoncu, MD Department of Chest Diseases, Adult Allergy & Immonology Unit, Hacettepe University, School of Medicine, Ankara, Turkey

Murat Kar, MD Department of Otorhinolaryngology, Kumluca State Hospital, Antalya, Turkey

Isıl Çakmak Karaer, MD Department of Otorhinolaryngology, Malatya Training and Research Hospital, Malatya, Turkey

Sergei Karpischenko, MD St. Petersburg Research Institute of Ear, Throat, Nose and Speech, Saint Petersburg, Russia

ENT Department, Pavlov First St. Petersburg State Medical University, Saint Petersburg, Russia

Hasan Kazaz, MD Department of Otorhinolaryngology, Health Sciences University, Trabzon Kanuni Training and Research Hospital, Trabzon, Turkey

Kemal Kef, MD Private Keşan Hospital, Keşan, Edirne, Turkey

Alev Ketenci, MD Pulmonology Department, Başakşehir State Hospital, İstanbul, Turkey

Murat Koçyiğit, MD ENT Department, Kanuni Sultan Suleyman Training and Research Hospital, İstanbul, Turkey

Iordanis Konstantinidis, MD, PhD Second Academic ORL Department, Aristotle University, Papageorgiou Hospital, Thessaloníki, Greece

Gabriela Kopacheva-Barsova, MD, PhD ENT University Hospital, University Campus "St. Mother Theresa", Skopje, North Macedonia

Müge Özçelik Korkmaz, MD Medical Faculty, ENT Department, Sakarya University, Serdivan, Sakarya, Turkey

Gary L. Kreps, MD, PhD Department of Communication, George Mason University, Center for Health and Risk Communication, Fairfax, VA, USA

Dilek Funda Kurtuluş, PhD Department of Aerospace Engineering, Middle East Technical University, Ankara, Turkey

Jivianne T. Lee, MD UCLA Department of Head and Neck Surgery, Rhinology and Endoscopic Skull Base Surgery, Santa Monica, CA, USA

Mario Milkov, MD Department of Dental Materials Science and Propaedeutics of Prosthetic Dental Medicine, Audiovestibular and Sleep Medicine Centre "Prof. Paraskev Stoyanov" Medical University of Varna, Varna, Bulgaria

Ranko Mladina, MD, PhD Zagreb, Croatia

Joaquim Mullol, MD, PhD Rhinology Unit and Smell Clinic, ENT Department, Hospital Clínic, Universitat de Barcelona, Barcelona, Catalonia, Spain

Clinical and Experimental Respiratory Immunoallergy (IDIBAPS), Barcelona, Catalonia, Spain

CIBERES, Barcelona, Catalonia, Spain

Nuray Bayar Muluk, MD Medical Faculty, Department of Otorhinolaryngology, Kırıkkale University, Kırıkkale, Turkey

Hesham Negm, MD Faculty of Medicine, Department of Otorhinolaryngology, Cairo University, Cairo, Egypt

Tuğba Önyılmaz, MD Pulmonology Department, Private Konak Hospital, Kocaeli, Turkey

Aslıhan Semiz Oysu, MD Department of Radiology, University of Health Sciences, Umraniye Training and Research Hospital, Istanbul, Turkey

Emine Ece Özdoğru, MD Department of Pediatric Allergy, Tepecik Training and Research Hospital, İzmir, Turkey

Aret Çerçi Özkan, MD Private Practice in İstanbul, İstanbul, Turkey

Pınar Tunçbilek Özmanevra, MD Department of Otolaryngology—Head and Neck Surgery, University of Kyrenia, School of Medicine, Kyrenia, Turkish Republic of Northern Cyprus

Desiderio Passali, MD Medical Faculty, Department of Otorhinolaryngology—Head and Neck Surgery, University of Siena, Siena, Italy

Norman Pastorek, MD Facial Plastic Surgery, Department of Otolaryngology—Head and Neck Surgery, New York Presbyterian Hospital—Weill Cornell Medical Center, New York, NY, USA

Elena Patrascu, MD, PhD Sfanta Maria Hospital ENT&HNS Department, University of Medicine and Pharmacy "Carol Davila", Bucharest, Romania

Kevin A. Peng, MD House Institute, Los Angeles, CA, USA

Michael J. Pitman, MD Division of Laryngology, Department of Otolaryngology—Head and Neck Surgery, Columbia University Irvine Medical Center, New York, NY, USA

William Reisacher, MD Otolaryngology Department, Weill Cornell Medical College, New York, NY, USA

Ali Seyed Resuli, MD Medical Faculty, ENT Department, Istanbul Yeni Yüzyıl University, Istanbul, Turkey

Philippe Rombaux, MD Otorhinolaryngology Department, Saint-Luc University, Brussels, Belgium

Carmen Rondon, MD Allergy Unit, Hospital Regional Universitario de Málaga, IBIMA, ARADYAL, Málaga, Spain

Kağan Sağlam, MD Department of Otorhinolaryngology, Manavgat State Hospital, Antalya, Turkey

İsmail Salcan, MD ENT Department, Binali Yıldırım University, Mengücek Gazi Training and Research Hospital, Erzincan, Turkey

Suela Sallavaci, MD, MSc, PhD Department of ORL-HNS, University Hospital Centre "Mother Teresa", Tirana, Albania

Codrut Sarafoleanu, MD, PhD Sfanta Maria Hospital ENT&HNS Department, University of Medicine and Pharmacy "Carol Davila", Bucharest, Romania

Glenis K. Scadding, MD FRCP Royal National ENT Hospital London, London, UK

Guy Scadding, MD Royal Brompton and Harefield Hospitals NHS Foundation Trust, London, UK

Funda Çelik Şenel, MD Department of Pulmonology, İstanbul Mehmet Akif Ersoy Thoracic and Cardiovascular Surgery Training and Research Hospital, Küçükçekmece, Istanbul, Turkey

Gordon Soo, MD The Chinese University of Hong Kong, Shatin, Hong Kong

Nihat Susaman, MD Department of Otorhinolaryngology, University of Health Sciences, Elazıg Training and Research Hospital, Elazıg, Turkey

Regan Thomas, MD Northwestern Feinberg School of Medicine, Department of Otolaryngology—Head and Neck Surgery, Facial Plastic and Reconstructive Surgery, Chicago, IL, USA

Sanna Toppila-Salmi, MD PhD Skin and Allergy Hospital, Helsinki University Hospital and University of Helsinki, Helsinki, Finland

Mümtaz Taner Torun, MD Department of Otorhinolaryngology, Bandırma State Hospital, Bandırma, Turkey

Seçkin Ulusoy, MD Istanbulesthe Private Clinic, Istanbul, Turkey

Klara Van Gool, MD Department of Otorhinolaryngology, Head and Neck Surgery, University Hospital Antwerp, Antwerp, Belgium

S. Nafuna Wanyonyi, PhD Department of Aerospace Engineering, Middle East Technical University, Ankara, Turkey

Barry L. Wenig, MD, MPH Department of Otolaryngology—Head and Neck Surgery, University of Ilinois College of Medicine at Chicago, Chicago, IL, USA

Sarah K. Wise, MD Department of Otolaryngology—Head and Neck Surgery, Emory University School of Medicine, Atlanta, GA, USA

Ferda Yaman, MD Medical Faculty, Anesthesiology and Reanimation Department, Eskisehir Osmangazi University, Eskisehir, Turkey

Hüsamettin Yaşar, MD Department of Otorhinolaryngology, University of Health Sciences, Haseki Training and Research Hospital, Istanbul, Turkey

Demet Yazıcı, MD Adana City Hospital, Department of Otorhinolaryngology, University of Health Sciences, Adana, Turkey

Füsun Yıldız, MD Department of Pulmonology, University of Kyrenia, School of Medicine, Kyrenia, Turkish Republic of Northern Cyprus

Aslı Sahin Yılmaz, MD Department of Otorhinolaryngology, University of Health Sciences, Ümraniye Training and Research Hospital, Istanbul, Turkey

Arzu Yorgancıoğlu, MD Medical Faculty, Department of Pulmonology, Celal Bayar University, Manisa, Turkey

中文版前言

作为一名热爱阅读,尤其是热爱钻研鼻科学专业图书的读者,我一直密切关注着鼻科学专业新书的出版动态。偶然间,我在亚马逊网站上看到了《鼻科学挑战》这本书的信息。虽然我对主编的名字比较陌生,但当我浏览了本书的目录后,立刻被其内容所吸引。

在初步阅读后,我发现这本书的内容丰富多彩,尤其是书中讨论了一些长期以来困扰鼻科学医生且尚无专著对其进行深入探讨的重要问题,如“蜜月鼻炎”、妊娠期鼻炎、慢性咳嗽的病理和病因,鼻-鼻窦炎在慢性咳嗽中的作用,以及鼻中隔畸形的法医学特征等。此外,书中还涵盖了最新的研究进展,如局部变应性鼻窦炎的发现、生物制剂在鼻科学中的应用时机、新发病毒感染的治疗等。更值得一提的是,本书共49章,内容全面,实用性强;编者团队由来自世界各国的青年才俊组成,充满探究精神,如对蛛网状鼻炎和额外鼻窦的研究和讨论。

正因如此,我萌生了将这本优秀的著作译成中文并推荐给国内广大同行的想法。我们组建了翻译核心团队,包括王振霖教授、蒋卫红教授、吕威教授,并召集了国内多位经验丰富的鼻科学专家和学者,紧张有序地开展翻译工作。在每章的初稿翻译完成后,我们进行了交叉审稿,副主译也进行了审核,最后由张秋航教授和杨大章教授进行终审。

我们希望《鼻科学挑战》的中文版能够成为国内鼻科学医生的重要参考书,为众多鼻科疾病患者带来更多福音。

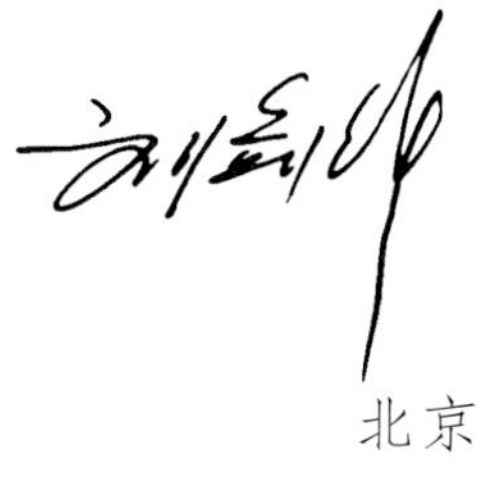

北京

2024 年 6 月 11 日

前　言

本书的灵感源自我和两位主编(RM 和 CC)在马尔马里斯附近海岸乘坐游艇时的对话。晚餐后,我们讨论了多年来在鼻科学这一专业领域中一直困扰我们的未解之谜。我们意识到,还没有人把这些问题的答案或个人的理论见解写成一本书,而这样的书对于许多年轻的鼻科学家,甚至他们的前辈及其他相关领域的专业人士来说,都会非常有用。因此,便有了现在这本书。

本书孕育的过程也很有趣,因为大多数章节的初稿都是由一位年轻且充满热情的专家研究和撰写的。随后,这些初稿会由他们的导师进行审查和修改,然后再送交给该领域的权威专家。最后,我阅读了所有章节,并根据我的个人经验或最新的研究论文提出了一些建议。

本书最终包含 49 章,由来自 21 个国家的 100 多位作者共同撰写,汇集了广泛的知识和专业技能。内容涵盖了从基础解剖学、生理学(额外鼻窦的重要性和鼻循环等)到病理学(鼻出血、高反应性、脑脊液鼻漏、各种类型的鼻炎和鼻-鼻窦炎、免疫缺陷等),再到治疗方法(药物治疗和手术治疗等多个方面)。

对于新晋鼻整形外科医生来说,有许多内容可以关注:第 22 章至第 29 章涉及这一吸引人的主题,并展示了近年来鼻整形手术的发展。药物治疗方面也有许多相关章节可供参考,这些章节涵盖了变应性鼻炎、局部变应性鼻炎、儿童鼻炎、伴有和不伴有鼻息肉的慢性鼻-鼻窦炎。治疗方法包括阿司匹林脱敏、联合喷雾、替代医学、抗真菌药物、特异性免疫治疗和生物制剂等。

还有一些章节适合耳科专家阅读,如探讨分泌性中耳炎中鼻炎的重要性、鼓膜穿孔是否类似于副窦口。在治疗咳嗽方面可以参考第 42 章和第 44 章。第 40 章和第 41 章还涉及下呼吸道,探讨了统一气道的概念及治疗鼻炎是否有助于哮喘的话题。第 33 章专门讨论鼻部手术的最佳麻醉方法,最后一章则涉及鼻科学的法医学方面。

我们希望本书能像一位睿智的前辈,让鼻科学家们在面对许多问题时能求助于它。如果有些问题我们未能涉及,请告知我们。

格伦尼斯·K.斯卡丁
英国伦敦

目 录

第 1 章

鼻周期真实存在吗？它有多重要？

Nihat Susaman, Cemal Cingi, Joaquim Mullol

1.1 鼻生理

鼻具有非常重要的生理功能，通过对吸入的空气加温、加湿来实现上呼吸道的清洁保护作用。成人每 24 小时会呼吸>10 000L 的空气[1]。鼻腔是阻挡从环境中吸入微小颗粒的第一道防线。鼻毛清除最大的颗粒。呼吸道对气流的阻力总体上受到鼻阻力影响；事实上，在成人中，几乎一半的呼吸道阻力来自鼻腔[1-4]。在鼻腔黏膜表面交换热量，可以使鼻内的空气温度保持在 31~37℃[1]。

从理论上讲，蝶腭动脉所在位置是了解鼻内热量交换效率的关键。该动脉从后向前为鼻甲供血，同时吸入的空气从前向后流动，使得空气和血液之间的热量交换形成对流机制[1]。尽管这种机制有一定程度的内在缺陷，造成了约 10%的热损失，但这种对流还是产生了更高的传热效率。

鼻的另一个关键作用是为吸入的空气增加湿度[1]。鼻腔黏膜血运丰富，当空气到达鼻咽时，相对湿度已经提高到 95%。黏液纤毛流依靠鼻腔分泌物及纤毛的摆动，有助于增强鼻的免疫功能。另外，几种神经血管类型的反射也会影响鼻功能。例如，施加于一侧鼻腔外侧壁的压力可通过鼻肺反射引起同侧的肺部充血[1,5]。

鼻还可能调整发音。许多作者认为鼻气流参与了高频音（包括辅音）的发声[1]。气流通过鼻的方式也有助于嗅觉的产生。吸鼻动作能够使吸入的颗粒接触到位于颅骨底部附近的嗅黏膜[1]。

要维持鼻腔和鼻窦的正常功能，纤毛流就必须正常。具有重要防御作用的鼻清洁机制由两层结构组成。假复层黏膜上皮覆盖了整个鼻腔和鼻窦，也是黏液纤毛流发生的部位[6]。

1.2 正常的鼻反射

鼻由广泛的神经网络支配。许多不同的反射导致鼻塞、流鼻涕和打喷嚏等周期性变化。正常情况下，人体本身并不会注意到这些反射行为，但有时它们会引起患者的注意[7,8]。了解这些鼻反射如何作用有助于辨别是正常反应还是患病。这些生理反射包括以下几种[9-11]。

• 体位反射：仰卧位会导致更严重的鼻塞，如果是侧卧位，同侧的鼻腔变得更堵塞。当直立时，鼻塞会周期性地交替变化，先是一侧鼻塞，然后是另一侧鼻塞。

• 拐杖反射：作用于腋窝的压力会造成同侧鼻塞。

• 过高或过低的皮肤温度会引起打喷嚏的反射。

• 可见光或红外光谱范围内的强光会诱发打喷嚏的反射。

• 当鼻腔受到刺激时，如吸入冷空气，支气管反射会刺激支气管收缩。

• 排卵期鼻炎指的是女性在排卵期前后鼻塞加重。

有些人会对许多刺激打喷嚏。但目前尚不清楚这种反应出现的概率有多少。由于这些反射发生时并没有其他疾病的迹象，使得它们被归类为一种复杂的生理问题[11]。

• 曾有报道，进食后打喷嚏是一种有遗传倾向的反射，胃部饱胀是可能的发生机制[12,13]。

• 也有报道称，性幻想或极度兴奋的性高潮后可能会诱发打喷嚏。

1.3 鼻周期

通常情况下，鼻有一种生理性的循环模式——鼻周期。两侧的鼻甲以 3 小时为一个周期交替膨胀，导致两侧交替性鼻塞[14]。White 等[15]用计算机模型模拟了鼻周期，发现对吸入空气加热和加湿的过程中，保持通畅的一侧往往会失去黏膜表面的水分，而堵塞的一侧有足够的水分含量，可以让黏液纤毛的清洁工作持续进行。

研究发现，一部分个体的鼻勃起组织在一段时间内充血，随后又恢复到松弛状态[16,17]。受到此种方式影响的人数为 20%~40%[18-20]，多的在 80% 以上[16,18,21,22]。在这种情况下，一侧鼻甲充血肿胀导致气流阻塞，而另一侧保持通畅状态。"鼻周期"定义了两侧鼻腔阻塞或通畅状态交替发生的情况，这种周期为 1~7 小时[23]。每个周期由持续 1~1.5 小时不同的亚间隔组成[21]。人们通常不会注意到这一现象，因为通过鼻腔的空气流动总阻力没有可觉察的明显改变[15,24,25]。

因此，空气以不对称的方式通过鼻腔，大部分空气流动经过畅通的一侧。占优势的一侧每隔几小时就会交替一次[26-28]。当发生感染时，这种不对称更加明显，充血的一侧完全堵塞，所有空气通过另一侧[29,30]。因此，这种"鼻周期"也可以被视为一种自发的对气流阻力的交替单侧偏重[31]。

Eccles 认为，在评估鼻被堵塞的严重程度时，F_{min}（衡量一侧空气最低流量的指标）比简单地评估鼻内气流的总阻力更有价值[32]。

当鼻周期运行时，一侧鼻总是在气流方面占主导地位[30,31]。然而，两侧鼻之间可能不存在协调的交替模式，甚至有可能两侧部分或完全不协调。

如果患者有鼻部感染，他们可能会感觉到两侧同时鼻塞，这种感觉会因鼻中隔偏曲而加重。但是，Eccles 等[30]和 Bende 等[29]都没有在其研究中找到客观证据来证实这一点。

Kayser[33]是最早研究鼻周期的学者之一，他在 1895 年发表了有关鼻腔对气流阻力的研究结果。其方法是让已知体积的空气尽可能快地通过口腔或鼻腔，从而计算最大流速。虽然鼻腔提供的总阻力是一致的，但左、右鼻腔的阻力有明显的差异。Kayser 由此得出结论，两侧鼻腔的气流阻力以不定期的方式持续变化[33]。两侧鼻腔阻塞程度的改变，已被许多后来的研究者证实[26-28,34-40]。"鼻周期"有可能是一种用词不当的说法，因为每侧鼻腔的交替阻塞水平很少表现出真正的周期性[36]，而周期循环的规律性尚缺乏大量证据证实[37,39,41]。

1.4 鼻周期的机制

鼻是呼吸道中唯一可以持续数小时两侧交替通气的部分，换句话说，就是"鼻周期"[42-45]。帮助理解这种情况的一种常用方法是将两侧鼻腔的体积视为负相关[46]。鼻中隔和鼻甲黏膜下的血运丰富区交替充血和减充血，导致气流改变[26]。这种静脉充血受血管的交感神经控制[3,47-49]。

因此，对气流阻力的变化是由黏膜血管的自主神经支配调节的[31]。

经典的方法是把鼻周期看成是一种波动状态，在这种状态下，鼻腔气流先在一侧受限，然后再换成另一侧受限。脑干包含对该周期负责的神经节。在这个模型中，无论鼻塞发生在哪一侧，两侧鼻腔气流占主导的时间是相等的，阻塞发生的程度也应该是相同的，所以，气流不会发生整体明显的改变。约 75%的健康人表现出典型的鼻周期[50]。

对被麻醉的猫进行试验研究表明，电刺激应用于延髓的血管舒缩中枢，可通过改变鼻部血液供应，再现发生于人类的鼻阻力交替变化[51]。调控也可能依赖于与鼻交感神经支配有关的下丘脑中枢[52]。使用脑电图(EEG)监测皮质的研究表明,在记录时,主导皮质活动的脑半球位于最通畅鼻腔的对侧[3,53]。

Mirza 等[54]研究了年龄对鼻周期活动相关的气流阻力节律性变化的影响。他们是第一批这样做的研究人员。他们的研究结果表明,鼻周期的活动随着年龄的增长而减少。

Stoksted 和 Thomsen 在 1953 年阻断星状神经节,能够诱导同侧严重的鼻塞,另一侧则有轻微鼻塞[49]。后来,在 1981 年,Eccles R.和 Eccles KSJ.以猪为动物模型,演示了如何刺激颈部交感神经链使同侧血管收缩,而对侧的效果相对减弱(仅为同侧效果的 5%~10%)[55]。对猫的研究表明,刺激单侧脑干会导致同侧鼻腔的血管收缩和对侧的血管舒张[51],该结果表明,存在中枢机制负责协调鼻周期的气流交替变化[3]。

鼻周期相关的充血随着人们年龄的增长而减少,这一事实可能是由于血管弹性的丧失、黏膜老化或周围神经系统交感神经部分的改变,包括受体的变化[56]。然而,如果鼻腔血液供应仍理所当然地受交感神经调节,无论反应程度降低多少,中枢神经系统仍全面负责调控;中枢神经系统的变化最终导致了与衰老相关的改变[3]。

1.4.1 鼻静脉窦的自主调节

位于鼻黏膜表面下的静脉窦是发生充血和减充血导致气流改变的部位。静脉窦在体内起着类似于勃起结构的作用。鼻中隔和下鼻甲前部有特别丰富的充满静脉窦的海绵状组织[57-59]。

这些静脉窦由自主神经系统丰富的肾上腺素能纤维支配。很明显,交感神经支配管理如何充血,以及产生气流阻力。用电流刺激颈部的交感神经链会导致鼻腔血管的明显收缩和鼻腔更加通畅[47,60-66]。周期性的交互式变化可改变通过鼻腔的气流,即鼻周期。文献表明,如果颈交感神经被破坏或星状神经节被阻断,则鼻周期功能停止[31,47,67-69]。

1.5 重要性

鼻周期在进化过程中的持续存在表明了其重要性[70]。其作用可能是让一侧鼻腔从干燥的空气、污染等中恢复过来,而另一侧更多地负责通气。然而,这并非必不可少,因为 20%~80%的被研究人群没有鼻周期。对于鼻科医生来说,重要的是首先记住在检查或测量鼻时,不要立即将单侧鼻塞归因于解剖问题,其次,要确保在使用变应原或阿司匹林等进行鼻黏膜激发试验时,应双侧同时进行。

(魏宏权　译)

参考文献

1. Watkinson JC, Clarke RW, editors. Scott-Brown's otorhinolaryngology and head and neck surgery, Rhinology, vol. 1. 8th ed. New York: CRC Press, Taylor & Francis Group; 2018.
2. Williams M, Eccles R. A model for the central control of airflow patterns within the human nasal cycle. J Laryngol Otol. 2016;130(1):82–8.
3. Williams MR, Eccles R. The nasal cycle and age. Acta Otolaryngol. 2015;135(8):831–4.
4. Hsu DW, Suh JD. Anatomy and physiology of nasal obstruction. Otolaryngol Clin N Am. 2018;51(5):853–65.
5. Inthavong K, Das P, Singh N, Sznitman J. In silico approaches to respiratory nasal flows: a review. J Biomech. 2019;97:109434.
6. Bailey B, editor. Nasal function and evaluation, nasal obstruction, Head and neck surgery: otolaryngology. 2nd ed. New York: Lippincott-Raven; 1998. p. 335–44, 376, 380–90.
7. Moore M, Eccles R. Normal nasal patency: problems in obtaining standard reference values for the surgeon. J Laryngol Otol. 2012;126(6):563–9.
8. Williams MR, Eccles R. A simple, quick, validated method of recording the nasal cycle in humans using a subjective scale. J Laryngol Otol. 2018;132(12):1067–71.
9. Philpott CM, El-Alami M, Murty GE. The effect of the steroid sex hormones on the nasal airway during the normal menstrual cycle. Clin Otolaryngol Allied Sci. 2004;29:138.
10. Baraniuk JN, Kim D. Nasonasal reflexes, the nasal cycle, and sneeze. Curr Allergy Asthma Rep. 2007;7:105.

11. Peden D. An overview of rhinitis. In: Corren J, Feldweg AM, editors. UpToDate. Last updated 15 Dec 2016.
12. Teebi AS, al-Saleh QA. Autosomal dominant sneezing disorder provoked by fullness of stomach. J Med Genet. 1989;26:539.
13. Forrai G, Antal J, Balogh A. Sneezy twins. Acta Paediatr Hung. 1985;26:323.
14. Lin SJ. Nasal aerodynamics. In: Meyers AD, editor. Medscape. Updated 14 May 2015. https://emedicine.medscape.com/article/874822-overview. Accessed 16 Jun 2018.
15. White DE, Bartley J, Nates RJ. Model demonstrates functional purpose of the nasal cycle. Biomed Eng Online. 2015;14(1):38.
16. Lindemann J, Leiacker R, Rettinger G, Keck T. The relationship between water vapour saturation of inhaled air and nasal patency. Eur Respir J. 2003;21(2):313–6.
17. Druce HM. Measurement of nasal mucosal blood flow. J Allergy Clin Immunol. 1988;81(3):505–8.
18. Hanif J, Jawad SSM, Eccles R. The nasal cycle in health and disease. Clin Otolaryngol. 2000;25(6):461–7.
19. Davis SS, Eccles R. Nasal congestion: mechanisms, measurement and medications. Core information for the clinician. Clin Otolaryngol. 2004;29(6):659–66.
20. Hasegawa M, Ohki M, Kurita N. Effects of posture on the nasal cycle. Am J Rhinol. 1990;4(3):101–4.
21. Atanasov AI, Dimov PD, Dimitrov BD. Time periods in the nasal cycle during night sleep. Biol Rhythm Res. 2003;34(4):355–66.
22. Littlejohn MC, et al. The relationship between the nasal cycle and mucociliary clearance. Laryngoscope. 1992;102(2):117–20.
23. Kennedy DW, Zinreich SJ, Kumar AJ, Rosenbaum AE, Johns ME. Physiologic mucosal changes within the nose and ethmoid sinus: imaging of the nasal cycle by MRI. Laryngoscope. 1988;98(9):928–33.
24. Wolf M, Naftali S, Schroter RC, Elad D. Air-conditioning characteristics of the human nose. J Laryngol Otol. 2004;118(2):87–92.
25. Eccles R. Neurological and pharmacological considerations. In: Proctor DF, Andersen I, editors. The nose: upper airway physiology and the atmospheric environment. Amsterdam: Elsevier Biomedical Press; 1982. p. 191–214.
26. Sen H. Observations on the alternate erectility of the nasal mucous membrane. Lancet. 1901;1:564.
27. Heetderks DL. Observations on the reaction of normal nasal mucous membrane. Am J Med Sci. 1927;174:231–44.
28. Stoksted P. Rhinometric measurements for determination of the nasal cycle. Acta Otolaryngol (Stockh). 1953;109(Suppl):159–75.
29. Bende M, Barrow I, Heptonstall J, et al. Changes in human nasal mucosa during experimental coronavirus common colds. Acta Otolaryngol (Stockh). 1989;107:262–9.
30. Eccles R, Reilly M, Eccles KS. Changes in the amplitude of the nasal cycle associated with symptoms of acute upper respiratory tract infection. Acta Otolaryngol. 1996;116(1):77–81. https://doi.org/10.3109/00016489609137717.
31. Eccles R. A role for the nasal cycle in respiratory defence. Eur Respir J. 1996;9:371–6.
32. Eccles R. Nasal airflow in health and disease. Acta Otolaryngol. 2000;120:580–95.
33. Kayser R. Die exakte Messung der Luftdurchgängigkeit der Nase. Arch Laryngol Rhinol. 1895;3:101–20.
34. Connell JT. Reciprocal nasal congestion/decongestion. Am Acad Ophthalmol Otolaryngol. 1968;72:422–5.
35. Hasegawa M, Kern EB. The human nasal cycle. Mayo Clin Proc. 1977;52:28–34.
36. Eccles R. The central rhythm of the nasal cycle. Acta Otolaryngol (Stockh). 1978;86:464–8.
37. Kern EB. The noncycle nose. Rhinology. 1981;19:59–74.
38. Van Cauwenberge PB, Deleye L. Nasal cycle in children. Arch Otolaryngol. 1984;110:108–10.
39. Gilbert AN, Rosenwasser AM. Biological rhythmicity of nasal airway patency: a re-examination of the nasal cycle. Acta Otolaryngol (Stockh). 1987;104:180–6.
40. Fox GP, Matthews TG. The nasal cycle in infants. Ir Med J. 1991;84:24–5.
41. Juto JE, Lundberg C. Variation in nasal-mucosa congestion during rest. Acta Otolaryngol (Stockh). 1984;98:136–9.
42. Stoksted P. The physiologic cycle of the nose under normal and pathologic conditions. Acta Otolaryngol. 1952;42:175–9.
43. Eccles R. The central rhythm of the nasal cycle. Acta Otolaryngol. 1978;86:464–8.
44. Byun S, Chung SK, Na Y. Air-conditioning characteristics in nasal cavity models exhibiting nasal cycle states. J Therm Biol. 2019;83:60–8.
45. Pendolino AL, Scarpa B, Ottaviano G. Relationship between nasal cycle, nasal symptoms and nasal cytology. Am J Rhinol Allergy. 2019;33(6):644–9.
46. Abolmaali N, Kantchew A, Hummel T. The nasal cycle: assessment using MR imaging. Chemosens Percept. 2013;6:148–53.
47. Eccles R. The domestic pig as an experimental animal for studies on the nasal cycle. Acta

Otolaryngol. 1978;85:431–6.
48. Eccles R. Sympathetic control of nasal erectile tissue. Eur J Respir Dis. 1983;64:150–4.
49. Stoksted P, Thomsen KA. Changes in the nasal cycle under stellate ganglion block. Acta Otolaryngol Suppl. 1953;109:176–81.
50. Gotlib T, Samoliński B, Arcimowicz M. Spontaneous changes of nasal patency, the nasal cycle, classification, frequency, and clinical significance. Otolaryngol Pol. 2002;56(4):421–5.
51. Bamford OS, Eccles R. The central reciprocal control of nasal vasomotor oscillations. Pflugers Arch. 1982;394:139–43.
52. Eccles R, Lee RL. The influence of the hypothalamus on the sympathetic innervation of the nasal vasculature of the cat. Acta Otolaryngol. 1981;91:127–34.
53. Werntz DA, Bickford RG, Bloom FE, Shannahoff-Khalsa DS. Alternating cerebral hemispheric activity and the lateralization of autonomic nervous function. Hum Neurobiol. 1983;2:39–43.
54. Mirza N, Kroger H, Doty RL. Influence of age on the 'nasal cycle'. Laryngoscope. 1997;107:62–6.
55. Eccles R, Eccles KSJ. Sympathetic innervation of the nasal mucosa of the pig. Res Vet Sci. 1981;30:349–52.
56. Barontini M, Lazzari JO, Levin G, Armando I, Basso SJ. Age-related changes in sympathetic activity: biochemical measurements and target organ responses. Arch Gerontol Geriatr. 1997;25:175–86.
57. Burnham HH. An anatomical investigation of blood vessels of the lateral nasal wall and their relation to turbinates and sinuses. J Laryngol Otol. 1935;50:569–93.
58. Burnham HH. A clinical study of the inferior turbinate cavernous tissue; its divisions and their significance. Can Med Assoc J. 1941;44:477–81.
59. Cauna N. Blood and nerve supply of the nasal lining. In: Proctor DF, Andersen I, editors. The nose, upper airways physiology and the atmospheric environment. Amsterdam: Elsevier; 1982. p. 45–69.
60. Tschalussow MA. Innervation der Gefässe der Nasenschleimhaut. Pflügers Arch. 1913;151:523–42.
61. Blier Z. Physiology of the sphenopalatine ganglion. Am J Phys. 1930;93:398–406.
62. Malcolmson KG. The vasomotor activities of the nasal mucous membrane. J Laryngol Otol. 1959;37:73–98.
63. Eccles R, Wilson H. The autonomic innervation of the nasal blood vessels of the cat. J Physiol Lond. 1974;238:549–60.
64. Malm L. Stimulation of sympathetic nerve fibres to the nose in cats. Acta Otolaryngol (Stockh). 1973;75:519–26.
65. Anggard A, Edwall L. The effects of sympathetic nerve stimulation on the tracer disappearance rate and local blood content in the nasal mucosa of the cat. Acta Otolaryngol (Stockh). 1974;77:131–9.
66. Eccles R, Wallis DI. Characteristics of the sympathetic innervation of the nictitating membrane and of the vasculature of the nose and tongue of the cat. J Neural Transm. 1976;39:13–130.
67. Beickert P. Halbseitenrhythmus der vegetativen innervation. Arch Ohr-Hals-Heilk. 1951;157:404–11.
68. Stoksted P, Thomsen K. Changes in the nasal cycle under stellate ganglion blockade. Acta Otolaryngol (Stockh). 1953;109(Suppl):176–81.
69. Kapusuz Gencer Z, Saydam L, Cohen NA, Cingi C. N-acetylcysteine effects on sinonasal cilia function. ENT Updates. 2015;5(3):87–92.
70. Seyed Resuli A, Oktem F, Ataus S. The role of the depressor nasi septi muscle in nasal air flow. Aesthetic Plast Surg. 2020; https://doi.org/10.1007/s00266-020-01693-3.

第 2 章

是否存在额外的鼻窦？它们重要吗？

Ranko Mladina

2.1 引言

Krmpotić指出，作为鼻中隔骨部结构主要部分的筛骨垂直板可能被气化，并在这个骨板内形成一个空腔。这个空腔被称为鼻中隔窦(SSN)[1]。不幸的是，所有的事情都停留在这个水平：几十年来没有关于SSN及其可能疾病的文献数据。其原因是在过去很长时间内缺乏实施鼻旁窦CT的技术手段。同时，经典的鼻窦X线Waters投影和所谓的鼻窦断层射影是鼻旁窦放射诊断的金标准，但从技术上来说，根本无法提供鼻和鼻窦结构的精确图像。甚至在使用CT技术几十年后的今天，这个问题更加严重。放射科医生通常不会提及他们发现的这一解剖细节，而是简单地略过这个结构。因为他们在接受教育期间，从来没有人向他们介绍过这些概念，即在鼻中隔骨性结构中存在一些空的或被充填的间隙的概念。事实上，像"鼻中隔窦黏液囊肿""鼻中隔窦黏液脓肿"及"鼻中隔窦炎"这样的诊断是罕见的，并且听起来有点儿奇怪。这就是在日常的临床实践和鼻科学文献中没有这样的诊断的原因。

最大的谜团是筛骨垂直板的这种窦性结构究竟是从哪里形成的。有一些腔隙结构向筛骨垂直板的窦性结构发展。其被认为来源于蝶窦，类似于鸡冠的气化[2]。SSN与邻近的鼻旁结构之间是否有沟通尚不清楚。然而，临床经验显示，通过仔细观察CT，人们时不时会发现在鼻中隔骨性结构中有一种奇怪的腔隙，这些腔隙被灰色物质所填充(图2.1)。几年前，曾有一例鼻中隔窦内黏液囊肿手术成功，鉴于现在的CT技术，这一临床实例毫无意外迅速成为现代鼻科学医生关注的焦点。

Mladina关于这个主题的研究[3]显示了两种类型的发现：

• 充气性肿胀，即筛骨垂直板内有被清晰可见的骨壁包绕的腔隙。这一发现被命名为SSN。

• 相同位置的非充气肿胀，只有海绵状骨填充。其被简单地命名为"海绵骨"(SB)。

该研究结果显示，在93例患者的颅骨中，32例(34.40%)有SSN。其中，男性23例(71.87%)，女性9例(28.12%)。SSN的宽度为0.5~4.2mm，长度为3.5~18.8mm，高度为3.8~17.7mm。

93例中有61例(65.59%)发现了充满SB的非充气肿胀。它们不适合精确测量，因为在CT时，不能很好地严格确定其外边界，也许这是由制备尸体颅骨的过程导致。

另一方面，鸡冠可能的气化提示着另一个可能的鼻窦，这个鼻窦在文献中不常被提及。鸡冠是一个解剖结构，位于筛板的中线上方。其后缘薄且略弯曲，有大脑镰附着于此。其前缘更厚、更短。鸡冠以两个小翼附着于额骨，参与组成盲孔[4](图2.3和

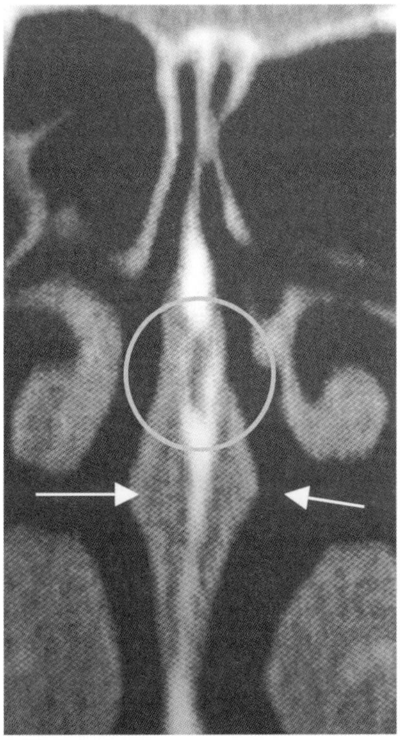

图 2.1　鼻旁窦冠状位 CT 图像。筛骨垂直板骨质中有一个明显的、浅灰色的、垂直的、长方形区域（黄色圆圈所示），同时，这个解剖结构下方的鼻中隔黏膜肿胀十分明显（红色箭头所示）。在从前没有 CT 的几十年里，其在临床上被命名为“鼻中隔占位”。在鼻内镜检查下，其图像表现见图 2.2。

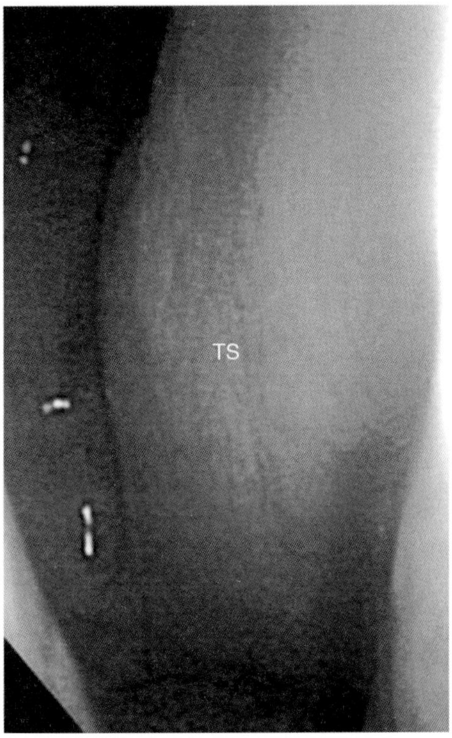

图 2.2　左鼻腔。TS：于鼻中隔窦的患者鼻中隔中间部位的上部可以见到“鱼肚”样隆起。

图 2.4）。

在一些受试者中，鸡冠是均质骨，但像鼻中隔骨性支架的筛骨垂直板一样，其也可以气化。鸡冠气化的发生率为 3%~37.5%[5-10]。所有的报道都是基于对鼻旁窦冠状位和轴位 CT 的反复研究。鸡冠的气化来源于筛窦或者额窦[5]。气化的鸡冠与邻近的鼻窦结构之间的联系通常通过一个类似于其他鼻窦口的开口，其通常开口于额窦腔。在开口堵塞的情况下，会发生类似于鼻-鼻窦炎的炎症反应。Socher 等[6]报道了 3 个临床病例，在这些病例中，出现慢性、顽固性额部头痛。头痛是由鼻窦鸡冠内的炎症引起的。Socher 和其团队通过内镜切除了鼻窦鸡冠内病变和肿胀的黏膜，3 例患者手术的效果令人满意。因此，根据这些结果，就可以回答这一章标题的问题：是否存在额外的鼻窦？它们重要吗?答案是：是的，绝对重要。

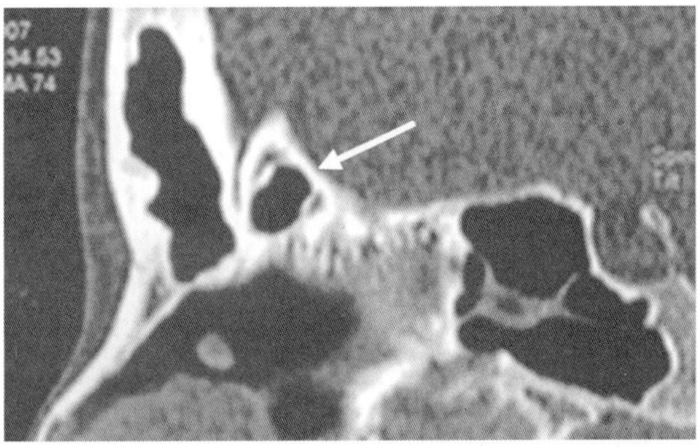

图 2.3　气化的鸡冠（红色箭头所示）。

2.2 结论

综上所述，我们可以得出结论：人体内还存在着两个鼻窦，具有重要的临床意义，且有可能是 Facolosis 病的根源。在病变的 SSN 患者中，最常见的主诉是头痛，多位于额部和鼻锥体根部，以及眼部刺痛（而眼科检查未见异常）。需要强调的是，对

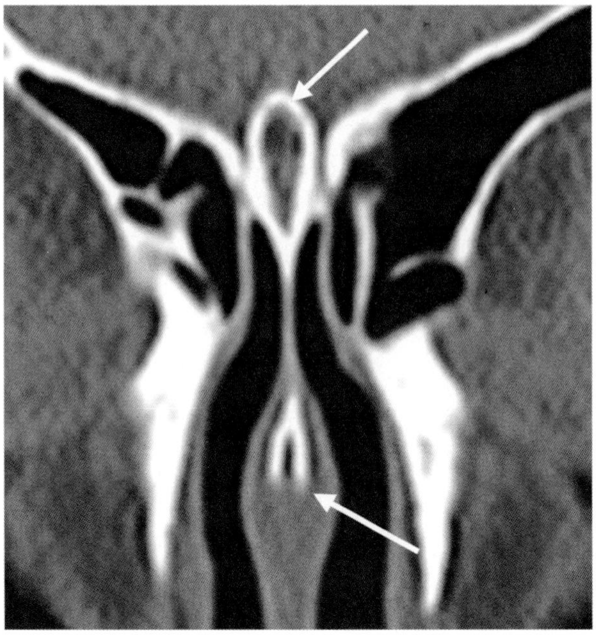

图 2.4 鼻窦冠状位 CT 显示明显气化的鸡冠(红色箭头所示)。同时,SSN 的放射影像学征象(向下的叉样骨结构)也被观察到(黄色箭头所示)。

于鼻中隔“鱼肚”样肿胀的患者,会引起鼻塞症状。病变的鼻窦鸡冠患者中,最常见的症状也是头痛,多位于顶骨区域,有时具有搏动特征;有些患者出现嗅觉功能障碍,以及对眼球的压迫感。

再次强调,所谓的额外鼻窦(事实上,是被忽略、被低估的,不幸的是,对于很多同事来说,这是未知的)确实很重要!

(冯云 译)

参考文献

1. Krmpotić-Nemanić J, Draf W, Helms J. Surgical anatomy of head and neck. Berlin: Springer-Verlag; 1988, Section 5.7.
2. Manea C, Sarafoleanu C, Mladina R. Crista galli sinusitis—a radiological impression or a real clinical entity? Romanian J Rhinol. 2016;23(6):167–17.
3. Mladina R, Antunović R, Cingi C, Bayar Muluk N, Skitarelić N. Sinus septi nasi: anatomical study. Clin Anat. 2017;30:312–7.
4. Basic N, Basic V, Jukic T, et al. Computed tomographic imaging to determine the frequency of anatomical variations in pneumatization of the ethmoid bone. Eur Arch Otorhinolaryngol. 1999;265:269–71.
5. Som PM, Park EE, Naidich TP, Lawson V. Crista galli pneumatization is an extension of the adjacent frontal sinuses. Am J Neuroradiol. 2009;30:31–3.
6. Socher JA, Santos PG, Correa VC, de Barros e Silva IC. Endoscopic surgery in the treatment of crista galli pneumatization evolving with localized frontal headaches. Int Arch Otorhinolaryngol. 2013;17(3):246–50.
7. Kim JJ, Cho JH, Choi JW, Lim HW, Somng YJ, Choi SJ, Yeo NK. Morphologic analysis of crista galli using computed tomography. J Rhinol. 2012;19(2):91–5.
8. Al Quadah MS. Anatomical variations in sino-nasal region: a computer tomography (CT) study. J Med J. 2010;44(3):290–7.
9. Poje G, Mladina R, Skitarelic N, Marjanovic Kavanagh M. Some radiological and clinical aspects of the sinus cristae galli. Romanian J Rhinol. 2014;13(4):31–6.
10. Manea C, Mladina R. Crista galli sinusitis—a radiological impression or a real clinical entity. Romanian J Rhinol. 2016;23(6):167–17.

第 3 章

什么是鼻高反应性？

Mümtaz Taner Torun, Cemal Cingi, Glenis K. Scadding

3.1 引言

鼻高反应性(NHR)的定义是："遇到环境刺激，如香烟烟雾、温度或湿度变化、强烈的气味或香水味及其他刺激物，诱发的一种或多种鼻部症状，如流涕、打喷嚏、鼻痒或鼻塞"[1,2]。无论病因如何，NHR可能在各种鼻炎中都有表现，包括感染所致的鼻炎、非变应性鼻炎(NAR)或变应性鼻炎(AR)[3]。Segboer 等[3]研究了两组 NHR 患者：NAR 患者(408例)和 AR 患者(585 例)。第一组报道的发生率为66.9%，第二组为 63.4%。

目前看来，无论化学刺激，如吸烟、香水、清洁材料，还是物理原因，如温度变化、运动、压力或湿度引发的 NHR 都很相似，都对鼻腔及上呼吸道黏膜产生相同的广泛的干扰[3]。所以，这种情况似乎类似于产生支气管高反应性的状况，如哮喘或慢性阻塞性肺疾病(COPD)，化学和物理刺激触发产生了相同的黏膜改变[4]。事实上，大多数未经治疗的气道疾病都具有黏膜过度反应的特征，而且会影响到整个气道(鼻炎和哮喘)[2,5]。

NHR 表现出的鼻黏膜表面高反应由一种非特异性化学或物理类因素所触发，包括温度突然变化、烟雾和化学试剂[1,6]。NHR 常与鼻腔炎症相伴，可能由感冒、持续性 AR 或 NAR 所引发[7-9]。

刺激的类型或数量在 AR 和 NAR 中没有变化。对物理刺激物敏感，并不排除对化学刺激物有类似的反应，反之亦然。有些 AR 和 NAR 的患者对寒冷、干燥的空气(CDA)刺激敏感，相关试验会导致其症状加重和流涕，但同样的试验在健康对照组中却没有引起反应。

3.2 NHR 的病理生理学

据推测，NHR 是由鼻腔的神经输入模式的改变引起的[10]。上呼吸道的神经支配和功能非常复杂，有多条通路相互作用。上呼吸道的基础状态是通过自主神经系统(交感神经和副交感神经)调控的，也是这个系统来监控上皮细胞、血管和腺体[11]。

交感神经主要支配血管，还有部分调控分泌的作用。神经末梢释放去甲肾上腺素和神经肽 Y(NPY)，导致血流量减少和鼻分泌物减少[12]。副交感神经同时支配作用于血管系统和鼻黏膜中浆液和浆液黏液型的外分泌腺。而且这些腺体的支配神经较丰富。神经末梢分泌乙酰胆碱和神经肽物质，包括血管活性肠肽(VIP)。这些神经递质的综合作用是增加血流量和鼻分泌活动，从而导致鼻腔充血。VIP 有两种靶向受体：VPAC1(1 型)和 VPAC2(2型)。VIP 的结合导致腺体的分泌活动增加[11]。

3.2.1 NHR 发生的潜在机制

3.2.1.1 上皮细胞通透性增加

一种理论认为，上皮表面的损伤使屏障的有效性降低，所以带来更大量的刺激，可直接接触鼻腔的感觉神经末梢、血管系统和腺体。尽管 Buckle 和 Cohen[13]记录了 ^{125}I-白蛋白在患有鼻炎的受试者中比在健康志愿者中更容易通过鼻黏膜，但这一发现在最近的研究中尚未得到重复。当存在人工[14]或自然[15]变应原时，血浆作为炎症反应的一部分渗入组织。然而，虽然血浆蛋白存在于血管外，但通过对标志物 ^{51}Cr-EDTA 的测试，并没有显示出比通常情况更容易被吸收的迹象。相反，季节性 AR[16]或鼻伤风[17]实际上可能导致黏膜的通透性低于正常。

3.2.1.2 神经调节的变化

神经敏感性的提高是无害刺激引发高反应性的机制之一。某些特定的信号分子增加了神经传感器的敏感性，例如，前列腺素和肽类白三烯[18]。通过等张或等长运动刺激自主神经系统，将面部暴露于低温或按压腋窝，NAR 患者的反应与健康人不同[19]。

一些研究者认为，NAR 是由交感神经和副交感神经系统的不平衡引起的，在没有超敏反应的情况下，NHR 可归结为自主神经紊乱[1]。

3.2.1.3 末端器官高反应性

腺体组织或血管的高反应性可能由敏感性的改变所致。研究表明，过敏患者对乙酰甲胆碱的反应增强，从而增加分泌[20]。NAR 患者有时也对乙酰甲胆碱有反应[21]，但只出现在流涕为主要症状的情况。由于乙酰甲胆碱直接作用于鼻内的腺体，并且不依赖于其对神经系统的作用，因此，这一结果表明，在高反应个体中，毒蕈碱受体数量更多或结合更强烈[22]。

神经递质 VIP 和 NPY 调节血管的张力，但两种分子都不激活胆碱能或肾上腺素能受体。肾上腺素能作用通常导致血管收缩[19]。AR 与 α 型或 β 型肾上腺素能受体的改变无关[22]。与 NAR 患者或健康个体相比，AR 患者中可被染色以显示 VIP 受体的神经更为丰富[23]。

Svensson 已经证明，当桦树花粉变应原存在时，微血管渗出高反应性是季节性 AR 的一个特征[24]。研究了在花粉季节或其他时间给予浓度为 40μg/mL 和 400μg/mL 的组胺的效果。通过鼻腔灌洗取样液。与其他时间相比，花粉季节的血清 α_2-巨球蛋白和白蛋白浓度上升达到具有统计学意义的水平。提出了许多因素可以来解释毛细血管反应，包括微静脉内皮的敏感性、对内皮的正常抑制作用的消失及一氧化氮信号的破坏[1]。

3.3 诊断试验

尽管在 60%~70%的鼻炎患者中存在 NHR，无论其亚型如何，但临床上很少关注 NHR，因为没有针对该疾病的有效试验。曾经有一些鼻激发反应试验的记录，但实际上没有合适的试验进入临床[25-31]。这种失败的主要原因是，对于医生和患者来说，这些方法缺乏适用性、规范性和方便性，以及其敏感性和特异性较低[2]。

报道显示，有各种各样的试验方法来激发鼻反应和诊断 NHR，包括使用高渗溶液[25,26]、组胺[28,32]和辣椒素[30,33]。鼻腔灌洗作为证明 NHR 的方法有两个主要缺点，使其在实践中并不适用。首先，其对黏膜产生机械干扰，从而可能人为地引发症状；其次，只有当患者非常愿意接受方能进行，但这很少如愿[2]。

对患者来说，使用 CDA 刺激是产生不适感最小的方法，也是最安全的，且对正常生理的干扰也最小[27-29,31]。此方法还有个优点，就是吸入鼻腔，而不是滴入。

Braat 等[28]证明了使用 CDA 而不是组胺来刺激鼻反应的益处，可以把特发性鼻炎(IR)患者与健康组区分出来。尽管使用 CDA 的敏感性低于组胺应用(87%对比 100%)，其特异性为 71%，而组胺为 0[24]。CDA 具有另一个可取之处，即在改变鼻腔通畅性和带来过量鼻分泌物方面具有高度可重复性[28]。尽管如此，这种方法需要用很长的时间完成(超过 45 分钟)，故不太可能适用于大多数临床环境[2]。

3.3.1 直接刺激的非特异性鼻刺激试验

3.3.1.1 组胺

组胺通过直接作用于上皮表面的受体而发挥作用，从而触发三叉神经反射调节血管张力和腺体分泌。组胺在信号分子中具有最高的效力。组胺诱导的血管扩张导致充血和水肿，以及鼻腔分泌物增加。组胺还能引起高血压、面部充血、心率加快和头痛。尽管特应性人群对组胺的反应往往比健康对照组更严重，且组胺对黏膜的反应存在明显的剂量-反应关系，但各组测量的参数没有明显的差异，因此，无法以此区分鼻炎患者和健康人[34]。

3.3.1.2 乙酰甲胆碱

乙酰甲胆碱是一种人工合成的分子，作用方式与乙酰胆碱类似。其主要作用是刺激腺体上的胆碱能受体。这样，导致鼻腔分泌物过多和堵塞[34]。

Borum 研究了通过雾化器向慢性鼻炎患者提供浓度为 3~48mg/mL 的乙酰甲胆碱的效果[35]。后鼻测压结果显示，鼻腔气流阻力并没有改变。然而，分泌水平确实有所不同，利用这一发现，该参数具有更大的临床价值，比气流阻力更可靠。如果在乙酰甲胆碱之前服用抗胆碱药，则反应减弱，而利多卡因却不会改变反应。

Naclerio 和 Baroody[36]对比了慢性鼻炎患者中乙酰甲胆碱激发和组胺激发。将滤纸片浸渍不同量的乙酰甲胆碱或组胺，记录由此产生的鼻腔分泌物水平。对于这两种物质，得到了剂量-反应曲线。然而，组胺产生了乙酰甲胆碱没有的效应，即鼻另一侧的快速过敏和分泌反应，这可能是由副交感神经反射作用引起的，可服用抗胆碱能药物（如阿托品或异丙托溴铵）消除。

3.3.2 间接刺激的非特异性鼻刺激试验

3.3.2.1 5'-单磷酸腺苷

5'-核苷酸酶对内源性细胞内 5'-单磷酸腺苷（AMP）的酶促作用导致核苷酸腺苷的产生。腺苷在炎症中升高。已知 AMP 在哮喘和 AR 的发病过程中起重要作用，并且在哮喘患者中水平升高。早期研究显示，虽然健康志愿者中吸入腺苷不会导致支气管收缩，但在哮喘患者中，确实会导致支气管收缩[37]。

当肥大细胞的 A2b 受体被 AMP 激活时，炎症反应中重要的信号分子，如组胺、半胱氨酸、前列腺素、白三烯和白介素（IL-8）从肥大细胞中释放。如果炎症属于变应性的，AMP 依赖的反应会增强，这可能是激活的肥大细胞水平较高的缘故[34]。

与健康志愿者相比，当用 AMP 刺激时，鼻炎患者的症状更严重，黏膜组胺水平也更高[34]。根据 Polosa 等[38]的研究，即使单次给予 6.5mg 的AMP，这一结果也很明显。对特应性个体，将浓度为 50mg/mL 的 AMP 溶液喷入每侧鼻孔，3 分钟后检测鼻腔冲洗液，组胺水平显著升高。在健康的志愿者中却没有观察到这种结果。

使用 AMP 研究 NHR 似乎比使用组胺或乙酰甲胆碱更敏感。经鼻给予 AMP 是一种安全性、敏感性和重复性都可以接受的方法，尽管该方法缺乏标准化，不同的研究人员报道了不同的浓度和给药方式[34]。

3.3.2.2 冷空气

冷空气鼻炎是指暴露在低温空气中会导致流鼻涕、鼻塞和烧灼感。无论是否患有鼻炎都会有此反应。冷空气本身就可以引发症状。正常鼻腔的生理机制是空气通过鼻腔会被加温、加湿，这个过程是由黏膜完成的，因此，黏膜往往要应对干燥和寒冷[34]。血管收缩使黏膜温度下降，而局部使用抗胆碱能药物（如异丙托溴铵）可以让黏膜更好地实现对空气加温、加湿的功能。当经鼻吸入冷空气时，也会减少分泌物的产生[39]。

如果自主神经通路受到刺激，如给予胆碱能药物，或者如果存在炎症，气道中分泌的水和氯离子的水平将更高[34]。Assanasen 等[40]注意到，在遇到变应原后，上皮细胞的水液输送能力增强。如果在 2 周前给予皮质类固醇治疗，则不会出现这种水排泄增强的现象。

用冷吸入空气检测 NHR 简单易行，可是既不敏感，也不特异，尽管早些时候人们曾认为其具有高度的特异性和敏感性。但这可以有助于理解鼻的生理学，并为研究发生在支气管内的这些现象提供方法[34]。

3.3.2.3 甘露醇

甘露醇可作为高渗刺激物，导致信号分子释放，目前，尚不完全了解其病理生理作用，但推测与肥大细胞、黏膜上皮和中枢神经系统的C纤维相关[41]。Koskela等[41]将有症状的AR患者、无症状的AR患者和健康志愿者分为3组，经鼻腔给予甘露醇溶液(200mg/mL)。虽然所有参与者都有烧灼感，但只有AR患者出现了鼻塞，并有15-羟基二十碳四烯酸(15-HETE)水平升高。这项研究发现，甘露醇对鼻腔的刺激主要通过上皮细胞发挥作用。

3.4 NHR的治疗

NHR是多种鼻功能异常的一个共同特征，但根据文献，目前还没有标准化的方法来治疗NHR。在临床上，ARIA指南[42]用于指导AR的NHR患者治疗，而鼻用糖皮质激素经常应用在NAR或IR的NHR患者的治疗上，其成功率各不相同[42-46]。

Van Rijswijk等[47]发现辣椒素(辣椒中的一种刺激物质)经鼻腔给药可以降低IR患者的NHR。辣椒素是瞬时感受器电位香草酸受体1 (TRPV1)激动剂。这些发现在另一项研究中得到了复制[48]，此研究还发现了关于这种疗法获益的其他线索。关于这个问题，最新的Cochrane综述[46]表明，在缺乏真正有效的IR治疗方法的情况下，在医学指导下对辣椒素进行试用是合理的。到目前为止，辣椒素的试验尚未证明其对AR的治疗有益。对此的一种解释是AR的病理生理机制主要取决于IgE。此外，AR中的TRPV1水平没有升高[49]。

有一种研究药物SB-705498(以3%鼻用局部乳膏的形式)，曾被用于对由组胺或天鹅绒豆引起瘙痒的健康志愿者进行了试验[50]，结果是阴性的。鉴于TRPV1和神经肽P物质的活性在健康人群中是正常的，阴性结果并不令人惊讶。相比之下，以0.1mmol/L浓度的辣椒素经鼻腔给药的处置不仅对TRPV1有影响，而且对传入纤维上发现的一系列TRP通道连接通路(如TRPA1)也有影响[2]。

现在已证明，氮草斯汀通过改变感觉型神经元和鼻上皮细胞中的钙连接信号功能来影响TRPV1的工作[51]。由于发现毒蕈碱型胆碱能受体与TRPV1相关[52]，有人认为具有抗毒蕈碱活性的药物，如噻托溴铵，可能在NAR中起作用。

最近的一项研究表明，氮草斯汀与丙酸氟替卡松联合使用，以新药Dymista的形式，成功地治疗了NHR[53]。

(刘勇刚 译)

参考文献

1. Gerth van Wijk RG, de Graaf-in't Veld C, Garrelds IM. Nasal hyperreactivity. Rhinology. 1999;37(2):50–5.
2. Van Gerven L, Steelant B, Hellings PW. Nasal hyperreactivity in rhinitis: a diagnostic and therapeutic challenge. Allergy. 2018;73:1784. https://doi.org/10.1111/all.13453. [Epub ahead of print].
3. Segboer CL, Holland CT, Reinartz SM, et al. Nasal hyper-reactivity is a common feature in both allergic and nonallergic rhinitis. Allergy. 2013;68:1427–34.
4. Barnes PJ. Neurogenic inflammation in the airways. Respir Physiol. 2001;125:145–54.
5. Hellings PW, Fokkens WJ, Akdis C, et al. Uncontrolled allergic rhinitis and chronic rhinosinusitis: where do we stand today? Allergy. 2013;68:1–7.
6. Marquez F, Sastre J, Hernandez G, Cenjor C, Sanchez-Hernandez JM, Sanchez J, et al. Nasal hyperreactivity to methacholine measured by acoustic rhinometry in asymptomatic allergic and perennial nonallergic rhinitis. Am J Rhinol. 2000;14:251–6.
7. Segboer CL, Holland CT, Reinartz SM, Terreehorst I, Gevorgyan A, Hellings PW, van Drunen CM, Fokkens WJ. Nasal hyper-reactivity is a common feature in both allergic and nonallergic rhinitis. Allergy. 2013;68:1427–34.
8. Cassano M, Cassano P, Ciprandi G. May nasal hyperreactivity be a sequela of recurrent common cold? J Biol Regul Homeost Agents. 2011;25:299–301.
9. Vaidyanathan S, Williamson P, Clearie K, Morrison A, Lipworth B. Nasal AMP and histamine challenge within and outside the pollen season in patients with seasonal allergic rhinitis. J Allergy Clin Immunol. 2011;127:173–8.
10. Van Gerven L, Boeckxstaens G, Hellings P. Up-date on neuroimmune mechanisms involved in allergic and non-allergic rhinitis. Rhinology. 2012;50:227–35.
11. Baraniuk JN, Merck SJ. Neuroregulation of human nasal mucosa. Ann N Y Acad Sci. 2009;1170:604–9.

12. Baraniuk JN, Castellino S, Lundgren JD, et al. Neuropeptide Y (NPY) in human nasal mucosa. Am J Respir Cell Mol Biol. 1990;3:165–73.
13. Buckle FG, Cohen AB. Nasal mucosal hyperpermeability to macromolecules in atopic rhinitis and extrinsic asthma. J Allergy Clin Immunol. 1975;55:213–21.
14. Svensson C, Grönneberg R, Andersson M, Alkner U, Andersson O, Billing B, Gilljam H, Greiff L, Persson CGA. Allergen challenge-induced entry of a2-macroglobulin and tryptase into human nasal and bronchial airways. J Allergy Clin Immunol. 1995;96:239–46.
15. Svensson C, Andersson M, Persson CGA, et al. Albumin, bradykinins and eosinophil cationic protein on the nasal mucosa surface in hay fever patients during natural allergen exposure. J Allergy Clin Immunol. 1990;85:828–33.
16. Greiff L, Wollmer P, Svensson C, Andersson M, Persson CGA. Effect of seasonal allergic rhinitis on airway mucosal absorption of chromium-51 labelled EDTA. Thorax. 1993;48:648–50.
17. Greiff L, Andersson M, Akerlund A, Wollmer P, Svensson C, Alkner U, Persson CGA. Microvascular exudative hyperresponsiveness in human coronavirus-induced common cold. Thorax. 1994;49:121–7.
18. Baraniuk JN. Neuropeptides. Am J Rhinol. 1998;12:9–16.
19. Jones AS. Autonomic reflexes and non-allergic rhinitis. Allergy. 1997;52(Suppl 36):14–9.
20. Druce HW, Wright RH, Kossoff D, Kaliner MA. Cholinergic nasal hyperreactivity in atopic subjects. J Allergy Clin Immunol. 1985;76:445–52.
21. Stjarne P, Lundblad L, Lunberg JM, Anggard A. Capsaicin and nicotine sensitive afferent neurons and nasal secretion in healthy human volunteers and in patients with vasomotor rhinitis. Br J Pharmacol. 1989;96:693–701.
22. van Megen YJB. Neuroreceptors in nasal allergy, Thesis KU Nijmegen. Meppel: Krips Repro; 1989. p. 137–77.
23. Fang SY, Shen CL. Neuropeptide innervation and neuroendocrine cells in allergic rhinitis and chronic hypertrophic rhinitis. Clin Exp Allergy. 1998;28:228–32.
24. Svensson C, Andersson M, Greiff L, Persson GCA. Nasal mucosal endorgan hyperresponsiveness. Am J Rhinol. 1998;12:37–43.
25. Sanico AM, Philip G, Lai GK, Togias A. Hyperosmolar saline induces reflex nasal secretions, evincing neural hyperresponsiveness in allergic rhinitis. J Appl Physiol (1985). 1999;86:1202–10.
26. Koskela H, Di Sciascio MB, Anderson SD, et al. Nasal hyperosmolar challenge with a dry powder of mannitol in patients with allergic rhinitis. Evidence for epithelial cell involvement. Clin Exp Allergy. 2000;30:1627–36.
27. Togias AG, Naclerio RM, Proud D, et al. Nasal challenge with cold, dry air results in release of inflammatory mediators. Possible mast cell involvement. J Clin Invest. 1985;76:1375–81.
28. Braat JP, Mulder PG, Fokkens WJ, van Wijk RG, Rijntjes E. Intranasal cold dry air is superior to histamine challenge in determining the presence and degree of nasal hyperreactivity in nonallergic noninfectious perennial rhinitis. Am J Respir Crit Care Med. 1998;157(6 Pt 1):1748–55.
29. Kim YH, Jang TY. Diagnostic criteria of nonspecific hyperreactivity using cold dry air provocation with acoustic rhinometry. Otolaryngol Head Neck Surg. 2011;144:91–5.
30. Kowalski ML, Dietrich-Miłobedzki A, Majkowska-Wojciechowska B, Jarzebska M. Nasal reactivity to capsaicin in patients with seasonal allergic rhinitis during and after the pollen season. Allergy. 1999;54:804–10.
31. Van Gerven L, Boeckxstaens G, Jorissen M, Fokkens W, Hellings PW. Short-time cold dry air exposure: a useful diagnostic tool for nasal hyperresponsiveness. Laryngoscope. 2012;122:2615–20.
32. Gerth van Wijk R, Dieges PH. Nasal hyper-responsiveness to histamine, methacholine and phentolamine in patients with perennial non-allergic rhinitis and in patients with infectious rhinitis. Clin Otolaryngol Allied Sci. 1991;16:133–7.
33. Holland C, van Drunen C, Denyer J, et al. Inhibition of capsaicin-driven nasal hyper-reactivity by SB-705498, a TRPV1 antagonist. Br J Clin Pharmacol. 2013;77:777–88.
34. Lluch-Bernal M, Dordal MT, Antón E, Campo P, Colás C, Dávila I, Del Cuvillo Bernal A, Fernández-Parra B, González R, González ML, Matheu V, Montoro J, Panizo C, Rondón C, Sánchez MC, Valero A, Vega F, Velázquez E, Navarro A, SEAIC 2010 Rhinoconjunctivitis Committee. Nasal hyperreactivity: nonspecific nasal provocation tests. Review by the Rhinoconjunctivitis Committee of the Spanish Society of Allergy and Clinical Immunology. J Investig Allergol Clin Immunol. 2015;25(6):396–407.
35. Borum P. Nasal methacholine challenge. A test for the measurement of nasal reactivity. J Allergy Clin Immunol. 1979;63(4):253–7.
36. Naclerio RM, Baroody FM. Response of nasal mucosa to histamine or methacholine challenge: use of a quantitative method to examine the modulatory effects of atropine and ipratropium bromide. J Allergy Clin Immunol. 1992;90(6 Pt 2):1051–4.
37. Driver AG, Kukoly CA, Ali S, Mustafa SJ. Adenosine in bronchoalveolar lavage fluid in asthma. Am Rev Respir Dis. 1993;148(1):91–7.

38. Polosa R, Pagano C, Prosperini G, Low JL, Dokic D, Church MK, Crimi N. Histamine release upon adenosine 5'monophosphate (AMP) nasal provocation in allergic subjects. Thorax. 1999;54:230–3.
39. Assanasen P, Baroody FM, Rouadi P, Naureckas E, Solway J, Naclerio RM. Ipratropium bromide increases the ability of the nose to warm and humidify air. Am J Respir Crit Care Med. 2000;162(3 Pt 1):1031–7.
40. Assanasen P, Baroody FM, Abbott DJ, Naureckas E, Solway J, Naclerio RM. Natural and induced allergic responses increase the ability of the nose to warm and humidify air. J Allergy Clin Immunol. 2000;106(6):1045–52.
41. Koskela H, Di Sciascio MB, Anderson SD, Andersson M, Chan HK, Gadalla S, Katelaris C. Nasal hyperosmolar challenge with a dry powder of mannitol in patients with allergic rhinitis. Evidence for epithelial cell involvement. Clin Exp Allergy. 2000;30:1627–36.
42. Bousquet J, Khaltaev N, Cruz AA, et al. Allergic rhinitis and its impact on asthma (ARIA) 2008 update (in collaboration with the World Health Organization, GA(2)LEN and AllerGen). Allergy. 2008;63(Suppl 86):8–160.
43. Jacobs R, Lieberman P, Kent E, Silvey M, Locantore N, Philpot EE. Weather/temperature-sensitive vasomotor rhinitis may be refractory to intranasal corticosteroid treatment. Allergy Asthma Proc. 2009;30:120–7.
44. Lundblad L, Sipilä P, Farstad T, Drozdziewicz D. Mometasone furoate nasal spray in the treatment of perennial non-allergic rhinitis: a nordic, multicenter, randomized, double-blind, placebo-controlled study. Acta Otolaryngol. 2001;121:505–9.
45. Varricchio A, Capasso M, De Lucia A, et al. Intranasal flunisolide treatment in patients with non-allergic rhinitis. Int J Immunopathol Pharmacol. 2011;24:401–9.
46. Gevorgyan A, Segboer C, Gorissen R, van Drunen CM, Fokkens W. Capsaicin for non-allergic rhinitis. Cochrane Database Syst Rev. 2015;7:CD010591.
47. Van Rijswijk JB, Boeke EL, Keizer JM, Mulder PGH, Blom HM, Fokkens WJ. Intranasal capsaicin reduces nasal hyperreactivity in idiopathic rhinitis: a double-blind randomized application regimen study. Allergy. 2003;58:754–61.
48. Van Gerven L, Alpizar YA, Wouters MM, et al. Capsaicin treatment reduces nasal hyperreactivity and transient receptor potential cation channel subfamily V, receptor 1 (TRPV1) overexpression in patients with idiopathic rhinitis. J Allergy Clin Immunol. 2014;133:1332–9.
49. Gerth Van Wijk R, Terreehorst IT, Mulder PG, Garrelds IM, Blom HM, Popering S. Intranasal capsaicin is lacking therapeutic effect in perennial allergic rhinitis to house dust mite. A placebo-controlled study. Clin Exp Allergy. 2000;30:1792–8.
50. Gibson RA, Robertson J, Mistry H, et al. A randomised trial evaluating the effects of the TRPV1 antagonist SB705498 on pruritus induced by histamine, and cowhage challenge in healthy volunteers. PLoS One. 2014;9:e100610.
51. Singh U, Bernstein JA, Haar L, Luther K, Jones WK. Azelastine desensitization of transient receptor potential vanilloid 1: a potential mechanism explaining its therapeutic effect in nonallergic rhinitis. Am J Rhinol Allergy. 2014;28:215–24.
52. Birrell MA, Bonvini SJ, Dubuis E, et al. Tiotropium modulates transient receptor potential V1 (TRPV1) in airway sensory nerves: a beneficial off-target effect? J Allergy Clin Immunol. 2014;133:679–687.e9.
53. Krohn IK, Callebaut I, Alpizar YA, Steelant B, Van Gerven L, Skov PS, et al. MP29-02 reduces nasal hyperreactivity and nasal mediators in patients with house dust mite allergic rhinitis. Allergy. 2018;73:1084. https://doi.org/10.1111/all.13349.

第 4 章

什么是血管运动性鼻炎？

İbrahim Arslan, Nuray Bayar Muluk, Mario Milkov

4.1 引言

许多国家和指南已经放弃使用“血管运动性鼻炎(VMR)”这一术语，因为该术语以一种并不存在的血管变化机制为前提。VMR 曾用来描述神经源性 NAR。NAR 指没有过敏性或感染性病因的鼻炎症状，分为两个主要亚型：嗜酸性炎症性鼻炎，包含嗜酸性粒细胞增多性非变应性鼻炎综合征(NARES)、局部变应性鼻炎(LAR)和非甾体抗炎药(NSAID)加重性呼吸系统疾病(N-ERD)；神经源性鼻炎，包含味觉性鼻炎、老年性鼻炎和特发性鼻炎。第二个亚型包含了 VMR。

因此，VMR 可被定义为一种与过敏反应、感染因素、解剖异常、系统性疾病或药物滥用无关的 NAR[1]。该诊断需在排除其他潜在诊断和过敏试验阴性后得出。VMR 病因多样。在本章中，VMR 将被定义为一种原发性、慢性 NAR，其皮肤过敏试验为阴性，没有血清 IgE 上升，且鼻腔细胞学也没有炎症反应证据[1,2]。

NAR 目前只有在排除了其他疾病后才能诊断。在确诊患者为 VMR 或 NARES 之前，需要考虑和排除所有 NAR[1,2]。如果拟诊为 NAR，则特异性 IgE 在皮肤点刺试验、血清学试验或针对特应性(局部过敏)反应的变应原激发试验中无增高。通常情况下，刺激性物质，如烟雾、香水、化妆品及温度和大气压的变化会加重 NAR 的症状[1]。鼻黏膜有无嗜酸性粒细胞浸润是 VMR 和 NARES 的关键区别。后者是一种与过敏无关的炎症性疾病，而前者在病因上既非炎症，也非过敏[2]。单纯的病史和辅助检查不能区分 AR 和 NAR，因为这两种疾病的临床表现可能相同[3,4]。

NAR 是一种常见的疾病，其中至少有下列症状之一的持续存在：鼻塞、鼻分泌物增多或鼻后滴漏。诊断有赖于排除引起这些症状的其他潜在病因，如过敏性疾病、感染、药物不良反应、解剖异常、内分泌紊乱、血管炎、代谢问题或鼻黏膜萎缩[5]。

NAR 有别于 AR 的临床特征包括[5]：

- NAR 发病较晚。
- 没有鼻痒或眼痒。打喷嚏不严重。
- 鼻塞和鼻后滴漏明显。
- NAR 的症状一年四季都会出现。

刺激性物质(强烈的香味、香烟、化妆品、柴油或汽车尾气)是 NAR 的常见诱发因素，患者可能会描述在交通繁忙时出现鼻塞症状。其他诱发因素包括清洁剂、报纸油墨、温度变化和含乙醇的饮料[4]。NAR 有几种亚型：

- VMR。在 VMR 中，症状是散发的，主要包括鼻塞和鼻腔分泌物增多。刺激性物质(空气中的污染物)和周围温度的变化会引起强烈的反应，特别是当吸入的空气干燥且温度较低时[6]。
- 味觉性鼻炎。刺鼻的食物通过激活第 X 对脑神经(迷走神经)引起间歇性鼻腔水样分泌物[7]。

4.2 NAR的分类

采用以下方案对NAR进行分类[8-10]:

- 病因不明的综合征
  - VMR。
  - NARES,BENARS。
  - 嗜碱性/间质性鼻病。
- 各种病因已知的综合征
  - 慢性鼻窦炎。
  - 免疫缺陷综合征。
  - 窦口鼻道复合体阻塞。
  - 代谢性疾病。
  - 雌激素相关(避孕药、激素替代疗法、妊娠)。
  - 甲状腺功能减退。
  - 肢端肥大症。
  - 血管炎/自身免疫性和肉芽肿性疾病。
  - 干燥综合征。
  - 系统性红斑狼疮。
  - 复发性多软骨炎。
  - 嗜酸性肉芽肿性多血管炎。
  - 结节病。
  - 肉芽肿性多血管炎。
- 药物相关
  - 局部减充血剂。
  - 具有全身作用的药物。
- 与鼻息肉形成相关的鼻炎
  - 阿司匹林不耐受。
  - 慢性鼻窦炎。
  - 嗜酸性肉芽肿性多血管炎。
  - 杨氏综合征(鼻窦和肺部炎症、无精子症和鼻息肉形成)。
  - 囊性纤维化。
  - Kartagener综合征(支气管异常扩张、持续性鼻窦炎、鼻息肉形成)。
- 与解剖学异常有关的鼻炎
  - 鼻中隔偏曲。
  - 鼻甲结构畸形。
  - 鼻瓣区功能障碍。
  - 腺样体肥大导致的阻塞。
  - 外伤相关(如脑脊液鼻漏)。
  - 先天性异常。
  - 恶性肿瘤相关。
- 萎缩性鼻炎
  - 术后。
  - 萎缩性鼻炎。
- 与化学或物理性的刺激性诱因相关
  - 干燥的空气。
- 味觉
- 强光
- 空气污染
  - 职业性。
- 职业性鼻炎
  - 主观感受。
  - 刺激性物质。
  - 免疫相关。
  - 接触腐蚀剂。

4.3 VMR的病理生理学

到目前为止,VMR的确切病理生理学仍然是一个谜。目前已知的解释是,鼻腔对非免疫类型的诱因表现出非特异性的高反应性,如温度或空气湿度的改变、饮用含乙醇(酒精)的饮料、强烈的气味和气溶胶刺激物。在实验室条件下,鼻腔黏膜对乙酰甲胆碱[11]、辣椒素[12]和组胺[13]具有高反应性,但原因尚不清楚。慢性NAR患者的肥大细胞水平升高,而新的研究表明杯状细胞水平正常。有无过敏的个体肥大细胞数量没有差异[14,15]。

常年性VMR的病理不能归因于单一的已知原因。据了解,症状可能始于患者对环境因素变得更加敏感,如温度变化、空气污染、强烈的气味或香味。尽管如此,新的研究已经阐述了其他可能的病理生理学因素。这些因素包括被忽视的局部IgE的产生、疼痛受体功能障碍和自主神经功能障碍[16]。

4.3.1 Entopy:局部IgE的生成

Entopy是指过敏局限于特定部位,但无全身体征(皮肤点刺试验阳性、循环中总IgE或特异性IgE

升高）的状态[17]。在鼻黏膜活检中可能发现参与过敏反应的细胞，为这一理论提供依据。最初的基于鼻腔活检的研究将原发性 NAR 和健康对照进行比较，未能证实淋巴细胞、抗原呈递细胞、嗜酸性粒细胞或任何其他携带 IgE 的细胞水平上的差异[18,19]，鼻用类固醇的治疗可能干扰了研究结果。事实上，将慢性 NAR 患者和健康对照组活检标本进行比较的较新研究表明，在 NAR 患者中，三种不同的 T 淋巴细胞水平升高——CD3+、CD25+和 CD45RA+(=缺乏接触变应原的 T 细胞)[17]。

NAR 可能导致局部 IgE 产生，而且在一些 NAR 患者中也发现 IgE 的高亲和力受体水平升高[20]。从 NAR 患者中提取并保存在营养培养基中的组织中发现有局部 IgE 产生的现象[21,22]。这将导致此类患者被重新归类为局部 AR，而非 NAR。然而，Khan[23] 对特应性的概念提出了质疑。他发现，虽然 20 例慢性 NAR 患者中有 5 例在首次测试时呈阳性，但复测时都是阴性[23]。

4.3.2 疼痛受体功能障碍

鼻黏膜能够感知多种类型的刺激（机械刺激或化学刺激），并通过感觉传入纤维将知觉传递到大脑皮质。热、冷和烧灼感通过快速的 Aδ 纤维传导，而 C 纤维传导轻微的痛觉、感觉异常和轻触觉[24]。如果上皮细胞水肿或鼻黏膜血管充血，C 纤维还可传导牵拉感[25]。特定分子在上皮细胞和神经末梢上有特定的受体，受体的激活可引起神经元放电。信号分子（缓激肽、组胺和胺类）刺激特定的受体。TRPV1 值得关注——不仅仅是 TRPV1，乙醇、局部麻醉剂和超过 42℃的温度都可能激活该受体。相比较 AR，在 VMR 患者的鼻黏膜上应用辣椒素更能减轻鼻塞，这意味着疼痛受体在 NAR 的病理生理学中发挥一定作用[26]。

在原发性 NAR 患者中，寒冷、干燥的空气会引起鼻塞，症状严重程度与吸入的气体量成正比，该现象在 AR 患者和健康对照组中均未出现，非常具有启示意义[27]。在原发性鼻炎患者中，该作用机制是位于黏膜上传导冷觉的神经纤维过度反应。这种机制被应用于原发性 NAR 诊断的标准诊断试验——通过鼻声反射测量来观察吸入干燥的冷空气对鼻腔气流阻力的影响[28]。所谓的“滑雪者鼻炎”是指因吸入冷空气导致的鼻塞和大量流涕的症状。该症状通过上调副交感神经传入通路介导的，神经递质为乙酰胆碱。应用局部抗胆碱药物能够抑制这种反射[29]。

4.3.3 自主神经功能障碍

部分 VMR 可能与自主神经系统功能障碍相关。一项研究观察了 19 例 VMR 患者的自主神经功能，并将这些患者与 75 例匹配的对照组进行了比较[30]。在泌汗、心脏迷走神经和肾上腺素能活性评分中，VMR 患者得分异常。研究人员认为，最好的解释是交感神经功能减弱或自主神经功能紊乱。他们认为相比用副交感神经过度活动来解释研究结果，上述理论更为可靠。鼻外伤是这种功能障碍的可能原因[31]。面中部疼痛综合征与紧张性头痛有许多相似之处，如疼痛均呈对称分布，可能累及鼻根部、鼻梁、眼眶周围或后方及面颊部。病史显示鼻部受到压迫、局部沉重感或紧缩感及鼻塞，尽管双鼻孔实际上处于通畅状态。通常 CT 和鼻内镜检查都没有发现异常[32]。

4.4 症状

VMR 的症状通常为鼻塞或鼻腔分泌物增多，打喷嚏或鼻痒少见。对 678 例鼻炎患者的研究发现，VMR 患者通常表现为鼻塞，但 AR 患者往往表现为打喷嚏、鼻腔分泌物增多和眼痒。AR 患者更可能合并哮喘[33]。Togias[34]发现，NAR 患者往往打喷嚏较少，眼部症状也较少，但根据鼻分泌物的多少或鼻塞的程度来区分 NAR 和慢性 AR 是不可行的。

这些症状可能是全年性、慢性、周期性或局限于某一特定时间的，并可能由天气变化引发，如温度、湿度或大气压的改变[35,36]。值得注意的是，即使通常认为香水或强烈的气味可能是刺激因素，但对于 VMR，可能找不到明确的诱因[37]。

VMR 患者可能有两种不同的类型：以鼻分泌物为主（“流涕者”），或者以鼻塞为主（“鼻塞者”）[38]。流涕者的症状通常通过胆碱能高反应性介导，而鼻塞者的疼痛感受器过度激活，对本来无害的刺激产生过度反应[9]。如上所述,尽管有先前指出的局限性[34],NAR 和 AR 患者在症状表现上略有差异[33]。

VMR 通常全年持续发作,不受变应原存在与否的影响[39]。然而,在一年中的特定时间(即春秋两季)可能会出现症状加重,但这些症状加重是由气象因素引发的,而不是季节性变应原,除非患者合并 AR[4,40]。VMR 患者对多种因素敏感,而这些因素对健康人没有影响。这些因素包括强烈的气味、冷空气、环境温度、湿度或大气压力的变化,以及摄入乙醇[8]。

4.5 诊断

诊断依赖于收集适当的临床资料并能够排除其他类型的鼻炎(AR、感染性鼻炎、炎症性鼻炎或免疫介导性鼻炎)。如果患者有前面所述的症状,并且鼻炎由常见刺激因素触发,则其很可能患有 VMR[41]。

鼻黏膜的典型表现与正常黏膜无差异,尽管有些患者黏膜呈红色或呈“牛肉”状[42]。不会出现鼻腔局部或循环嗜酸性粒细胞增多、点刺试验呈阳性的现象。循环中特异性 IgE 滴度、总 IgE 通常也不会升高[8]。

患者或其家庭成员既往无特应性疾病史能够支持 VMR 诊断。在 35 岁以上的人群中,如果没有特应性鼻炎病史,症状没有随季节变化,没有疑似相关变应原,并且诱因是非特异性的(如香味),则有 99%以上的可能性是 VMR[4]。

4.6 治疗

在已知的 VMR 患者中,规避诱发症状的因素是关键。例如,某些气味(香烟烟雾、香水、漂白剂或甲醛)、交通尾气、强光、环境温度的变化及辛辣的食物的刺激,可能是要避免的触发因素。持续性 VMR 患者比 AR 患者从药物治疗中获益更少[43-45]。鼻用皮质激素和局部应用氮䓬斯汀(一种抗组胺药)可用于 NAR 相关症状的治疗。异丙托溴铵有治疗鼻腔分泌物的适应证[8]。

对于有鼻分泌物和鼻塞的患者,局部使用抗组胺药(如氮䓬斯汀)是有益的。如果单药治疗效果不佳,也可以联合局部应用鼻内皮质类固醇。

对 VMR 的两种可能的治疗方案是:旨在全面改善所有症状(“广谱的”治疗),或旨在针对某个特定的症状。鉴于 VMR 可能会出现多种主诉(从鼻塞到鼻分泌物),因此,广谱的治疗可能会获益较大。适用于广谱治疗的药物包括局部应用的皮质类固醇或氮䓬斯汀[8]。

4.6.1 鼻用糖皮质激素

治疗性使用鼻用皮质类固醇对任何原因引起的炎症都有效,其在 AR、某些类型的 NAR(包括 VMR)和慢性鼻-鼻窦炎中的临床疗效已得到充分证实。一项涉及 983 例 NARES 和非 NARES 患者的研究比较了 200μg 和 400μg 丙酸氟替卡松与安慰剂的疗效。两种激素剂量均优于安慰剂,剂量之间的疗效无显著差异[46]。丙酸氟替卡松仍然是唯一被美国食品药品监督管理局(FDA)批准用于治疗 AR 和 NAR 的鼻内皮质类固醇药物[47]。

FDA 批准用于 NAR 的药物包括布地奈德吸入剂、倍氯米松鼻喷雾剂和氟替卡松鼻喷雾剂。局部给予鼻用皮质类固醇的治疗对鼻炎症状的改善是全面性的,而不是针对鼻炎症状的某一特定的症状。一种理论认为,当黏膜炎症是鼻炎的表现之一时,鼻用皮质类固醇疗效更佳,因为皮质类固醇具有抗炎作用。一项研究探究了氟替卡松喷雾剂在 NAR 中的药理作用,研究发现,当该药物被应用于一侧鼻腔时,能够有效控制鼻腔中的炎症细胞和细胞因子释放。这种现象存在于 AR 和 NAR 患者中[48]。具体来说,与对照组相比,氟替卡松导致 AR 或 NAR 患者 CD3+、主要碱性蛋白及类胰蛋白酶细胞数量显著减少。在应用氟替卡松的一侧,IL-4、IL-5 mRNA 表达下调。这一结果表明,可通过鼻内皮质类固醇对 VMR 进行为期 2~4 周的试验治疗[49-51]。

4.6.2 抗组胺药物

从理论上说,具有显著抗胆碱能活性的抗组胺药对鼻分泌物的影响比具有轻微胆碱能作用的抗组胺药更显著。因此,相比于第二代(非镇静)抗组胺药,第一代抗组胺药更能减少鼻分泌物。事实的确如此:使用第二代抗组胺药,在 NAR 中无明显获益。口服抗组胺药通常不会改善 AR 患者的鼻塞症状，对 NAR 的疗效也不佳。虽然联合应用抗组胺药和减充血剂可以有效地减轻 VMR 相关的鼻塞，但这种联合用药在美国属于超说明书用药。然而，根据临床经验，这种联合用药被认为对 VMR 有效[47]。

与口服药物不同，经鼻给药的抗组胺药在治疗 AR 方面有可观疗效。氮草斯汀和奥洛他定已被 FDA 批准用于治疗季节性 AR。氮草斯汀被批准用于 VMR。虽然氮草斯汀被归类为抗组胺药，但其在 VMR 和 NAR 中的疗效可能归因于对(神经)炎症反应的抑制，而非其抗组胺作用。为了证实这一结论，已有研究证明，氮草斯汀可降低鼻黏膜上皮内促炎神经肽水平，降低炎症相关细胞因子、白三烯和促进细胞黏附分子的水平，并阻止肥大细胞脱颗粒[52]。

随机对照研究已经证实了局部应用氮草斯汀的有效性[53,54]，两项多中心随机对照研究表明，给予治疗的最初 7 天内，所有症状均有改善[54]。氮草斯汀对炎症反应的抑制作用可能是通过减少嗜酸性粒细胞募集、降低黏附分子水平和减少细胞因子产生来实现的[55,56]。治疗最初，氮草斯汀的给药方式是每日 1 次，每个鼻孔 2 喷。

氮草斯汀对炎症有总体的抑制作用[55,57-60]。不同的研究强调了其药理作用的不同方面。氮草斯汀降低了神经激肽(P 物质和 VIP)的有效性，并阻止了体内和体外组胺颗粒的释放[49]。减少嗜酸性粒细胞募集和黏附分子生成[51]。该药物通过抑制核因子-B(NF-KB)来抑制促炎细胞因子和 NO 的产生[58]。此外，其还降低了血管通透性[57]。因此，除了最初已知的抑制组胺释放、影响钙离子运输和阻止过敏反应中炎症细胞迁移的作用外，氮草斯汀似乎还可以在转录水平影响炎症介质的传递。氮草斯汀在 VMR 中的疗效很可能来自一系列的药理作用，特别是抑制细胞因子合成[10]。

4.6.3 异丙托溴铵

异丙托溴铵(0.03%)鼻喷雾剂适用于有大量鼻分泌物的 VMR 患者。通常建议每侧鼻孔 2 喷，每天 3 次。也可以临时在接触已知的诱因(如冷空气)或进食前使用。异丙托溴铵也可有双倍浓度(0.06%)的形式，但该制剂仅适用于治疗由鼻炎继发的鼻分泌物增多[61,62]。

4.6.4 减充血剂

目前，还没有关于减充血剂在持续性 VMR 中的有效性的公开研究。如果上述药物不能缓解症状，尝试使用减充血剂是合理的。如果没有高血压病史，可以短期试用伪麻黄碱。在这种情况下，伪麻黄碱的常用口服剂量为 30~60mg，最多一天 3 次。

4.6.5 鼻用生理盐水

建议在使用鼻用皮质类固醇或氮草斯汀之前进行每日鼻腔灌洗或使用生理盐水喷雾剂。这一建议也适用于鼻后滴漏患者。对 NAR 和慢性鼻-鼻窦炎均有疗效[63-65]。同时能够缓解打喷嚏和鼻塞的症状。

4.6.6 鼻用辣椒素

辣椒素直接应用于鼻黏膜是一种试验性疗法[12]。辣椒素是从辣椒中提取的一种强效药物。辣椒素是一种选择性 TRPV1 离子通道的激动剂，可以减少三叉神经痛觉 C 纤维的神经传导。其具有一定的独特性，即初始的神经兴奋之后会进入一段不应期，在此期间 TRPV1 表达降低。一篇 Cochrane 文献综述[66]发现，在特发性鼻炎中，在医生的监督下使用辣椒素是一个合理的选择，但没有证据表明其对其他 NAR 有帮助。在局麻保护下，1 天内应用 5 次辣椒素可在几个月内减轻症状和 NHR[67]。

4.6.7 局部外用硝酸银

局部应用 15%~20% 的硝酸银也可能是有益的[68,69]。

4.6.8 外科手术

有两种可行的手术方法：内镜下翼管神经切断术或筛前神经电凝术[67,70]。两种手术的目的都是切断鼻腔黏膜的副交感神经支配，以减少鼻腔分泌。尽管神经生长时症状可能会复发，但最新研究表明，从长期来看，该手术是有益的[71]。

在文献中，阻断蝶腭神经节也是 VMR 的一种姑息性手术方法。为了完全消除症状，需要进行

2~4 次阻断[72]。

鼻甲切除术也可能改善鼻塞，但长期而言，手术可能导致鼻腔干燥和结痂，原因是鼻甲表面气流增强或缺乏保护性分泌物。如果病情持续进展，最终可能导致萎缩性鼻炎。此外，即使鼻腔完全通畅，仍可能存在主观上的鼻塞感[73]。有几种术式可用于治疗下鼻甲肥大；然而，人们担心在根治性鼻甲切除术后，鼻腔黏膜的功能可能无法完全恢复。激光鼻甲切除术不会对黏膜造成损伤。在激光鼻甲切除术后，鼻腔细胞学和糖精试验时间正常[5,10]。

（周小林 译）

参考文献

1. Bernstein JA. Characteristics of nonallergic vasomotor rhinitis. World Allergy Organ J. 2009;2(6):102–5.
2. Nassef M, Shapiro G, Casale TB, Respiratory and Allergic Disease Foundation. Identifying and managing rhinitis and its subtypes: allergic and nonallergic components—a consensus report and materials from the Respiratory and Allergic Disease Foundation. Curr Med Res Opin. 2006;22:2541–8.
3. Bernstein JA, Rezvani M. Mixed rhinitis: a new subclass of chronic rhinitis? In: Kaliner M, editor. Current review of rhinitis. 2nd ed. Philadelphia, PA: Current Medicine; 2006. p. 69–78.
4. Brandt D, Bernstein JA. Questionnaire evaluation and risk factor identification for nonallergic vasomotor rhinitis. Ann Allergy Asthma Immunol. 2006;96:526–32.
5. Peden D. An overview of rhinitis. In: Corren J, Feldweg AM, editors. UpToDate. Last updated 15 Dec 2016. Accessed 27 Jun 2018.
6. Kaliner MA. The treatment of vasomotor nonallergic rhinitis. Clin Allergy Immunol. 2007;19:351–62.
7. Raphael G, Raphael MH, Kaliner M. Gustatory rhinitis: a syndrome of food-induced rhinorrhea. J Allergy Clin Immunol. 1989;83:110–5.
8. Pattanaik D, Lieberman P. Vasomotor rhinitis. Curr Allergy Asthma Rep. 2010;10(2):84–91. https://doi.org/10.1007/s11882-010-0089-z.
9. Dykewicz MS, Fineman S, Skoner DP. Diagnosis and management of rhinitis: complete guidelines of the Joint Task Force on Practice Parameters in Allergy, Asthma, and Immunology. American Academy of Allergy, Asthma, and Immunology. Ann Allergy Asthma Immunol. 1998;81:478–518.
10. Settipane RA, Lieberman P. Update on nonallergic rhinitis. Ann Allergy Asthma Immunol. 2001;86:494–508.
11. Borum P. Nasal methacholine challenge. J Allergy Clin Immunol. 1979;63:253–7.
12. Stjärne P, Lundblad L, Änggard A, et al. Local capsaicin treatment of the nasal mucosa reduces symptoms in patients with nonallergic nasal hyperreactivity. Am J Rhinol. 1991;5:145–51.
13. Togias A, Proud D, Kagey-Sobotka A, et al. Cold dry air (CDA) and histamine (HIST) induce more potent responses in perennial rhinitis compared to normal individuals. J Allergy Clin Immunol. 1991;87:148.
14. Berger G, Marom Z, Ophir D. Goblet cell density of the inferior turbinates in patients with perennial allergic and nonallergic rhinitis. Am J Rhinol. 1997;11:233–6.
15. Berger G, Goldberg A, Ophir D. The inferior turbinate mast cell population of patients with perennial allergic and nonallergic rhinitis. Am J Rhinol. 1997;11:63–6.
16. Baraniuk JN. Pathogenic mechanisms of idiopathic nonallergic rhinitis. World Allergy Organ J. 2009;2:106–14.
17. Powe DG, Jagger C, Kleinjian A, et al. 'Entopy' localized mucosal allergic disease in the absence of systemic responses for atopy. Clin Exp Allergy. 2003;33:1374–9.
18. van Rijswisk JB, Blom HM, Kleinjan A, et al. Inflammatory cells seems not to be involved in idiopathic inflammatory rhinitis. Rhinology. 2003;41:25–30.
19. Blom HM, Godthelp T, Fokkens WJ, et al. Mast cells, eosinophils and IgE-positive cells in nasal mucosa of patients with vasomotor rhinitis. An immunohistochemical study. Eur Arch Otorhinolaryngol. 1995;252(Suppl 1):S33–9.
20. Powe DG, Huskisson RS, Carney AS, et al. Evidence for an inflammatory pathophysiology in idiopathic rhinitis. Clin Exp Allergy. 2001;31:864–72.
21. Smurthwaite L, Walker SN, Wilson DR, et al. Persistent IgE synthesis in the nasal mucosa of hay fever patients. Eur J Immunol. 2001;31:3422–31.
22. Smurthwaite L, Durham SR. Local IgE synthesis in allergic rhinitis and asthma. Curr Allergy Asthma Rep. 2002;2:231–8.
23. Khan DA. Allergic rhinitis with negative skin tests: does it exist? Allergy Asthma Proc. 2009;30:465–9.
24. Dray A, Urban L, Dickenson A. Pharmacology of chronic pain. Curr Opin Allergy Clin

Immunol. 2002:2:11–9.
25. Belmonte C, Viana F. Molecular and cellular limits to somatosensory specificity. Mol Pain. 2008;4:14.
26. Baraniuk JN, Peterie KN, Le U, et al. Neuropathology in rhinosinusitis. Am J Respir Crit Care Med. 2005;171:5–11.
27. Braat JP, Mulder PG, Fokkens WJ, et al. Intranasal cold dry air is superior to histamine challenge in determining the presence and degree of nasal hyperreactivity to nonallergic noninfectious perennial rhinitis. Am J Respir Crit Care Med. 1998;157:1748–55.
28. van Rijswijk JB, Blom HM, Fokkens WJ. Idiopathic rhinitis, the ongoing quest. Allergy. 2005;60:1471–81.
29. Silvers WS. The skier's nose: a model of cold induced rhinorrhea. Ann Allergy. 1991;67:32–6.
30. Jaradeh SS, Smith TL, Torrico L, et al. Autonomic nervous system evaluation of patients with vasomotor rhinitis. Laryngoscope. 2000;110:1828–31.
31. Segal S, Shlamkovitch N, Eviatar E, et al. Vasomotor rhinitis following trauma to the nose. Ann Otol Rhinol Laryngol. 1999;108:208–10.
32. Jones NS. Midfacial segment pain: implications for rhinitis and sinusitis. Curr Allergy Asthma Rep. 2004;4:187–92.
33. Lindberg S, Malm L. Comparison of allergic rhinitis and vasomotor rhinitis patients on the basis of a computer questionnaire. Allergy. 1993;48:602–7.
34. Togias A. Age relationships and clinical features of nonallergic rhinitis. JACI. 1990;85:182.
35. Kaliner M. Classification of nonallergic rhinitis syndromes with a focus on vasomotor rhinitis, proposed to be known henceforth as nonallergic rhinopathy. WAO J. 2009;2:98–101.
36. Settipane RA, Peters AT, Chandra R. Chronic rhinosinusitis. Am J Rhinol Allergy. 2013;27:S11–5.
37. Settipane RA, Kaliner MA. Chapter 14: Nonallergic rhinitis. Am J Rhinol Allergy. 2013;27(Suppl 1):S48–51.
38. Collins JG. Prevalence of selected chronic conditions, United States, 1983-85. Natl Center Health Stat Adv Data. 1988;155:1–16.
39. Kaliner MA. Classification of non-allergic rhinitis syndromes with a focus on vasomotor rhinitis, proposed to be known henceforth as nonallergic rhinopathy. World Allergy Organ J. 2009;2:98–101.
40. Wedback A, Enbom H, Eriksson NE, et al. Seasonal nonallergic rhinitis (SNAR)—a new disease entity? A clinical and immunological comparison between SNAR, seasonal allergic rhinitis and persistent nonallergic rhinitis. Rhinology. 2005;43:86–92.
41. Leynaert B, Bousquet J, Neukirch C, et al. Perennial rhinitis: an independent risk factor for asthma in nonatopic subjects: results from the European Community Respiratory Health Survey. J Allergy Clin Immunol. 1999;104:301–4.
42. Kaliner MA, Baraniuk JN, Benninger M, et al. Consensus definition of nonallergic rhinopathy, previously referred to as vasomotor rhinitis, nonallergic rhinitis, and/or idiopathic rhinitis. World Allergy Organ J. 2009;2:119–20.
43. Bernstein IL, Li JT, Bernstein DI, et al. Allergy diagnostic testing: an updated practice parameter. Ann Allergy Asthma Immunol. 2008;100(Suppl 3):S1–S148.
44. Blom HM, Godthelp T, Fokkens WJ, et al. The effect of nasal steroid aqueous spray on nasal complaint scores and cellular infiltrates in the nasal mucosa of patients with nonallergic and noninfectious perennial rhinitis. J Allergy Clin Immunol. 1997;100:739–47.
45. Philip G, Togias AG. Nonallergic rhinitis. Pathophysiology and models for study. Eur Arch Otorhinolaryngol. 1995;252(Suppl 1):S27–32.
46. Webb RD, Meltzer EO, Finn AF, Rickard KA, Pepsin PJ, Westlund R, et al. Intranasal fluticasone propionate is effective for perennial nonallergic rhinitis with or without eosinophilia. Ann Allergy Asthma Immunol. 2002;88:385–90.
47. Scarupa MD, Kaliner MA. Nonallergic rhinitis, with a focus on vasomotor rhinitis: clinical importance, differential diagnosis, and effective treatment recommendations. World Allergy Organ J. 2009;2(3):20–5.
48. Kondo H, Nachtigal D, Frenkiel S, et al. Effect of steroids on nasal inflammatory cells and cytokine profile. Laryngoscope. 1999;109:91–7.
49. Malm L, Wihl JA. Intra-nasal beclomethasone dipropionate in vasomotor rhinitis. Acta Allergol. 1976;31:245–53.
50. Wight RG, Jones AS, Beckingham E, et al. A double blind comparison of intranasal budesonide 400 micrograms and 800 micrograms in perennial rhinitis. Clin Otolaryngol. 1992;17:354–8.
51. Small P, Black M, Frenkiel S. Effects of treatment with beclomethasone dipropionate in subpopulations of perennial rhinitis patients. J Allergy Clin Immunol. 1982;70:178–82.
52. Kaliner MA. A novel and effective approach to treating rhinitis with nasal antihistamines. Ann Allergy Asthma Immunol. 2007;99:383–91.
53. Banov CH, Lieberman P. Efficacy of azelastine nasal spray in the treatment of vasomotor rhinitis (perennial nonallergic rhinitis). Ann Allergy Asthma Immunol. 2001;86:28–35.
54. Lieberman P, Kaliner MA, Wheeler WJ. Open label evaluation of azelastine nasal spray in patients with seasonal allergic rhinitis and nonallergic vasomotor rhinitis. Curr Med Res Opin.

2005;21:611–8.
55. Ciprandi G, Pronzato C, Passalacqua G, et al. Topical azelastine reduces eosinophil activation and intercellular adhesion molecule-1 expression on nasal epithelial cells: an antiallergic activity. J Allergy Clin Immunol. 1996;98:1088–96.
56. Yoneda K, Yamamoto T, Ueta E, Osaki T. Suppression by azelastine hydrochloride of NF-kappa B activation involved in generation of cytokines and nitric oxides. Jpn J Pharmacol. 1997;73:145–53.
57. Shinoda M, Watanabe N, Suko T, et al. Effects of substance P (SP) and vasoactive intestinal peptide (VIP) in nasal secretions. Am J Rhinol. 1997;11:237–41.
58. Takao A, Shimoda T, Matsuse H, et al. Inhibitory effects of azelastine hydrochloride in alcohol-induced asthma. Ann Allergy Asthma Immunol. 1999;82:390–4.
59. Yoneda K, Yamamoto T, Ueta E, Osaki T. Suppression by azelastine hydrochloride of NF-B activation involved in generation of cytokines and nitric oxide. Jpn J Pharmacol. 1997;73:145–53.
60. Tamaoki J, Yamawaki I, Tagaya E, et al. Effect of azelastine on platelet-activating factor-induced microvascular leakage in rat airways. Am J Phys. 1999;276:L351–7.
61. Grossman J, Banov C, Boggs P, et al. Use of ipratropium bromide nasal spray in chronic treatment of nonallergic perennial nonallergic rhinitis, alone and in combination with other perennial rhinitis medications. J Allergy Clin Immunol. 1995;95:1123–7.
62. Bronsky EA, Druce H, Findlay SR, et al. A clinical trial of ipratropium bromide nasal spray in patients with perennial nonallergic rhinitis. J Allergy Clin Immunol. 1995;95:1117–22.
63. Horak F, Zieglmayer P, Zieglmayer R, et al. A placebo controlled study of the nasal decongestant effect of phenylephrine and pseudoephedrine in the Vienna challenge chamber. Ann Allergy Asthma. 2009;102:116–20.
64. Harvey R, Hannan SA, Badia L, et al. Nasal saline irrigations for the symptoms of chronic rhinosinusitis. Cochrane Database Syst Rev. 2007;3:CD006394.
65. Tomooka LT, Murphy C, Davidson TM. Clinical study and literature review of nasal irrigation. Laryngoscope. 2000;110:1189–93.
66. Gevorgyan A, Segboer C, Gorissen R, van Drunen CM, Fokkens W. Capsaicin for non-allergic rhinitis. Cochrane Database Syst Rev. 2015;7:CD010591.
67. Blom HM, Severijnen LA, Van Rijswijk JB, Mulder PG, Van Wijk RG, Fokkens WJ. The long-term effects of capsaicin aqueous spray on the nasal mucosa. Clin Exp Allergy. 1998;28(11):1351–8. https://doi.org/10.1046/j.1365-2222.1998.00421.
68. Bhargava KB, Shirali GN, Abhyankar US, Gadre KC. Treatment of allergic and vasomotor rhinitis by the local application of different concentrations of silver nitrate. J Laryngol Otol. 1992;106:699–701.
69. al-Samarrae SM. Treatment of 'vasomotor rhinitis' by the local application of silver nitrate. J Laryngol Otol. 1991;105:285–7.
70. Dong Z. Anterior ethmoidal electrocoagulation in the treatment of vasomotor rhinitis. Zhonhua Er Bi Yan Hou Ke Za Zhi. 1991;26:358–9, 383.
71. Fernandes CM. Bilateral transnasal vidian neurectomy in the management of chronic rhinitis. J Laryngol Otol. 1994;108:569–73.
72. Prasanna A, Murthy PS. Vasomotor rhinitis and sphenopalatine ganglion block. J Pain Symptom Manag. 1997;13:332–8.
73. Mladina R, Risavi R, Subaric M. CO2 laser anterior turbinectomy in the treatment of nonallergic vasomotor rhinopathy. A prospective study upon 78 patients. Rhinology. 1991;29:267–71.

第 5 章

蛛网状鼻炎：鼻科学中新的临床实体

Ranko Mladina

5.1 一般考虑因素

诊断和治疗 VMR 的问题可能很复杂，有两个主要原因(图 5.1)：

• 在前鼻镜和鼻内镜检查鼻腔的外观时，即使是有经验的观察者也不一定总是很清楚。

• 无论是双侧还是单侧的鼻黏膜肿胀、颜色暗红，甚至苍白的原因都不容易理解。

现代鼻科学的目标应该是了解一些病理学发现的病因。在没有真正了解其出现原因的情况下，可以用来“抹去”病理学发现的治疗方法，特别是手术技巧，已经不够了。治疗应针对病理结果的原因，而不是其本身。如今，鼻科学的发展使我们了解到，鼻黏膜在宿主的一些病理生理事件中起着特殊的“镜子”作用。因此，需要年轻的鼻科医生具备更广泛的医学知识，以便能够在广泛的领域内对可能的原因进行正确、清晰的诊断思考，如水肿、鼻黏膜肥厚。例如，在垂体鞍上肿瘤的情况下，或者在脑肿瘤位于这样一个大脑区域，使其能够直接压迫下丘脑的情况下，处理“下丘脑血管运动性鼻病”的可能性是真实的。这可以导致自主神经核的动作电位无法发出，据我们所知，自主神经核位于下丘脑底部。此外，其他内部器官也可以影响鼻黏膜的体积和功能。其中包括肾上腺疾病(如嗜铬细胞瘤)和妇科内分泌疾病(子宫内膜异位症，一些具有激素活性的肌瘤等)。人们不应该忘记，许多鼻黏膜子宫内膜异位症的患者不仅在女性身上，而且在男性身上也有描述。此外，上颌窦引流的一些障碍，如双孔综合征(THS)，由于黏脓性分泌物的长期刺激，可以影响下鼻甲后半部的肥大。这些从后囟门的缺损处向咽鼓管口和鼻咽部不断涌出的黏液性分泌物，在下鼻甲后端的黏膜上滑过(图 5.2 至图 5.4)。

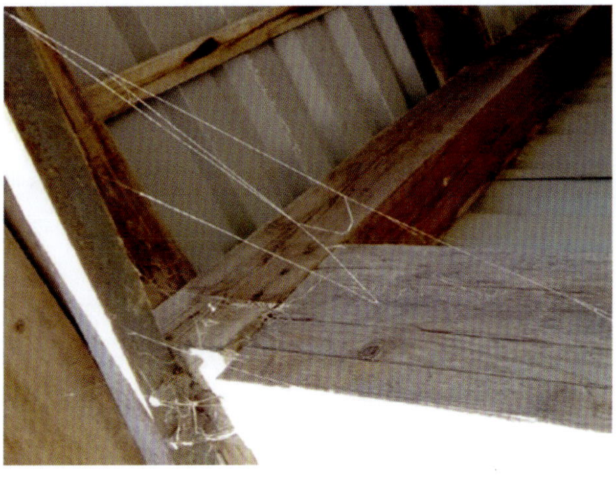

图 5.1 天然蜘蛛网通常在乡村小屋的屋顶下形成。

问题在于，绝大多数鼻科医生在对鼻腔进行内镜检查时，都忽略了中鼻道的囟门缺陷，可能是因为他们接受过将其视为一个“副口”的培训。而几十年来文献都促使人们相信，囟门的缺陷作为一个

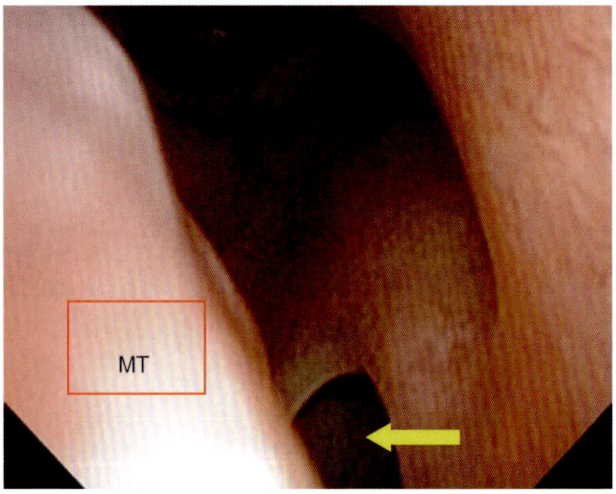

图 5.2 左侧囟门的缺陷(黄色箭头所示)。MT,中鼻甲。

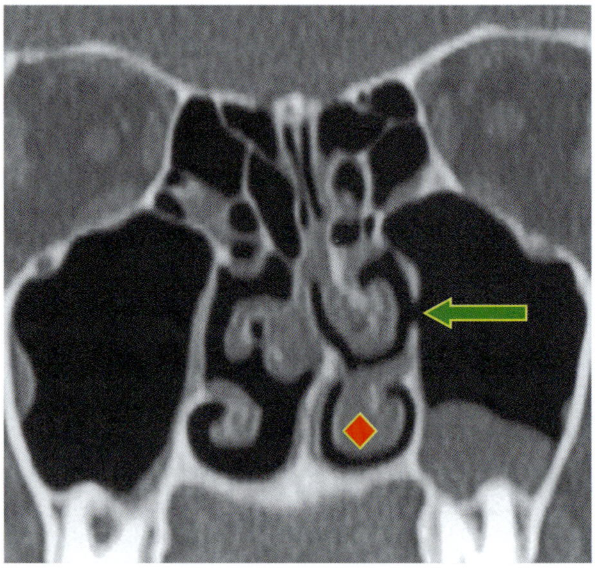

图 5.3 冠状位 CT 显示囟门区域的缺陷(THS)(绿色箭头所示),以及左侧下鼻甲尾半部的肥大(红色标志所示)。

“副口”有助于上颌窦本身的引流。不幸的是,他们没有意识到囟门的缺陷与慢性中耳炎患者的鼓膜缺陷是同一个问题。这种缺陷无助于上颌窦的引流,反之亦然;其是所谓的循环黏液发生的主要前提条件。一旦急性化脓性炎症痊愈后,上颌窦继续向天然窦口正常排放黏液(黏液运输)。黏液出来后开始自然地向鼻咽部流动。但由于“陷阱”,即囟门的缺陷,其位于朝向鼻咽的黏液通道上而落入鼻窦

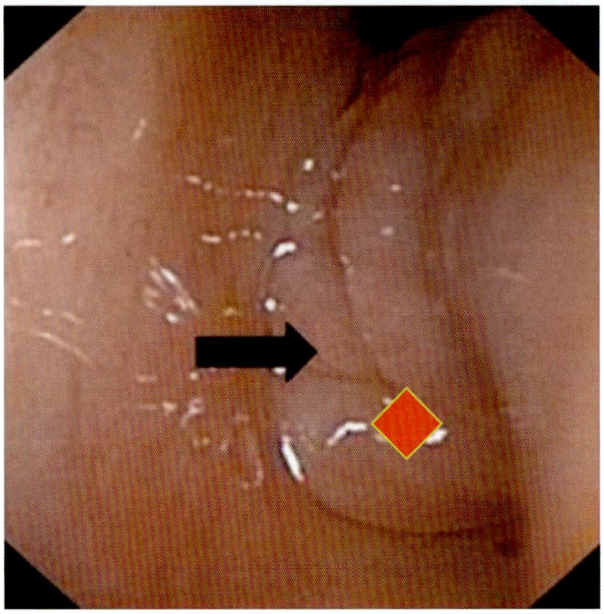

图 5.4 此处标记为图 5.3 中所示的左下鼻甲的同一肥大尾部的内镜视图(0°)(黑色箭头所示)。恶性肥大的鼻甲黏膜可能是由从后囟门流出的鼻窦分泌物的持续刺激而造成的(红色标志所示)。

中。上颌窦黏膜纤毛系统努力地再次将其从鼻窦中排出,但其黏膜纤毛系统被设定为专门将黏液输送到鼻窦口。黏液只是简单地绕过了其他的“孔”;而没有识别出这个缺陷,从而又直接进入天然窦口。这就是为什么黏液再次出现,并落入“陷阱”(所谓的“副口”),以这种方式形成恶性循环,形成所谓的循环黏液。随着时间的推移,循环黏液的数量会增加,在内镜下,看起来像一个黏膜环(事实上,在内镜下,它就像一个持续旋转的旋转木马),并慢慢开始部分脱离主体。之后,这片黏液块作为有症状的鼻后滴漏流到鼻咽部!

这里必须补充的是,放射科医生几乎从未注意到明显的鼻腔外侧壁骨性的不连续(图 5.3),而且他们在报道中也几乎从未描述过这一形态学发现!

回到本章的主题,即蛛网状鼻炎,应该强调的是,在过去的 10 年中,有越来越多的患者抱怨双侧鼻塞的主观感觉,同时,他们都表现出了一种“不舒服”的感觉。同时,所有这些人都表现出鼻腔内不寻常的临床症状,非常类似于蜘蛛网。目前,还没有发

现任何其他可能的机械障碍，如鼻息肉、鼻中隔偏曲或肿瘤。鼻中的蜘蛛网不是一个令人印象深刻的发现，也很容易被忽视，尤其是那些从未听说过这种实体的同事，或者他们根本不相信有这样的东西。

正因为如此，前鼻镜和纤维内镜检查，在鼻黏膜减充血之前和之后都没有显示出鼻黏膜的任何特殊水肿或上述的形态不规则方面的、显著的、明显的形态学发现。此外，这类患者鼻声反射测量的结果和 CT 一样，都在正常范围内。

5.2 蛛网状鼻炎的临床表现

所有患者的鼻部都有一个不寻常的临床发现：一侧下鼻甲前 1/3 的内侧表面和另一面相应区域的鼻中隔黏膜之间，延伸出几乎透明但仍呈白色的非常精细的黏液丝，类似于蜘蛛网（图 5.5 至图 5.7）。再次说明，蛛网状鼻炎总是位于鼻腔的前 1/3 处！

在一开始，也就是在我们对蛛网状鼻炎一无所知的时候，从鼻腔蛛网状物的中心位置采集棉签样本进行微生物分析。

材料被种植在经 2%改良的 Sabouraud 琼脂和最迟在 15 分钟内使用的含有庆大霉素和可乐定的

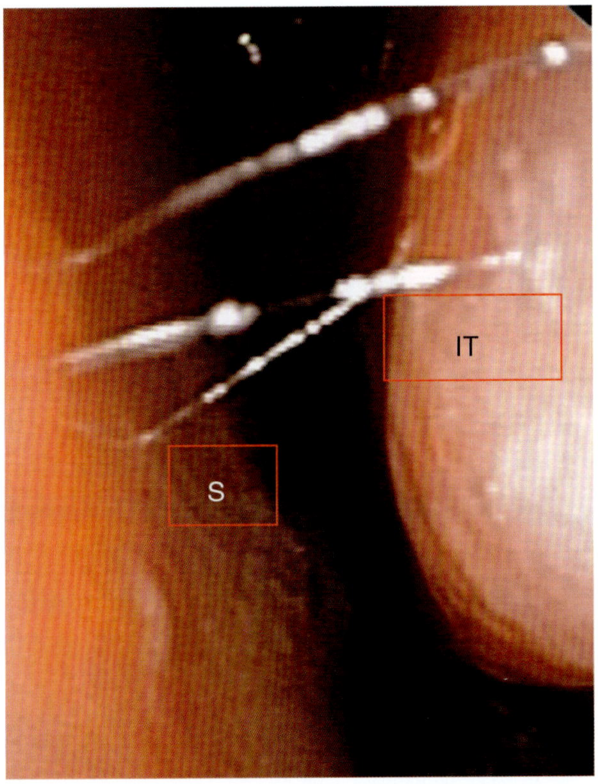

图 5.6 左侧鼻腔的蛛网状鼻炎。S，鼻中隔；IT，下鼻甲。

麦芽提取物肉汤上。样品在 280℃下被培养了 4 周。通过生长在平板上的霉菌菌落的显微镜和肉眼可见的特征来进行鉴定。显微镜研究包括直接在加

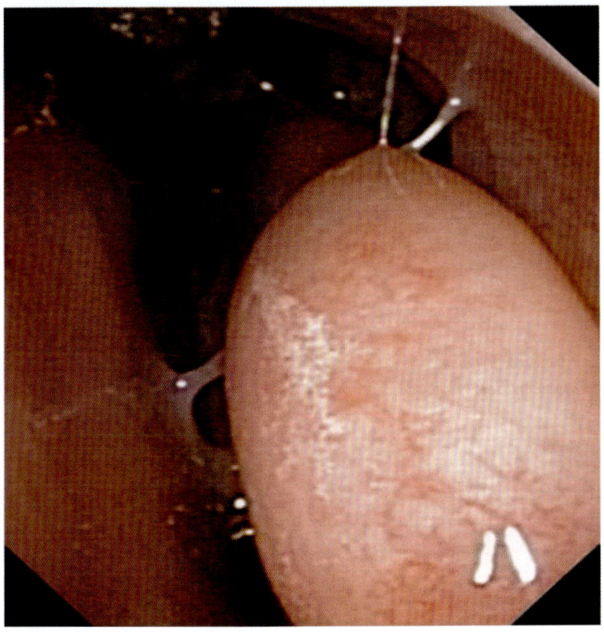

图 5.5 左侧鼻腔的蛛网状鼻炎。在相对的黏膜表面之间有白色的、几乎透明的丝状物，类似蜘蛛网。

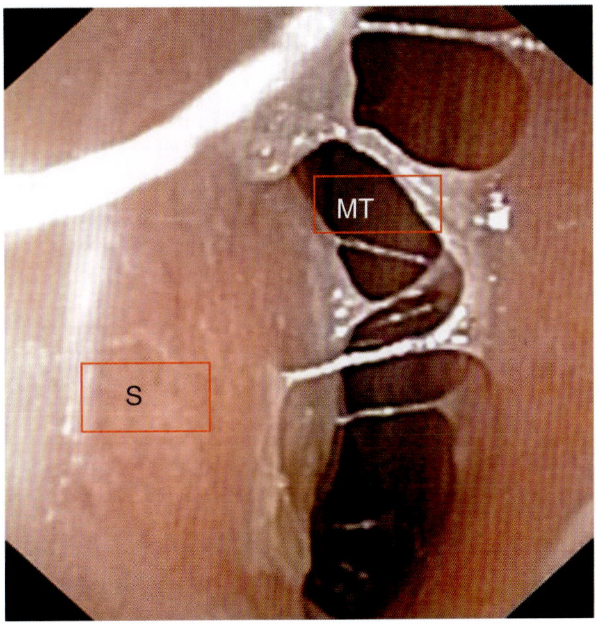

图 5.7 左侧的 2 型鼻中隔偏曲。S，鼻中隔；MT，几乎不可见，隐藏的左侧中鼻甲。

入乳酚棉蓝后，对每个菌落的一小部分进行检查。对没有生殖结构的菌落也进行了玻片培养的检查。

在通常 72 小时的培养期后，所有样品中都没有发现细菌。因此，该结果在微生物学上被认为是正常的。

幸运的是，尽管分析是在一个最好的微生物实验室进行的，由非常有经验的、严格的和认真的实验员操作，奇迹还是发生了：其中一名实验员将装有可疑鼻腔材料的皮氏培养皿弃置一旁，没有把它们进行清洗和消毒，并以这种方式给了菌落不受干扰的生长机会，并被遗弃了约 24 天！偶然的机会，就像经常发生的那样，另一名实验员发现了这些被遗弃的培养皿，并意识到已经有类似于霉菌的东西生长了（图 5.8），并将这一情况告诉了那名实验员。他们立即将这一发现拍成照片，之后在显微镜下进行分析。

他们非常惊讶地发现，这些菌落属于新发现的机会致病性真菌的两个家族，属于镰刀菌属和拟青霉菌属（图 5.9 和图 5.10）！

当时，距离这两种真菌被确定为人类新的潜在病原体的时间还不到 10 年。1985 年，在纳米比亚的卡万戈首次在小米中分离出镰刀菌属，后来又在南非共和国和澳大利亚昆士兰州埃莫拉尔德附近的土壤草原中分离出镰刀菌属等。该物种以前在北

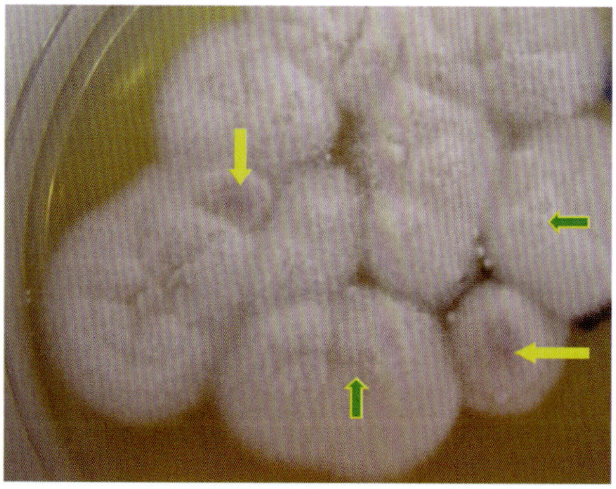

图 5.8 镰刀菌属菌落的典型肉眼外观（中间有一个黑点的白色、椭圆形的菌落，黄色箭头所示）和拟青霉菌属菌落（中间没有黑点的菌落，绿色箭头所示）。

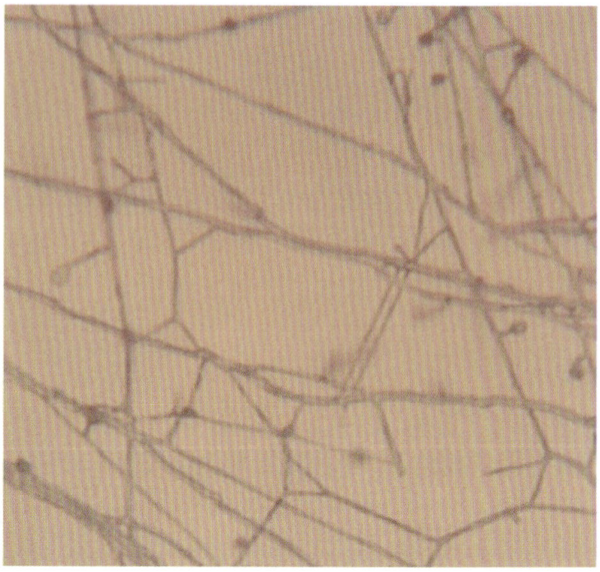

图 5.9 显微镜下的镰刀菌属外观（100×）。

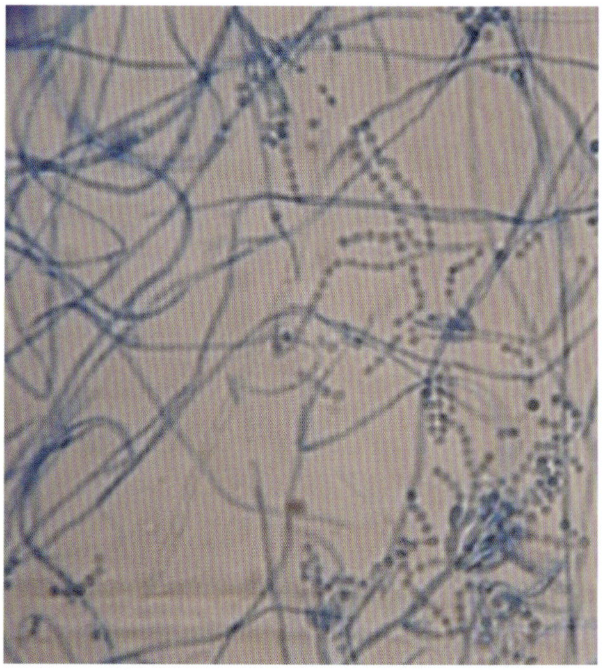

图 5.10 显微镜下的拟青霉菌属外观（100×）。

半球的植物或土壤标本中未被发现，也根本没有被确定为人类病原体。总之，很明显，我们面对的是新发现的微生物，这可能是蛛网状鼻炎的诊断没有早些被确定的原因。近年来，真菌感染已成为发病和死亡的一个重要原因，特别是在不断扩大的免疫功能低下的患者中。抗菌治疗、骨髓和实体器官移植、

肿瘤化学药物治疗(简称“化疗”)，以及原发性或获得性免疫缺陷都是发生严重真菌感染的诱发因素。除了传统的和著名的机会致病性真菌，如念珠菌、曲霉菌和隐球菌，许多其他真菌和霉菌现在也成为人类感染的原因。

拟青霉菌属和镰刀菌属似乎也是这样的；它们被认为是丝状真菌，但与此同时，听起来很矛盾，由于它们对抗真菌剂有耐药性，因此，具有特殊的临床意义。一些作者认为，镰刀菌属和拟青霉菌属是土壤腐生物和重要的植物病原体。同时，它们都被认为是人类真菌病的病原体。

通常，这是最重要的，感染是浅层的。深层组织感染可以是机会致病的透明丝孢霉病，而广泛传播只出现在免疫力低下的宿主中。镰刀菌属的成员是土壤淡色丝孢菌类，属于半知菌纲或不完全菌纲，属于念珠菌目。

如果没有将培养物作为涂片在培养皿上保持至少3周，以允许形成特征性的小孢子(真菌的无性、无运动的孢子)和衣原体孢子(无性繁殖的结果，形成通常称为衣原体孢子的分生孢子)，镰刀菌属则可能被忽视。如上所述，这很幸运地发生在我们身上，只是一个偶然。

但是，如今在免疫功能正常的宿主中，角膜炎和甲癣是由镰刀菌属和拟青霉菌属引起的最常见的感染。较少发生的情况是，由于皮肤的破损，如烧伤和伤口，或存在异物而导致的感染。如在隐形眼镜佩戴者中有时会出现的真菌性角膜炎暴发。同时，还被阐述的有接受持续性可活动式腹膜透析患者的腹膜炎。其他在免疫正常患者中发生的感染包括鼻窦炎、肺炎、血栓性静脉炎、伴或不伴有器官受累的真菌血症、眼底病、化脓性关节炎和骨髓炎。但是，尽管有上述这么多有据可查的受累解剖结构，在文献中还没有任何关于镰刀菌属或拟青霉菌属感染鼻黏膜的报道！第一个报道是由Mladina在2011年给出的。Mladina首次将这种疾病称为蜘蛛网式鼻炎(蛛网状鼻炎)，从而首次向国际鼻科学医生介绍了一个新的临床类别。

Mladina还详细解释了蛛网状鼻炎的病理生理学，包括其对整个呼吸系统的影响，其依据是，镰刀菌属和拟青霉菌属产生的霉菌毒素可以抑制体液和细胞免疫，并因特定霉菌毒素的分泌而导致组织崩溃。就镰刀菌属而言，指的是伏马菌素和单端孢霉烯，而对于拟青霉菌属来说，只是Paecylotoxins。为什么这些特定的霉菌毒素对鼻黏膜起着如此重要的作用？它们可拮抗两个重要的鼻黏膜神经分支(鼻腭神经和鼻上颌神经分支，都属于三叉神经)的正常功能。霉菌毒素是如何作用于人体鼻部的？它们只是麻痹了鼻腭神经和鼻上颌神经分支的末梢，最终的效果是鼻黏膜神经被麻醉。在这种情况下，鼻胸反射就被关闭了。正常情况下，动作电位在整个鼻腭神经和鼻上颌神经中传播到三叉神经位于延髓深处的神经核。在那里，它们与颈部神经丛的神经核有密集的联系。膈肌神经是从颈丛上升的神经之一。此外，膈肌的正常和充分的收缩，需要膈神经的准确动作电位。膈肌的充分收缩意味着深肺呼吸。现在，如果鼻胸反射的起始(鼻腭神经和鼻上颌神经的末梢)因为来自镰刀菌属和拟青霉菌属的毒素(蛛网状鼻炎)的麻醉作用而“关闭”。鼻胸反射不能很好地发挥作用，肺部呼吸变浅，即非膈肌型。换句话说，肺功能测试提示受限，当双侧膈肌麻痹时，可能是中到重度的限制(30%~50%的总肺活量)。仰卧时限制会加重，表现为肺活量下降30%~50%。这个测试是敏感的，并且有很高的阴性预测价值：如果仰卧时用力肺活量没有减少，可能就没有明显的膈肌麻痹。

免疫功能正常的宿主感染镰刀菌属和拟青霉菌属的发生率正在增加！我们不应该忘记，拟青霉菌属可以来自土壤和空气，可以导致谷物、食品和纸张的变质。拟青霉菌属对消毒方法有潜在抗性，它们经常污染临床使用的药膏和洗剂，并且它们在临床材料(如导管和塑料植入物)中的定植，增加了这种真菌的临床重要性。尽管拟青霉菌属仍被认为是人类中不常见的病原体，但应该强调的是，即使在免疫功能正常的宿主中，这种感染的发生率也在增加。这意味着，鼻科医生必须在今后的日常工作中密切关注这一新的临床实体。

5.3 蛛网状鼻炎的治疗

最后，关于蛛网状鼻炎的治疗问题产生了。这很简单：通过大力冲洗鼻腔，机械地清除蛛网状成分。到目前为止，最好的效果是通过鼻腔喷雾剂取得的。(无菌海盐水、生理溶液等)应该喷入鼻腔，每天5~6次。这种治疗的目的是清除蛛网形成的所有成分，甚至是那些肉眼看不见的成分。治疗毫无例外应至少持续3周。治疗成功的最重要因素是，患者真正了解这种疾病，它的性质，以及对呼吸系统的影响。一般来说，患者通常期望得到一些药物治疗，根据他们身边的人的说法，医生可能忘了给他们开抗真菌药物。因为他们被告知有某种特殊的真菌。事实上是鼻腔内的霉菌。因此，医生应该事先向患者解释这些微生物对任何已知的抗真菌药物都没有反应。

对照组的鼻黏膜涂片应送至微生物实验室，并注明是来自正在接受治疗的蛛网状鼻炎患者。这将提示实验室的同事，培养涂片，并让培养皿停留至少4周，以观察是否有任何霉菌或菌落生长。如果没有对诊断做明确提示时，医生可能会收到阴性的微生物学结果，这是因为如果是做常规细菌培养(72小时)之后，没有发现细菌在平板上生长。

(刘洋 译)

延伸阅读

1. Mladina R, Skitarelić N. Cobweb rhinitis-rhinitis arachnoidea. We do have to keep an eye on this! Romanian J Rhinol. 2011;3:109–11.
2. Mladina R, Vuković K, Poje G. The two holes syndrome. Am J Rhinol Allergy. 2009;23:602–4.
3. Mladina R, Skitarelić N, Casale M. Two holes syndrome (THS) is present in more than half of the postnasal drip patients. Acta Otolaryngol. 2010;130(11):1274–7.
4. Dignani MC, Anaissie E. Human fusariosis. Clin Microbiol Infect. 2004;10(Suppl 1):67–75.
5. Pastor FJ, Guarro J. Clinical manifestations, treatment and outcome of Paecilomyces lilacinus infections. Clin Microbiol Infect. 2006;12:948–60.
6. Fothergill AW. Identification of dematiaceous fungi and their role in human disease. Clin Infect Dis. 1996;22(Suppl 2):179–84.
7. Brandt ME, Wamock DW. Epidemiology, clinical manifestations, and therapy of infections caused by dematiaceous fungi. J Chemother. 2003;15(Suppl 2):36–47.
8. Nelson PE, Dignani MC, Anaissie E. Taxonomy, biology, and clinical aspects of Fusarium species. Clin Microbiol Rev. 1994;7:479–504.
9. Mladina R, et al. Cobweb rhinitis-rhinitis arachnoidea. We do have to keep an eye on this! Romanian J Rhinol. 2011;1:3.
10. Doczi I, Gyetvai T, Kredics L, Nagy E. Involvement of Fusarium spp. in fungal keratitis. Clin Microbiol Infect. 2004;10:773–6.
11. Flynn JT, Meislich D, Kaiser BAM, Polinsky S, Baluarte HJ. Fusarium peritonitis in a child on peritoneal dialysis: case report and review of the literature. Perit Dial Int. 1996;16:52–7.
12. Kerr CM, Perfect JR, Craven PC, Jorgensen JH, Drutz DJ, Shelburne JD, Gallis HA, Gutman RA. Fungal peritonitis in patients on continuous ambulatory peritoneal dialysis. Ann Intern Med. 1983;99:334–6.
13. Anaissie EJ, Kuchar RT, Rex JH, Francesconi A, Kasai M, Muller FM, Lozano-Chiu M, Summerbell RC, Dignani MC, Chanock SJ, Walsh TJ. Fusariosis associated with pathogenic Fusarium species colonization of a hospital water system: a new paradigm for the epidemiology of opportunistic mold infections. Clin Infect Dis. 2001;33:1871–8.
14. Boutati EI, Anaissie EJ. Fusarium, a significant emerging pathogen in patients with hematologic malignancy: ten years' experience at a cancer center and implications for management. Blood. 1997;90:999–1008.
15. Raad IJ, Tarrand H, Hanna M, Albitar E, Janssen M, Boktour G, Bodey M, Mardani R, Hachem D, Kontoyiannis E, Rolston W, Roston K. Epidemiology, molecular mycology, and environmental sources of Fusarium infection in patients with cancer. Infect Control Hosp Epidemiol. 2002;23:532–7.
16. Rippon JW. Fusarium. In: Rippon JW, editor. Medical mycology: the pathogenic fungi and the pathogenic actinomycetes. 3rd ed. Philadelphia, PA: W.B. Saunders Co.; 1988. p. 732–5.
17. Marasas WFO, Rabie CJ, Lubben APE, Nelson TA, Toussoun G, Van Wyk PS. Fusarium napiforme, a new species from millet and sorghum in southern Africa. Mycologia. 1987;79:910–4.
18. Melcher GP, McGough DA, Fothergill AW, Cleste N, Rinaldi MG. Disseminated hyalohyphomycosis caused by a novel human pathogen, Fusarium napiforme. J Clin Microbiol. 1993;31:1461–7.
19. Walsh TJ, Groll A, Hiemenz J, Fleming R, Roilides E, Anaissie E. Infections due to emerging and uncommon medically important fungal pathogens. Clin Microbiol Infect. 2004;10(Suppl 1):48–66.

20. de Hoog GS, Guarro J, Gené J, Figueras MJ. Atlas of clinical fungi. 2nd ed. Baarn: Centraalbureau Voor Schimmelcultures; 2000. p. 794–809.
21. Clark NM. Paecilomyces lilacinus infection in a heart transplant recipient and successful treatment with terbinafine. Clin Infect Dis. 1999;28:1169–70.
22. Gutierrez-Rodero F, Morganon M, Ortiz de la Tabla V, Mayoll MJ, Martin C. Cutaneous hyalohyphomycosis caused by Paecilomyces lilacinus in an immunocompetent host successfully treated with itraconazole: case report and review. Eur J Clin Microbiol Infect Dis. 1999;18:814–8.
23. Carey J, D'Amico R, Sutton DA, Rinaldi MG. Paecilomyces lilacinus vaginitis in an immunocompetent patient. Emerg Infect Dis. 2003;9:1155–8.

第 6 章

什么是“蜜月鼻炎”?

Murat Koçyiğit, Nuray Bayar Muluk, Gordon Soo, Jeffrey C. Bedrosian

6.1 引言

喷嚏是肺部收缩引起空气通过口腔和鼻腔排出的动作。该动作通常由鼻腔黏膜受外界杂质颗粒的刺激导致,且通常不能完全自主控制。杂质颗粒刺激导致组胺释放,并激活第V对脑神经反射[1]。

控制喷嚏的神经解剖学区域是三叉神经脊束核的腹内侧部,以及邻近的脑桥和延髓的外侧网状结构。这些区域控制着几组肌肉协同工作,包括咽部肌肉、喉部肌肉和呼吸肌,从而产生喷嚏的动作[1]。

性导致的喷嚏不是由鼻腔局部刺激或变态反应引发的,它可能发生在性生活的任何阶段,称为“蜜月鼻炎”[1]。因此,“蜜月鼻炎”是指性生活引起鼻部症状的情况,包括打喷嚏、流涕和鼻塞(即鼻充血)[2]。

许多因素会导致哮喘急性恶化,如感染、变应原暴露、运动或心理压力。性生活引起哮喘或鼻炎发作的报道较少[2-4]。Strauss 和 Dudley 指出,第一次性经历可能会将性与哮喘联系起来[5]。尽管已知一些人的鼻炎与运动有关,但对于性生活引发鼻炎的患者来说,运动负荷试验或爬两层楼梯都不能诱发症状。因此,引起性交后鼻炎的原因是性唤醒,而非运动[2]。

文献有报道称女性对精液中含有的变应原过敏,并因此在性接触后引发哮喘[6]。Monteseirin 等[2]称他们纳入的性交后鼻炎的女性患者没有全身或局部过敏的迹象,对精液特异性 IgE 滴定(HYCOR 288)没有阳性反应,使用避孕套对症状没有影响,皮肤点刺试验(Bial-Aristegui)和乳胶特异性 IgE 滴定均为阴性。“蜜月鼻炎”即使在不使用避孕套的情况下也会发生。

6.2 流行病学

在性生活中,过敏反应的普遍程度缺乏准确估计。然而,这种反应显然对患者的生活质量和性愉悦产生了严重损害。除了对食物、乳胶和药物过敏外,研究者还发现一系列过敏性疾病也会损害性愉悦[7],包括哮喘、鼻炎、荨麻疹、过敏性湿疹。

“蜜月鼻炎”可能会伴随男女双方一生,但由于患者不愿向临床医生提及奇怪和尴尬的症状,导致了报道不全。互联网聊天室和论坛常因其匿名性而备受推崇,患者在这样的环境中更愿意讲述他们的症状[1]。

6.3 机制

性生活本身可能引发过敏反应,或变应原可以通过性行为传播。食物或药物中发现的变应原可能通过体液(如精液或唾液)传递。避孕套含有可能致敏的乳胶,此外润滑剂、杀精剂、局部外用药物和化妆品中存在多种潜在变应原。性行为本身对呼吸道过敏反应的发病机制很重要,如“蜜月哮喘”或“蜜月鼻炎”。精液中的蛋白质是导致患者对精液产生高反应性的变应原[7]。

性交究竟是如何引发“蜜月鼻炎”的还不清楚，但心理因素(兴奋和恐惧)可能发挥了作用，而不仅是性交过程中的体力消耗[8]。自主神经系统在性反应中起作用，特别是当接近性高潮时，副交感神经系统的自主神经反应占主导作用。与性活动相关的强烈情感可能加剧[8]自主神经功能紊乱[4]。众所周知，神经末梢的乙酰胆碱释放可能引起肥大细胞脱颗粒，这可能有助于解释“蜜月鼻炎”发作期间的症状[9]。

“蜜月鼻炎”似乎具有遗传易感性。鼻部组织能够充血肿胀，男性和女性导致生殖器充血的自主活动也有可能导致鼻部勃起组织充血[10]。事实上，枸橼酸西地那非的一个已知不良反应是鼻塞，其发生机制可能是类似的[11]。

因此，以胆碱能活动为主的自主神经功能紊乱也许能够解释“蜜月鼻炎”的发病机制，引起这种自主神经功能紊乱的潜在原因是性交后的生理和心理反应。症状发作时间的差异很大——从前戏期间到性交后 6 小时。症状的严重程度也不同——轻微症状能够自行缓解，严重时则需要呼吸支持。已证实的是，吸入含有 β_2 受体激动剂的气雾剂，以及联用类固醇激素气雾剂或鼻用色甘酸有助于预防“蜜月鼻炎”的发生[7]。

有 3 种理论可以解释“蜜月鼻炎”，其中最后一种理论证据支持最多[1]：

- 心理学说：喷嚏可能被视为性释放的有力代表。然而，这种解释有一个缺点，即它认为喷嚏是在自主意愿控制下产生的，而事实并非如此[1]。
- 体液因子学说：这种解释认为一氧化氮在血液中运输，并导致了生殖器充血，而鼻部勃起组织对循环中的一氧化氮做出反应。这一理论的缺点如下：①事件的时间顺序是错误的；②导致阴茎勃起的一氧化氮释放是一个局部事件，与显著增加循环中的一氧化氮水平无关[1]。
- 副交感神经活动学说：鼻炎反应的快速性更可能意味着神经系统的参与，而不仅仅是内分泌活动[1]。

6.4 临床研究

公认的事实是，性活动本身可以引发呼吸道过敏性疾病的相关症状。Symington 和 Kerr[12]在 1976 年发现了运动相关哮喘患者在性交中出现呼吸困难和喘息，并应用了一个新的术语“性行为诱发哮喘”来描述这一现象。然而最近人们意识到“蜜月哮喘”和“蜜月鼻炎”不仅仅和运动有关——其病理生理是不同的[3]。事实上，“蜜月鼻炎”或“蜜月哮喘”患者中，爬两层楼梯(相当于性交需要的体力)并不会诱发上呼吸道或下呼吸道症状[3]，而且即使没有哮喘或鼻炎病史，“蜜月鼻炎”或“蜜月哮喘”也是存在的[13]。

2005 年，在土耳其进行的一项研究观察了 43 例变应性鼻–结膜炎(ARC)患者。未得到有效控制的 ARC 患者在女性性功能指数和国际勃起功能指数的得分比无症状 ARC 患者或健康对照者差。对男性来说，结膜和鼻部症状的治疗改善了所有性功能指标。得到有效治疗的女性被报道性欲增加，性兴奋及高潮质量更好。治疗并没有改善阴道润滑度、性愉悦感或引起疼痛减轻[14]。2009 年，在美国的一项研究也显示 ARC 患者的性功能受损[15]。这项研究使用鼻窦炎致残指数(RSDI)进行评估，其中有一项评估关于性生活的问题。在接受调查的人中，55.9%的人承认 ARC 对性功能有负面影响，至少在某些时候是这样。ARC 对性功能的影响比非变应性鼻炎更为严重。在这一项目上，健康对照组的得分也优于 ARC 患者。

一项队列研究检查了 365 例在急诊治疗的哮喘患者，其中包括 228 例女性和 137 例男性。研究发现 58%的患者因哮喘而影响了性功能。研究人员确定了导致性功能障碍的危险因素——中度或重度哮喘、女性、40 岁及以上、收入较低、接触过室内霉菌和接触过老鼠。平均优势比分别为 2.5(1.5~4.2)、1.6(1.0~2.7)、2.7(1.6~4.3)、2.0(1.1~3.6)、3.6(1.7~7.5)和 1.8(1.1~3.0)[括号中为 95%置信区间(CI)]。值得注意的是，性生活被认为是患者功能受限的第三大常见的生活领域。爬楼梯和做家务的障碍则是最常见的两个问题[16]。2008 年,荷兰的一项研究[17]调查了 30 例哮喘和 25 例 COPD 患者的性生活,并将他们与健康人进行了比较。使用的量表为亲密身体接触量表和呼吸功能与性行为量表。虽然哮喘患者的性生活比 COPD 患者更好,但两组患者的性生活都较健康对照组差。男性和女性患者都报道了性欲减退。女性患者(男性患者除外)抱怨性高潮满意度和自尊较低[17]。

6.5 治疗

据报道,倍氯米松鼻喷雾剂能够改善并可能消除"蜜月鼻炎"的症状。单用色甘酸鼻喷雾剂治疗"蜜月鼻炎"无效[2,3]。

6.6 结论

总之,以胆碱能活动为主的自主神经功能紊乱也许能够解释"蜜月鼻炎"的发病机制,引起这种自主神经功能紊乱的潜在原因是性交后的生理和心理反应。症状从前戏期间到性交后 6 小时都可能发作。症状可能较轻微,能够自行缓解;也可能很严重,需要呼吸支持。已经证实吸入含有 β_2 受体激动剂的气雾剂,联用类固醇激素气雾剂或鼻用色甘酸有助于预防"蜜月鼻炎"的发生[7]。

(陈奕涵 译)

参考文献

1. Brunod N. Honeymoon rhinitis: a curious phenomenon. 14 Feb 2013. http://flipper.diff.org/app/items/info/5326. Accessed 31 Jan 2019.
2. Monteseirin J, Camacho MJ, Bonilla I, Sánchez-Hernández C, Hernández M, Conde J. Honeymoon rhinitis. Allergy. 2001;56(4):353–4.
3. Shah A, Sircar M. Postcoital asthma and rhinitis. Chest. 1991;100:1039–41.
4. Mackay IS. Rhinitis and sinusitis. Br J Dis Chest. 1988;82:1–8.
5. Strauss S, Dudley DL. Sexual activity for asthmatics: a psychiatric perspective. Med Aspects Hum Sexual. 1976;10:63–4.
6. Shah A, Agarwal MK. Human seminal plasma allergy as a cause of postcoital asthma. Eur Respir J. 1988;1:972.
7. Caminati M, Giorgis V, Palterer B, Racca F, Salvottini C, Rossi O. Allergy and sexual behaviours: an update. Clin Rev Allergy Immunol. 2017;56:269. https://doi.org/10.1007/s12016-017-8618-3. [Epub ahead of print].
8. Holmes TH, Treuting T, Wolff HG. Life situations, emotions and nasal disease: evidence on summation effects exhibited in patients with hay fever. Psychosom Med. 1951;13:71–82.
9. Rucci L, Masini E, Cirriborghi MB, Gianella E, Mannaioni PF. Histamine release from nasal mucosa mast cells in patients with chronic hypertrophic non-allergic rhinitis after parasympathetic nerve stimulation. Agents Actions. 1988;25:314–20.
10. Honeymoon rhinitis. https://www.revolvy.com/page/Honeymoon-rhinitis. Accessed 31 Jan 2019.
11. Khan LA, Khan SA, Al-Hateeti H. Sildenafil (Viagra) may cause nasal stuffiness. Ann Saudi Med. 1999;19(5):468. ISSN: 0256-4947.
12. Symington IS, Kerr JW. Sexercise-induced asthma. Lancet. 1976;2:693.
13. Senthilkumaran S, Pant S, Menezes RG, Balamurgan N, Thirumalaikolundusubramanian P, Bartter T. Honeymoon asthma. Am J Med Sci. 2013;345(5):405–6.
14. Kirmaz C, Aydemir O, Bayrak P, Yuksel H, Ozenturk O, Degirmenci S. Sexual dysfunction in patients with allergic rhinoconjunctivitis. Ann Allergy Asthma Immunol. 2005;95:525–9.
15. Benninger MS, Benninger RM. The impact of allergic rhinitis on sexual activity, sleep, and fatigue. Allergy Asthma Proc. 2009;30:358–65.
16. Meyer IH, Sternfels P, Fagan JK, Ford JG. Asthma-related limitations in sexual functioning: an important but neglected area of quality of life. Am J Public Health. 2002;92(5):770–2.
17. Kaptein AA, van Klink RCJ, de Kok F, Scharloo M, Snoei L, Broadbent E, Bel EHD, Rabe KF. Sexuality in patients with asthma and COPD. Respir Med. 2008;102:198–204.

第 7 章

克氏区复发性鼻出血综合征

Ranko Mladina

7.1 引言

血管疾病是当今人类健康的重要威胁之一。心血管疾病，包括冠心病和脑卒中，是美国和欧洲人群的主要致死原因。冠心病有很多危险因素，如高生活压力、超重、缺乏锻炼、吸烟、高血压、糖尿病、高胆固醇及高血脂，此外，仅在假说层面认为某些染色体上特定基因的缺失可能同时导致急性冠脉综合征的遗传易感性和显性遗传性鼻中隔畸形（如5型和6型）。如今，高血压和心血管疾病（包括动脉粥样硬化、心脏肥大和缺血性疾病）逐渐被认为是炎症性疾病，这一假设导致人们对研究炎性细胞因子在这些疾病的发病机制中的作用产生了浓厚的兴趣。和动脉相似，静脉也是血管系统的一部分，有着独特的病理特征。

静脉曲张是指静脉迂回、扭曲或加长。既往理论认为静脉曲张由浅静脉瓣膜功能障碍引起的静脉回流和静脉扩张导致，但其如今已被新理念取代，即静脉瓣功能不全继发于而非领先于静脉壁的变化[1]。曲张静脉的管壁本身就很薄弱，导致了瓣叶的扩张和分离，引起瓣膜关闭不全。静脉曲张的危险因素包括年龄增长、多胎及需要长期站立的职业。

痔疮是一种非常普遍的疾病，血栓栓塞会引起局部疼痛，便血引发患者恐惧，肛周潮湿及瘙痒导致的身心负担。外痔静脉曲张（扩张和肿胀）引起痔疮形成，导致肛周瘙痒、灼热和肿胀疼痛，排便障碍（排便疼痛）和便血。大便疼痛和出血往往是痔疮的首要征象。Taweevisi 及其团队提出肥大细胞脱颗粒释放化学介质和细胞因子，在痔疮的发病机制中具有多重作用[2]。此外，其他一些研究观察了痔疮患者直肠上动脉供应直肠海绵体的末端分支的直径和流量变化。

炎性细胞因子在这些疾病的发病机制中的作用是非常重要的。在鼻黏膜的固有层含有丰富的血管和体液免疫介质。

7.2 克氏区复发性鼻出血综合征的易感因素探讨

克氏区复发性鼻出血综合征（REKAS）有至少3种易感因素。最主要的因素可能是患者受累部位的特定静脉丛中存在显著的结构变化。这一理论可以解释尽管所有人都会有鼻腔前部出血，但这一症状实际上不那么常见。其次，局部机械因素可能导致克氏静脉丛中的特定静脉分支扩张，如鼻中隔前部畸形。1 型、2 型和 6 型鼻中隔畸形位于鼻中隔前部，其位置与克氏静脉丛几乎完全重合。1 型和 2 型畸形表现为鼻中隔垂直方向的弯曲，局部静脉紧张、弹性降低。最后，扣动鼻出血“扳机”的因素可能是覆盖鼻前庭和克氏静脉丛表面皮肤的炎症反应。炎性细胞因子导致静脉丛的静脉管壁破裂，从而引起出血。REKAS 早在 1985 年就被首次提出。研究发现，90%的 REKAS 患者合并痔疮。临床观察表明，克氏静脉丛和直肠静脉丛之间可能存在病理生理的相互作用。相反的关系同样成立：超过 2/3 的原发性痔疮患者(83.01%)的克氏静脉丛有血管扩张，但这些患者都没有反复鼻出血病史，且都没有鼻中隔前部畸形（与 REKAS 相反）。此外，尽管 REKAS 和痔疮是两种不同的疾病，但是原发性 REKAS 患者或他们的亲属常常同时有 REKAS 和痔疮（超过 90%）。同时，所有的 REKAS 患者都有一定程度的鼻中隔前部畸形，而原发痔疮患者则没有畸形。

局部细菌性炎症反应具有不容忽视的作用。REKAS 患者中首要的致病菌是金黄色葡萄球菌。由于克氏区像鼻前庭一样，表面被皮肤所覆盖，故该处的炎症反应提示了整个鼻前庭的炎症反应，称为“鼻前庭炎”。

通常认为，位于鼻中隔 Little 区的克氏静脉丛（图 7.1）与直肠静脉丛（图 7.2）为同一静脉系统，这组静脉系统还包括脑、食管及下肢静脉系统。

散发性鼻出血大多为单侧，是最常见的鼻出血。在大多数情况下，患者能够自行处理这种短暂性的发作。出血点通常位于鼻中隔前部的静脉丛，此处的静脉扩张有时能够被观察到，特别是在老年人中。该区域的出血很容易处理，因此，并没有引起鼻科医生的特别注意。然而，随着时间推移，我们逐渐清晰地意识到，鼻腔最前部的病变能作为反映其背后隐藏的病变性质的一面镜子，有助于疾病的诊断。现代鼻科医生应当知道，在这个处理起来相对容易的问题背后，几乎总是潜藏有一定的未来的隐患，需警示患者。

例如，无论是儿童还是成人患者，克氏静脉丛出血需要首先测量血压。临床经验表明，舒张压显著增高是出血的诱因。

然而，对于 REKAS 更重要的是，除了克氏静脉丛，在肛门、颅脑、食管和下肢也有近乎相同结构的静脉丛，克氏静脉丛只是这 5 个静脉丛之一。尽管血管直径和静脉丛大小不尽相同，这些静脉丛具有几乎相同的结构。因此，大多数 REKAS 患者，尤其是成年患者，其本人或老年家属同时有痔疮、下肢静脉曲张、脑卒中及少见的食管出血等阳性既往病史。

7.3 鼻腔血管的病理生理改变

大型海绵状静脉窦，主要分布在下鼻甲，是鼻腔黏膜的特征。克氏静脉丛可能是这组静脉窦的一部分。但如上文所述，其被鼻前庭皮肤而非鼻腔黏

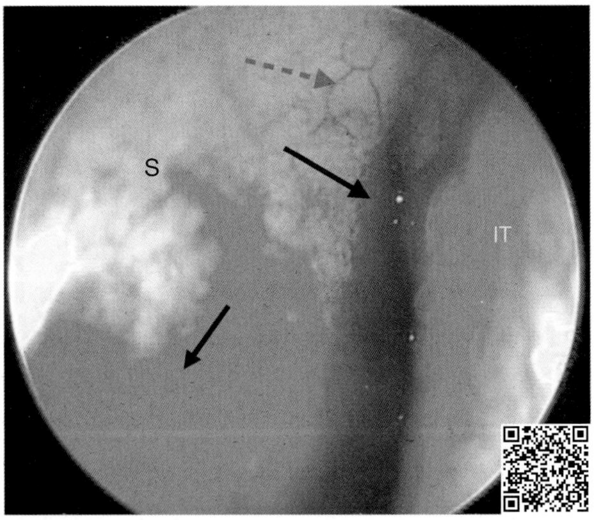

图 7.1　左侧鼻腔。急性克氏区出血的典型表现。S-左侧鼻中隔 1 型畸形（黑色箭头所示）。IT-下鼻甲，图片提示邻近区域出血的征象。扩张的克氏区静脉（蓝色点线箭头所示）。

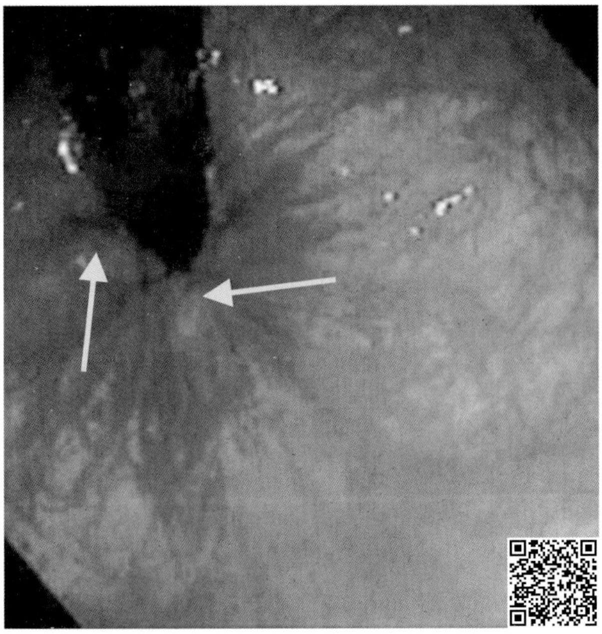

图 7.2　肛肠痔疮的典型表现。可以清晰看到静脉扩张的痕迹（黄色箭头所示）。

膜所覆盖！

鼻腔黏膜的固有层血供丰富。其小动脉结构特殊，没有内弹性膜。鼻腔血管的特点是内皮基底膜中有很多孔隙。考虑到很多 REKAS 患者同时有肛门直肠疾病，其中是否有遗传因素的影响呢？

由于鼻前庭覆盖的黏膜或皮肤出现炎症反应，血浆通过毛细血管后微静脉管壁渗出，该过程通过内皮细胞的细胞间连接的空隙进行。炎症反应导致组织间隙液体的体积和压力增加，并迫使类血浆样液体渗出。很多体液免疫介质能够引起血浆外渗，如组胺、缓激肽、各种前列腺素和 P 物质等感觉神经肽。在某些情况下，这一现象可能演变为真正的出血，而非单纯的血浆外渗。

7.4 复发性克氏区和直肠静脉丛出血：两者间是否有共同点？

高达 60%的人在一生中都会经历鼻出血，无论是自发性或其他原因导致的，其中有 6%需要就医[3]。鼻出血的病因可分为局部和全身因素，但绝大多数(80%~90%)病因不明[4]。

REKAS 早在 1985 年就被首次提出[5]。该综合征被认为是以下 4 个因素同时作用的结果：①特殊的鼻中隔前部畸形；②克氏静脉丛血管扩张；③鼻前庭皮肤感染；④遗传因素。

大量 REKAS 患者(90%)同时有痔疮。局部慢性感染被认为是痔疮和 REKAS 患者的共同致病因素。此外，90%的 REKAS 患者及其近亲属中有痔疮(以及静脉曲张、脑卒中)症状，表明了静脉丛病变具有遗传倾向，而痔疮患者中也有类似表现。对于痔疮，相反的关系也同样成立：超过 2/3 的原发性痔疮患者(83.01%)的克氏静脉丛同时出现血管扩张，但这些患者都没有过反复鼻出血。这表明，克氏静脉丛血管扩张本身并不是鼻出血发病的首要关键因素。

因此，在原发性痔疮患者中，缺少哪些额外的因素导致克氏静脉丛的复发性鼻出血呢？这些因素包括鼻中隔前部畸形(1 型、2 型、6 型或复合畸形)和鼻前庭感染，或可能两者皆有。然而，鼻中隔前部畸形在痔疮患者中的发生率较低(7.5%)，即便是轻微的鼻前庭感染的迹象也较少出现(3.8%)。尽管原发性痔疮患者有克氏静脉丛血管扩张和遗传易感性，他们都没有鼻前庭感染和鼻腔前部出血，一般认为首要原因是这些患者没有鼻中隔前部畸形。

最后，克氏血管丛属于人体中的微细静脉丛(包括颅脑、食管、直肠区和下肢静脉系统)。鼻中隔前部畸形(1 型、2 型、6 型或复合畸形，均位于鼻中隔前部)导致的克氏静脉丛长期扩张可能是鼻前庭炎症的重要诱发因素。最终，鼻前庭的炎症承担了导致出血的主要作用，其可能是复发性鼻腔前部出血的“发动扳机”。在 REKAS 患者鼻前庭组织的细菌涂片中，有 93%发现了金黄色葡萄球菌。

7.5 如何治疗 REKAS 患者的鼻出血？

尽管患者和部分年轻的值班医生有时会感到恐慌，精准的诊断流程在鼻出血中是必需的。首先，必须对血压进行评估，如存在高血压危象，应请内科医生会诊。问诊时应注意询问患者长期服用的药物，如降压药、阿司匹林等。此外，应当鼓励患者温和地擤鼻(按压住一侧鼻孔，擤出另一侧鼻腔的分泌物，随后再换另一侧)，以清除双侧鼻腔内的血凝块和血性分泌物。需告知患者擤鼻并不会导致严重后果，尽管通常因为害怕和恐惧，患者常难以相信这一说法。然后，应在每侧鼻腔内应用至少 2 喷鼻腔减充血剂，并用手指捏住鼻部两侧。可以让患者含住冰块，抵在硬腭处以冷却硬腭，这有助于局部血管收缩，减缓出血，甚至暂时止血。在治疗过程中，患者作为参与者积极配合，树立起足够的信心是非常重要的。如果患者没有足够的积极性合作，其将会像一个物体一样被动地呆坐，等待被治疗和恢复，没有其他反应。在吸入鼻腔减充血剂数分钟后，应再次查看鼻腔。若出血来自鼻腔深部而非 REKAS，则应在双侧鼻腔应用局部麻醉剂，使鼻腔纤维内镜能够顺利通过鼻腔到达蝶腭区进行观察。这样医生可以明确鼻出血的位置是否来自鼻腔深部，以及出血是单侧还是双侧。在操作时，应询问患者是否有近期鼻部外伤史，以及抠鼻行为，这在鼻前庭炎患者中很常见。如果是来自克氏区的鼻腔前部出血，可采取多种止血的方法,采用何种方法取决于医生诊室中的配置,如将化学试剂(如 5%~20%的硝酸银溶液,$AgNO_3$)蘸在棉签顶端轻轻涂抹在出血点上,使用单极或双极电凝或使用激光(如二氧化碳激光)来“焊封”出血点。一般来说,烧灼术没有疼痛感,不需要麻醉。

出血停止后,应将抗生素软膏(约 1cm 长)涂抹于鼻前庭顶部,即鼻阈和鼻中隔的交界处,随后将小纱条填入鼻前庭。在所有患者中都应当填塞双侧鼻前庭,无论是否仅有单侧鼻出血。

患者应口服 5 天抗生素,并在操作后的第 5 天撤除填塞物。

若患者有 1 型、2 型、6 型的鼻中隔畸形或复合畸形,则建议尽早行鼻中隔矫正术。约有 6%的 REKAS 患者需要此项治疗。

(王威清 译)

参考文献

1. London NJM, Nash R. Varicose veins. BMJ. 2000;320:1391–4.
2. Taweevisit M, Wisadeopas N, Phumsuk U, Thorner PS. Increased mast cell density in haemorrhoid venous blood vessels suggest a role in pathogenesis. Singap Med J. 2008;49:977–9.
3. Petruson B, Rudin R. The frequency of epistaxis in a male population sample. Rhinology. 1975;13:129–33.
4. Pope LER, Hobbs CGL. Epistaxis: an update on current management. Postgrad Med. 2005;81:309–14.
5. Mladina R. REKAS (recurrent epistaxis from Kiesselbach's area syndrome). Chir Maxillofac Plast. 1985;15:91–5.

第 8 章

局部变应性鼻炎：一种新的变应性鼻炎表型

Emine Ece Özdoğru, Nuray Bayar Muluk, Carmen Rondon

8.1 引言

局部变应性鼻炎(LAR)是指患者具有典型的AR症状，并且鼻腔局部有嗜酸性粒细胞炎症，局部变应原特异性IgE升高，但全身性变应原检测为阴性[1]。

Huggins和Brostoff首先报道在AR患者中，具有局部特异性IgE抗体，但其皮肤点刺试验呈阴性的现象[2]。2003年，Powe提出了"entopy"的概念[3]，表明此种变应原过敏仅局限于鼻黏膜，而没有全身性的过敏反应。Rondón等在分析了关于LAR的所有可获取数据后，首次提出了LAR这一概念[1]。其证实在根据患者皮肤点刺试验和血清sIgE的阴性结果诊断为NAR的个体中，实际上有54%的患者对屋尘螨鼻腔局部变应原激发试验呈阳性[4]。同一研究团队对176例LAR患者和115例健康对照者进行了10年的追踪研究，发现LAR患者的鼻炎症状在临床上显著加重，且对其生活质量造成困扰。值得注意的是，9.7%的LAR患者可继续发展为AR(即全身性AR)。在对照组中，该比率为7.8%(P=0.623)。这些结果表明，LAR显然是一种独立的疾病，而且随着时间的推移有加重的趋势[5]。

许多鼻炎患者的皮肤点刺试验为阴性，sIgE不能检出，但鼻腔局部变应原激发试验(NAC)确实为阳性。这种AR的表型被称为LAR。LAR可影响世界范围内从儿童到成人的全年龄段人群，症状可从轻微到严重不等。尽管LAR对患者的生活质量造成困扰，并且症状可能会很快加重，但其通常仍被低估。LAR作为一种疾病一直存在，其不仅仅是全身性AR的前兆。AR和LAR之间有许多共同点，例如，鼻激发试验阳性，鼻腔局部为Ⅱ型炎症反应(例如，鼻分泌物中存在sIgE)，以及患哮喘的风险增加[6]。

8.2 流行病学

Eguiluz-Gracia等近期提出[7]，已有多项研究表明，LAR是一种诊断不足的疾病，涉及不同国家、种族背景和年龄范围内被诊断为NAR的患者。尽管LAR在普通人群中的确切患病率尚不明确，但Rondón等[8]在2012年对428例成年鼻炎患者进行的LAR患病率研究中发现，25.7%的人符合LAR的诊断标准，而AR的患病率为63.1%，NAR的患病率为11.2%。在两种类型的变应性鼻炎中(AR和LAR)，最常见的变应原是屋尘螨。一项对219例老年人(平均年龄为65.8岁)的研究发现，21%的人患有LAR，40.2%的人患有AR。这些数据不仅与2012年的研究相似，还证实了屋尘螨是主要的变应原[9]。

近期 Hamizan 等发表的一项综述，通过对3400例患者和健康对照组的数据分析，报道了相似的LAR 患病率：在皮肤点刺试验和血清 sIgE 均为阴性的鼻炎患者中，鼻激发试验的阳性率为 24.7%[10]。

以上都是 LAR 在鼻炎患者中的患病率，但LAR 在一般人群中的患病率仍不清楚。因此，相关的流行病学调查非常必要。

8.3 机制

AR 的病理生理机制是由 IgE 介导的对环境变应原的即时免疫反应，包括 IgE 介导的肥大细胞脱颗粒和介质释放引起的早期反应，以及募集嗜酸性粒细胞、嗜碱性粒细胞和 Th2 相关细胞因子谱表达(如白介素 4、5)的晚期反应。现在已经发现，在调节 Th2 应答中，有另外三种细胞因子发挥重要作用：胸腺基质淋巴细胞生成素、白介素 25 和白介素33[11]。目前，对 LAR 的机制了解十分有限。然而，与AR 相似，LAR 患者的鼻黏膜对吸入性变应原也表现为 Th2 型过敏性炎症反应(嗜酸性粒细胞、肥大细胞和 Th2 细胞水平增加)，包括鼻腔内肥大细胞产生的炎症介质(如类胰蛋白酶)引发的早期反应和嗜酸性阳离子蛋白(ECP)引发的晚期反应[12]。

8.4 诊断

诊断 LAR 的初步方法应包括详细的临床病史和鼻内镜检查或鼻窦 CT，以排除慢性鼻-鼻窦炎或解剖异常。下一步则应是对鼻腔行 NAC 检查以评估过敏反应。NAC 是 LAR 诊断的金标准，鼻腔局部sIgE 和嗜碱性粒细胞活化试验(BAT)也有助于诊断[13,14]。LAR 患者的常规治疗包括避免相应的变应原，以及使用抗组胺药和鼻喷糖皮质激素进行治疗，现已证明变应原特异性免疫治疗(AIT)对草花粉[15]和屋尘螨过敏[16]的 LAR 是安全且有效的。

NAC 有助于区分变应性疾病(AR 和 LAR)与非变应性疾病(NAR)或无疾病。其还可以提示皮肤点刺试验或血清 sIgE 出现多重致敏的变应性鼻炎患者中的关键变应原[10,17]。建议在进行鼻部变应原激发试验(NAPT)之前行鼻腔生理盐水滴注试验，以排除鼻部有非特异性高反应性的患者[2,13,15,16,18-22]。

NAC 具有很高的敏感性、特异性和可重复性，但其过程需要耗费较长时间，而且必须由经过培训的医务人员进行操作。一种改良的 NAC 在同一过程中使用多种变应原激发(NAC-M)，可减少就诊次数[21]。最近一项研究结果表明，与 AR 患者类似，LAR 患者对纯化的变应原也有反应。如在 LAR 患者中，83%的患者对橄榄变应原主要组分反应呈阳性[23]。

鼻腔 sIgE 测定对 LAR 诊断的敏感性较低(阳性率为 20%~43%)[24-28]。为了检测鼻腔局部 sIgE，多种样本已被测试(分泌物、刮片、刷洗、组织匀浆等)[25]；然而近期报道认为，所有这些样本都不能应用于LAR 临床诊断。因此，鼻腔局部 sIgE 仅应被视为一种研究工具，通常不推荐用于 LAR 的常规诊断[7,29-31]。

BAT 是另一种已被研究过的用于诊断 LAR 的方法。据不同的研究团队报道，在对屋尘螨过敏的LAR 患者中，有 50%~53.3%的患者对 BAT 呈阳性反应[32,33]。更为重要的是，Wortmannin 试验证实了嗜碱性粒细胞的活化依赖于 IgE[33]。据报道，BAT 诊断对橄榄树花粉过敏的 LAR 患者的敏感性为 66.6%[34]。NAC 是诊断 LAR 的基础；然而，鼻腔局部 sIgE 和BAT 仍可作为重要的研究手段[7]。

8.5 临床特点

Rondón 等[5]指出，根据统计分析结果及临床观察提示，LAR 在 10 年内会呈加重趋势，包括急诊服务需求增多，罹患哮喘，对变应原耐受性减低，以及生活质量下降等。5 年后情势会明显加剧，10 年后将更为严重。在 LAR 患者和健康对照组中，发生AR 和全身过敏反应的风险是相似的。研究发现，有5 例 LAR 患者(占总观察人数的 3%)在追踪观察 10余年后，出现了全身过敏症状。Rondón 等认为，LAR是一种独立的疾病，其很少发展为全身性反应，其病症加重及发展为哮喘的风险与自然病程者相当。

因此，LAR 可以被视为 AR 的一种独特表型，其具有典型的 AR 症状表现，而缺乏全身特应性反应(如皮肤点刺试验阳性或血清 sIgE 升高)，NAC 呈阳性表现[1,22,35,36]，且变应原特异性免疫治疗有效[15,16]。

LAR 被认为是 AR 的一个亚型,其过敏反应仅位于鼻腔局部黏膜,且为Ⅱ型炎症反应[4,37,38]。鼻腔局部有 sIgE 产生[4,37,39–41]。

8.5.1 内源性 LAR:黏膜的作用

在 NAC 阳性,但血清 sIgE 阴性的 LAR 患者中,有 20%~40%的患者鼻分泌物中可检测到 sIgE[4,18,21,37,39]。目前,对此 sIgE 的来源尚不清楚。生发中心(GC)中的 B 细胞会合成免疫球蛋白,与抗原特异性结合。然后,通过类别转换重组(CSR)可使 IgM 转换为不同类别的免疫球蛋白(即 IgG 或 IgA)[42]。高亲和力的抗原表位是通过与免疫球蛋白可变区相关的突变细胞产生[42]。IgE 类别转换重组(称为 εCSR)的发生效率低于其他免疫球蛋白亚型的类别转换重组[43]。事实上,生发中心中进行 IgE 类别转换重组的 B 细胞存在一些明显的缺陷,该群细胞的凋亡处于异常高的水平,以阻止它们离开淋巴结。

8.5.2 LAR 表型:LAR 及其合并症的临床表型

LAR 在人口学特征和某些临床方面与 AR 相似。典型的 LAR 患者是年轻、不吸烟的女性。鼻炎通常为中度至重度,慢性病程且全年均有症状。通常合并有结膜炎或哮喘。LAR 最常见的症状是鼻痒和水样涕,最常见的变应原是尘螨[19]。LAR 在青壮年人中的发病率最高[19]。但研究表明,其在儿童[19,44–46]和老年人中亦有发生[9]。与 NAR 患者相比,LAR 患者往往更年轻,有过敏性疾病家族史,并且他们的症状通常更为严重[10,13]。

大多数 LAR 患者都与少数几个特定变应原相关。典型的变应原包括屋尘螨和草或橄榄树花粉[4,22,35–37,39,40]。霉菌也是潜在的变应原[9,19]。其他不太常见的变应原在 LAR 中还未见广泛的研究。

屋尘螨是引起 AR 和 LAR 患者鼻黏膜过敏反应最常见的变应原。LAR 与 AR 相比,有一个有趣的不同点,即 LAR 对交链格孢菌具有更高的敏感性[9,10,19,35]。

最近,在特应性患者中发现了一种新的鼻炎表型,即双重变应性鼻炎(DAR)。这种新表型的特点是在同一个体中同时存在对常年性变应原的 LAR 和对季节性变应原的 AR。这些患者有常年性鼻炎, 但皮肤点刺试验/血清 sIgE 只对季节性变应原呈阳性,NAC 对季节性和常年性变应原均呈阳性,其局部炎症均与嗜酸性粒细胞炎症相关[47]。

8.5.2.1 LAR 与哮喘

LAR 和哮喘症状常相关联,以至于研究人员怀疑这些患者的支气管黏膜是否存在类似于 LAR 的病理改变。

最近一项研究对 LAR 患者下呼吸道症状进行观察,该研究纳入了 LAR、AR 和 NAR 合并哮喘的患者及健康对照组[48]。在 LAR 和 AR 患者中,分别有 28.8%和 83.3%的患者变应原支气管激发试验(BAC)呈阳性反应,而 NAR 患者和健康对照组均呈阴性[48]。本研究还探讨了支气管炎症的免疫学特征。在 BAC 阳性的患者中,变应原暴露可诱导痰嗜酸性粒细胞、单核细胞和 ECP 显著增加,无论其特应性状态如何[49]。值得注意的是,这种炎性浸润与呼吸道过敏非常相似[7,50]。然而,在所有研究对象痰中均未检测到 sIgE[48]。总体而言,这些数据表明,在一些非特应性哮喘患者中存在与 LAR 相对应的局部过敏性哮喘状态。此外,这些发现也进一步证明了上、下呼吸道之间的病理生理机制的关联性[2],即使在局部过敏者亦是如此。

8.5.2.2 局部变应性鼻炎和结膜炎

眼部症状在 LAR 中很常见,如结膜瘙痒、灼热感、流泪和眼部呈红色,无论是自然状态下接触变应原引起[17],或是由 NAPT 引起[2,13,19]。花粉变应原较尘螨更易引起眼部症状[13,19]。目前,尚不清楚与 LAR 相关联的结膜炎是眼部自身的过敏反应,还是继发于鼻部症状,通过鼻–眼反射引发[51]。

8.6 治疗

通常,LAR 治疗方法也是依照变应性鼻炎及其对哮喘的影响指南(ARIA)的建议[52–54],包括患者教育,告知患者如何避免诱发因素,应用抗组胺药物或鼻喷糖皮质激素对症治疗。但事实上,有时避免接触变应原是不可行的，并且对症治疗无法阻止更严重的症状和并发症的发展[5,55]。对于无法通过药物对症治疗获益的 AR 患者，可以采用 AIT。只要患者选择得当，AIT 的疗效、安全性和治疗结束后的持续效果均较高[56]。AIT 是唯一针对病因并改变疾病进程的疗法，也是唯一能改变预后的治疗方法[49,52,54,57–61]。

LAR 和 AR 之间病理生理学的相似性，促使研究人员探索 AIT 在 LAR 中是否具有与其在 AR 中类似的治疗效果[62–65]。迄今为止，已经有 4 项针对成人 LAR 患者的皮下变应原免疫治疗的研究发表，表明 AIT 是治疗这一疾病的一种临床有效且安全的治疗方法[62–65]。

（陈建军　译）

参考文献

1. Rondón C, Campo P, Togias A, et al. Local allergic rhinitis: concept, pathophysiology, and management. J Allergy Clin Immunol. 2012;129:1460–7.
2. Huggins KG, Brostoff J. Local production of specific IgE antibodies in allergic-rhinitis patients with negative skin tests. Lancet. 1975;2(7926):148–50.
3. Powe DG, Jagger C, Kleinjan A, Carney AS, Jenkins D, Jones NS. 'Entopy': localized mucosal allergic disease in the absence of systemic responses for atopy. Clin Exp Allergy. 2003;33:1374–9. https://doi.org/10.1046/j.1365-2222.2003.01737.x.
4. Rondón C, Romero JJ, López S, Antúnez C, Martín-Casañez E, Torres MJ, Mayorga C, R-Pena R, Blanca M. Local IgE production and positive nasal provocation test in patients with persistent nonallergic rhinitis. J Allergy Clin Immunol. 2007;119(4):899–905. https://doi.org/10.1016/j.jaci.2007.01.006.
5. Rondón C, Campo P, Eguiluz-Gracia I, Plaza C, Bogas G, Galindo P, Mayorga C, Torres MJ. Local allergic rhinitis is an independent rhinitis phenotype: the results of a 10-year follow-up study. Allergy. 2018;73(2):470–8. https://doi.org/10.1111/all.13272. Epub 2017 Sept 15.
6. Campo P, Eguiluz-Gracia I, Bogas G, Salas M, Plaza Serón C, Pérez N, Mayorga C, Torres MJ, Shamji MH, Rondón C. Local allergic rhinitis: implications for management. Clin Exp Allergy. 2019;49(1):6–16. https://doi.org/10.1111/cea.13192. Epub 2018 Jul 5.
7. Eguiluz-Gracia I, Pérez-Sánchez N, Bogas G, Campo P, Rondón C. How to diagnose and treat local allergic rhinitis: a challenge for clinicians. J Clin Med. 2019;8(7):1062.
8. Rondón C, Campo P, Galindo L, Blanca-López N, Cassinello MS, Rodriguez-Bada JL, Torres MJ, Blanca M. Prevalence and clinical relevance of local allergic rhinitis. Allergy. 2012;67(10):1282–8. https://doi.org/10.1111/all.12002.
9. Bozek A, Ignasiak B, Kasperska-Zajac A, Scierski W, Grzanka A, Jarzab J. Local allergic rhinitis in elderly patients. Ann Allergy Asthma Immunol. 2015;114(3):199–202. https://doi.org/10.1016/j.anai.2014.12.013.
10. Hamizan AW, Rimmer J, Alvarado R, et al. Positive allergen reaction in allergic and nonallergic rhinitis: a systematic review. Int Forum Allergy Rhinol. 2017;7:868–77.
11. Pawankar R, Mori S, Ozu C, Kimura S. Overview on the pathomechanisms of allergic rhinitis. Asia Pac Allergy. 2011;1(3):157–67. https://doi.org/10.5415/apallergy.2011.1.3.157.
12. López S, Rondón C, Torres MJ, Campo P, Canto G, Fernandez R, Garcia R, Martínez-Cañavate A, Blanca M. Immediate and dual response to nasal challenge with *Dermatophagoides pteronyssinus*. Clin Exp Allergy. 2010;40(7):1007–14. https://doi.org/10.1111/j.1365-2222.2010.03492.x.
13. Campo P, Salas M, Blanca-Lopez N, Rondón C. Local allergic rhinitis. Immunol Allergy Clin N Am. 2016;36:321–32.
14. Rondón C, Bogas G, Barrionuevo E, Blanca M, Torres MJ, Campo P. Nonallergic rhinitis and lower airway disease. Allergy. 2017;72:24–34.
15. Rondón C, Blanca-Lopez N, Aranda A, et al. Local allergic rhinitis: allergen tolerance and immunologic changes after preseasonal immunotherapy with grass pollen. J Allergy Clin Immunol. 2011;127:1069–71.
16. Rondón C, Campo P, Salas M, et al. Efficacy and safety of D. Pteronyssinus immunotherapy in local allergic rhinitis: a double-blind placebo-controlled clinical trial. Allergy. 2016;71:1057–61.
17. Auge J, Vent J, Agache I, et al. EAACI Position paper on the standardization of nasal allergen challenges. Allergy. 2018;73:1597–608. https://doi.org/10.1111/all.13416. [Epub ahead of print].
18. Campo P, Rondón C, Gould HJ, Barrionuevo E, Gevaert P, Blanca M. Local IgE in non-allergic rhinitis. Clin Exp Allergy. 2015;45:872–81.
19. Rondón C, Campo P, Galindo L, et al. Prevalence and clinical relevance of local allergic rhini-

tis. Allergy. 2012;67:1282–8.
20. Dordal MT, Lluch-Bernal M, Sanchez MC, et al. Allergen-specific nasal provocation testing: review by the rhinoconjunctivitis committee of the Spanish Society of Allergy and Clinical Immunology. J Invest Allergol Clin Immunol. 2011;21:1–12; quiz follow 12.
21. Rondón C, Campo P, Herrera R, et al. Nasal allergen provocation test with multiple aeroallergens detects polysensitization in local allergic rhinitis. J Allergy Clin Immunol. 2011;128:1192–7.
22. Rondón C, Canto G, Blanca M. Local allergic rhinitis: a new entity, characterization and further studies. Curr Opin Allergy Clin Immunol. 2010;10:1–7.
23. Campo P, Villalba M, Barrionuevo E, et al. Immunologic responses to the major allergen of Olea europaea in local and systemic allergic rhinitis subjects. Clin Exp Allergy. 2015;45:1703–12.
24. Campo P, Rondon C, Gould HJ, Barrionuevo E, Gevaert P, Blanca M. Local IgE in non-allergic rhinitis. Clin Exp Allergy. 2015;45:872–81. https://doi.org/10.1111/cea.12476.
25. Rondon C, Eguiluz-Gracia I, Shamji MH, Layhadi JA, Salas M, Torres MJ, Campo P. IgE test in secretions of patients with respiratory allergy. Curr Allergy Asthma Rep. 2018;18:67. https://doi.org/10.1007/s11882-018-0821-7.
26. Rondon C, Romero JJ, Lopez S, Antunez C, Martin-Casanez E, Torres MJ, Mayorga C, R-Pena R, Blanca M. Local IgE production and positive nasal provocation test in patients with persistent nonallergic rhinitis. J Allergy Clin Immunol. 2007;119:899–905. https://doi.org/10.1016/j.jaci.2007.01.006.
27. Rondon C, Campo P, Togias A, Fokkens WJ, Durham SR, Powe DG, Mullol J, Blanca M. Local allergic rhinitis: concept, pathophysiology, and management. J Allergy Clin Immunol. 2012;129:1460–7. https://doi.org/10.1016/j.jaci.2012.02.032.
28. Lopez S, Rondon C, Torres MJ, Campo P, Canto G, Fernandez R, Garcia R, Martinez-Canavate A, Blanca M. Immediate and dual response to nasal challenge with Dermatophagoides pteronyssinus in local allergic rhinitis. Clin Exp Allergy. 2010;40:1007–14. https://doi.org/10.1111/j.1365-2222.2010.03492.x.
29. Gelardi M, Guglielmi AV, Iannuzzi L, Quaranta VN, Quaranta N, Landi M, Correale M, Sonnante A, Rossini M, Mariggio MA, et al. Local allergic rhinitis: entopy or spontaneous response? World Allergy Organ J. 2016;9:39. https://doi.org/10.1186/s40413-016-0126-z.
30. De Schryver E, Devuyst L, Derycke L, Dullaers M, Van Zele T, Bachert C, Gevaert P. Local immunoglobulin E in the nasal mucosa: clinical implications. Allergy Asthma Immunol Res. 2015;7:321–31. https://doi.org/10.4168/aair.2015.7.4.321.
31. Lee KS, Yu J, Shim D, Choi H, Jang MY, Kim KR, Choi JH, Cho SH. Local immune responses in children and adults with allergic and nonallergic rhinitis. PLoS One. 2016;11:e0156979. https://doi.org/10.1371/journal.pone.0156979.
32. Duarte Ferreira R, Ornelas C, Silva S, Morgado R, Pereira D, Escaleira D, Moreira S, Valenca J, Pedro E, Branco Ferreira M, et al. Contribution of in vivo and in vitro testing for the diagnosis of local allergic rhinitis. J Invest Allergol Clin Immunol. 2019;29:46–8. https://doi.org/10.18176/jiaci.0321.
33. Gomez E, Campo P, Rondon C, Barrionuevo E, Blanca-Lopez N, Torres MJ, Herrera R, Galindo L, Mayorga C, Blanca M. Role of the basophil activation test in the diagnosis of local allergic rhinitis. J Allergy Clin Immunol. 2013;132:975–6. https://doi.org/10.1016/j.jaci.2013.07.016.
34. Campo P, Villalba M, Barrionuevo E, Rondon C, Salas M, Galindo L, Rodriguez MJ, Lopez-Rodriguez JC, Prieto-Del Prado MA, Torres MJ, et al. Immunologic responses to the major allergen of Olea europaea in local and systemic allergic rhinitis subjects. Clin Exp Allergy. 2015;45:1703–12. https://doi.org/10.1111/cea.12600.
35. Carney AS, Powe DG, Huskisson RS, Jones NS. Atypical nasal challenges in patients with idiopathic rhinitis: more evidence for the existence of allergy in the absence of atopy? Clin Exp Allergy. 2002;32:1436–40.
36. Wedback A, Enbom H, Eriksson NE, Moverare R, Malcus I. Seasonal non-allergic rhinitis (SNAR)—a new disease entity? A clinical and immunological comparison between SNAR, seasonal allergic rhinitis and persistent non-allergic rhinitis. Rhinology. 2005;43:86–92.
37. Rondón C, Dona I, Lopez S, et al. Seasonal idiopathic rhinitis with local inflammatory response and specific IgE in absence of systemic response. Allergy. 2008;63:1352–8.
38. Powe DG, Huskisson RS, Carney AS, Jenkins D, Jones NS. Evidence for an inflammatory pathophysiology in idiopathic rhinitis. Clin Exp Allergy. 2001;31:864–72.
39. Lopez S, Rondón C, Torres MJ, et al. Immediate and dual response to nasal challenge with Dermatophagoides pteronyssinus in local allergic rhinitis. Clin Exp Allergy. 2010;40:1007–14.
40. Rondón C, Fernandez J, Lopez S, et al. Nasal inflammatory mediators and specific IgE production after nasal challenge with grass pollen in local allergic rhinitis. J Allergy Clin Immunol. 2009;124:e1.
41. Fuiano N, Fusilli S, Incorvaia C. A role for measurement of nasal IgE antibodies in diagnosis of alternaria-induced rhinitis in children. Allergol Immunopathol (Madr). 2012;40:71–4.
42. Kurosaki T, Kometani K, Ise W. Memory B cells. Nat Rev Immunol. 2015;15:149–59.
43. He JS, Narayanan S, Subramaniam S, Ho WQ, Lafaille JJ, Curotto de Lafaille MA. Biology of

IgE production: IgE cell differentiation and the memory of IgE responses. Curr Top Microbiol Immunol. 2015;388:1–19.
44. Fuiano N, Fusilli S, Passalacqua G, Incorvaia C. Allergen-specific immunoglobulin E in the skin and nasal mucosa of symptomatic and asymptomatic children sensitized to aeroallergens. J Investig Allergol Clin Immunol. 2010;20:425–30.
45. Lee KS, Yu J, Shim D, et al. Local immune responses in children and adults with allergic and nonallergic rhinitis. PLoS One. 2016;11:e0156979.
46. Blanca-Lopez N, Campo P, Salas M, et al. Seasonal local allergic rhinitis in areas with high concentrations of grass pollen. J Investig Allergol Clin Immunol. 2016;26:83–91.
47. Eguiluz-Gracia I, Fernandez-Santamaria R, Testera-Montes A, Ariza A, Campo P, Prieto A, et al. Coexistence of nasal reactivity to allergens with and without IgE sensitization in patients with allergic rhinitis. Allergy. 2020; https://doi.org/10.1111/all.14206. [Epub ahead of print].
48. Simpson EL, Bieber T, Guttman-Yassky E, et al. Two phase 3 trials of dupilumab versus placebo in atopic dermatitis. N Engl J Med. 2016;375:2335–48.
49. James LK, Shamji MH, Walker SM, et al. Long-term tolerance after allergen immunotherapy is accompanied by selective persistence of blocking antibodies. J Allergy Clin Immunol. 2011;127:e1–5.
50. De Schryver E, Derycke L, Calus L, et al. The effect of systemic treatments on periostin expression reflects their interference with the eosinophilic inflammation in chronic rhinosinusitis with nasal polyps. Rhinology. 2017;55:152–60.
51. Baroody FM, Naclerio RM. Nasal-ocular reflexes and their role in the management of allergic rhinoconjunctivitis with intranasal steroids. World Allergy Organ J. 2011;4:S1–5.
52. Bousquet J, Van Cauwenberge P, Khaltaev N, Aria Workshop Group, World Health Organization. Allergic rhinitis and its impact on asthma. J Allergy Clin Immunol. 2001;108:S147–334.
53. Bousquet J, Khaltaev N, Cruz AA, et al. Allergic rhinitis and its impact on asthma (ARIA) 2008 update (in collaboration with the World Health Organization, GA(2)LEN and AllerGen). Allergy. 2008;63(Suppl 86):8–160.
54. Brozek JL, Bousquet J, Baena-Cagnani CE, et al. Allergic rhinitis and its impact on asthma (ARIA) guidelines: 2010 revision. J Allergy Clin Immunol. 2010;126:466–76.
55. Rondón C, Campo P, Zambonino MA, et al. Follow-up study in local allergic rhinitis shows a consistent entity not evolving to systemic allergic rhinitis. J Allergy Clin Immunol. 2014;133:1026–31.
56. Shamji HM, Durham SR. Mechanisms of allergen immunotherapy for inhaled allergens and predictive biomarkers. J Allergy Clin Immunol. 2017;140:1485–98.
57. Greiner AN, Hellings PW, Rotiroti G, Scadding GK. Allergic rhinitis. Lancet. 2011;378:2112–22.
58. Canonica GW, Bousquet J, Mullol J, Scadding GK, Virchow JC. A survey of the burden of allergic rhinitis in Europe. Allergy. 2007;62(Suppl 85):17–25.
59. de la Hoz Caballer B, Rodriguez M, Fraj J, Cerecedo I, Antolin-Amerigo D, Colas C. Allergic rhinitis and its impact on work productivity in primary care practice and a comparison with other common diseases: the Cross-sectional study to evAluate work Productivity in allergic Rhinitis compared with other common dIseases (CAPRI) study. Am J Rhinol Allergy. 2012;26:390–4.
60. Muraro A, Clark A, Beyer K, et al. The management of the allergic child at school: EAACI/GA2LEN Task Force on the allergic child at school. Allergy. 2010;65:681–9.
61. Dykewicz MS, Hamilos DL. Rhinitis and sinusitis. J Allergy Clin Immunol. 2010;125:S103–15.
62. Rondon C, Blanca-Lopez N, Aranda A, Herrera R, Rodriguez-Bada JL, Canto G, et al. Local allergic rhinitis: allergen tolerance and immunologic changes after preseasonal immunotherapy with grass pollen. J Allergy Clin Immunol. 2011;127(4):1069–71.
63. Rondon C, Campo P, Salas M, Aranda A, Molina A, Gonzalez M, et al. Efficacy and safety of D. pteronyssinus immunotherapy in local allergic rhinitis: a double-blind placebo-controlled clinical trial. Allergy. 2016;71(7):1057–61.
64. Bozek A, Kolodziejczyk K, Jarzab J. Efficacy and safety of birch pollen immunotherapy for local allergic rhinitis. Ann Allergy Asthma Immunol. 2018;120(1):53–8.
65. Rondon C, Blanca-Lopez N, Campo P, Mayorga C, Jurado-Escobar R, Torres MJ, et al. Specific immunotherapy in local allergic rhinitis: a randomized, double-blind placebo-controlled trial with Phleum pratense subcutaneous allergen immunotherapy. Allergy. 2018;73(4):905–15.

第 9 章

变应性鼻炎联合治疗的最新进展

Kemal Kef, Nuray Bayar Muluk, Iordanis Konstantinidis, Glenis K. Scadding

9.1 引言

鼻炎发作时鼻黏膜会出现炎性水肿。鼻炎可分为感染性、非感染性或两者混合性[1]。AR 是最常见的非感染性鼻炎。在定义过敏之前，首先要解释一下特异性的概念。特异性是指对某些物质产生 IgE 的遗传倾向，有 25%~30%的人存在这种倾向。基因传递的特点还不完全清楚，但有多个基因参与其中。

过敏，在希腊语中意为“不同的反应”，是指敏感人群对某些特定物质的过度反应而出现的症状，而正常人群不会产生任何反应。AR 的临床症状包括接触变应原之后出现鼻痒、鼻塞、结膜充血、水肿、打喷嚏等。并非所有特异性个体都会患过敏性疾病。如果父母一方是过敏体质，子女约有 33%的概率患过敏性疾病，如果父母双方都是过敏体质，这个概率约为 66%[1,2]。过敏性疾病的发生需要个体暴露于变应原中，导致体内 IgE 的增加，进而引起过敏症状的发生。因此，遗传背景下的环境因素在 AR 的发病中起重要作用[3]。

AR 可分为季节性和常年性。然而，在最近的 ARIA 文献中使用症状发生频次和严重程度分类，两种方法并不一致，即持续性过敏不等同于常年性变应性鼻炎，季节性过敏也不等同于间歇性变应性鼻炎[4]。持续性过敏指症状持续每周超过 4 天和每年超过 4 周，而间歇性过敏是指症状每周持续少于 4 天和每年少于 4 周。根据病情的严重程度分类，如果严重到影响日常生活，如不能去上学或工作，并出现睡眠障碍，可归为中至重度。如果不存在这些情况，可归为轻度。

AR 是最常见的特应性疾病[1]。AR 的全球发病率为 20%~30%。欧洲 AR 发病率为 22.7%，在德国为 20.6%。在北欧国家，AR 发病率为 7%。在澳大利亚 AR 似乎更为流行(27.6%)。在南美洲，发病率为 9%~21%[1]。研究表明，土耳其的变应性疾病发病率为 9%~20%[2,5-9]。在美国，AR 在高发慢性疾病中占第六位[1]。

有证据表明，城市地区的变应性疾病发病率要高于农村地区(由于空气污染、生活方式、更好的诊断和治疗设施等方面不同)。此外，AR 在受过教育和社会经济地位较高的人群中更常见[1]。

AR 容易被人们忽视，但会造成显著的医疗、经济和社会问题[10-20]。AR 虽然只会减少一小部分(3%~4%)的成人工作和儿童上学的出勤，但经常会导致“假”出勤，即虽然出勤，但工作或学习效率欠佳，这主要是由睡眠障碍造成的。如果 AR 得不到控制并持续下去，可能会引起并发症(结膜炎、鼻窦炎、中耳炎、颌骨发育障碍、哮喘等)。

因此，AR 需要认真的诊断和有效的治疗。

9.2 治疗

9.2.1 避免变应原

治疗初期应通过尽可能避免接触变应原和污染物来进行预防。对于花粉过敏症患者，在花粉浓度高的季节应尽量避免户外活动。在花粉含量最高的早晨和傍晚时分不要打开门窗。如果患者有户外活动，最好在进家门时脱掉外衣，淋浴和洗头。空调应该有花粉过滤功能，可以对室内空气再循环。鼻腔花粉过滤器和药膏可以减轻约1/3的过敏症状[21]。

目前，还很难证明防螨措施对哮喘或AR有益。然而，最近发现防过敏的床罩可以减少严重哮喘儿童的哮喘急性发作[22]。目前看来，防过敏的床罩加上其他措施，如保持低室温、卧室通风良好、低湿度、避免使用软包家具，应该会对预防过敏有益。建议用防过敏的床单和枕套，清洗时水温在60℃以上。至于霉菌过敏，霉菌容易在潮湿的物品表面或环境生长，应使用漂白剂或抗真菌消毒剂对物品表面和环境进行清洁，并改善通风。对动物过敏的最佳解决方案是将动物从室内环境中移出；如果做不到这一点，可以使用定期清洗。鹦鹉也可以引起过敏[21]。

9.2.2 药物治疗

很少有患者可以只通过避免变应原而得到明显的改善。大多数人需要加以药物治疗。那些症状控制不佳的患者可以考虑进行AIT。

药物治疗并不能改变疾病的进程；药物只是预防或减轻症状。AIT已被证明即使在停药后也可以减轻过敏症状，减缓从AR发展到哮喘的进程，并减少出现新的过敏反应。

用于AR治疗的药物类别如下。

9.2.2.1 盐水鼻腔冲洗

荟萃分析[23,24]显示这对成人和儿童都是有益的，而且基本上没有副作用。普遍适用于大多数患者，可以作为一种基础治疗。

9.2.2.2 抗组胺药

抗组胺药对鼻痒、打喷嚏和流涕很有效，但对鼻塞效果不明显。通过与H_1受体结合，降低其活性，最好规律用药以避免停药后症状出现反复。好的抗组胺药应该是有效、起效快、没有心脏副作用、长效、非镇静、没有抗胆碱能的副作用、不增加食欲、与食物没有任何相互作用[25]。

除口服抗组胺药外，还有鼻腔局部用药，如氮䓬斯汀[26]和左卡巴斯汀，两者对鼻炎似乎更有效。在一项双盲研究中，氮䓬斯汀鼻喷剂与口服西替利嗪相比，对缓解鼻塞和打喷嚏症状上有显著差异。氮䓬斯汀在人群鼻结膜炎生命质量调查问卷(P=0.002)和个体的评分总体上也有较大的提高(P<0.02)[27]。

9.2.2.3 皮质类固醇

在AR的治疗药物中，在与口服抗组胺药、鼻用抗组胺药和抗白三烯药物对比的荟萃分析表明，局部鼻腔皮质类固醇喷雾剂(INS)是金标准[28-30]。其对包括鼻塞在内的所有鼻部过敏症状都有效，而且还能从客观上降低鼻腔黏膜的高反应性[31]。其对全身的副作用可以忽略不计。可能会引起鼻干、结痂或出血；但是，如果正确使用鼻用类固醇，将其喷在鼻腔侧壁而不是鼻中隔上，这些症状就会减轻。长期使用INS的患者中，鼻中隔穿孔也是很少见的。INS可以提高鼻黏膜免疫力。在使用7~10天后可以减轻鼻塞[21]。

由于高血压、高血糖、青光眼、骨质疏松症等严重的副作用，口服皮质类固醇很少使用。只有在症状无法控制且所有其他治疗方法都无效的情况下，才可以短期使用全身性皮质类固醇[21]。

9.2.2.4 减充血剂

在治疗过敏时，不经常使用减充血剂，其作用只限于缓解严重的鼻塞，可以全身用药或局部用药。这类药物主要是通过对鼻内结构，尤其是下鼻甲，产生收缩血管作用，以缓解鼻塞。去氧肾上腺素、伪麻黄碱、赛洛唑啉和羟甲唑啉是最常用的制剂。使用不应超过5天。老年人、1岁以下儿童、妊娠女性、精神病患者、服用β受体阻滞剂的青光眼患者和服用单胺氧化酶抑制剂的患者应避免使用全身性减充血剂[21]。

9.2.2.5 色甘酸类药物

通过稳定肥大细胞发挥作用，其作用是预防性的，在接触变应原之前服用有效。由于其功效较弱，需要每天服用4次，因此，临床使用较少；然而，其安全性意味着其是儿童和妊娠女性的一种治疗选择[21]。

9.2.2.6 抗胆碱能药物

最常用的是异丙托溴铵鼻喷剂。其主要作用是减少流涕，特别是对NAR。对于以流鼻涕为主的患者，这种鼻喷剂提供了有效的对症治疗选择，可以单独使用，也可以与INS联合使用[32]。副作用包括头痛和口干[21]。

9.2.2.7 白三烯受体拮抗剂

在改善季节性AR患者的症状和生活质量方面，白三烯受体拮抗剂的效果略好于安慰剂，与抗组胺药相似，但不如鼻内激素的效果好[29]。

其可以作为AR治疗计划的一部分，但不宜作为单一治疗方式[21]。白三烯受体拮抗剂可以减轻鼻塞、流涕和眼部症状，改善夜间睡眠质量。然而，即使与抗组胺药联合使用，其效果也不如单独使用INS[33]。不能使用鼻内激素的AR患者，有睡眠障碍或哮喘的患者，可以使用白三烯受体拮抗剂治疗[21]。

9.2.2.8 联合治疗

在三级诊所中，大约70%的成年AR患者仅靠INS就能得到控制[34]。其余30%的患者需要额外的治疗，可以根据指南选择增加第二种药物。

经常使用的口服抗组胺药加INS的组合，实际上并不比单独使用INS更有效[35]。

不建议单用鼻内抗组胺药。这方面的大部分证据来自新研制的含有丙酸氟替卡松和氮䓬斯汀的联合制剂(MP-AzeFlu)鼻喷剂。在SAR研究中，将MP-AzeFlu与在售的FP和AZE比较，其疗效相对差异表现在鼻部症状方面，与FP的相对差异为47%，与AZE的相对差异为66%，而就眼部症状而言，与FP和AZE的相对差异为58%和35%。将鼻部和眼部症状评分相结合时，MP-AzeFlu的效果是FP或AZE的两倍以上[36]。很多接受MP-AzeFlu治疗的患者鼻部症状减半(每2例患者中就有1例)，全部或接近全部有效，而且比使用FP或AZE治疗的患者疗程缩短一周[36]。这对于症状发作持续12.5天的SAR患者来说很有意义[11]。在所有SAR随机对照试验中，MP-AzeFlu的耐受性良好[36,37]。

在一项针对慢性鼻炎(即PAR或NAR)1年期非盲研究中MP-AzeFlu较FP在所有鼻部症状上均有更好的疗效[38]。与FP相比，MP-AzeFlu在统计学上的优势从第一天开始，一直保持到第28周，疗效差异持续了52周[38]。在第一个月，大约70%的接受MP-AzeFlu治疗的患者症状完全缓解，比接受FP治疗的患者平均快了9天。在这一年中，MP-AzeFlu受试者比FP治疗者多了26个无症状日(多8.4%；P=0.0005)[38]。

减充血剂和INCS联合(INCS-D)也被考虑用于INS不能改善的鼻塞。6项研究的荟萃分析没有发现在INCS外加用局部减充血剂的好处。INCS-D的不良反应与INCS相当[39]。

9.2.2.9 替代和补充药物

更新的ARIA指南指出，替代性和补充性药物在AR治疗中并没有很好的证据。这个问题将在第13章中进一步讨论。

9.2.2.10 变应原特异性免疫疗法

AIT是一种循证有效的AR病原学治疗。当通过患者的病史结合确定的皮肤点刺试验和(或)血液变应原特异性IgE可以检测到致病的变应原时，就可以采用免疫疗法。免疫疗法包括在3~5年内多次量使用，定期使用或在每年的发作季节前使用。AIT可以通过口服、皮下、舌下、鼻腔、支气管和淋巴管内等途径给药。在临床实践中，常用皮下(SCIT)和舌下(SLIT)途径，前者的疗效可能较好，但后者的安全性要高得多。因为皮下注射变应原偶尔会引起严重的过敏反应，需要使用肾上腺素和其他急救措施，所以，SCIT应在专科诊所进行，而SLIT可以在诊所初次用药后在家中自行用药[40,41]。

免疫治疗不能用于重度免疫疾病患者、自身免疫性疾病患者、精神病患者、恶性肿瘤患者、严重或未受控制的哮喘患者、服用β受体阻滞剂的患者、有严重的心血管疾病患者和5岁以下的儿童。如果女性患者在免疫治疗期间妊娠，治疗可以继续进行，但是患者在妊娠期间不能开始免疫治疗[21]。

9.3 外科治疗

目前，AR手术治疗没有单一术式。当AR伴有鼻中隔偏曲使局部给药困难或增大的下鼻甲对鼻喷剂没有反应并堵塞鼻腔，那么手术就可以是一种治疗选择。特别是在外伤性鼻中隔偏曲患者鼻腔通气严重受阻时，最好主要通过手术矫正鼻中隔，为局部用药创造最佳条件。

下鼻甲肥大是长期AR的一个常见结果，需要进行某种电灼或组织切除。当鼻甲对血管收缩射频有反应时，最好选择电灼术。在下鼻甲纤维化或有息肉样变时，建议采用下鼻甲成形术或用切割器切除部分下鼻甲软组织，注意尽可能保留黏膜，避免过度切除。

（韩军 译）

参考文献

1. Pawankar R, et al. State of world allergy report 2008: allergy and chronic respiratory diseases. World Allergy Organ J. 2008;1(S1):S4–S17. https://doi.org/10.1186/1939-4551-1-s1-s4.
2. Şekerel BE. Mevsimsel Alerjik Rinit. In: Önerci M, editor. Rinitler. Ankara: Kutsan Ofset; 1999. p. S95–106.
3. Greiner AN, Hellings PW, Rotiroti G, Scadding GK. Allergic rhinitis. Lancet. 2011;378(9809):2112–22. Review. https://doi.org/10.1016/S0140-6736(11)60130-X. Epub 2011 Jul 23.
4. Demoly P, Allaert FA, Lecasble M, Bousquet J, PRAGMA. Validation of the classification of ARIA (allergic rhinitis and its impact on asthma). Allergy. 2003;58(7):672–5.
5. Büyüköztürk S. Alerjik Hastalıklara Pratik Yaklaşım. Turkey: Selen Yayınevi. 2014.
6. Önerci M. Alerjik Rinosinüzitler. Ankara: Rekmay; 2002.
7. Önerci M. Kulak Burun Boğaz Hastalıkları Tanı ve Tedavide İlk Adım. Ankara: Matsa; 2002.
8. Kalaycı CÖ. Alerjik Rinit Patogenezi. In: Önerci M, editor. Rinitler. Ankara: Kutsan Ofset; 1999. p. S29–41.
9. Çelik G, Mungan D, Bavbek S, et al. The prevalence of allergic diseases and atopy in Ankara Turkey: a two-step population based epidemiological study. J Asthma. 1999;36(3):281–90.
10. Canonica GW, Bousquet J, Mullol J, Scadding GK, Virchow JC. A survey of the burden of allergic rhinitis in Europe. Allergy. 2007;62(Suppl 85):17–25. https://doi.org/10.1111/j.1398-9995.2007.01549.x.
11. Price D, Scadding G, Ryan D, Bachert C, Canonica GW, Mullol J, et al. The hidden burden of adult allergic rhinitis: UK healthcare resource utilisation survey. Clin Transl Allergy. 2015;5:39. https://doi.org/10.1186/s13601-015-0083-6.
12. Canonica GW, Mullol J, Pradalier A, Didier A. Patient perceptions of allergic rhinitis and quality of life: findings from a survey conducted in Europe and the United States. World Allergy Organ J. 2008;1(9):138–44. https://doi.org/10.1097/WOX.0b013e3181865faf.
13. Brozek JL, Bousquet J, Agache I, Agarwal A, Bachert C, Bosnic-Anticevich S, et al. Allergic rhinitis and its impact on asthma (ARIA) guidelines—2016 revision. J Allergy Clin Immunol. 2017;140(4):950–8. https://doi.org/10.1016/j.jaci.2017.03.050.
14. Brozek JL, Bousquet J, Baena-Cagnani CE, Bonini S, Canonica GW, Casale TB, et al. Allergic rhinitis and its impact on asthma (ARIA) guidelines: 2010 revision. J Allergy Clin Immunol. 2010;126(3):466–76. https://doi.org/10.1016/j.jaci.2010.06.047.
15. Nathan RA. The burden of allergic rhinitis. Allergy Asthma Proc. 2007;28(1):3–9. https://doi.org/10.2500/aap.2007.28.2934.
16. Valovirta E, Myrseth SE, Palkonen S. The voice of the patients: allergic rhinitis is not a trivial disease. Curr Opin Allergy Clin Immunol. 2008;8(1):1–9. https://doi.org/10.1097/ACI.0b013e3282f3f42f.
17. Walker S, Khan-Wasti S, Fletcher M, Cullinan P, Harris J, Sheikh A. Seasonal allergic rhinitis is associated with a detrimental effect on examination performance in United Kingdom teenagers: case–control study. J Allergy Clin Immunol. 2007;120(2):381–7. https://doi.org/10.1016/j.jaci.2007.03.034.
18. Vuurman EF, Vuurman LL, Lutgens I, Kremer B. Allergic rhinitis is a risk factor for traffic safety. Allergy. 2014;69(7):906–12. https://doi.org/10.1111/all.12418.

19. Braido F, Baiardini I, Scichilone N, Musarra A, Menoni S, Ridolo E, et al. Illness perception, mood and coping strategies in allergic rhinitis: are there differences among ARIA classes of severity? Rhinology. 2014;52(1):66–71. https://doi.org/10.4193/Rhin13.040.
20. Ferguson BJ. Influences of allergic rhinitis on sleep. Otolaryngol Head Neck Surg. 2004;130(5):617–29. https://doi.org/10.1016/j.otohns.2004.02.001.
21. Scadding GK, Kariyawasam HH, Scadding G, Mirakian R, Buckley RJ, Dixon T, et al. BSACI guidelines for the treatment of allergic and non allergic rhinitis. Clin Exp Allergy. 2017;47(7):856–89.
22. Murray CS, Foden P, Sumner H, Shepley E, Custovic A, Simpson A. Preventing severe asthma exacerbations in children. A randomized trial of mite-impermeable bedcovers. Am J Respir Crit Care Med. 2017;196(2):150–8. https://doi.org/10.1164/rccm.201609-1966OC.
23. Head K, Snidvongs K, Glew S, Scadding G, Schilder AGM, Philpott C, Hopkins C. Saline irrigation for allergic rhinitis. Cochrane Database Syst Rev. 2018;6:CD012597. https://doi.org/10.1002/14651858.CD012597.pub2.
24. Hermelingmeier KE, Weber RK, Hellmich M, Heubach CP, Mösges R. Nasal irrigation as an adjunctive treatment in allergic rhinitis: a systematic review and meta-analysis. Am J Rhinol Allergy. 2012;26(5):e119–25. Review. https://doi.org/10.2500/ajra.2012.26.3787.
25. Marshall GD Jr. Therapeutic options in allergic disease: antihistamines as systemic antiallergic agents. J Allergy Clin Immunol. 2000;106(5 Suppl):S303–9.
26. Horak F, Zieglmayer UP. Azelastine nasal spray for the treatment of allergic and nonallergic rhinitis. Expert Rev Clin Immunol. 2009;5(6):659–69. https://doi.org/10.1586/eci.09.38.
27. Berger W, Hampel F Jr, Bernstein J, Shah S, Sacks H, Meltzer EO. Impact of azelastine nasal spray on symptoms and quality of life compared with cetirizine oral tablets in patients with seasonal allergic rhinitis. Ann Allergy Asthma Immunol. 2006;97(3):375–81. https://doi.org/10.1016/S1081-1206(10)60804-610.1067/mai.2000.110165.
28. Weiner JM, Abramson MJ, Puy RM. Intranasal corticosteroids versus oral H1 receptor antagonists in allergic rhinitis: systematic review of randomised controlled trials. BMJ. 1998;317(7173):1624–9.
29. Wilson A, O'Byrne P, Parameswaran K. Leukotriene receptor antagonists for allergic rhinitis: a systematic review and meta-analysis. Am J Med. 2004;116(5):338–44.
30. Yáñez A, Rodrigo GJ. Intranasal corticosteroids versus topical H1 receptor antagonists for the treatment of allergic rhinitis: a systematic review with meta-analysis. Ann Allergy Asthma Immunol. 2002;89:479–84.
31. Wandalsen GF, Mendes AI, Sole D. Objective improvement in nasal congestion and nasal hyperreactivity with use of nasal steroids in persistent allergic rhinitis. Am J Rhinol Allergy. 2010;24(1):e32–6. https://doi.org/10.2500/ajra.2010.24.3427.
32. Borum P, Mygind N, Schultz LF. Intranasal ipratropium: a new treatment for perennial rhinitis. Clin Otolaryngol Allied Sci. 1979;4(6):407–11.
33. Yamamoto H, Yamada T, Sakashita M, Kubo S, Susuki D, Tokunaga T, et al. Efficacy of prophylactic treatment with montelukast and montelukast plus add-on loratadine for seasonal allergic rhinitis. Allergy Asthma Proc. 2012;33(2):e17–22. https://doi.org/10.2500/aap.2012.33.3514.
34. Scadding G, Erkan A, Chau H, Maskell S. Audit of nasal steroid use and effectiveness in a rhinitis clinic. Expert Rev Pharmacoecon Outcomes Res. 2010;10:87–90.
35. Anolik R, Mometasone Furoate Nasal Spray with Loratadine Study Group. Clinical benefits of combination treatment with mometasone furoate nasal spray and loratadine vs monotherapy with mometasone furoate in the treatment of seasonal allergic rhinitis. Ann Allergy Asthma Immunol. 2008;100(3):264–71. https://doi.org/10.1016/S1081-1206(10)60452-8.
36. Meltzer E, Ratner P, Bachert C, Carr W, Berger W, Canonica GW, et al. Clinically relevant effect of a new intranasal therapy (MP29-02) in allergic rhinitis assessed by responder analysis. Int Arch Allergy Immunol. 2013;161(4):369–77. https://doi.org/10.1159/000351404.
37. Carr W, Bernstein J, Lieberman P, Meltzer E, Bachert C, Price D, et al. A novel intranasal therapy of azelastine with fluticasone for the treatment of allergic rhinitis. J Allergy Clin Immunol. 2012;129(5):1282–1289.e10. https://doi.org/10.1016/j.jaci.2012.01.077.
38. Price D, Shah S, Bhatia S, Bachert C, Berger W, Bousquet J, et al. A new therapy (MP29-02) is effective for the long-term treatment of chronic rhinitis. J Investig Allergol Clin Immunol. 2013;23(7):495–503.
39. Khattiyawittayakun L, Seresirikachorn K, Chitsuthipakorn W, Kanjanawasee D, Snidvongs K. Effects of decongestant addition to intranasal corticosteroid for chronic rhinitis: a systematic review and meta-analysis. Int Forum Allergy Rhinol. 2018;8:121445–53. https://doi.org/10.1002/alr.22193.
40. Durham SR, Penagos M. Sublingual or subcutaneous immunotherapy for allergic rhinitis? J Allergy Clin Immunol. 2016;137(2):339–49.e10. https://doi.org/10.1016/j.jaci.2015.12.1298.
41. Quirt J, Gagnon R, Ellis AK, Kim HL. CSACI position statement: prescribing sublingual immunotherapy tablets for aeroallergens. Allergy Asthma Clin Immunol. 2018;14(1):1. https://doi.org/10.1186/s13223-017-0225-6.

第 10 章

过敏是否会导致慢性鼻-鼻窦炎伴鼻息肉?

Erkan Esen, Eugenio De Corso, Glenis K. Scadding

10.1 引言

慢性鼻-鼻窦炎(CRS)是一种由多种因素导致的, 病程超过 12 周的鼻-鼻窦黏膜慢性炎症性疾病。自第一版 EPOS 指南发布以来,CRS 被分为两种主要表型:慢性鼻窦炎伴鼻息肉(CRSwNP)和慢性鼻窦炎不伴鼻息肉(CRSsNP)。近年来,一些学者认为 CRS 并不是一种疾病进程完全一致的疾病,其包含了多种不同的表型和内在型。临床工作中确实观察到不同的 CRS 在致病的风险因素、疾病合并症,以及药物或手术治疗的疗效等方面存在明显差异[1]。遗憾的是,多年来,CRS 一直被不同领域的专家以不同的方式解读和定义。然而,近来多个专家组通过多次会议,就 CRS 的定义、评估和治疗相继发表了共识。特别是 EPOS 2020 指南[2]的发布,为 CRS 提供了最新的循证医学建议和综合诊疗路径,标志着对 CRS 的认识向前迈出了重要的一步[3]。

CRSwNP 的特点是息肉常位于双侧中鼻道内,呈半透明,颜色介于黄色和灰色或白色之间,表面反光,并常有凝胶状炎性渗出物附着。由于鼻息肉组织血液供应较差,其外观往往呈灰白色。近年来,尽管在病理生理方面对 CRS 的了解越来越多,但其病因仍在不断讨论与探索中。多种因素可能参与 CRS 的发生发展,如上皮屏障功能障碍、固有免疫缺陷、微生物群构成失调、生物膜和先天性因素等,这些因素通过不同的细胞和通路促进炎症反应[2]。

尽管过敏反应在 CRS 中的作用已经在文献中被广泛地讨论,但仍然存在争议。过敏和 CRS 都是非常常见的疾病,且常相互伴随发生,但两者之间是否具有直接的因果关系从未得到明确的证实。多年来,这两种疾病之间的关系一直不明确,因此,很难基于循证证据做出是否应该对 CRS 患者进行过敏相关的检测和治疗的决定。近来,已非常明确,不同亚型 CRSwNP 的患者过敏的发病率显著不同;过敏反应与变应性真菌性鼻-鼻窦炎(AFRS)和中央型过敏性疾病(CCAD)高度相关[1-3]。

10.2 过敏与 CRSwNP 关联的流行病学数据

大多数研究支持这一观点:鼻息肉与非过敏性疾病之间的联系强于鼻息肉与过敏性疾病之间的联系。鼻息肉在非过敏性哮喘患者中的发病率为 13%,而在过敏性哮喘患者中发病率仅为 5%。研究表明,嗜酸性粒细胞增多是鼻息肉形成的重要危险因素,而且嗜酸性粒细胞增多与非过敏状态的关系更密切。De Corso 等[4,5]的研究表明,非过敏性嗜酸性粒细胞增多的患者发生鼻息肉的风险很高。作者认为,在 NAR 患者中,早期检测到鼻黏膜嗜酸性粒细胞炎症是识别更具侵袭性鼻息肉表型的早期标志。Chen 等[6]的研究表明，在中国西北地区，嗜酸性粒细胞增多是罹患 CRSwNP 的重要因素。NAR 患者出现嗜酸性粒细胞水平的升高是 CRSwNP 发生的危险因素。同样，变应原检测阴性的鼻炎患者出现嗜酸性粒细胞水平升高也是 CRSwNP 发生的重要危险因素。

多年来，过敏和 CRS 之间的关系已经过广泛的讨论，但仍然存在争议[7]。尤其是旨在探讨过敏在 CRS 两种主要表型 CRSwNP 和 CRSsNP 中的作用的研究，往往没有明确的结论，且存在争议，证据等级不高。2014 年，Wilson 等[8]发表了一篇关于过敏与 CRSwNP 及 CRSsNP 之间关系的循证综述。作者分析了 24 篇符合纳入标准的文章。他们发现提示过敏和 CRSwNP 之间存在联系的文章数量与不存在联系的文章数量之间没有显著差异。这种矛盾性的证据同样存在于探讨过敏与 CRSsNP 关系的研究中。作者并没有发现研究 CRSsNP 或者 CRSwNP 患者抗过敏治疗疗效的文章。最后他们根据分析的数据得出结论，并推荐过敏检测和治疗可作为 CRSwNP 和 CRSsNP 的一个选项。

自 2014 年以来，陆续发表了一些关于该主题的重要研究。在这些文献中，关于过敏和 CRS 的定义存在较多分歧；因此，很难确定过敏反应是否参与 CRS 发病和(或)参与的方式和程度。近来，CRS 的不同表型和内在型有了明确的定义。特别是最近，来自英国的学者[9]强调过敏与不同亚型 CRS 之间有着不同的联系。这项分析包括了 1470 例研究对象：221 例正常对照人员，553 例 CRSsNP 患者，651 例 CRSwNP 患者和 45 例 AFRS 患者。在这项研究中，吸入性过敏的患病率分别为 13.1%、20.3%、31.0%和 33.3%，CRSwNP 患者(16%)屋尘螨过敏比例明显高于 CRSsNP 患者(9%)。更有趣的是，Marcus 等[10]将焦点集中在过敏与 AFRS 和 CCAD这两种独特的 CRSwNP 表型之间的联系。总之，CRS 不同表型间过敏的患病率有着较大的差异，与 CRSwNP 和 CRSsNP 相比，AFRS 和 CCAD 与过敏有着更密切的联系。

10.3 过敏与 CRSwNP 相关性病理生理学

关于 CRS 复杂的免疫病理生理学机制及 IgE、肥大细胞和嗜酸性粒细胞的作用，有几个问题需要回答：①CRS 炎症在多大程度上是单纯的过敏反应？②微生物持续的攻击和随后在局部范围内发生的免疫耐受的破坏，在 IgE 的合成和肥大细胞及嗜酸性粒细胞的激活中发挥了多大的作用？③在没有 IgE 作为中介的情况下，肥大细胞和嗜酸性粒细胞会呈现出多少活性？这些问题的解决将有助于 CRS 的分型和正确治疗策略的制订[9]。

多年来，IgE 介导的过敏反应在 CRS 患者中是否比健康人群更常见的证据仍不明确。尽管总血清 IgE 和特异性 IgE 的升高及皮肤点刺试验阳性提示 IgE 介导的过敏反应的存在，但这并不能说明过敏反应是 CRS 患者鼻-鼻窦炎症反应的主要原因。一些学者认为，致敏过程应归因于上皮屏障功能障碍。然而，即使在非过敏性患者的黏膜中也可能含有大量的 IgE、嗜酸性粒细胞浸润、肥大细胞和 Th2 相关细胞因子。在非过敏性鼻息肉中，Th2 相关细胞因子 IL-5 和 IL-13，以及组胺水平通常也会升高。CRSwNP 和 CRSsNP 部分患者，鼻黏膜内含有高水平 sIgE、有表达 IgE 受体的细胞及嗜酸性粒细胞和肥大细胞[11,12]。

除了上述的几种细胞因子和趋化因子外，鼻息肉中组胺、白蛋白、sCD23 和 IgE 也呈现出较高的水平。在鼻息肉的组织和组织液中，IgA、sIgA、IgE、IgG 和 IgM 水平也同样升高。但 sIgE 只会在对吸入性变应原过敏的情况下才会升高。IgE 水平与 EG2+细胞数量高度相关。阿司匹林不耐受性哮喘患者的鼻息肉中释放更多的白三烯多肽，而在鼻息肉和循环中的血细胞分泌的 PGE2 相应的减少。与健康鼻黏膜相比，浆细胞水平通常在 CRS 病变鼻黏膜中升高，在 CRSwNP 病变鼻黏膜中最高。部分 CRS 患者血清和病变黏膜中有着高水平的 sIgE 及同型 IgG 和 IgA。这种升高的趋势与个体是否具有特应性无关[13,14]。

鼻息肉中可能含有高水平的针对细菌超抗原的 sIgE，这可能会促进嗜酸性粒细胞参与炎症反应，尤其在更严重的表型中作为免疫系统适应不良的局部反应。葡萄球菌肠毒素 sIgE 的局部合成表明局部发生了针对定植金黄色葡萄球菌的超敏反应。葡萄球菌肠毒素是超抗原，具备引起广泛 T 细胞活化的能力。尽管肠毒素 sIgE 血清滴度往往低于检测下限，但在 CRSwNP 患者鼻-鼻窦黏膜中依然能检测出升高的 sIgE，而在 CRSsNP 中不会合成此类肠毒素 sIgE[15-18]。

有的学者认为，真菌可能会引发 Th2 反应和嗜酸性粒细胞反应，例如，在 AFRS 中，可以观察到对念珠菌或链格孢菌的高度致敏反应[19-22]。

与 CRSsNP 或健康人群相比，CRSwNP 病变黏膜中总 IgE 及细菌肠毒素 sIgE 和真菌抗原表位 sIgE 水平可能都升高。黏膜中高水平的 IgE 可能是对 CRSwNP 局部定植的细菌或 AFRS 嗜酸性黏液内真菌的生理性反应。一种有力解释是，细菌或真菌超抗原会导致已致敏的患者 IgE 相关机制紊乱。在一些 CRSwNP 患者中，葡萄球菌超抗原 sIgE 水平升高，并且与疾病的严重程度相关。超抗原可能作用于 B 淋巴细胞和 T 淋巴细胞表面受体或主要组织相容性复合体，促进 IgE 的产生。由此可见，超抗原可以直接作用于 B 淋巴细胞，并通过间接改变 T 淋巴细胞的行为而启动抗体类型转换与 sIgE 的合成。在此背景下，过敏反应、超抗原和真菌被认为是疾病的放大因子，因为它们会增加与鼻息肉发展相关的炎症过程[15,23-27]。

10.4 与 AR 存在联系的 CRS 亚型

10.4.1 AFRS

AFRS 最初由 Safirstein[28]和 Katzenstein[29]等描述；近年来，有学者质疑 AFRS 是一种独立的疾病实体，或者只是嗜酸性 CRS 或 CRSwNP 的一部分。最新 EPOS 指南将 AFRS 作为 CRSwNP 的一种亚型，其特点是存在真菌介导的 Ⅰ 型超敏反应及病变鼻窦内存在嗜酸性黏蛋白和非侵袭性真菌菌丝。

AFRS 占 CRS 的 0%~8.2%，根据地理位置分布有所不同。AFRS 在温暖潮湿的气候中发病率最高，如密西西比盆地和印度西部等。在孟买，AFRS 占 CRS 的比例高达 8.2%。AFRS 在年轻人、社会经济地位较差的人群和女性中发病率更高。特应性体质是 AFRS 患者的特征，并常常合并过敏性疾病，如 AR 和儿童期发病性哮喘。AFRS 的病理生理学定义是对致病真菌的 Ⅰ 型超敏反应，这是一个主要的和必要特征，同时伴有非侵袭性真菌定植的黏蛋白。尽管 CRSwNP 中可能存在真菌的致敏作用，但 IgE 的水平通常在 AFRS 中更高。

AFRS 主要诊断标准[30]包括以下内容：

- 弥漫性或局限性鼻息肉。
- 真菌染色阳性。
- 嗜酸性粒细胞黏蛋白，无真菌侵入鼻-鼻窦组织。
- 针对真菌的 Ⅰ 型超敏反应。
- CT 的特征性影像改变：窦腔内密度不均匀的软组织影，单侧或解剖结构不连续的鼻窦受累。

次要标准[31]包括骨质吸收、Charcot-Leyden 结晶、单侧病变、外周嗜酸性粒细胞增多和真菌培养阳性，以及：

- 肉眼或组织病理学证实特征性的富含嗜酸性粒细胞的过敏性黏蛋白。
- 术中组织真菌染色或培养阳性。
- 无免疫缺陷病或糖尿病。

10.4.2 CCAD

CCAD 是最近提出的一种与吸入性变应原引起的过敏反应相关的 CRSwNP 的特殊类型。最近的文献表明，CCAD 代表 CRSwNP 的一种独特的临床表型，该表型患者中 AR 的患病率较高，而哮喘的患病率较低[32]。

研究证据支持中鼻甲水肿/息肉样变与过敏反应的相关性[33]。

CCAD 于 2017 年首次被提出，是一种与吸入性变应原引起的过敏反应密切相关的鼻部炎症性息肉样病变，常累及鼻中隔上部，伴或不伴中鼻甲和(或)上鼻甲受累。CCAD 主要累及鼻腔中线附近的黏膜，随着疾病的进展，鼻窦会因阻塞而受累。沉积在鼻腔中线结构的吸入性变应原与正常鼻腔气流流动过程有关。临床上也发现 CCAD 与哮喘之间的相关性较低[34,35]。

10.5 CRS 患者过敏的管理

很大一部分 CRS 患者对特定的变应原过敏，对常年性变应原，如屋尘螨、蟑螂、动物皮屑和真菌的过敏者比对花粉过敏者更常见。过敏反应在某些患者中可能作为疾病放大因子而发挥作用，而在某些亚型中则可能作为病因学因素发挥重要作用。因此，对所有 CRS 患者进行过敏评估似乎是合理的，特别是常年性变应原和真菌。确定屋尘螨此类特定变应原的敏感性是有益的，因为这能够倡导回避策略以改善症状[36,37]。

尽管强烈推荐 AR 患者进行变应原免疫治疗(IT)，但 IT 治疗在 CRS 中的作用还不确定，针对 CRS 进行 IT 治疗是否获益的研究不多，且质量不高。DeYoung 等[36]在一篇系统综述中分析了接受 IT 治疗的 CRS 患者的鼻窦炎相关性疗效。他们发现，在短期内 CRS 相关性症状有所减轻。然而，他们纳入了 7 项质量不高的研究，因此，结论较薄弱。同样，探讨 IT 治疗对 AFRS 作用的研究也存在着证据等级低的问题。目前，CRS 的治疗建议将过敏测试和治疗作为一种选项[38]。

鉴于 CRSwNP 的病理生理学特征是局部产生显著的 IgE，并可能通过持续激活肥大细胞导致慢性炎症，因此，抗 IgE 治疗有效是合乎逻辑的。一项早期的研究表明，抗 IgE 治疗后，患者症状评分降低，内镜检查鼻息肉显著缩小及 Lund-MacKay 影像评分显著下降[39]。最近，Ⅲ期临床试验显示，奥马珠单抗在治疗鼻内皮质类固醇控制不佳的成人 CRSwNP 中达到了共同主要指标及多个次要指标。24 周时，共同主要指标是与基线相比鼻息肉评分(NPS)的变化和每日鼻塞评分(NCS)的变化。达标的关键次要指标包括 SNOT-22 生活质量量表评分、嗅觉、鼻后滴漏和流涕的改善情况。这些试验的安全性与已知的奥马珠单抗的安全性一致。目前，FDA 正在考虑将奥马珠单抗用于鼻息肉治疗的补充许可申请。

10.5.1 免疫学最新进展

最新的免疫学进展已将嗜酸性粒细胞性哮喘从 Th2 型哮喘重新命名为 T2 型哮喘，这也许可以解释某些嗜酸性粒细胞性炎症中缺乏 IgE 证据的矛盾现象。因为 T 细胞存在两种谱系：人们熟知的主要存在于淋巴组织中的适应性免疫 T 细胞(包括 Th2）和最近发现的存在于外周组织的固有淋巴细胞(ILC)。ILC 在屏障表面非常丰富，其对组织扰动反应迅速，在被激活的数小时内便能产生细胞因子；而幼稚的适应性淋巴细胞从激发到分化、扩增，最后迁入组织，则需要数天的时间。

ILC 缺乏抗原特异性受体，并且不像 T 细胞和 B 细胞那样需要经过受体基因重排或克隆选择。它们对局部组织刺激的反应性在发育过程中就已形成和确定，而不是在遭受免疫攻击时。但是，ILC 与 T 细胞具有类似的功能多样性。已经发现 ILC 有 3 种主要亚群：ILC1、ILC2 和 ILC3，分别对应于 Th1、Th2 和 Th17 辅助 T 细胞[40]。ILC 在炎症和对细胞内病原体、蠕虫和胞外菌或酵母的反应中的作用与其对应的 T 细胞亚型类似[41,42]。

ILC2，由病毒、污染物和抗原等环境因素触发的 TSLP、IL25 和 IL-33 等警报素激活，可能与 CRSwNP 的发病机制有关。Poposki 等[43]报道，以上 3 种类型的 ILC 都存在于鼻息肉中，但 ILC2 的数量占主导，并且显著高于 CRSsNP 和正常的鼻窦黏膜组织。它们可能代表了鼻息肉发展的早期事件[44]，并可能在嗜酸性粒细胞的激活和存活中发挥作用[45]。此外，ILC2 还能够促进 Th2 细胞的增殖[46]。在 CRSwNP 中，ILC2、嗜酸性粒细胞和 Th2 细胞间存在着协同作用。ILC2 激活嗜酸性粒细胞并延长其存活时间；预先激活的嗜酸性粒细胞能够以 IL-4 依赖性方式增强 ILC2 产生 IL-5[47]。在 CRSwNP 中，全身皮质类固醇治疗可以促进 ILC2 的凋亡，从而导致 ILC2 数量减少[44,48]。Padro Dietz 等[49]报道，在 AFRS 中有着同等水平的 ILC2 数量，而 Th2 细胞数量呈现轻度升高的趋势。AFRS 可能是由先天性免疫系统的缺陷导致的，主要反映在无法有效清除鼻窦中的真菌。

ILC2 可能在 CRSwNP 中发挥重要作用，并可能作为新的治疗靶点。

10.6 结论

过敏反应在CRSwNP发病机制中的作用经过了多年的讨论。如今,可以明确的是,过敏可被视为某些CRSwNP患者的疾病放大器;除此之外,已经发现过敏反应与特定CRSwNP亚型之间有着紧密的联系,如CCAD和AFRS。对于这两种疾病,准确的诊断和针对过敏反应的充分治疗一定要纳入考虑。

免疫学的最新进展揭示了新的淋巴细胞亚群ILC2与上呼吸道炎症性疾病及哮喘相关,可能作为治疗的重要新靶点。

(曹平平 译)

参考文献

1. Fokkens WJ, Lund VJ, Mullol J, Bachert C, Alobid I, Baroody F, et al. EPOS 2012: European position paper on rhinosinusitis and nasal polyps 2012. A summary for otorhinolaryngologists. Rhinology. 2012;50(1):1–12. https://doi.org/10.4193/Rhino50E2.
2. Fokkens WJ, Lund VJ, Hopkins C, Hellings PW, Kern R, Reitsma S, et al. European position paper on rhinosinusitis and nasal polyps 2020. Rhinology. 2020;58(Suppl S29):1–464. https://doi.org/10.4193/Rhin20.600.
3. Fokkens WJ. EPOS2020: a major step forward. Rhinology. 2020;58(1):1.
4. De Corso E, Lucidi D, Battista M, Romanello M, De Vita C, Baroni S, Autilio C, Galli J, Paludetti G. Prognostic value of nasal cytology and clinical factors in nasal polyps development in patients at risk: can the beginning predict the end? Int Forum Allergy Rhinol. 2017;7(9):861–7. https://doi.org/10.1002/alr.21979. Epub 2017 Jun 30.
5. De Corso E, Battista M, Pandolfini M, Liberati L, Baroni S, Romanello M, Passali GC, Fetoni AR, Sergi B, Di Nardo W, Paludetti G. Role of inflammation in non-allergic rhinitis. Rhinology. 2014;52(2):142–9. https://doi.org/10.4193/Rhin.
6. Chen F, Wen L, Qiao L, Shi Z, Xue T, Chen X, Li X. Impact of allergy and eosinophils on the morbidity of chronic rhinosinusitis with nasal polyps in northwest China. Int Arch Allergy Immunol. 2019;179(3):209–14. https://doi.org/10.1159/000497384. Epub 2019 Apr 10.
7. Pant H, Ferguson BJ, Macardle PJ. The role of allergy in rhinosinusitis. Curr Opin Otolaryngol Head Neck Surg. 2009;17(3):232–8.
8. Wilson KF, McMains KC, Orlandi RR. The association between allergy and chronic rhinosinusitis with and without nasal polyps: an evidence-based review with recommendations. Int Forum Allergy Rhinol. 2014;4(2):93–103. https://doi.org/10.1002/alr.21258. Epub 2014 Jan 2.
9. Philpott CM, Erskine S, Hopkins C, et al. Prevalence of asthma, aspirin sensitivity and allergy in chronic rhinosinusitis: data from the UK National Chronic Rhinosinusitis Epidemiology Study. Respir Res. 2018;19:129.
10. Marcus S, Schertzer J, Roland LT, Wise SK, Levy JM, DelGaudio JM. Central compartment atopic disease: prevalence of allergy and asthma compared with other subtypes of chronic rhinosinusitis with nasal polyps. Int Forum Allergy Rhinol. 2020;10:183–9. https://doi.org/10.1002/alr.22454.
11. Drake-Lee AB, McLaughlan P. Clinical symptoms, free histamine and IgE in patients with nasal polyposis. Int Arch Allergy Appl Immunol. 1982;69:268.
12. Pawankar RU, Okuda M, Suzuki K, et al. Phenotypic and molecular characteristics of nasal mucosal gamma delta T cells in allergic and infectious rhinitis. Am J Respir Crit Care Med. 1996;153:1655–65.
13. Van Zele T, Claeys S, Gevaert P, et al. Differentiation of chronic sinus diseases by measurement of inflammatory mediators. Allergy. 2006;61:1280–9.
14. Bachert C, Gevaert P, Holtappels G, et al. Total and specific IgE in nasal polyps is related to local eosinophilic inflammation. J Allergy Clin Immunol. 2001;107:607–14.
15. Van Zele T, Gevaert P, Watelet JB, et al. Staphylococcus aureus colonization and IgE antibody formation to enterotoxins is increased in nasal polyposis. J Allergy Clin Immunol. 2004;114:981–3.
16. Bernstein JM, Kansal R. Superantigen hypothesis for the early development of chronic hyperplastic sinusitis with massive nasal polyposis. Curr Opin Otolaryngol Head Neck Surg. 2005;13:39.
17. Bernstein JM, Allen C, Rich G, et al. Further observations on the role of Staphylococcus aureus exotoxins and IgE in the pathogenesis of nasal polyposis. Laryngoscope. 2011;121:647.
18. Niederfuhr A, Kirsche H, Deutschle T, et al. Staphylococcus aureus in nasal lavage and biopsy of patients with chronic rhinosinusitis. Allergy. 2008;63:1359–67.
19. Carney AS, Tan LW, Adams D, et al. Th2 immunological inflammation in allergic fungal

sinusitis, nonallergic eosinophilic fungal sinusitis, and chronic rhinosinusitis. Am J Rhinol. 2006;20:145–9.

20. Wise SK, Ahn CN, Lathers DM, et al. Antigen-specific IgE in sinus mucosa of allergic fungal rhinosinusitis patients. Am J Rhinol. 2008;22:451–6.
21. Collins M, Nair S, Smith W, et al. Role of local immunoglobulin E production in the pathophysiology of noninvasive fungal sinusitis. Laryngoscope. 2004;114:1242–6.
22. Sabirov A, Hamilton RG, Jacobs JB, et al. Role of local immunoglobulin E specific for Alternaria alternata in the pathogenesis of nasal polyposis. Laryngoscope. 2008;118: 4–9.
23. Ferguson BJ, Seethala R, Wood WA. Eosinophilic bacterial chronic rhinosinusitis. Laryngoscope. 2007;117:2036–40.
24. Neuber K, Konig W. Effects of Staphylococcus aureus cell wall products (teichoic acid, peptidoglycan) and enterotoxin B on immunoglobulin (IgE, IgA, IgG) synthesis and CD23 expression in patients with atopic dermatitis. Immunology. 1992;75:23–8.
25. Calenoff E, McMahan JT, Herzon GD, et al. Bacterial allergy in nasal polyposis. A new method for quantifying specific IgE. Arch Otolaryngol Head Neck Surg. 1993;119: 830–6.
26. Gould HJ, Takhar P, Harries HE, et al. The allergic march from Staphylococcus aureus superantigens to immunoglobulin E. Chem Immunol Allergy. 2007;93:106–36.
27. Pant H, Kette FE, Smith WB, et al. Fungal-specific humoral response in eosinophilic mucus chronic rhinosinusitis. Laryngoscope. 2005;115:601–6.
28. Safirstein BH. Allergic bronchopulmonary aspergillosis with obstruction of the upper respiratory tract. Chest. 1976;70:788–90.
29. Katzenstein AL, Sale SR, Greenberger PA. Allergic Aspergillus sinusitis: a newly recognized form of sinusitis. J Allergy Clin Immunol. 1983;72:89–93.
30. Bent JP 3rd, Kuhn FA, Bent JP, Kuhn FA. Diagnosis of allergic fungal sinusitis. Otolaryngol. Head Neck Surg. 1994;111:580–8.
31. deShazo RD, Swain RE. Diagnostic criteria for allergic fungal sinusitis. J Allergy Clin Immunol. 1995;96:24–35.
32. White LJ, Rotella MR, DelGaudio JM. Polypoid changes of the middle turbinate as an indicator of atopic disease. Int Forum Allergy Rhinol. 2014;4:376–80.
33. Hamizan AW, Christensen JW, Ebenzer J, et al. Middle turbinate edema as a diagnostic marker of inhalant allergy. Int Forum Allergy Rhinol. 2016;7:37–42.
34. Brunner JP, Jawad BA, McCoul ED. Polypoid change of the middle turbinate and paranasal sinus polyposis are distinct entities. Otolaryngol Head Neck Surg. 2017;157:519–23.
35. DelGaudio JM, Loftus PA, Hamizan AW, Harvey RJ, Wise SK. Central compartment atopic disease. Am J Rhinol Allergy. 2017;31:228–34.
36. De Young K, Wentzel JL, Schlosser RJ, Nguyen SA, Soler ZM. Systematic review of immunotherapy for chronic rhinosinusitis. Am J Rhinol Allergy. 2014;28:145–50.
37. Folker RJ, Marple BF, Mabry RL, Mabry CS. Treatment of allergic fungal sinusitis: A comparison trial of postoperative immunotherapy with specific fungal antigens. Laryngoscope. 1998;108:1623–7.
38. Gan EC, Thamboo A, Rudmik L, Hwang PH, Ferguson BJ, Javer AR. Medical management of allergic fungal rhinosinusitis following endoscopic sinus surgery: an evidence-based review and recommendations. Int Forum Allergy Rhinol. 2014;4:702–15.
39. Gevaert P, Calus L, Van Zele T, et al. Omalizumab is effective in allergic and nonallergic patients with nasal polyps and asthma. J Allergy Clin Immunol. 2013;131:110–6.e1.
40. Spits H, Artis D, Colonna M, Diefenbach A, Di Santo JP, Eberl G, Koyasu S, Locksley RM, McKenzie ANJ, Mebius RE, et al. Innate lymphoid cells—a proposal for uniform nomenclature. Nat Rev Immunol. 2013;13:145–9.
41. Ebbo M, Crinier A, Vély F, Vivier E. Innate lymphoid cells: major players in inflammatory diseases. Nat Rev Immunol. 2017;17:665–78.
42. Klose CSN, Artis D. Innate lymphoid cells as regulators of immunity, inflammation and tissue homeostasis. Nat Immunol. 2016;17:765–74.
43. Poposki JA, Klingler AI, Tan BK, Soroosh P, Banie H, Lewis G, Hulse KE, Stevens WW, Peters AT, Grammer LC, Schleimer RP, Welch KC, Smith SS, Conley DB, Raviv JR, Karras JG, Akbari O, Kern RC, Kato A. Group 2 innate lymphoid cells are elevated and activated in chronic rhinosinusitis with nasal polyps. Immun Inflamm Dis. 2017;5:233–43.
44. Patel NN, Kohanski MA, Maina IW, Triantafillou V, Workman AD, Tong CCL, Kuan EC, Bosso JV, Adappa ND, Palmer JN, Herbert DR, Cohen NA. Solitary chemosensory cells producing interleukin-25 and group-2 innate lymphoid cells are enriched in chronic rhinosinusitis with nasal polyps. Int Forum Allergy Rhinol. 2018; https://doi.org/10.1002/alr.22142.
45. Ho J, Bailey M, Zaunders J, Mrad N, Sacks R, Sewell W, Harvey RJ. Group 2 innate lymphoid cells (ILC2s) are increased in chronic rhinosinusitis with nasal polyps or eosinophilia. Clin Exp Allergy. 2015;45:394–403.
46. Geng CL, Xing ZM, Yu LS, Wang M, Yuan XP, Liu Y, Zhang G, Wang ZJ. The role of type 2 innate lymphoid cells in the pathogenesis of eosinophilic chronic rhinosinusitis with nasal

polyps. Zhonghua Er Bi Yan Hou Tou Jing Wai Ke Za Zhi. 2018;53:369–74.
47. Bal SM, Bernink JH, Nagasawa M, Groot J, Shikhagaie MM, Golebski K, van Drunen CM, Lutter R, Jonkers RE, Hombrink P, Bruchard M, Villaudy J, Munneke JM, Fokkens W, Erjefält JS, Spits H, Ros XR. IL-1β, IL-4 and IL-12 control the fate of group 2 innate lymphoid cells in human airway inflammation in the lungs. Nat Immunol. 2016;17:636–45.
48. Walford HH, Lund SJ, Baum RE, White AA, Bergeron CM, Husseman J, Bethel KJ, Scott DR, Khorram N, Miller M, Broide DH, Doherty TA. Increased ILC2s in the eosinophilic nasal polyp endotype are associated with corticosteroid responsiveness. Clin Immunol. 2014;155:126–35.
49. Padro Dietz C, Luong A. Innate lymphoid cells: the innate counterpart to T helper cells. Adv Otorhinolaryngol. 2016;79:58–68.

第 11 章

变应原特异性免疫治疗有助于治疗慢性鼻-鼻窦炎伴鼻息肉吗?

Meltem Tendoğan Avcı, Cemal Cingi, William Reisacher

11.1 引言

CRS 是一组涉及炎症的疾病,但其确切的发病机制目前尚不清楚。CRS 表现出表型异质性,分为两种类型:CRSwNP 和 CRSsNP。CRSwNP 与 AR 密切相关,因为两者同时发生,并且都涉及炎症。AR 和 CRSwNP 之间的关系仍存在相当大的争议,迄今收集的数据并未明确指向同一个方向。CRSwNP 被视为一种炎症起关键作用的,先天免疫系统和适应性免疫系统都参与其中的疾病。研究试图解释患者没有全身性过敏反应,但确实从抗 IgE 治疗中受益的明显悖论,这说明存在局部 IgE 介导的过敏反应[1,2]。

已有使用与 AR 相同药物方案治疗 CRSwNP 可以获益的相关报道,特别是在 CRSwNP 合并 AR 的患者中[3]。

AR 患者和 CRSwNP 患者的症状经常重叠,建议对药物治疗未能控制症状的 CRS 患者进行过敏检测,并进行相应治疗。如果有 CRSwNP 合并 AR 的患者,尽管适应了环境,但症状没有缓解,或者症状持续半年以上, 如果存在一两个致病性变应原,则应考虑变应原特异性免疫治疗。有食物过敏或不耐受史的人也应接受食物过敏测试,并提供避免食物过敏的饮食建议[1]。

11.2 鼻息肉和过敏

CRSwNP 是典型的以 T 细胞、IgE、组胺、ECP 和炎性细胞因子(如 IL-5 和 IL-13)为代表的嗜酸性相关炎症反应[4]。鼻息肉中可见肥大细胞脱颗粒。Drake-Lee 研究了 36 例息肉患者,观察当他们受到抗 IgE 和变应原攻击时,组胺是否释放。其中 8 例患者的息肉组织中释放组胺,但只有 3 例患者同时使用抗 IgE 和变应原提取物。他得出结论,尽管过敏可能会导致息肉组织中的肥大细胞脱颗粒,但这不太可能是鼻息肉的常见原因[5]。其他研究人员认为,过敏可能是鼻息肉形成的一个因素,此外,还有真菌或细菌的存在。他们引用了 3 个证据,指出过敏在鼻息肉形成中的作用:大多数息肉含有高水平的嗜酸性粒细胞、经常同时伴发哮喘、鼻症状和体征与过敏症状和体征重叠[6]。

上述也存在反例,因为现在已知嗜酸性粒细胞进入是通过非过敏机制发生的(见第 10 章);哮喘不一定是过敏性的,尤其是在成人中(是 T2 型哮喘,而不是 Th2 型);并且鼻部症状在表现上也不同。鼻痒和打喷嚏在 AR 中比 CRSwNP 更常见。尽管黏膜 IgE 与某些 CRSwNP 参与了病理生理过程,但 IgE 合成的机制似乎与细菌无关,特别是金黄色葡萄球菌。CRSwNP 中所见的各种表型和内在型涉及上皮屏障功能障碍、辅助 T 细胞环境、类花生酸代谢改变、愈合延迟及与细菌的相互作用导致疾病恶化[7]。

息肉病患者的皮肤点刺试验阳性率高于普通人群。一项独立研究发现,皮肤点刺试验阳性的患者有多次鼻息肉切除术中的风险[8]。关于特应性疾病,即对特定变应原(如花粉、屋尘螨、霉菌和动物皮屑)过敏的遗传易感性,与鼻息肉形成之间的关系仍有待讨论[9]。

11.2.1 阿司匹林过敏

多项研究已将阿司匹林不耐受定义为一种与鼻息肉形成相关的独特疾病。阿司匹林过敏被定义为一种“阿司匹林和大多数其他 NSAID 引起鼻炎和哮喘发作的独特的临床综合征”,现在称为 NSAID 加重性呼吸系统疾病(N-ERD)[10]。第 12 章考虑了阿司匹林脱敏在 N-ERD 治疗中的应用。

11.3 免疫疗法治疗过敏

免疫治疗针对特定抗原激活调控性 T 细胞,以及其他事件。最近,人们对其发生机制有了更好的理解。Radulovic 等[11]指出,成功实施梯牧草抗原皮下免疫治疗(SCIT)超过 2 年,使季节性 AR 患者鼻黏膜中 Foxp3 阳性 CD41CD251(TR1 细胞)水平升高。此外,SCIT 促使 TR1 细胞的数量在花粉出现的季节再次增加,嗜酸性粒细胞和释放 IL-5 的细胞数量下降。在 Francis 等[12]的一项研究中,对梯牧草簇抗原进行了 2 个月的 SCIT,在接下来的 10 个月内,给予 20mg Phl p 5 作为维持。最初,当个体暴露于梯牧草变应原时,PBMC 产生的 IL-10 增加。此后,当在 6 周时用梯牧草变应原激发时,嗜碱性粒细胞释放的组胺显著减少,对梯牧草的特异性 IgE 升高(同种型 IgG4 和 IgA),但当达到第 12 周时,对梯牧草变应原的反应受到抑制。早期出现的 IL-10 水平升高,可能是导致 IgG4 和 IgA 形成的事件。

Yamanaka 等[13]观察到,日本柳杉花粉(Cry j 1 和 Cry j 2)的舌下免疫疗法导致 Treg 1 细胞形成,具有柳杉特异性,但当观察 T 细胞上的受体表达时,Treg 1 细胞的克隆扩增并不明显。此外,TR1 细胞阻止 T 细胞响应广泛的刺激(CD3/CD28 抗体)而增殖。这一发现可能表明,与变应原接触激活的 TR1 细胞可能阻止 Th2 细胞对免疫治疗制剂中发现的变应原以外的变应原做出反应。Allam 等[14]对口腔黏膜进行了活检,然后对其进行了体外研究。当梯牧草源性变应原 Phl p 5 存在时,朗格汉斯细胞变得不易成熟化,但确实会进一步迁移,并分泌高水平的 TGF-β1 和 IL-10,这两种分子对 Treg 细胞的分化很重要。从整体来看,所有这些研究都有助于阐明 Treg 细胞在特异性免疫治疗过程中是如何产生和发挥作用的[15]。

免疫治疗可采用皮下注射(即 SCIT)或舌下递送(即 SLIT)的形式。SCIT 通过降低 Th2 活性以响应变应原的呈现,从而降低白细胞介素 4、13、5 和 9 的水平。Th2 通路活性的下降导致 Th1 对变应原刺激的协同反应更加明显。免疫耐受似乎是通过 Treg 细胞释放 IL-10 和 TGB-β 发生的,这似乎阻止了 Th2 途径的参与。SCIT 产生了许多有益的结果,如 SCIT 后从个体中提取的血清在体外抑制与抗原复合的 IgE 与 B 淋巴细胞的结合,以及当 IgE 与抗原结合时,抑制变应原特异性 T 细胞的应答[16]。

SCIT 和 SLIT 之间的主要区别在于,SLIT 通过接触口腔黏膜进行治疗。SLIT 诱导的变化反映了 SCIT 引起的变化,即在治疗早期通过提高 IL-10 来下调 Treg 细胞的水平,同时,在免疫治疗结束时阻断对抗原的特异性反应及对具有变应原特异性的 T 淋巴细胞活性的改变。一个区别是 SLIT 不会刺激 TGF-β 的释放(与 SCIT 不同),因此,SLIT 产生具有变应原特异性的 Tregs 的能力可能较弱[16]。然而,SLIT 中唾液 IgA 的局部黏膜变化可能会带来额外的收益[17]。

总之,AIT(SCIT 和 SLIT)下调了触发变应原的炎症反应。

11.4 鼻息肉与免疫治疗

在一项针对肯塔基州 90 例息肉患者(其中许多患者为过敏体质)的当地研究中,Yun 发现免疫治疗对修正性手术的次数或鼻息肉复发的时间没有统计学上的显著影响。哮喘和阿司匹林过敏与更高的 CT 评分或更严重的疾病相关。息肉组织中嗜酸性粒细胞的存在不影响 CT 评分。CT 评分较高的患者息肉复发时间较短[18]。

El-Samny 等研究了免疫疗法如何影响特应性个体在鼻息肉切除后复发的概率[19]。与单独接受 AIT 的患者相比,同时接受手术和术后 AIT 的患者满意度更高,但差异无统计学意义:手术联合免疫治疗组(第 1 组)有 38.9%的患者鼻息肉复发,而仅有免疫治疗组(第 2 组)有 30%的患者鼻息肉复发。第 2 组中的患者鼻息肉评分较低,但评分仍然升高。第 1 组的鼻息肉在 7~13 个月内复发,第 2 组在 12~16 个月内复发。研究者的结论是,在有鼻息肉的过敏性患者中,免疫疗法适合在手术后实施,以减小息肉的大小,并提供更好的生活质量和更少的不适症状。他们提示,仅靠免疫疗法并不能为每位鼻息肉患者提供足够的益处。El-Samny 等[19]还提出,如果延长 SCIT 的时间,鼻息肉的复发速度可能会推迟。

Nishioka 等报道比较了 CRSwNP 和常年过敏患者在接受鼻内镜鼻窦手术(ESS)的同时开始免疫治疗与拒绝免疫治疗的类似患者的息肉复发率[20],平均随访 14.9 个月,在 12/34(35.3%)接受免疫治疗的患者在手术侧息肉复发率为 13/58(22.4%),而 2/5(40%)的非免疫治疗患者在手术侧息肉复发率为 4/8(50%)。但对照组样本量少,无法进行统计分析。

11.5 结论

根据目前已知和指南的建议,对 CRSwNP 患者的过敏情况是可以酌情评估的[21]。鉴于缺乏高质量的患者对照研究,目前还不能确定 AIT 对 CRSwNP 是否有益。由于缺乏支持性证据,以及疾病和现有数据的异质性,意味着无法对 CRSwNP 是否使用免疫疗法做出建议[1]。然而,对于药物治疗无法控制的 CRSwNP合并 AR 的患者,应该考虑 AIT。

(张珊珊 译)

参考文献

1. Contreras JI, Ferguson BJ, Wang EW, Lee S. The role of allergy therapy in chronic rhinosinusitis: a systematic review. Curr Otorhinolaryngol Rep. 2013;1:33–44.
2. Gevaert P, Calus L, Van Zele T, et al. Omalizumab is effective in allergic and nonallergic patients with nasal polyps and asthma. J Allergy Clin Immunol. 2012; https://doi.org/10.1016/j.jaci.2012.07.047.
3. Lee S, Kundaria S, Ferguson BJ. Practical clinical management strategies for the allergic patient with chronic rhinosinusitis. Curr Opin Otolaryngol Head Neck Surg. 2012;20:179–87.
4. Mygind N, Dahl R, Bachert C. Nasal polyposis, eosinophil dominated inflammation, and allergy. Thorax. 2000;55(Suppl 2):S79–83. https://doi.org/10.1136/thorax.55.suppl_2.s79.
5. Drake-Lee AB, McLoughlan P. The release of histamine from nasal polyp tissue and peripheral blood when challenged with antihuman IgE, house dust mite extract and mixed grass pollen extract and compared with positive skin tests. J Laryngol Otol. 1988;102(10):886–9.
6. Kirtsreesakul V. Update on nasal polyps: etiopathogenesis. J Med Assoc Thailand. 2005;88(12):1966–72.
7. Derycke L, Perez-Novo C, Van Crombruggen K, Corriveau M-N, Bachert C. Staphylococcus aureus and chronic airway disease. World Allergy Organ J. 2010;3:223–8.
8. Pang YT, Eskici O, Wilson JA. Nasal polyposis: role of subclinical delayed food hypersensitivity. Otolaryngol Head Neck Surg. 2000;122:298–301.
9. The UCB Institute of Allergy. Atopy versus allergy, 12 Sept 2011. http://www.theucbinstituteofallergy.com/patient-and-public/What-is-Allergy/How-does-allergy-develop/Atopy-versus-allergy. Accessed 2 Apr 2014.

10. Kowalski ML, Agache I, Bavbek S, Bakirtas A, Blanca M, Bochenek G, Bonini M, Heffler E, Klimek L, Laidlaw TM, Mullol J, Niżankowska-Mogilnicka E, Park HS, Sanak M, Sanchez-Borges M, Sanchez-Garcia S, Scadding G, Taniguchi M, Torres MJ, White AA, Wardzyńska A. Diagnosis and management of NSAID-Exacerbated Respiratory Disease (N-ERD)—a EAACI position paper. Allergy. 2019;74(1):28–39. https://doi.org/10.1111/all.13599. Epub 2018 Oct 2.
11. Radulovic S, Jacobson MR, Durham SR, Nouri-Aria KT. Grass pollen immunotherapy induces Foxp3-expressing CD41 CD251 cells in the nasal mucosa. J Allergy Clin Immunol. 2008;121:1467–72.
12. Francis JN, James LK, Paraskevopoulos G, Wong C, Calderon MA, Durham SR, et al. Grass pollen immunotherapy: IL-10 induction and suppression of late responses precedes IgG4 inhibitory antibody activity. J Allergy Clin Immunol. 2008;121:1120–5, e2.
13. Yamanaka K, Yuta A, Kakeda M, Sasaki R, Kitagawa H, Gabazza EC, et al. Induction of IL-10-producing regulatory T cells with TCR diversity by epitope-specific immunotherapy in pollinosis. J Allergy Clin Immunol. 2009;124:842–5.
14. Allam JP, Wurtzen PA, Reinartz M, Winter J, Vrtala S, Chen KW, et al. Phl p 5 resorption in human oral mucosa leads to dose-dependent and time-dependent allergen binding by oral mucosal Langerhans cells, attenuates their maturation, and enhances their migratory and TGF-beta1 and IL-10-producing properties. J Allergy Clin Immunol. 2010;126:638–45.
15. Sabin BR, Saltoun CA, Avila PC. Advances in upper airway diseases and allergen immunotherapy. J Allergy Clin Immunol. 2011;127(2):342–50. Review. https://doi.org/10.1016/j.jaci.2010.11.049.
16. Saltoun C, Avila PC. Advances in upper airway diseases and allergen immunotherapy in 2007. J Allergy Clin Immunol. 2008;122(3):481–7. https://doi.org/10.1016/j.jaci.2008.06.027.
17. Huoman J, Papapavlou G, Pap A, Alm J, Nilsson LJ, Jenmalm MC. Sublingual immunotherapy alters salivary IgA and systemic immune mediators in timothy allergic children. PAI. 2019;30(5):522–30.
18. Yun JH. A retrospective study on the effect of immunotherapy treatment on nasal polyposis, College of Arts & Sciences Senior Honors Theses. 2014, Paper 74. https://doi.org/10.18297/honors/74.
19. El-Samny TA, Ezzat WF, Ashour Zinab A, Hakim EK, El Shrnouby MK, El-Melegi HA, Attiab MY. Does immunotherapy reduce the recurrence rate in nasal polyposis? Egypt Soc Intern Med. 2014;26:60–7.
20. Nishioka GJ, Cook PR, Davis WE, McKinsey JP. Immunotherapy in patients undergoing functional endoscopic sinus surgery. Otolaryngol Head Neck Surg. 1994;110:406–12.
21. Meltzer EO, Hamilos DL. Rhinosinusitis diagnosis and management for the clinician: a synopsis of recent consensus guidelines. Mayo Clin Proc. 2011;86:427–43.

第 12 章

阿司匹林脱敏在 N-ERD 中有效吗？

Işıl Çakmak Karaer, Nuray Bayar Muluk, Glenis K. Scadding

12.1 引言

阿司匹林（ASA）是世界上使用最广泛的药物。它在心血管疾病，特别是急性冠脉综合征（ACS）和慢性缺血性心脏病（CIHD）的治疗中发挥着关键作用。它用于预防脑卒中和治疗某些慢性风湿病。然而，不幸的是，患者可能对 ASA 或其他 NSAID 类型药物过敏，尤其是当药物主要是环氧化酶 1（COX-1）抑制剂时[1]。

N-ERD，又称为 Samter 三联征，影响上、下呼吸道，包括嗜酸性粒细胞型鼻窦炎、严重鼻息肉形成、哮喘和对 COX-1 抑制药物的超敏反应。这是一种渐进性加重的炎症性疾病。在 N-ERD 患者中，75%的人对乙醇也很敏感[2]。N-ERD 在普通人群中的发病率一般为 0.6%~2.5%，在成年后出现哮喘并伴有CRSwNP 患者中约占 40%。在哮喘患者中，有 7%的人患有 N-ERD，如果哮喘严重，这一比例则高达 15%[3]。这种疾病被归类为进行性疾病。最常见的发病年龄是 30~34 岁，女性比男性更常见。N-ERD 的初期临床表现通常是一种流感样症状，随后发展为持续性鼻-鼻窦炎；然后，出现哮喘症状，最终对 ASA 和 NSAID 产生明显的呼吸系统敏感性[4,5]。

在冠状动脉疾病（CAD）患者的二级预防中几乎普遍使用 ASA。ASA 已用于非 ST 段抬高心肌梗死（NSTEMI）和 ST 段抬高心肌梗死（STEMI），并降低了再梗死率，挽救了生命[6]。遗憾的是，尽管 ASA 有降低死亡率的潜力，但因为人们担心患者存在阿司匹林过敏史，使其在 CAD 中的应用可能受到限制。有关个体在接受 ASA 治疗 CAD 后出现过敏反应的报道相对较多，其中一项涉及 9565 例患者的研究报道显示过敏的发生率为 1.5%[7]。因此，对于有 CAD 且对 ASA 过敏的患者，通常需要进行 ASA 脱敏治疗。尽管如此，引用[7]的研究发现，76.1%的患者故意避免给予 ASA，实际上只有 4 例患者接受了 ASA 脱敏治疗[1]。

12.2 N-ERD 的发病机制

虽然 N-ERD 的确切致病机制尚不完全清楚，但一般认为花生四烯酸的异常代谢途径在其中发挥重要作用。这种生化紊乱导致白三烯 LTE4 水平升高，而发挥抑制炎症作用的前列腺素 PGE2 在静息水平上降低[8]。组织病理学改变包括大量嗜酸性粒细胞浸润，同时伴有大量肥大细胞和血小板白细胞聚集。在循环的粒细胞中，白三烯 C4 合酶产生 LTC4，其中 50%以上是在血小板粒细胞聚集物中产生的。因此，聚集物总数的增加意味着 LTC4 的增加[9]。Steinke 等[10]揭示了干扰素-γ

(IFN-γ)在N-ERD发病机制中的关键作用。研究发现,从N-ERD患者的样本中提取出的主要细胞因子是IFN-γ,其次是IL-4。IFN-γ对嗜酸性粒细胞脱颗粒具有强大的作用,并能促进参与半胱氨酰白三烯生成的基因转录。N-ERD似乎涉及T1和T2介导的免疫途径的紊乱。在这方面,它与慢性增生性嗜酸性鼻窦炎(CHES)不同,CHES主要影响T2通路[10]。

目前,还不清楚ASA脱敏治疗是如何改变这种发病机制的。一些初步研究主要包括CysLT1受体表达减少、LTB4合成受阻、痰液中IL-4水平降低和LTE4分泌减少[11-13]。总的来说,正如不同介质的水平所反映的,新陈代谢从促炎状态转变为抗炎状态[14]。

因此,N-ERD的发病依赖于花生四烯酸途径内发生的复杂代谢紊乱,其中至少有一部分取决于遗传易感性[15,16]。促炎性二十烷类化合物的合成过多,可促进支气管收缩,特别是LTC4和PGD2。同时,抗炎信号分子的产生不足,尤其是前列腺素E2。因此,对ASA敏感的哮喘亚型涉及嗜酸性粒细胞的大量浸润的炎性细胞反应,这一反应涉及广泛的T2淋巴细胞和肥大细胞脱颗粒[15-17]。

12.3 ASA脱敏(AD)

12.3.1 ASA激发试验适应证

对于没有ASA和其他NSAID过敏史的受试者,需要ASA激发试验才能对N-ERD进行正式诊断。

12.3.1.1 ASA脱敏

这可以作为N-ERD的治疗措施;它还可以防止NSAID的意外摄入,并允许使用NSAID进行镇痛、心血管疾病等治疗[18-21]。

两种使用方法:口服和鼻内。

12.3.2 ASA脱敏和ASA治疗

在接受口服ASA激发试验和AD之前,对怀疑患有N-ERD的受试者给予白三烯拮抗剂,其目的有两个:①针对N-ERD本身提供治疗;②在给予ASA时减轻肺部反应,同时不影响鼻-眼反射功能[22-25]。激发试验前1周停用鼻用皮质类固醇;长效β受体激动剂和吸入类固醇不需停药。激发试验前一个月内不应口服皮质类固醇。进行AD的理想时间是鼻窦手术后2~4周,旨在减少鼻息肉的数量,因为ASA的持续治疗能阻止鼻息肉的再次形成。建议使用支气管扩张剂前患者的FEV1至少为该个体最佳结果的70%,且体积至少达到1.5 L[18]。AD的禁忌证包括妊娠、脆性哮喘、胃溃疡或出血性疾病。患者应签署知情同意书[26]。

12.3.2.1 口服ASA激发试验

该试验必须在熟练使用ASA进行激发试验的医生和技术人员的直接监督下进行。应急复苏设备应随时可用,患者应连接静脉输液管。患者应处于稳定的临床状态,基线FEV1应至少为预测值的70%[27]。

如果需要口服皮质类固醇进行常规治疗,剂量不应超过10mg泼尼松龙或等效物。吸入(支气管)和局部(鼻)皮质类固醇剂量应尽可能低,并应在整个激发过程中保持稳定。任何皮质类固醇治疗都应仔细记录,因为它们可能会减弱对ASA的反应[28]。

激发方案:第1天(安慰剂)。测量1秒内的用力呼气量,并将基线值选为三次测试中的最佳值(相差不超过10%)。如果基线FEV1至少为患者预测值的70%,则开始进行激发。每隔1.5~2小时服用3粒(或可选4粒)安慰剂胶囊。每30分钟测量一次1秒内的用力呼气量,允许值与基线相差<15%。如果FEV1发生更大变化,则患者被视为临床状况不稳定,停止进一步激发试验[27]。

激发方案:第2天(ASA)。测量1秒内的用力呼气量,并选择基线值作为3次连续测试中的最佳值。当基线FEV1至少为预测值的70%时,激发开始。通常每1.5~2小时服用4次呈指数增长的ASA剂量(27mg、44mg、117mg、312mg),直到累积剂量达到500mg[27]。

如果患者在服用ASA或其他NSAID后出现严重反应,如非常严重的呼吸困难和(或)过敏性休克,则试验开始时服用10mg ASA,1.5~2小时后服用下一剂17mg,即出于安全原因,27mg剂量分为两剂[27]。

12.3.2.2 鼻用 ASA 激发试验

对于严重哮喘患者来说,考虑到口服或支气管 ASA 激发试验的禁忌证,鼻用 ASA 激发试验可能是更安全的选择,这种激发试验可以在医院门诊部进行监测。在进行激发试验之前,应对所有患者进行鼻部检查和前鼻镜检查,以评估是否存在鼻息肉。若发现影响鼻腔 ASA 激发试验结果的鼻腔病变,如鼻中隔穿孔或严重鼻息肉等,则不适合进行该试验。为了排除环境因素对鼻部过敏反应的影响,在进行鼻腔 ASA 激发试验之前,需要进行至少 30 分钟的稳定期[27]。

在基线记录阶段,前 30 分钟内每隔 10 分钟记录一次鼻部症状、吸气流量和鼻腔容积的数值。然后通过 Eppendorf 移液管将 0.9%NaCl(80μL)滴入每个鼻孔进行鼻腔激发,以评估非特异性鼻高反应性。在接下来的 30 分钟内,每隔 10 分钟记录一次鼻部症状、吸气流量和鼻腔容积的数值。如果记录值的变化超过 20%,则上气道存在过度反应,无法进行进一步的激发。最后,令患者头部后仰 1 分钟,使用 Eppendorf 移液管将 L-ASA 80μL(总 ASA 剂量为 16mg)滴入每个鼻孔。在 L-ASA(80 ll)给药后,接下来的 2 小时内每隔 10 分钟测量一次鼻部症状、吸气流量和鼻腔容量的数值。对于在 2 小时观察结束时出现临床症状的患者,在接下来的 1 小时内(即 L-ASA 给药后第 3 小时),每隔 10 分钟测量一次鼻部症状、吸气流量和鼻腔容积[27]。

另一种方案使用逐渐增加剂量的鼻内赖氨酸 ASA,每次剂量之间至少间隔 45 分钟[29]。通常的激发剂量为 15~30mg。

鼻用 ASA 激发试验的阳性反应为出现鼻部症状,如流涕、鼻塞、打喷嚏,12 cm 处的总鼻流量值与声学鼻测量的基线值相比下降 25%,或与通过鼻腔测压仪或 PNIF 测量仪评估的基线值相比较,吸气鼻流量双侧下降 40%。在进行鼻腔 ASA 激发试验后,可使用鼻用 α-肾上腺素模拟物(如局部羟甲唑啉)治疗鼻塞。如果出现严重的鼻部不良反应,可能需要口服皮质类固醇。如果鼻腔激发试验结果为阴性,应进行口服激发,以排除对 ASA 过敏的合理怀疑[27]。

12.3.2.3 美国经验报道

根据斯克里普斯诊所对 N-ERD 患者进行的 1500 多次 AD 的经验,制定了两项指南。平均而言,在从口服 ASA 开始到发生反应一般需要 102 分钟。通常情况下,引起反应的 ASA 剂量在 45~100mg。在此基础上,每隔 3 小时提供一次剂量范围的药物[30]。采用鼻内使用酮咯酸的混合方法(因为赖氨酸 ASA 在美国无法获得)可以节省时间,只需 1.5 天即可完成治疗,而不是通常的 3~4 天。然而,这种方法的使用仅限于没有鼻息肉的患者[31,32]。最常见的反应类型是鼻-眼反应(90%),其次是影响支气管或喉的反应(43%),呼吸道外发生的反应较少见(肠道占 23%,皮肤占 10%)[33]。支气管或喉的反应症状可以用沙丁胺醇或环肾上腺素治疗,然后重复 ASA 剂量。对于仅影响鼻黏膜的反应,可单独或联合使用羟甲唑啉和氮䓬斯汀,并逐步增加下一步的剂量。在斯克里普斯诊所进行的 1500 例 AD 治疗中,只有 3 例出现全身反应,在这种情况下,肌内注射肾上腺素即可,无须住院[26]。

12.3.2.4 脱敏后阿司匹林治疗(ATAD)

ATAD 已成为一种适用于严重到需要使用皮质类固醇或伴鼻息肉的难治性哮喘的治疗方法。ATAD 在非 ASA 敏感受试者中无效[34]。

多项研究表明了 ATAD 的临床益处,尽管大多数此类研究都是开放性和没有安慰剂对照的[35],但最近的一项试验采用了双盲设计并使用了安慰剂[36]。

ATAD 在治疗 N-ERD 方面有效,且安全可靠。自 1979 年推出后,多项研究已证实 ATAD 的有效性,研究结果包括每年鼻窦感染次数、嗅觉评分、鼻部症状评分、哮喘症状评分、鼻窦手术、住院情况和急诊就医次数等。这些试验采用了观察性和回顾性方法[37]。使用 ATAD 后,每天泼尼松龙的基础需求量也减少了约 70%[5]。到目前为止,已经进行了 7 项随机对照试验来研究 ATAD 的有效性,其中有 6 项证明了其疗效[38-44]。最新的试验包含 34 例患者,在 6 个月内每天服用 650mg ASA,该试验采用随机分配和安慰剂对照,研究人员和试验受试者均采用盲法。在 FEV1、SNOT-22、症状评分、药物评分和

Lund-Mackay CT 评分方面，都表现出显著的统计学意义[38]。

在受过专业培训的医护人员的监督下，ATAD可以在门诊部以足够安全的方式实施（仅鼻腔使用，不包括口服）。尽管有针对 ATAD 的标准化指南，但 ASA 的具体使用剂量取决于患者个体情况[30]。早期研究中，ASA 的剂量为每天 300~2600mg[45]，但近期的研究表明，650mg 的剂量与 1300mg 的剂量具有相同的效果，甚至每天 300mg 的剂量也具有临床疗效[40,42,46,47]。N-ERD 患者通常需要的起始剂量比 CAD 患者（0.1~10mg）高 10~20mg[40,42,46,47]。在 ATAD 中发生的大多数上、下呼吸道超敏反应，出现于 40~160mg 剂量内[40,42,46,47]。

不同医院推荐 ATAD 的使用方式可能有所不同，但一个共同的特点是口服初始剂量为最低剂量（30mg），如果患者耐受，则在 2~3 天内增加到 650mg。一种常用的方法是在 48 小时内完成口服调整剂量的 ASA 和鼻用酮咯酸的应用（所谓的“混合”技术）[48]。

大多数 N-ERD 患者可以从 ATAD 中获益；然而，有一些患者由于皮肤、肠道或肺部的相关症状影响而无法耐受 ATAD。Laidlaw 等试图识别出有 ATAD 不耐受的高危人群的特征，该高危人群表现出前列腺素相关途径调节失控的特征，尤其是 PGD2 水平显著升高，这一点在尿液和血液中都可以证实。PGD2 水平与反应发生时气道阻塞的严重程度之间存在相关性[49]。

研究人员已经多次证明了 ATAD 对 N-ERD 患者有效，这一治疗方法可改善症状，从而提高生活质量，减少鼻息肉的生长，减少鼻窦感染，降低口服糖皮质激素的处方用量，减少鼻窦手术[36,47,50]。在治疗的第一个月内，患者鼻腔和哮喘评分及嗅觉功能就能有所改善[51]。目前，已有关于这一领域的 Cochrane 荟萃分析[52]。

ATAD 的作用机制目前尚不明确，早期研究涉及的参与者数量较少，无法明确展示花生四烯酸代谢的变化。然而，随后的研究表明[53,54]，长期的 ATAD 通过作用于 STAT 6 通路来抑制 IL-4 的产生，并且显示出 Th1 活性标志物的增加。STAT6 的作用涉及抑制酪氨酸激酶对途径中的传导体和激活因子进行磷酸化的过程[53,54]。

尽管 ASA 连续疗法对于 N-ERD 患者的病理生理学影响机制尚不明确，但 N-ERD 中花生四烯酸代谢紊乱会立即发生再平衡，导致半胱氨酰白三烯和相应受体的表达降低[13]，并长期抑制白三烯的产生[13,55]。

12.3.3 阿司匹林的维持剂量

目前，ASA 的理想口服剂量尚未确定。已知在 N-ERD 患者中，高剂量 ASA（即 650mg bid）对于呼吸系统疾病管理具有一定疗效[30,54]。一项比较 325mg 和 650mg bid 剂量的研究发现，大约 50%的患者在 325mg bid 的剂量下得到了满意的治疗效果，但其余的患者每天需要总剂量为 1300mg 的 ASA。作者建议初始剂量为 650mg bid 持续 1 个月后每月减少 325mg，并根据患者的反应调整剂量。对于正在服用心脏保护性 NSAID 的患者，剂量应不低于 325mg，此剂量可对任何抑制 COX-1 的 NSAID 产生交叉耐受性。然而，对于呼吸系统疾病来说，此剂量可能是不够的[40]。

12.3.3.1 副作用

ATAD 可能与胃肠道刺激、皮疹、荨麻疹、鼻出血及鼻或支气管症状的加重等不良反应相关[56]。

ATAD 开始后，不应期为 2~3 天，连续治疗可维持耐受性。然而，若服用 ASA 已超过 4 天，则需要重新进行脱敏治疗[57]。若服用 ASA 已经 3~4 天，则患者需要回诊，接受 325mg 监督剂量的 ASA 治疗。

通常的鼻用 ASA 剂量为每日 75mg[58]，但有些患者在较低剂量下症状就会有所改善，30mg ASA 的临床效益已得到证实[59]。

每天 16mg ASA 会减少白三烯受体[13]。

鼻用赖氨酸 ASA 的副作用小于口服 ASA[58]。患者接受这种长期治疗需要持续的临床指导和监测。

在 N-ERD 的管理中，使用 ATAD 是安全且具有临床疗效的，而且比使用单克隆抗体，如奥马珠单抗、美泊利单抗或度普利尤单抗便宜得多，因此，在启动此类治疗之前，应尽可能尝试 ATAD[26]。

（李伊凡 译）

参考文献

1. Cortellini G, Caruso C, Romano A. Aspirin challenge and desensitization: how, when and why. Curr Opin Allergy Clin Immunol. 2017;17(4):247–54. https://doi.org/10.1097/ACI.0000000000000374.
2. Cardet JC, White AA, Barrett NA, et al. Alcohol-induced respiratory symptoms are common in patients with aspirin exacerbated respiratory disease. J Allergy Clin Immunol Pract. 2014;2:208–13.
3. Rajan JP, Wineinger NE, Stevenson DD, White AA. Prevalence of aspirin exacerbated respiratory disease among asthmatic patients: a meta-analysis of the literature. J Allergy Clin Immunol. 2015;135:676–81.
4. Szczeklik A, Nizankowska E, Duplaga M. Natural history of aspirin-induced asthma. AIANE Investigators. European network on aspirin-induced asthma. Eur Respir J. 2000;16:432–6.
5. Berges-Gimeno MP, Simon RA, Stevenson DD. The natural history and clinical characteristics of aspirin-exacerbated respiratory disease. Ann Allergy Asthma Immunol. 2002;89:474–8.
6. Amsterdam EA, Wenger NK, Brindis RG. 2014 AHA/ACC guideline for the management of patients with non-ST-elevation acute coronary syndromes: executive summary: a report of the American College of Cardiology/American Heart Association Task Force on Practice Guidelines. Circulation. 2014;130:2354–94.
7. Feng CH, White AA, Stevenson DD. Characterization of aspirin allergies in patients with coronary artery disease. Ann Allergy Asthma Immunol. 2013;110:92–5.
8. Steinke JW, Payne SC, Borish L. Interleukin-4 in the generation of the AERD phenotype: implications for molecular mechanisms driving therapeutic benefit of aspirin desensitization. J Allergy (Cairo). 2012;2012:182090.
9. Laidlaw TM, Kidder MS, Bhattacharyya N, et al. Cysteinyl leukotriene overproduction in aspirin-exacerbated respiratory disease is driven by platelet adherent leukocytes. Blood. 2012;119:3790–8.
10. Steinke JW, Liu L, Huyett P, et al. Prominent role of IFN-g in patients with aspirin exacerbated respiratory disease. J Allergy Clin Immunol. 2013;132:856–65.
11. Juergens UR, Christiansen SC, Stevenson DD, Zuraw BL. Inhibition of monocyte leukotriene B4 production after aspirin desensitization. J Allergy Clin Immunol. 1995;96:148–56.
12. Nasser SM, Patel M, Bell GS, Lee TH. The effect of aspirin desensitization on urinary leukotriene E4 concentrations in aspirin-sensitive asthma. Am J Respir Crit Care Med. 1995;151:1326–30.
13. Sousa AR, Parikh A, Scadding G, et al. Leukotriene-receptor expression on nasal mucosal inflammatory cells in aspirin-sensitive rhinosinusitis. N Engl J Med. 2002;347:1493–9.
14. Tajudeen BA, Schwartz JS, Bosso JV. The role of aspirin desensitization in the management of aspirin-exacerbated respiratory disease. Curr Opin Otolaryngol Head Neck Surg. 2017;25(1):30–4. https://doi.org/10.1097/MOO.0000000000000331.
15. Stevenson DD, Szczeklik A. Clinical and pathologic perspectives on aspirin sensitivity and asthma. J Allergy Clin Immunol. 2006;118:773–86.
16. Sanak M, Pierzchalska M, Bazan-Socha S, Szczeklik A. Enhanced expression of the leukotriene C4 synthase due to overactive transcription of an allelic variant associated with aspirin intolerant asthma. Am J Respir Cell Mol Biol. 2000;23:290–6.
17. Ying S, Corrigan CJ, Lee TH. Mechanisms of aspirin-sensitive asthma. Allergol Int. 2004;53:111–9.
18. Macy E, Bernstein JA, Castells MC, Gawchik SM, Lee TH, Settipane RA, et al. Aspirin challenge and desensitization for aspirin-exacerbated respiratory disease: a practice paper. Ann Allergy Asthma Immunol. 2007;98:172–4.
19. Stevenson DD, Simon RA. Selection of patients for aspirin desensitization treatment. J Allergy Clin Immunol. 2006;118:801–4.
20. White AA, Stevenson DD, Woessner KM, Simon RA. Approach to patients with aspirin hypersensitivity and acute cardiovascular emergencies. Allergy Asthma Proc. 2013;34:138–42.
21. Woessner KM, Simon RA. Cardiovascular prophylaxis and aspirin “allergy”. Immunol Allergy Clin N Am. 2013;33:263–74.
22. Dahlen B. Treatment of aspirin-intolerant asthma with antileukotrienes. Am J Respir Crit Care Med. 2000;161(Suppl):S137–41.
23. Israel E, Fischer AR, Rosenberg MA, Lilly CM, Callery JC, Shapiro J, et al. The pivotal role of 5-lipoxygenase products in the reaction of aspirin-sensitive asthmatics to aspirin. Am Rev Respir Dis. 1993;148:1447–51.
24. Berges-Gimeno MP, Simon RA, Stevenson DD. The effect of leukotriene modifier drugs on aspirin-induced asthma and rhinitis reactions. Clin Exp Allergy. 2002;32:1491–6.
25. White A, Ludington E, Mehra P, Stevenson DD, Simon RA. Effect of leukotriene modifier drugs on the safety of oral aspirin challenges. Ann Allergy Asthma Immunol. 2006;97:688–93.

26. Woessner KM, White AA. Evidence-based approach to aspirin desensitization in aspirin-exacerbated respiratory disease. J Allergy Clin Immunol. 2014;133(1):286–7.e1–9. https://doi.org/10.1016/j.jaci.2013.11.016.
27. Nizankowska-Mogilnicka E, Bochenek G, Mastalerz L, Swierczyńska M, Picado C, Scadding G, Kowalski ML, Setkowicz M, Ring J, Brockow K, Bachert C, Wöhrl S, Dahlén B, Szczeklik A. EAACI/GA2LEN guideline: aspirin provocation tests for diagnosis of aspirin hypersensitivity. Allergy. 2007;62(10):1111–8. Epub 2007 May 22.
28. Nizankowska E, Szczeklik A. Gluco-corticosteroids attenuate aspirin-precipitated adverse reactions in aspirin intolerant patients with asthma. Ann Allergy. 1989;63:159–64.
29. Miller B, Mirakian R, Gane S, Larco J, Sannah AA, Darby Y, Scadding G. Nasal lysine aspirin challenge in the diagnosis of aspirin—exacerbated respiratory disease: asthma and rhinitis. Clin Exp Allergy. 2013;43(8):874–80. https://doi.org/10.1111/cea.12110.
30. Hope AP, Woessner KA, Simon RA, Stevenson DD. Rational approach to aspirin dosing during oral challenges and desensitization of patients with aspirin exacerbated respiratory disease. J Allergy Clin Immunol. 2009;123:406–10.
31. Lee RU, White AA, Ding D, Dursun AB, Woessner KM, Simon RA, et al. Use of intranasal ketorolac and modified oral aspirin challenge for desensitization of aspirin-exacerbated respiratory disease. Ann Allergy Asthma Immunol. 2010;105:130–5.
32. White A, Bigby T, Stevenson D. Intranasal ketorolac challenge for the diagnosis of aspirin-exacerbated respiratory disease. Ann Allergy Asthma Immunol. 2006;97:190–5.
33. Williams AN, Simon RA, Woessner KM, Stevenson DD. The relationship between historical aspirin-induced asthma and severity of asthma induced during oral aspirin challenges. J Allergy Clin Immunol. 2007;120:273–7.
34. Parikh A, Scadding GK. Topical nasal lysine aspirin in aspirin-sensitive and aspirin-tolerant chronic rhinosinusitis with nasal polyposis. Expert Rev Clin Immunol. 2014;10(5):657–65.
35. Berges-Gimeno MP, Simon RA, Stevenson DD. Long-term treatment with aspirin desensitization in asthmatic patients with aspirin-exacerbated respiratory disease. J Allergy Clin Immunol. 2003;11:180–6.
36. Świerczyńska-Krępa M, Sanak M, Bochenek G, Stręk P, Ćmiel A, Gielicz A, et al. Aspirin desensitization in patients with aspirin-induced and aspirin-tolerant asthma: a double-blind study. J Allergy Clin Immunol. 2014;134:883–90.
37. Stevenson DD, Hankammer MA, Mathison DA, et al. Aspirin desensitization treatment of aspirin-sensitive patients with rhinosinusitis-asthma: long-term outcomes. J Allergy Clin Immunol. 1996;98:751–8.
38. Esmaeilzadeh H, Nabavi M, Aryan Z, et al. Aspirin desensitization for patients with aspirin-exacerbated respiratory disease: a randomized double-blind placebo-controlled trial. Clin Immunol. 2015;160:349–57.
39. Fruth K, Pogorzelski B, Schmidtmann I, et al. Low-dose aspirin desensitization in individuals with aspirin-exacerbated respiratory disease. Allergy. 2013;68:659–65.
40. Lee JY, Simon RA, Stevenson DD. Selection of aspirin dosages for aspirin desensitization treatment in patients with aspirin-exacerbated respiratory disease. J Allergy Clin Immunol. 2007;119:157–64.
41. Parikh AA, Scadding GK. Intranasal lysine-aspirin in aspirin-sensitive nasal polyposis: a controlled trial. Laryngoscope. 2005;115:1385–90.
42. Rozsasi A, Polzehl D, Deutschle T, et al. Long-term treatment with aspirin desensitization: a prospective clinical trial comparing 100 and 300mg aspirin daily. Allergy. 2008;63:1228–34.
43. Stevenson DD, Pleskow WW, Simon RA, et al. Aspirin-sensitive rhinosinusitis asthma: a double-blind crossover study of treatment with aspirin. J Allergy Clin Immunol. 1984;73: 500–7.
44. Swierczynska-Krepa M, Sanak M, Bochenek G, et al. Aspirin desensitization in patients with aspirin-induced and aspirin-tolerant asthma: a double-blind study. J Allergy Clin Immunol. 2014;134:883–90.
45. Stevenson DD, Simon RA, Mathison DA. Aspirin-sensitive asthma: tolerance to aspirin after positive oral aspirin challenges. J Allergy Clin Immunol. 1980;66:82–8.
46. Schuler CF 4th, Baldwin JL, Baptist AP. Frequency and severity of reactions to a 325-mg aspirin dose during desensitization. Ann Allergy Asthma Immunol. 2017;118:333–8.
47. Berges-Gimeno MP, Simon RA, Stevenson DD. Long-term treatment with aspirin desensitization in asthmatic patients with aspirin-exacerbated respiratory disease. J Allergy Clin Immunol. 2003;111:180–6.
48. Macy E, Bernstein JA, Castells MC, et al. Aspirin challenge and desensitization for aspirin-exacerbated respiratory disease: a practice paper. Ann Allergy Asthma Immunol. 2007;98:172–4.
49. Cahill KN, Bensko JC, Boyce JA, Laidlaw TM. Prostaglandin D(2): a dominant mediator of aspirin-exacerbated respiratory disease. J Allergy Clin Immunol. 2015;135:245–52.
50. Kowalski ML, Grzelewska-Rzymowska I, Szmidt M, Rozniecki J. Clinical efficacy of aspirin in "desensitised" aspirin-sensitive asthmatics. Eur J Respir Dis. 1986;69:219–25.
51. Berges-Gimeno MP, Simon RA, Stevenson DD. Early effects of aspirin desensitization treat-

ment in asthmatic patients with aspirin-exacerbated respiratory disease. Ann Allergy Asthma Immunol. 2003;90:338–41.

52. Gan KL, Lourijsen E, Avdeeva K, Fokkens W. Oral and intranasal aspirin desensitisation for non-steroidal anti-inflammatory drug (NSAID)-exacerbated respiratory disease. Cochrane Database Syst Rev. 2019;(11):CD013476. https://doi.org/10.1002/14651858.CD013476.
53. Katial RK, Strand M, Prasertsuntarasai T, et al. The effect of aspirin desensitization on novel biomarkers in aspirin-exacerbated respiratory diseases. J Allergy Clin Immunol. 2010;126:738–44.
54. Bobolea I, Del Pozo V, Sanz V, Cabañas R, Fiandor A, Alfonso-Carrillo C, Salcedo MÁ, Heredia Revuelto R, Quirce S. Aspirin desensitization in aspirin-exacerbated respiratory disease: new insights into the molecular mechanisms. Respir Med. 2018;143:39–41. https://doi.org/10.1016/j.rmed.2018.08.009. Epub 2018 Aug 23.
55. Varghese M, Lockey RF. Aspirin-exacerbated asthma. Allergy Asthma Clin Immunol. 2008;4(2):75–83. https://doi.org/10.1186/1710-1492-4-2-75.
56. Kowalski ML, Wardzyńska A, Makowska JS. Clinical trials of aspirin treatment after desensitization in aspirin-exacerbated respiratory disease. Immunol Allergy Clin N Am. 2016;36:705–17.
57. Lee RU, Stevenson DD. Aspirin-exacerbated respiratory disease: evaluation and management. Allergy Asthma Immunol Res. 2011;3:3–10.
58. Howe R, Mirakian RM, Pillai P, Gane S, Darby YC, Scadding GK. Audit of nasal lysine aspirin therapy in recalcitrant aspirin exacerbated respiratory disease. World Allergy Organ J. 2014;7(1):18. https://doi.org/10.1186/1939-4551-7-18.
59. Ogata N, Darby Y, Scadding G. Intranasal lysineaspirin administration decreases polyp volume in patients with aspirinintolerant asthma. J Laryngol Otol. 2007;121(12):1156–60.

第 13 章

变应性鼻炎的补充替代疗法

Ali Bayram, Cemal Cingi, Oren Friedman

13.1 引言

补充替代医学(CAM)由美国国家补充替代医疗中心(美国国立卫生研究院的一个分支)定义为一组不同的医疗保健系统、疗法和产品,通常与传统医学不相结合。在世界范围内,存在着大量因国家、宗教、种族、历史和文化而异的CAM疗法。CAM疗法已经被世界上80%以上的人口所使用,而且这一数字在全世界范围内一直在增加。在民意调查中,法国、英国和德国的补充替代医学使用率分别为49%、26%和46%[1]。在美国,至少一种替代疗法的使用率从1990年的33.8%增加到1997年的42.1%,实际支出约为270亿美元[2]。

对于慢性疾病,患者倾向于寻求常规药物以外的治疗方式,而CAM治疗在这些患者中变得越来越普遍[3,4]。CAM疗法在哮喘和AR患者中也较普遍,在美国报道发生率为42%[5]。在本章中,我们对目前较为常用的AR补充替代疗法进行回顾。

13.2 草药疗法

对于不满意传统治疗方式的AR患者来说,草药治疗是其首选治疗方式。大量研究探讨了草药制剂在AR治疗中的有效性和安全性。在2018年《过敏与鼻炎国际共识声明:变应性鼻炎》(ICAR:AR)中,人们认为不太可能推荐在AR中使用草药制剂,因为发表的相关文献质量较差,而且研究人群较少[6]。我们回顾了较多研究,大多是随机对照试验或实验工作,并总结了草药治疗AR的疗效。

中草药(CHM)是AR患者寻求补充替代治疗的首选药物。中医治疗疾病的原则是辨证论治或证型识别模式。气虚证是中医的一个概念,它依赖于身体能量的平衡来决定健康和幸福。在我们确定的研究中,绝大多数AR患者被认为患有肺脾气虚证,因此,治疗以补肺健脾为主[7]。在最近的一项荟萃分析中,Zhang等[8]评估了11项比较中草药与安慰剂治疗AR患者疗效的随机对照试验结果,并报道称,与安慰剂和传统AR药物相比,中草药似乎改善了AR患者的生活质量。然而,在本综述中,中草药与安慰剂或一些常规治疗方法在喷嚏和鼻部症状总评分方面没有显著差异。在之前的一项荟萃分析中,Wang等[9]报道,根据回顾7项随机对照试验,与安慰剂相比,中草药可显著降低AR患者的鼻部症状总评分。这些不一致的研究结果可能是由于研究数量有限和试验中的多重异质性。似乎更多的大样本多中心随机对照临床研究可能有助于确定中草药的真正潜力。玉屏风散是一种由黄芪、白术和防风3种草药组成的中药复方,根据《中医临床实践指南》推荐用于治疗AR。然而,在关于玉屏风散治疗AR的22项随机对照试验的系统评价和荟萃分析中,Luo等证明玉屏风散的益处并不优于西药治疗,但玉屏风散和药物联合治疗似乎比单独药物治疗更有效[10]。根据这项荟萃分析,发现持续3

周以上的联合治疗似乎更有效，并具有足够的安全性。最后，作者还指出所纳入的研究方法学质量较低，并推荐使用广泛接受的结局指标进行进一步的随机对照试验。补中益气汤是由 9 味中药组成的中药复方。研究表明补中益气汤具有抗炎作用，对常年性 AR 有效。Yang 等[11]证明补中益气汤治疗 AR 是通过抑制血清总 IgE、白细胞介素-4 刺激的前列腺素 E2 和白三烯 C4 的产生及多形核中性粒细胞 COX-2mRNA 的表达来减轻鼻部症状。

Aller-7 是由合欢、余甘子、荜茇、胡椒、毛诃子、诃子、生姜 7 种草药提取物混合而成的多重草本产品。该混合物具有抗炎、抗氧化、抗组胺、解痉和肥大细胞稳定活性，并已在试验研究中得到证实。根据一项多中心对照试验报道，Aller-7 能显著减少 AR 的鼻部症状，黏液纤毛清除时间、嗜酸性粒细胞绝对计数、鼻腔峰值流速和呼气峰值流速都有显著的改善[12]。此外，在本研究中治疗的 AR 患者中未发现严重不良反应，作者得出结论：Aller-7 有效且耐受性良好。

除中药制剂外，还有几种替代草药产品已用于 AR。日本雪松花粉症是日本季节性变应性鼻炎(SAR)最常见的病因之一。在花粉传播季节开始前约 6 周，将含有 O-甲基表没食子儿茶素-3-(3-O-甲基)没食子酸盐的常规贝尼福基绿茶与安慰剂在预防 AR 症状方面的有效性进行了比较[13]。研究发现，贝尼福基绿茶可以显著降低日本雪松花粉症患者的鼻黏膜症状，并提高了其生活质量评分。此外，在一项研究中，研究了含表没食子儿茶素没食子酸酯的绿茶对卵清蛋白诱导的 AR 的抗炎作用。结果表明，服用表没食子儿茶素没食子酸酯可降低血清 IgE 和组胺、鼻液白细胞介素-1β(IL-1β)、IL-4 和 IL-6，并抑制环氧化酶 2、IL-1β、IL-4 和 IL-6 的鼻黏膜 mRNA 和蛋白表达，同时显著减少打喷嚏次数和擤鼻的发生[14]。

款冬是一种菊科草本植物，在哮喘和变应性鼻炎的治疗中得到了广泛的研究。款冬属通过抑制白三烯和组胺的生物合成及肥大细胞脱颗粒来抑制Ⅰ型超敏反应。3 项随机、双盲、安慰剂对照试验(RDBPC)显示，款冬可缓解 AR 患者的症状，且无镇静作用[15]。Lee 等[16]报道，在减轻对磷酸腺苷的鼻腔反应和缓解 AR 的鼻腔症状方面，款冬与非索非那定一样有效。同时，根据患者和医生的盲法评价，发现款冬治疗 SAR 的效果与西替利嗪相当。因此，在需要避免抗组胺药的镇静作用的条件下，建议将其作为一种替代选择[17]。然而非索非那定本身是非镇静的。

辣椒素(8-甲基-N-香草基-6-壬酰胺)是辣椒属植物辣椒的辛辣成分。鼻内辣椒素是治疗 AR 的补充替代药物，可阻断神经肽(主要是 P 物质)，并降低鼻腔高反应性。辣椒素最初对使用部位有刺激作用，重复使用后，该部位对刺激变得不敏感。在不同的病理情况下评估了鼻内辣椒素喷剂的疗效，并表明重复使用可能有利于慢性鼻炎的症状，包括鼻塞、流涕和打喷嚏[18]。然而，2006 年发表的一项 Cochrane 评价显示，没有足够的证据来评估辣椒素在 AR 治疗中的应用[19]。

据报道口服或局部使用黑紫花苜蓿(即黑籽或黑孜然)，可缓解 AR 患者的症状。黑籽的抗过敏活性被认为与其活性成分百里香醌和羰基聚合物相关。Nikakhlagh 等[20]报道，口服黑紫花苜蓿可以在前 2 周内减轻鼻塞、鼻痒、打喷嚏及黏膜苍白等鼻部症状及体征。此外，Alsamarai 等[21]的研究表明，鼻腔局部使用黑籽油在治疗 AR 方面具有较高的安全性。Isik 等[22]的研究表明，在皮下变应原特异性免疫治疗期间补充黑籽油似乎对 AR 症状有有益影响，并可作为辅助治疗。

紫苏是一种膳食叶类草本植物，据报道具有抗过敏和抗炎活性。一项随机、双盲、安慰剂对照试验[23] 研究了口服补充富含迷迭香酸的紫苏提取物对季节性变应性鼻结膜炎患者的益处。该研究表明，它可以作为轻度 SAR 患者的一种有效的治疗模式，并可能作为一种替代治疗方法降低治疗成本。在最近的一项研究中，新型紫苏黄酮衍生物能有效抑制 IgE 诱导的速发型超敏反应，并能减轻日本雪松花粉症小鼠模型的鼻部症状[24]。

槲皮素是黄酮类化合物中的一种，具有抗氧化、抗增殖、抗糖尿病和抗过敏等多种有益的生物活性。在一项研究中，槲皮素在组织病理学和血清学上都被证明对卵清蛋白诱导的 AR 有效[25]。在本研究中，与对照组相比，槲皮素给药组大鼠总

IgE 和卵清蛋白特异性 IgE 水平降低，嗜酸性粒细胞浸润减少，血管和分泌腺体扩张，COX-2 和 VIP 表达减少。Kashiwabara 等[26]的研究表明，对甲苯 2，4-二异氰酸酯致敏大鼠口服槲皮素 5 天和 7 天，可通过抑制鼻腔灌洗液中 P 物质、降钙素基因相关肽和神经生长因子的含量来抑制喷嚏和揉鼻动作。因此，作者认为槲皮素可以作为治疗 AR 的良好候选药物。一些研究还探讨了槲皮素治疗 AR 临床疗效的潜在机制。Edo 等[27]报道槲皮素具有增加内源性抗氧化蛋白硫氧还原蛋白的能力。硫氧还原蛋白被报道具有免疫调节作用，能够通过抑制鼻黏膜中的氧化应激反应来预防过敏反应。此外，Ebihara 等[28]报道，槲皮素可通过减少 IL-4 刺激后鼻黏膜上皮细胞产生的一氧化氮来改变 AR 的临床病程。然而，关于槲皮素在 AR 中疗效的数据多来源于实验研究，需要在 AR 患者中开展更多的临床工作。

螺旋藻是一种被人类食用了数百年的蓝藻（蓝绿藻）生物。螺旋藻已被用于治疗包括 AR 在内的多种疾病。Cingi 等[29]在一项 RDBPC 研究中评估了螺旋藻治疗 AR 的有效性和耐受性。作者发现，在患者依从性良好时与安慰剂相比，螺旋藻改善了鼻塞、喷嚏、流涕、鼻痒等症状。研究表明，螺旋藻具有抑制 Th2 细胞分化、抑制 IL-4 产生、降低血清组胺和 IgE 水平等免疫调节作用[30]。

TJ-19 是韩国的一种复合草药配方，用于治疗普通感冒、支气管炎、过敏性哮喘和 AR。据韩国传统医学耳鼻咽喉科专家报道，TJ-19 是治疗 AR 的首选药物。试验研究表明，TJ-19 可有效抑制 AR 和过敏性哮喘的进展。最近的一项动物研究报道，TJ-19 能够减少鼻腔肥大细胞的浸润，降低血清中 IL-4 和 LIF 因子的水平[31]。此外，这项研究也发现 TJ-19 可抑制 TNF-α 和 IL-6 的水平，作者认为，TJ-19 可能对 AR 的治疗有效。一项 RDBPC 研究表明，TJ-19 可显著改善常年性变应性鼻炎（PAR）的鼻部症状，包括流涕、打喷嚏和鼻塞[32]。

异株荨麻（刺荨麻）是一种多年生草本植物，属于荨麻科、荨麻属。异株荨麻被证明可以抑制炎症事件，如通过抑制环氧合酶-1、环氧合酶-2 和造血前列腺素 D_2 合酶来抑制前列腺素的形成，这是促炎途径中的中心酶，在 SAR 症状的发生中起作用。此外，异株荨麻对组胺-1 受体具有拮抗剂和负激动剂活性，并抑制肥大细胞类胰蛋白酶[33]。1990 年 Mittman 发表了第一篇探讨异株荨麻治疗 AR 获益的 RDBPC 研究[34]。根据每日症状日记和整体反应，58%的参与者在使用异株荨麻治疗 1 周后 AR 症状缓解。在最近的一项研究中，Bakhshaee 等[35]在一项 RDBPC 研究中探讨了异株荨麻对 AR 临床症状和体征的影响。作者发现异株荨麻对 AR 患者有一定的积极作用；然而，结果最终与安慰剂效应相似。

13.2.1 注意事项

草药疗法不符合与处方药相同的高标准。批次可能不一致，可能包含也可能不包含任何活性提取物。一些中草药制剂被发现掺有皮质类固醇。此外，草药可能会产生不良反应，尤其是对肝脏的影响，并可能与重要的处方药（如华法林）相互作用或干扰。

13.3 针灸

针灸是最古老的治疗方法之一，几千年来一直被用于治疗多种疾病。针灸是通过特殊的针具刺入特定的穴位进行的。在理论上针灸依赖于身体的生命能量，这些能量通过皮肤下的经络网络流动。在经络上，有特定的解剖位置被称为穴位，它们被认为与通过身体的能量流动相对应。在病理状态下，人体的生命能量流动受损，针灸旨在用针刺激穴位，使能量流动重新平衡[36]。

针灸因其不良反应小、实用性强、价格低廉等优点，已被用于治疗多种疾病。根据多个随机、双盲、安慰剂对照试验，针刺疗法被认为是 AR 患者的有效治疗方法。Chen 等[37]比较了 140 例 PAR 或 SAR 患者的真实针刺与假针刺，显示了针刺治疗 AR 的益处。2018 年，Adam 等[38]报道，接受针刺治疗的 SAR 患者抗组胺药物摄入量显著低于接受假针刺组或单纯药物治疗的患者。此外，在这项研究中，针刺改善了 AR 患者的生活质量和症状。但有 2

篇评价针刺治疗 AR 疗效的荟萃分析结果相互矛盾。在 2008 年发表的第一篇荟萃分析中指出，针刺对 AR 症状评分和药物使用没有总体效果[39]。然而，最近的一项荟萃分析表明，接受针灸治疗的 AR 患者鼻部症状显著减轻，AR 生活质量评分显著改善，并且减少了对治疗药物的需求[40]。根据 2018 年《ICAR：AR》，针灸在 AR 中的益处表述为不明确；然而对于希望避免药物治疗的患者，建议将其作为一种可能的治疗辅助手段[6]。

虽然确切的潜在机制尚未完全阐明，但现代针灸的疗效被认为与其抗炎作用有关。因此，最近的一项系统综述和荟萃分析显示，接受针灸治疗的 AR 患者血清 IgE 显著降低，同时，鼻腔症状和药物评分也显著降低[40]。McDonald 等[41]的研究发现，经过 16 次针刺治疗后，患者的总 IgE 水平和屋尘螨特异性 IgE 水平显著降低。Petti 等[42]的研究表明，接受针刺治疗的 AR 患者血清 IL-10 水平显著降低。在试验性 AR 模型中，温针灸可抑制血清 IgE、IL-1β 和 TNF-α 的表达[43]。Mi 等[44]研究了针刺蝶腭穴对 PAR 的影响，证明了针刺蝶腭穴在预防 PAR 方面有显著的益处。该作者报道了刺激蝶腭神经节可通过降低鼻感觉神经的敏感性，建立平衡的自主神经系统，下调中枢神经系统感觉，从而降低鼻高反应性。尽管这些发现提示了针刺治疗 AR 的免疫调节作用，但还需要进一步的研究来阐明这些变化的临床意义。

13.4 蜂蜜

自古以来蜂蜜和蜂蜜产品就被许多国家、文化和宗教用于治疗包括过敏性疾病在内的各种疾病。然而蜂蜜及其制品抗过敏作用的潜在机制仍有待阐明。1997 年，Duddukuri 等[45]的报道称，大鼠体内的卵清蛋白特异性 IgE 抗体反应能被蜂蜜抑制，并建议在需要免疫抑制的病理条件下使用蜂蜜作为治疗手段。Ishikawa 等证明，蜂花粉通过抑制 FcεRI 介导的在过敏反应早期和晚期起作用的肥大细胞活化的抗过敏作用[46]。在 Ishikawa 等[47]最新的研究中，通过被动过敏反应测定了皮肤肥大细胞的激活，并表明通过给小鼠口服蜂花粉可降低 IgE 诱导的肥大细胞激活。Shaha 等[48]用蜂王浆和巴西绿蜂胶处理甲苯 2,4–二异氰酸酯刺激的大鼠，发现喷嚏次数减少。随着鼻部症状的改善，本研究观察到鼻黏膜组胺 H_1 受体 (H_1R)mRNA 和活化 T 细胞(NFAT)介导的 IL-9 基因表达显著抑制。H_1R 受体是组胺介导过敏和炎症反应的主要途径。IL-9 是促进 Th2 特异性过敏反应的多效性细胞因子，NFAT 介导的 IL-9 基因表达是 AR 发生发展的重要信号通路之一[49]。

有人可能会问，既然在人类身上使用蜂蜜没有危害，为什么还需要进行如此多的动物试验。

关于蜂蜜治疗 AR 的研究发现，文献中的结果相互矛盾。Rajan 等[50]报道，与安慰剂组相比，蜂蜜对变应性鼻结膜炎患者的症状改善没有影响。在一项针对桦树花粉过敏患者的研究中，Saarinen 等[51]用桦树花粉蜂蜜或普通蜂蜜治疗患者，并评估了在桦树花粉季节前使用这些药物对症状的影响。桦树花粉蜂蜜对患者的症状控制明显优于常规药物，由此，作者得出结论：它可以作为桦树花粉过敏的补充疗法。然而在这项研究中，包括鼻、结膜和皮肤症状在内的总症状评分在使用桦树花粉蜂蜜和普通蜂蜜的患者之间没有差异。Asha'ari 等[52]研究了高剂量蜂蜜对 40 例 AR 患者的治疗作用。所有患者每日服用氯雷他定 10mg，连续服用 4 周。患者组每天摄入 1g/kg 蜂蜜，对照组每天摄入安慰剂糖浆。研究结果表明患者组的整体和个体 AR 症状得到改善，并提示蜂蜜摄入似乎是 AR 的一种补充治疗方式。

Erns 表达了对补充替代医学研究的担忧，包括其质量普遍较差和主要发表在两种期刊上[55]。不加批判地认为补充替代医学比处方药更自然、危害更小是无根据的[53]。ARIA 指南[54]指出，补充替代医学的临床试验方法往往不够充分。荟萃分析没有明确证据表明针灸治疗鼻炎和哮喘的疗效。在鼻炎的高质量试验中，顺势疗法取得了一些积极的结果，但也发现了很多阴性的研究。因此，无法为顺势疗法治疗 AR 提供循证建议，需要进行进一步的试验。有关草药疗法研究显示，在治疗鼻炎和哮喘中有一定的疗效，但由于研究太少，以至于无法给予推荐，并且其中也存在尚未解决的安全问题。目前，没有证据支持补充替代治疗对鼻炎和哮喘的疗效。

（刘静 译）

参考文献

1. Fisher P, Ward A. Complementary medicine in Europe. BMJ. 1994;309:107–11.
2. Eisenberg DM, Davis RB, Ettner SL, Appel S, Wilkey S, Van Rompay M, Kessler RC. Trends in alternative medicine use in the United States, 1990-1997: results of a follow-up national survey. JAMA. 1998;280:1569–75.
3. Ernst E. Complementary/alternative medicine for asthma: we do not know what we need to know. Chest. 1999;115:1–3.
4. Ipci K, Oktemer T, Muluk NB, Şahin E, Altıntoprak N, Bafaqeeh SA, et al. Alternative products to treat allergic rhinitis and alternative routes for allergy immunotherapy. Am J Rhinol Allergy. 2016;30:8–10.
5. Schäfer T, Riehle A, Wichmann HE, Ring J. Alternative medicine in allergies—prevalence, patterns of use, and costs. Allergy. 2002;57:694–700.
6. Wise SK, Lin SY, Toskala E, Orlandi RR, Akdis CA, Alt JA, et al. International consensus statement on allergy and rhinology: allergic rhinitis. Int Forum Allergy Rhinol. 2018;8:108–352.
7. Luo Q, Zhou S, Li X, Chen Q, Lin W, Lu L, et al. Chinese herbal medicine bi min fang for allergic rhinitis: protocol for a double-blind, double-dummy, randomized controlled trial. Trials. 2019;20:66.
8. Zhang X, Lan F, Zhang Y, Zhang L. Chinese herbal medicine to treat allergic rhinitis: evidence from a meta-analysis. Allergy Asthma Immunol Res. 2018;10:34–42.
9. Wang S, Tang Q, Qian W, Fan Y. Meta-analysis of clinical trials on traditional Chinese herbal medicine for treatment of persistent allergic rhinitis. Allergy. 2012;67:583–92.
10. Luo Q, Zhang CS, Yang L, Zhang AL, Guo X, Xue CC, et al. Potential effectiveness of Chinese herbal medicine Yu ping feng san for adult allergic rhinitis: a systematic review and meta-analysis of randomized controlled trials. BMC Complement Altern Med. 2017;17:485.
11. Yang SH, Yu CL. Antiinflammatory effects of Bu-zhong-yi-qi-tang in patients with perennial allergic rhinitis. J Ethnopharmacol. 2008;115:104–9.
12. Saxena VS, Venkateshwarlu K, Nadig P, Barbhaiya HC, Bhatia N, Borkar DM, et al. Multicenter clinical trials on a novel polyherbal formulation in allergic rhinitis. Int J Clin Pharmacol Res. 2004;24:79–94.
13. Masuda S, Maeda-Yamamoto M, Usui S, Fujisawa T. 'Benifuuki' green tea containing o-methylated catechin reduces symptoms of Japanese cedar pollinosis: a randomized, double-blind, placebo-controlled trial. Allergol Int. 2014;63:211–7.
14. Fu M, Fu S, Ni S, Zou L, Liu Y, Hong T. Anti-inflammatory effect of epigallocatechin gallate in a mouse model of ovalbumin-induced allergic rhinitis. Int Immunopharmacol. 2017;49:102–8.
15. Guo R, Pittler MH, Ernst E. Herbal medicines for the treatment of allergic rhinitis: a systematic review. Ann Allergy Asthma Immunol. 2007;99:483–95.
16. Lee DK, Gray RD, Robb FM, Fujihara S, Lipworth BJ. A placebo-controlled evaluation of butterbur and fexofenadine on objective and subjective outcomes in perennial allergic rhinitis. Clin Exp Allergy. 2004;34:646–9.
17. Schapowal A, Petasites Study Group. Randomised controlled trial of butterbur and cetirizine for treating seasonal allergic rhinitis. BMJ. 2002;324:144–6.
18. Lacroix JS, Buvelot JM, Polla BS, Lundberg JM. Improvement of symptoms of non-allergic chronic rhinitis by local treatment with capsaicin. Clin Exp Allergy. 1991;21:595–600.
19. Cheng J, Yang XN, Liu X, Zhang SP. Capsaicin for allergic rhinitis in adults. Cochrane Database Syst Rev. 2006;(2):CD004460.
20. Nikakhlagh S, Rahim F, Aryani FH, Syahpoush A, Brougerdnya MG, Saki N. Herbal treatment of allergic rhinitis: the use of Nigella sativa. Am J Otolaryngol. 2011;32:402–7.
21. Alsamarai AM, Abdulsatar M, Ahmed Alobaidi AH. Evaluation of topical black seed oil in the treatment of allergic rhinitis. Antiinflamm Antiallergy Agents Med Chem. 2014;13:75–82.
22. Işik H, Cevikbaş A, Gürer US, Kiran B, Uresin Y, Rayaman P, et al. Potential adjuvant effects of Nigella sativa seeds to improve specific immunotherapy in allergic rhinitis patients. Med Princ Pract. 2010;19:206–11.
23. Takano H, Osakabe N, Sanbongi C, Yanagisawa R, Inoue K, Yasuda A. Extract of Perilla frutescens enriched for rosmarinic acid, a polyphenolic phytochemical, inhibits seasonal allergic rhinoconjunctivitis in humans. Exp Biol Med (Maywood). 2004;229:247–54.
24. Kamei R, Fujimura T, Matsuda M, Kakihara K, Hirakawa N, Baba K, et al. A flavanone derivative from the Asian medicinal herb (Perilla frutescens) potently suppresses IgE-mediated immediate hypersensitivity reactions. Biochem Biophys Res Commun. 2017;483:674–9.

25. Sagit M, Polat H, Gurgen SG, Berk E, Guler S, Yasar M. Effectiveness of quercetin in an experimental rat model of allergic rhinitis. Eur Arch Otorhinolaryngol. 2017;274:3087–95.
26. Kashiwabara M, Asano K, Mizuyoshi T, Kobayashi H. Suppression of neuropeptide production by quercetin in allergic rhinitis model rats. BMC Complement Altern Med. 2016;16:132.
27. Edo Y, Otaki A, Asano K. Quercetin enhances the thioredoxin production of nasal epithelial cells in vitro and in vivo. Medicines (Basel). 2018;5:E124.
28. Ebihara N, Takahashi K, Takemura H, Akanuma Y, Asano K, Sunagawa M. Suppressive effect of quercetin on nitric oxide production from nasal epithelial cells in vitro. Evid Based Complement Alternat Med. 2018;2018:6097625.
29. Cingi C, Conk-Dalay M, Cakli H, Bal C. The effects of spirulina on allergic rhinitis. Eur Arch Otorhinolaryngol. 2008;265:1219–23.
30. Mao TK, Van de Water J, Gershwin ME. Effects of a Spirulina-based dietary supplement on cytokine production from allergic rhinitis patients. J Med Food. 2005;8:27–30.
31. Ku JM, Hong SH, Kim SR, Choi HS, Seo HS, Jang BH, et al. Anti-allergic effects of So-Cheong-Ryong-Tang in ovalbumin-induced allergic rhinitis model. Eur Arch Otorhinolaryngol. 2016;273:123–31.
32. Baba S, Takasaka T, Inamura N, Sato M, Suzuki S, Endo S, et al. Double-blind clinical trial of shoseiryu-to (TJ-19) for perennial nasal allergy. Pract Otol. 1995;88:389–405.
33. Roschek B Jr, Fink RC, McMichael M, Alberte RS. Nettle extract (Urtica dioica) affects key receptors and enzymes associated with allergic rhinitis. Phytother Res. 2009;23:920–6.
34. Mittman P. Randomized, double-blind study of freeze-dried Urtica dioica in the treatment of allergic rhinitis. Planta Med. 1990;56:44–7.
35. Bakhshaee M, Mohammad Pour AH, Esmaeili M, et al. Efficacy of supportive therapy of allergic rhinitis by stinging nettle (Urtica dioica) root extract: a randomized, double-blind, placebo-controlled, clinical trial. Iran J Pharm Res. 2017;16:112–8.
36. Zijlstra FJ, van den Berg-de Lange I, Huygen FJ, Klein J. Anti-inflammatory actions of acupuncture. Mediat Inflamm. 2003;12:59–69.
37. Chen Q, Zhang Q, Jiang L. Effectiveness of strengthened stimulation during acupuncture for the treatment of allergic rhinitis: study protocol for a randomized controlled trial. Trials. 2014;15:301.
38. Adam D, Grabenhenrich L, Ortiz M, Binting S, Reinhold T, Brinkhaus B. Impact of acupuncture on antihistamine use in patients suffering seasonal allergic rhinitis: secondary analysis of results from a randomised controlled trial. Acupunct Med. 2018;36:139–45.
39. Roberts J, Huissoon A, Dretzke J, Wang D, Hyde C. A systematic review of the clinical effectiveness of acupuncture for allergic rhinitis. BMC Complement Altern Med. 2008;8:13.
40. Feng S, Han M, Fan Y, Yang G, Liao Z, Liao W, et al. Acupuncture for the treatment of allergic rhinitis: a systematic review and meta-analysis. Am J Rhinol Allergy. 2015;29:57–62.
41. McDonald JL, Smith PK, Smith CA, ChangliXue C, Golianu B, Cripps AW, Mucosal Immunology Research Group. Effect of acupuncture on house dust mite specific IgE, substance P, and symptoms in persistent allergic rhinitis. Ann Allergy Asthma Immunol. 2016;116:497–505.
42. Petti FB, Liguori A, Ippoliti F. Study on cytokines IL-2, IL-6, IL-10 in patients of chronic allergic rhinitis treated with acupuncture. J Tradit Chin Med. 2002;22:104–11.
43. Zheng XL, Tian YP, Luo HY, Zhao YD, Liu XY, Jiang Y, et al. Effect of warm acupuncture on the levels of serum immunoglobulin E, interleukin-1β and tumor necrosis factor-α in rats with allergic rhinitis. Zhen Ci Yan Jiu. 2018;43:35–8.
44. Mi J, Chen X, Lin X, Guo J, Chen H, Wei L, et al. Treatment of persistent allergic rhinitis via acupuncture at the sphenopalatine acupoint: a randomized controlled trial. Trials. 2018;19:28.
45. Duddukuri GR, Kumar PS, Kumar VB, Athota RR. Immunosuppressive effect of honey on the induction of allergen-specific humoral antibody response in mice. Int Arch Allergy Immunol. 1997;114:385–8.
46. Ishikawa Y, Tokura T, Nakano N, Hara M, Niyonsaba F, Ushio H, et al. Inhibitory effect of honeybee-collected pollen on mast cell degranulation in vivo and in vitro. J Med Food. 2008;11:14–20.
47. Ishikawa Y, Tokura T, Ushio H, Niyonsaba F, Yamamoto Y, Tadokoro T, et al. Lipid-soluble components of honeybee-collected pollen exert antiallergic effect by inhibiting IgE-mediated mast cell activation in vivo. Phytother Res. 2009;23:1581–6.
48. Shaha A, Mizuguchi H, Kitamura Y, Fujino H, Yabumoto M, Takeda N, et al. Effect of royal jelly and Brazilian green propolis on the signaling for histamine H1 receptor and interleukin-9 gene expressions responsible for the pathogenesis of the allergic rhinitis. Biol Pharm Bull. 2018;41:1440–7.
49. Mizuguchi H, Orimoto N, Kadota T, Kominami T, Das AK, Sawada A, et al. Suplatast tosilate alleviates nasal symptoms through the suppression of nuclear factor of activated T-cells-mediated IL-9 gene expression in toluene-2,4-diisocyanate-sensitized rats. J Pharmacol Sci. 2016;130:151–8.
50. Rajan TV, Tennen H, Lindquist RL, Cohen L, Clive J. Effect of ingestion of honey on symptoms of rhinoconjunctivitis. Ann Allergy Asthma Immunol. 2002;88:198–203.

51. Saarinen K, Jantunen J, Haahtela T. Birch pollen honey for birch pollen allergy-a randomized controlled pilot study. Int Arch Allergy Immunol. 2011;155:160–6.
52. Asha'ari ZA, Ahmad MZ, Jihan WS, Che CM, Leman I. Ingestion of honey improves the symptoms of allergic rhinitis: evidence from a randomized placebo-controlled trial in the East coast of Peninsular Malaysia. Ann Saudi Med. 2013;33:469–75.
53. Öktemer T, İpçi K, Bayar Muluk N, Cingi C. A pastille combining myrrh tincture, peppermint oil and menthol to treat the upper airway. ENT Updates. 2015;5(3):128–31.
54. Passalacqua G, Bousquet PJ, Carlsen KH, Kemp J, Lockey RF, Niggemann B, Pawankar R, Price D, Bousquet J. ARIA update: I—systematic review of complementary and alternative medicine for rhinitis and asthma. J Allergy Clin Immunol. 2006;117(5):1054–62. Review.
55. Ernst E. The current state of CAM research. Focus Altern Complem Ther. 2016;21(1):1–2. ISSN: 1465-3753. https://doi.org/10.1111/fct.12233.

第 14 章 打喷嚏和流鼻涕是青少年沟通中的障碍

Can Cemal Cingi, Erhan Eroğlu, Gary L. Kreps

14.1 引言

AR 大多数情况下发病于儿童早期，是对特定变应原过敏的结果，这些变应原在鼻黏膜上引发了 IgE 相关性炎症反应。尽管任何 2 岁以上的患者都可能对室外环境中的变应原过敏，但发病率最高的是 14~16 岁年龄组。相比之下，室内变应原可能导致儿童在 2 岁之前就出现临床症状，这种情况下最常见的罪魁祸首是尘螨、宠物皮屑、蟑螂、霉菌和花粉中的变应原[1]。

14.2 病理生理学

AR 是由与鼻腔内壁接触的几种变应原中的任何一种产生的 IgE 连锁反应引发的。最常见的变应原包括尘螨、宠物皮屑、蟑螂、霉菌和花粉。树花粉含有 IgE 附着的表位。IgE 存在于肥大细胞的外膜上，并在此与 Fcε 段受体结合。当两个 IgE 附着在变应原上使肥大细胞受体交联就会发生脱颗粒现象。随后的炎症级连反应导致了典型的 AR 症状群，包括打喷嚏、鼻塞、流鼻涕、咳嗽，鼻、眼和咽部瘙痒，鼻窦压力增加、头痛和鼻出血[1]。

外界抗原分布依据季节和地理位置。了解特定抗原的季节性流行情况有助于识别和管理 AR，并在某些情况下避免过敏发生。举个具体的例子，11 月在美国波士顿的一家诊所发生的鼻塞患者不能解释为继发于树花粉的 AR，因为变应原的流行情况与发病时间不符。

炎症反应通常发生在气道的近端和远端（即鼻腔和肺部气道），这是与变应原接触的结果。人们普遍认为，最好将气道理解为一个功能实体，而不是一个独立的器官。已经发现，大多数哮喘患者也有 AR。事实上，在同时存在 AR 的情况下，有专门的指导方针来管理哮喘[2]。如果变应原在近端气道引发了炎症反应，远端气道症状也可能发生，反之亦然。一项研究表明，有未受控制的 AR 的哮喘患者，因哮喘发作而去看急诊的风险是原来的 2 倍，住院的风险是原来的 3 倍[3]。同样，也有研究表明哮喘的治疗能够改善 AR，反之亦然。

14.3 体征和症状

AR 患者可能表现为典型或非典型症状。当典型的症状出现在新宠物进入家中时或与季节性过敏的模式相吻合时，则 AR 很容易诊断，而对于患有 AR 的幼儿来说可能会有更微妙的情况，虽然亲属可以看到持续的鼻腔堵塞，但是经常忽略此症状。有时花粉症可能被误诊为对宠物皮屑过敏，宠物皮屑通常在春天从动物身上脱落，到了秋天又积聚。年龄大一点儿的孩子由于已经掌握了应对症状的技巧,所以,偶尔看起来受影响的程度比较轻[1]。

儿童的 AR 可能产生以下症状和体征[1]。

- 流鼻涕、鼻塞、鼻涕倒流。
- 鼻甲苍白,有时有大量清鼻涕。
- 反复打喷嚏。
- 鼻、腭、眼和耳部瘙痒。
- 打鼾。
- 经常性喉咙疼痛。
- 需要不断清嗓子、咳嗽。
- 头痛。

14.4 打喷嚏

打喷嚏通常是为了保护呼吸道,但也可能是多种疾病的征兆。自古以来,人们就对打喷嚏有所评论。在欧亚大陆的许多文化和地区中,打喷嚏与迷信有关,据说预兆着什么。在保护气道的能力之外,人们对打喷嚏的了解很有限。打喷嚏指从肺部经口腔或鼻腔强行排出空气,而这种反射经常是由鼻腔内壁受到刺激而引发的。突然暴露在强光下、胃饱胀、第Ⅴ对脑神经受到物理刺激、中枢神经系统的疾病(如癫痫、小脑后下动脉综合征)或心理障碍都可能引发喷嚏的冲动[4]。

打喷嚏是一个由两部分组成的反射动作。第一部分是鼻腔阶段,感觉纤维对鼻腔内壁的物理或化学刺激做出反应。三叉神经的终末分支在面部皮肤上,传入触觉、痛觉和温觉,其中一部分纤维支配着鼻黏膜[5]。感觉神经是细长的,包裹在髓鞘中,末端为感觉受体。可以检测到的感觉刺激类型包括化学刺激、触觉刺激和机械刺激[5]。传入的神经来自三叉神经的筛前神经、鼻后神经和眶下神经分支,中止于三叉神经节[6]。信号从三叉神经节传递到延髓外侧的打喷嚏中心[7]。当刺激超过阈值时,反射的第二部分就开始发挥作用。这一部分被称为"呼吸反射"或"效应反射"。负责吸气和呼气的神经元都参与其中[8]。闭上眼睛,深吸气,然后用力呼出,开始时,为了对抗声门关闭的阻力,肺内压力升高。当声门突然放松时,肺部经口鼻喷出一股爆炸性的空气,清除聚集在黏膜上的任何颗粒或刺激性物质[4]。

14.5 AR 对交流的影响

涉及 IgE 的特应性疾病(如变应性鼻-结膜炎、特应性哮喘和食物过敏)在普通人群中出现的频率接近 30%。这种情况在发达国家越来越普遍。婴幼儿也经常有与 IgE 致敏无关的食物过敏。特应性疾病在引起特定的身体症状时最为明显,但也可能产生不太明显的神经精神类型的症状,如使儿童更加多动或易怒[9]。

临床医生经常观察到,情绪困扰会加重特应性疾病的严重程度,现在这已经在涉及情绪和心理压力对特应性疾病影响的研究中得到了证实。Gauci 等发现,在明尼苏达多相人格量表的得分与进行变应原挑战时观察到的皮肤反应水平相关[10]。其他研究也表明,当发生重大生活事件、亲友支持减弱或存在情绪障碍时,因哮喘发作而住院的情况更常见[11]。此外,负面的生活事件和对消极关注点的过度思考也会导致哮喘的恶化[12,13]。

鉴于 AR 是最常见的慢性疾病之一,并且是一个全球范围内的问题,考虑其如何影响交流是重要的问题。AR 对患者的日常生活有影响。患者频繁出现症状,并且治疗也是长期的。为了充分控制这种疾病以提供良好的生活质量,需要预防接触变应原,进行药物治疗,有时也进行免疫治疗。流鼻涕和鼻塞可能导致头痛和失眠,并可能对学习产生不利影响[14]。

AR 患者还表现出特殊的行为表现。"鼻礼"或变应性"敬礼"是一种旨在防止流鼻涕和缓解瘙痒的动作。在已有心理、情绪问题,或情绪障碍的人身上 AR 对心理健康的影响最明显。在 AR 患者中,抑郁症、社交内向和心理功能受损的发病率上升。AR 患者的沟通技能会受到 3 种类型的改变:生理、心理和行为。由于此 3 方面的改变,AR 可能会给有效沟通带来情绪、心理和身体上的障碍[14]。

Cingi 等[15]调查了 AR 患者在青年时期社交方面受到的负面影响。交流涉及信息的传递、反馈或回应、想法和感受[16]。这是一个每天都需要进行的过程。交流可能涉及使用语言或其他类型的信号。为了使交流非常有效,并实现促进人与人之间积极关系的目标，该过程中的语言和非语言元素必须有效互动[17]。研究探讨了人格类型与 AR 之间的相互作用程度，并表明在人格特征包括神经质、抑郁、社交焦虑和害羞的个体中，AR 的作用有可能至少达到中等程度，这一点在女性中更为突出[18]。

由于 AR 的问题最有可能发生在处于建立相关社交技能早期的幼儿身上，因此，认识到这个健康问题可能对建立重要的人际沟通能力产生的严重影响是很重要的[19]。沟通能力是人生中有效发展人际关系、人际协调和促进社会组织能力的关键因素[20]。与 AR 有关的生理和心理改变极有可能使儿童参与的重要的人际交流和行为技能的发展复杂化，也将危及他们的整体交流能力。鼻炎与听力减退和分泌性中耳炎关系[21]意味着听力、听觉和语言发育都可能受到影响（见第 18 章）。这包括阻碍他们主动与他人交谈，揭露相关信息和发展/维持重要的人际关系的能力[22]。儿童的这些核心沟通能力的发展对于他们在家庭、学校、工作场所、社会组织和社区中建立和维持有效的人际关系尤为重要，甚至影响到他们与护理人员的医疗保健关系的质量[23]。"关系型医疗保健能力模型"认为，人际沟通能力的发展和表达对于加强人际协调、合作和信息共享至关重要，能够实现重要的个人和集体目标，如提高医疗保健结果的质量[24]。当务之急是，家长和医护人员要认识到可能与幼儿 AR 有关的各种发育性沟通缺陷，以便为这些儿童提供补救措施，帮助他们克服这些人际沟通能力问题。

（刘俊其 译）

参考文献

1. Becker JM. Pediatric allergic rhinitis. In: Jyonouchi H, editor. Medscape. 2018. https://emedicine.medscape.com/article/889259-overview. Accessed 18 Feb 2020.
2. Meltzer EO. Productivity costs of antihistamines in the workplace. Occup Health Saf. 1996;65(8):46–50.
3. World Health Organization (WHO). Allergic rhinitis and its impact on asthma (guideline). 2008.
4. Songu M, Cingi C. Sneeze reflex: facts and fiction. Ther Adv Respir Dis. 2009;3(3):131–41. https://doi.org/10.1177/1753465809340571. Epub 2009 Jul 17.
5. Nishino T. Physiological and pathophysiological implications of upper airway reflexes in humans. Jpn J Physiol. 2000;50:3–14.
6. Wallois F, Macron JM, Jounieaux V, Duron B. Trigeminal afferences implied in the triggering or inhibition of sneezing in cats. Neurosci Lett. 1991;122:145–7.
7. Suranyi L. Localization of the sneeze center. Neurology. 2001;57:161.
8. Batsel HL, Lines AJ. Neural mechanisms of sneeze. Am J Physiol. 1975;229:770–6.
9. Jyonouchi H. Autism spectrum disorders and allergy: observation from a pediatric allergy/immunology clinic. Expert Rev Clin Immunol. 2010;6(3):397–411. https://doi.org/10.1586/eci.10.18.
10. Gauci M, King MG, Saxarra H, Tulloch BJ, Husband AJ. A Minnesota Multiphasic Personality Inventory profile of women with allergic rhinitis. Psychosom Med. 1993;55(6):533–40.
11. Wainwright NW, Surtees PG, Wareham NJ, Harrison BD. Psychosocial factors and incident asthma hospital admissions in the EPIC-Norfolk cohort study. Allergy. 2007;62(5):554–60.
12. Wright RJ. Alternative modalities for asthma that reduce stress and modify mood states: evidence for underlying psychobiologic mechanisms. Ann Allergy Asthma Immunol. 2004;93(2 Suppl 1):S18–23.
13. Dave ND, Xiang L, Rehm KE, Marshall GD Jr. Stress and allergic diseases. Immunol Allergy Clin N Am. 2011;31(1):55–68. https://doi.org/10.1016/j.iac.2010.09.009.
14. Cingi CC, Yuksel E, Muluk NB. Effects of allergic rhinitis on communication skills. Front Clin Drug Res Anti Allergy Agents. 2018;12:182–93.
15. Cingi CC, Sakallıoğlu Ö, Muluk NB, Cingi C. Does allergic rhinitis affect communication skills in young adults? Eur Arch Otorhinolaryngol. 2016;273(1):115–21. https://doi.org/10.1007/s00405-015-3531-y. Epub 2015 Feb 3.
16. Kumar M, Dash HH, Chawla R. Communication skills of anesthesiologists: an Indian perspective. J Anaesthesiol Clin Pharmacol. 2013;29(3):372–6. https://doi.org/10.4103/0970-9185.117116.
17. Nwokorie N, Svoboda D, Rovito DK, Krugman SD. Effect of focused debriefing on team communication skills. Hosp Pediatr. 2012;2(4):221–7.
18. Gauci M, King MG, Saxarra H, Tulloch BJ, Husband AJ. A Minnesota Multiphasic Personality

Inventory profile of women with allergic rhinitis. Psychosom Med. 1993;55:333–40.
19. Weathers M, Query JL, Kreps GL. A multivariate test of communication competence, social support, and coping among Hispanic lay caregivers for loved ones with Alzheimer's disease: an extension of the Relational Health Communication Competence Model. J Particip Med. 2010;2:e14.
20. Kreps GL. Commentary: Communication and family health and wellness relationships. In: Socha T, Stamp G, editors. Parents and children communicating with society: exploring relationships outside of home. New York: Routledge Publishers; 2009. p. 207–12.
21. Umapathy D, Alles R, Scadding GK. A community based questionnaire study on the association between symptoms suggestive of otitis media with effusion, rhinitis and asthma in primary school children. Int J Pediatr Otorhinolaryngol. 2007;71(5):705–12. https://doi.org/10.1016/j.ijporl.2006.12.017.
22. Kreps GL. Relational communication in health care. Southern Speech Commun J. 1988;53: 344–59.
23. Query JL, Kreps GL. Testing a relational model of health communication competence among caregivers for individuals with Alzheimer's disease. J Health Psychol. 1996;1(3):335–52.
24. Kreps GL. Relational health communication competence model. In: Thompson TL, editor. Encyclopedia of health communication, vol. III. Los Angeles, CA: Sage Publications; 2014. p. 1160–1.

第 15 章

应如何处理妊娠期鼻炎？

Murat Kar, Nuray Bayar Muluk, Hesham Negm

15.1 引言

对耳鼻咽喉医生而言，妊娠女性鼻炎、鼻窦炎和鼻出血的诊断和处理是一项特别困难的任务。一方面，未得到充分治疗的鼻腔鼻窦疾病会影响患者的生活质量并危及妊娠；另一方面，治疗的安全性缺乏适当的对照试验数据[1]。

妊娠期的鼻部疾病包括妊娠期鼻炎、鼻出血和特殊的增生性疾病，如化脓性肉芽肿。这些疾病在以往就已被描述[2-6]。而关于鼻-鼻窦炎与妊娠如何相互影响的个案报道仍时有发表[7-9]。

15.2 妊娠期鼻炎

妊娠期鼻炎是指在分娩前1~2个月开始，鼻部逐渐充血，但没有进一步的呼吸道感染迹象或过敏反应，并在产后2周内完全缓解的一种疾病[10-12]。

妊娠引起的生理改变包括鼻黏膜的充血和水肿。妊娠期上呼吸道的生理变化另作讨论[13]。

20%~30%的妊娠女性会发生明显的鼻塞，被称为妊娠期鼻炎[14,15]。妊娠期鼻炎的定义是妊娠期女性出现鼻部症状，持续至少6周，但缺乏呼吸道感染或过敏反应的进一步证据，并且在分娩后2周内完全缓解的一种疾病[12]。患者描述的症状包括慢性鼻塞、有水样或黏稠鼻分泌物[11]。因为鼻塞，一些妊娠女性夜间张口呼吸导致睡眠质量不佳。在做出此诊断之前，排除更可能导致这些症状的其他病因尤为重要[16]。

妊娠期鼻炎潜在的病理机制尚不清楚。一些学者认为雌激素±孕激素与之有关，但这一解释缺乏有力证据[17]。一项研究结论认为吸烟或对屋尘螨高度敏感，会增加罹患妊娠期鼻炎的风险[18]，但妊娠期鼻炎患者罹患哮喘或SAR的概率并不会升高[13]。

尽管人们很早就知道到妊娠期鼻部会发生充血，但是直到近期妊娠期鼻炎才被认为是一种独立的疾病，并且开始关注应如何对其进行治疗。近来，有研究者报道了妊娠女性打鼾的发生率升高，并认为其可能导致妊娠期高血压、先兆子痫、宫内生长受限或迟缓及低的新生儿Apgar评分[19]。仰卧时鼻部充血会更明显，特别是存在鼻炎时[20]。由于妊娠期鼻炎可导致打鼾，因此，其引起的后果可能比以往认为的更严重[21]。

空气进入肺之前，鼻腔对其有加热、去除大颗粒物和加湿的作用。鼻腔和鼻窦释放的一氧化氮随空气进入肺，引起血管舒张反应[22]。当患者因鼻塞被迫经口呼吸时，吸入的空气将不会发生这些生理变化。事实上，AR患者的生活质量要比哮喘患者低，很可能是因为他们有白天极度劳累感、口渴、注意力难以集中和头痛这些症状[23]。

在鼻部充血的情况下，经口呼吸更为常见，并导致口腔干燥。唾液的缺乏使经口呼吸者更易罹患龋齿。此外，长期的鼻部充血还可导致鼻窦炎[21]。

妊娠女性发生的生理变化可导致妊娠期鼻炎，

同时更易出现鼻出血和鼻腔鼻窦疾病的加重[24]。在妊娠的最初 6 个月，循环血量将增加，主要引起血浆的体积增加。在妊娠最后 3 个月，这些多出的液体会移动到血管外。雌激素可以通过激发胆碱能活动直接作用于鼻腔黏膜，从而增加血流量，并刺激腺体分泌黏液。这些变化可能会加重已经存在的鼻腔或鼻窦疾病，虽然它们通常在分娩后 5 天内缓解[25,26]。

文献报道，育龄女性鼻炎和鼻腔鼻窦疾病的发病率在 20%~40%。这些人中有 10%~30%在妊娠时出现了症状的加重[25]。最可能使妊娠女性前来就诊寻求治疗的鼻腔鼻窦疾病包括 AR、细菌性鼻窦炎和妊娠期鼻炎[27]。由于认为局部用药比口服药物对胎儿的危险更小，妊娠女性有过度使用鼻内减充血喷剂的倾向，因此，也更易患药物性鼻炎[28]。

15.2.1 对胎儿的潜在影响

妊娠期鼻炎似乎通过改变母体的睡眠质量而对胎儿产生影响。很久之前，人们就发现仰卧时鼻部充血会更加明显，特别是存在鼻炎时[20]。经鼻呼吸的能力受损会导致经口呼吸和打鼾。在一项包括 73 231 例妊娠女性的队列研究中，有 9%的妊娠女性规律发生打鼾，并且无论体重指数如何，均与血压升高相关[29]。一项研究对 502 例产妇在产后第 1 天进行问卷调查，发现 23%的答卷者在分娩前 1 周存在规律的打鼾[19]。打鼾与高血压的发生、先兆子痫、胎儿生长受限及更差的新生儿 Apgar 评分有明显的相关性[21]。

15.3 病因学

鼻黏膜的水肿可能是静脉窦 α-肾上腺素能的血管张力下降所致，后者使血液在静脉腔隙内蓄积。血浆也可能从毛细血管中渗出。目前，这些机制均未显示出是受激素调控的[21]。

15.3.1 雌激素

妊娠女性升高的雌激素水平会导致鼻腔组织充血这一观念主要源于 Toppozada 等的研究，他们对妊娠[30]和口服避孕药的女性[31]进行了鼻黏膜活检。有趣的是，另一项在月经周期不同时间点进行的研究并未发现黏膜的周期性改变[32]。第一代生育调控药物含大量雌激素，有鼻塞的副作用[21]。然而，如果雌激素是鼻塞的主要原因，那么，每一名妊娠女性均应出现鼻塞。当有证据表明随妊娠周期增加鼻塞症状逐渐增多时[33]，也有各种不同的研究显示这一趋势存在例外。一项研究纳入了 23 例妊娠女性，8 例出现鼻塞加重，但有 9 例表示事实上其鼻塞症状在妊娠期得到了改善[34]。

15.3.2 胎盘生长激素

在妊娠最初的 3 个月过去后，胎盘生长激素(PGH)持续释放，并处于更高的水平，代替了人生长激素(HGH)的周期性分泌[35]。一项研究显示妊娠期鼻炎的患者较未患病者有更高的血清 PGH 滴度[36]。

15.4 危险因素

一项问卷调查研究表明吸烟的女性更易患妊娠期鼻炎(OR1.7；95%CI1.1~2.5)[18]。对该发现的一种解释是，鼻腔刺激与其他生理改变共同作用导致了鼻腔黏膜的充血[21]。建议所有的妊娠期女性戒烟是明智的。

Toppozada 等报道，妊娠期鼻炎患者的鼻腔上皮在电子显微镜下的表现与 AR 相吻合[37]。在一项对 23 例妊娠期女性的研究中，妊娠期鼻炎患者可溶性细胞间黏附分子-1(sICAM-1)的血清浓度与未患病者无显著差异，其水平在妊娠期也无明显变化[18]。

15.5 诊断

一些针对妊娠女性鼻腔充血的研究，使用了非常宽松的方式来定义妊娠期鼻炎。通常假定其在妊娠满 3 个月后开始，并且总是在产妇分娩后缓解[30,38]。一项同时纳入了未妊娠者的对照研究，显示鼻塞的主诉只在妊娠的最后 3 个月增多[39]。另一项对 23 例妊娠女性的研究随访至分娩后 1 个月，每日对鼻塞程度评分，并且记录了鼻呼气峰流量(nPEF)[33]。

在一些患鼻窦炎的妊娠女性中，鼻塞是唯一

的症状[37]。即使没有妊娠，在症状最轻的时候诊断鼻窦炎也是困难的。鼻塞的症状并不决定是否排除该诊断。中鼻道出现脓性分泌物、鼻腔闻及难闻的异味、脓涕(尤其是单侧)和局限于一侧的疼痛均被认为是诊断鼻窦炎的清晰指标[40]。然而，实际情况可能更为复杂，特别是在患者第一次就诊于社区医生时[41]。

当拟诊的鼻腔鼻窦疾病经保守治疗无效时，应小心谨慎地寻求影像学评估，但妊娠期最初的 3 个月内不予考虑。在妊娠后胎儿发育的第 10~17 周，暴露于射线对神经系统的发育非常危险，故在此阶段应避免接触 X 线[42]。目前的共识是胎儿在子宫内的整个时期不能暴露于任何超过 0.05Gy 的电离辐射。诊断性影像检查的辐射均不超过 0.05Gy[43]。当抗生素治疗不能改善鼻窦炎或加重时，可能确实需要行影像检查，以免漏诊颅内或眼眶的并发症。鼻窦的磁共振成像并不需要暴露于电离辐射，但有以下注意事项：最好使用对比剂，但有可能致畸；执行起来较为困难；以及对制订手术计划的价值有限。因此，对这些患者需行不增强的 CT，同时应告知此检查对胎儿可能有潜在伤害，而且目前尚不能量化这一风险[1]。

15.6 治疗

妊娠期鼻炎通常会自行缓解，无须干预。无论如何，干预的益处是极有限的[13]。

每一位妊娠女性都应被告知妊娠期鼻炎的存在[29]。

物理方法可以用来改善鼻塞，如抬高床头。患者可能忘了尝试这种简单的应急方法。文献报道最佳的角度是 30°[20]或 45°[44]。

进行体育运动可以促进鼻腔黏膜的减充血[45]。此外，它对于鼻塞所致的睡眠障碍也可能有帮助。自然产生的疲劳和伴随运动的幸福感也可能使妊娠女性睡得更好。

15.6.1 鼻腔盐水冲洗

有作者认为，像对其他原因所致的鼻炎一样，5mg 氯化钠溶于 0.5L 水对妊娠期鼻炎也有帮助[21]。

FDA 公布了妊娠期药物风险分级，在治疗妊娠患者时，医生可以做出有依据的处方选择。由于缺乏在人体的高质量研究，目前，治疗鼻腔鼻窦疾病的药物均不在 A 类药物中。然而，使用在动物研究中未发现不安全的 B 类药物是合乎情理的[46]。C 类和 D 类药物，在人或动物研究中均显示出安全风险，必须仅能在极个别情况下使用[47]。

因为可能增加胎儿腹裂畸形的风险，在妊娠初 3 个月不应使用口服减充血剂[48]。另外，此类药物可能加重高血压[49]。对于无高血压的妊娠女性，在妊娠中期和最后 3 个月使用伪麻黄碱是安全的[13]。

我们从安全角度了解得最多的 B 类药物是布地奈德[50]。近来喷剂有所发展，进入循环的剂量一般是不可察觉的，故此药的安全性应该是可接受的，但是还没有明确肯定的证据支持这些药物能安全用于妊娠女性。有证据表明布地奈德的常用剂量范围是每侧鼻孔 50μg、每日 1 次或 2 次，通常足以控制妊娠期的慢性鼻-鼻窦炎，并且是安全的[9]。

孟鲁司特目前是 B 类药物，并且使用该药的妊娠女性需要登记。虽然已知孟鲁司特可进入乳汁，但对母乳喂养的胎儿可能造成何种损害尚缺乏数据。已有论述表明该药经过广泛的代谢，并在很大程度上与蛋白质结合，这可能减少了有害效应。摄入剂量的 1%进入母乳。尽管如此，母乳喂养的益处要胜过此药物的风险。进一步的建议是在哺乳后服药，以使胎儿通过乳汁摄入的剂量降至最低。5-脂氧合酶抑制剂在妊娠女性及哺乳期女性中均是禁用的[51]。

15.7 治疗是否给妊娠带来风险？

所有的口服激素治疗和口服减充血剂都属于 C 类药物，并且在妊娠最初 3 个月内禁用[52]。虽然鼻喷剂吸收进入血液循环的量是不可察觉的，对妊娠女性风险低，但这些药物除了布地奈德均被纳入了 C 类。在妊娠期不允许做皮肤点刺过敏试验，因为存在发生过敏反应的可能。在妊娠前已开始的免疫治疗可以继续，需将维持剂量调低[53]。

口服皮质类固醇有增加唇裂和(或)腭裂的风险[54],增加先兆子痫的可能性,并且可能导致早熟或分娩时的低体重[55,56]。然而,相较于皮质类固素对胎儿的影响,不治疗哮喘会使母体承担更大的风险。对于慢性鼻-鼻窦炎,用药的获益并未明显大于风险,因此,临床医生必须酌情谨慎决定。从导致先天畸形的角度来说,妊娠初期3个月是风险最大的时期。皮质类固醇可诱发先兆子痫,引起或加重糖尿病,使母体和胎儿承担更多危险。建议在给患者开具皮质类固醇之前,特别是长时间使用时,先进行糖尿病筛查。依据美国儿科学会的观点,母乳喂养并不是口服激素治疗的禁忌证[9]。

阿司匹林属于D类药物,并且是禁用的。与阿司匹林和非甾体抗炎药相关的风险是难以承受的,特别是动脉导管过早闭合。阿司匹林还与胎儿生长受限、围生期死亡相关。正在进行阿司匹林免疫治疗或维持治疗的患者如计划妊娠或发现妊娠时,应立即停药[9]。

口服减充血剂可能增加胎儿腹裂的风险,此外,还可能加重高血压[49]。

(危维 译)

参考文献

1. Goldstein G, Govindaraj S. Rhinologic issues in pregnancy. Allergy Rhinol (Providence). 2012;3(1):e13–5.
2. Saxby AJ, Pace-Asciak P, Dar Santos RC, Chadha NK, Kozak FK. The rhinological manifestations of women's health. Otolaryngol Head Neck Surg. 2013;148(5):717–31.
3. Sobol SE, Wright ED, Frenkiel S. One-year outcome analysis of functional endoscopic sinus surgery for chronic sinusitis. J Otolaryngol. 1998;27(5):252–7.
4. Goldstein G, Govindaraj S. Rhinologic issues in pregnancy. Allergy Rhinol. 2012;3(1):13–5.
5. Howard BE, Lal D. Oral steroid therapy in chronic rhinosinusitis with and without nasal polyposis. Curr Allergy Asthma Rep. 2013;13(2):236–43.
6. Orban N, Maughan E, Bleach N. Pregnancy-induced rhinitis. Rhinology. 2013;51(2):111–9.
7. Rassekh CH, Kinsella JB, Calhoun KH, Maggio WW, Chaljub G, Gourley WK. Skull base allergic fungal sinusitis with abducens palsy in the third trimester. Skull Base Surg. 1996;6(4):253–8.
8. Poulopoulos M, Finelli PF. Neurological complications with acute sphenoid sinusitis a surgical emergency? Neurocrit Care. 2007;7(2):169–71.
9. Lal D, Jategaonkar AA, Borish L, Chambliss LR, Gnagi SH, Hwang PH, Rank MA, Stankiewicz JA, Lund VJ. Management of rhinosinusitis during pregnancy: systematic review and expert panel recommendations. Rhinology. 2016;54(2):99–104. https://doi.org/10.4193/Rhin15.228.
10. Peden D. An overview of rhinitis. In: Corren J, Feldweg AM, editors. UpToDate. Last updated 23 Jul 2018. https://www.uptodate.com/contents/an-overview-of-rhinitis. Accessed 19 Aug 2020.
11. Ellegård EK. Pregnancy rhinitis. Immunol Allergy Clin N Am. 2006;26:119.
12. Ellegård E, Hellgren M, Torén K, Karlsson G. The incidence of pregnancy rhinitis. Gynecol Obstet Investig. 2000;49:98.
13. Schatz M. Recognition and management of allergic disease during pregnancy. In: Lockwood CJ, Feldweg AM, editors. UpToDate. Last updated 22 Feb 2018. https://www.uptodate.com/contents/recognition-and-management-of-allergic-disease-during-pregnancy. Accessed 19 Aug 2020.
14. Gani F, Braida A, Lombardi C, et al. Rhinitis in pregnancy. Eur Ann Allergy Clin Immunol. 2003;35:306.
15. Ellegård EK. The etiology and management of pregnancy rhinitis. Am J Respir Med. 2003;2:469.
16. Ellegård EK. Clinical and pathogenetic characteristics of pregnancy rhinitis. Clin Rev Allergy Immunol. 2004;26:149.
17. Ellegård EK, Karlsson NG, Ellegård LH. Rhinitis in the menstrual cycle, pregnancy, and some endocrine disorders. Clin Allergy Immunol. 2007;19:305.
18. Ellegård E, Karlsson G. IgE-mediated reactions and hyper-reactivity in pregnancy rhinitis. Arch Otolaryngol Head Neck Surg. 1999;125:1121–5.
19. Franklin KA, Holmgren PÅ, Jönsson F, Poromaa N, Stenlund H, Svanborg E. Snoring, pregnancy-induced hypertension, and growth retardation of the fetus. Chest. 2000;117:137–41.
20. Rundcrantz H. Postural variations of nasal patency. Acta Otolaryngol. 1969;68:435–43.
21. Ellegård EK. Special considerations in the treatment of pregnancy rhinitis. Womens Health. 2005;1(1):105–14.
22. Silkoff PE, Robbins RA, Gaston B, Lundberg JO, Townley RG. Endogenous nitric oxide in allergic airway disease. J Allergy Clin Immunol. 2000;105(3):438–48.

23. Juniper EF. Measuring health-related quality of life in rhinitis. J Allergy Clin Immunol. 1997;99:S742–9.
24. Incaudo GA. Diagnosis and treatment of allergic rhinitis and sinusitis during pregnancy and lactation. Clin Rev Allergy Immunol. 2004;27:159–77.
25. Incaudo GA, Takach P. The diagnosis and treatment of allergic rhinitis during pregnancy and lactation. Immunol Allergy Clin N Am. 2006;26:137–54.
26. Laibl V, Sheffield J. The management of respiratory infections during pregnancy. Immunol Allergy Clin N Am. 2006;26:155–72.
27. Mabry RL. Rhinitis of pregnancy. South Med J. 1986;79:965–71.
28. Lekas MD. Rhinitis during pregnancy and rhinitis medicamentosa. Otolaryngol Head Neck Surg. 1992;107:845–8; discussion 849.
29. Hu FB, Willett WC, Colditz GA, et al. Prospective study of snoring and risk of hypertension in women. Am J Epidemiol. 1999;150(8):806–16.
30. Toppozada H, Michaels L, Toppozada M, El-Ghazzawi I, Talaat M, Elwany S. The human respiratory nasal mucosa in pregnancy. J Laryngol Otol. 1982;96:613–26.
31. Toppozada H, Toppozada M, El-Ghazzawi I, Elwany S. The human respiratory nasal mucosa in females using contraceptive pills. J Laryngol Otol. 1984;98:43–51.
32. Toppozada H, Michaels L, Toppozada M, El-Ghazzawi E, Talaat A, Elwany S. The human nasal mucosa in the menstrual cycle. J Laryngol Otol. 1981;95:1237–47.
33. Philpott CM, Conboy P, Al-Azzawi F, Murty G. Nasal physiological changes during pregnancy. Clin Otolaryngol. 2004;29(4):343–51.
34. Ellegård E, Karlsson G. Nasal congestion during pregnancy. Clin Otolaryngol. 1999;24:307–11.
35. Eriksson L, Frankenne F, Eden S, Hennen G, von Schoultz B. Growth hormone 24-h serum profiles during pregnancy—lack of pulsatility for the secretion of the placental variant. Br J Obstet Gynaecol. 1989;96:949–53.
36. Ellegård E, Oscarsson J, Bougoussa M, et al. Serum level of placental growth hormone is raised in pregnancy rhinitis. Arch Otolaryngol Head Neck Surg. 1998;124:439–43.
37. Sorri M, Hartikainen-Sorri A, Kärjä J. Rhinitis during pregnancy. Rhinology. 1980;18:83–6.
38. Mabry RL. Intranasal steroid injection during pregnancy. South Med J. 1980;73:1176–9.
39. Bende M, Hallgårde U, Sjögren C. Occurrence of nasal congestion during pregnancy. Am J Rhinol. 1989;3:217–9.
40. Berg O, Carenfelt C. Analysis of symptoms and clinical signs in the maxillary sinus empyema. Acta Otolaryngol. 1988;105(3–4):343–9.
41. Lindbaek M. Acute sinusitis: guide to selection of antibacterial therapy. Drugs. 2004;64(8):805–19.
42. Chen MM, Coakley FV, Kaimal A, Laros RK Jr. Guidelines for computed tomography and magnetic resonance imaging use during pregnancy and lactation. Obstet Gynecol. 2008;112:333–40.
43. McCollough CH, Schueler BA, Atwell TD, et al. Radiation exposure and pregnancy: when should we be concerned? Radiographics. 2007;27:909–17; discussion 917–8.
44. Stroud RH, Wright ST, Calhoun KH. Nocturnal nasal congestion and nasal resistance. Laryngoscope. 1999;109(9):1450–3.
45. Eccles R. Nasal air flow in health and disease. Acta Otolaryngol (Stockh). 2000;120:580–95.
46. Adam MP, Polifka JE, Friedman JM. Evolving knowledge of the teratogenicity of medications in human pregnancy. Am J Med Genet C Semin Med Genet. 2011;157:175–82.
47. Andrade SE, Gurwitz JH, Davis RL, et al. Prescription drug use in pregnancy. Am J Obstet Gynecol. 2004;191:398–407.
48. Yau WP, Mitchell AA, Lin KJ, et al. Use of decongestants during pregnancy and the risk of birth defects. Am J Epidemiol. 2013;178:198.
49. Yau W-P, Mitchell AA, Lin KJ, Werler MM, Hernández-Díaz S. Use of decongestants during pregnancy and the risk of birth defects. Am J Epidemiol. 2013;178(2):198–208.
50. Norjavaara E, de Verdier MG. Normal pregnancy outcomes in a population-based study including 2,968 pregnant women exposed to budesonide. J Allergy Clin Immunol. 2003;111(4):736–42.
51. Gluck JC, Gluck PA. Asthma controller therapy during pregnancy. Am J Obstet Gynecol. 2005;192(2):369–80.
52. Boothby LA, Doering PL. FDA labeling system for drugs in pregnancy. Ann Pharmacother. 2001;35:1485–9.
53. Gluck PA, Gluck JC. A review of pregnancy outcomes after exposure to orally inhaled or intranasal budesonide. Curr Med Res Opin. 2005;21:1075–84.
54. Park-Wyllie L, Mazzotta P, Pastuszak A, Moretti ME, Beique L, Hunnisett L, et al. Birth defects after maternal exposure to corticosteroids: prospective cohort study and meta-analysis of epidemiological studies. Teratology. 2000;62(6):385–92.
55. Schatz M, Zeiger RS, Harden K, Hoffman CC, Chilingar L, Petitti D. The safety of asthma and allergy medications during pregnancy. J Allergy Clin Immunol. 1997;100(3):301–6.
56. Perlow JH, Montgomery D, Morgan MA, Towers CV, Porto M. Severity of asthma and perinatal outcome. Am J Obstet Gynecol. 1992;167(4 Pt 1):963–7.

第 16 章

儿童鼻炎和鼻-鼻窦炎

İsmail Salcan, Nuray Bayar Muluk, Gabriela Kopacheva-Barsova

16.1 引言

鼻炎是影响上呼吸道的一种炎症性疾病，其症状为流鼻涕、鼻塞或打喷嚏（或其任何组合），持续2天以上，多数时间里每天持续1小时以上[1,2]。《变应性鼻炎及其对哮喘的影响》（ARIA）指南将鼻炎分成了两类：AR和NAR。它们的区别在于是否出现了过敏反应或未发生过敏反应。AR的病理生理学依赖于IgE，而眼部瘙痒通常作为一个额外的表现特征，提示过敏性结膜炎。NAR可能是由多种不同的病理生理过程引起的，如感染、内分泌紊乱和职业性接触，或者仅仅是特发性的（也称为血管运动性鼻炎）[2]。

虽然鼻炎很少被认为是一种致命的疾病，但其确实对鼻炎患者及其监护人的生活质量产生了重大影响，同时也给整个社会带来了经济负担。鼻炎常合并其他疾病，如分泌性中耳炎、腺样体肥大和哮喘，这是治疗儿童鼻炎时要牢记的重要一点。对于2岁以下的患儿，可供选择的药物较少[1]。根据2项出生队列跟踪研究发现，如果在幼儿期即出现鼻炎的患儿，进入儿童期和青春期后鼻炎症状愈发频繁[3,4]。

鼻炎常见于儿童和青少年[1,2]。普遍认为鼻炎是一种自限性的鼻部卡他疾病，却忽视了与之相关症状的显著发病率。如打喷嚏、鼻痒、水样鼻涕和鼻塞会使患者感到痛苦。儿童和青春期的鼻炎症状也可能不典型，可能同时伴咳嗽或打鼾等症状。鼻炎会对儿童的身体、心理和社会健康产生诸多不利影响[5,6]，亦会直接对学业成造成负面影响，也可能因睡眠障碍，或由于抗组胺药的副作用引起嗜睡而产生间接影响[4]。

16.2 鼻炎的分类

鼻炎是一种影响鼻腔黏膜的炎性疾病，需要以下两种或两种以上症状才能做出诊断：打喷嚏、鼻痒、鼻塞和鼻漏。鼻炎的表现形式多种多样，有一些重叠特征。最常见的持续性鼻炎类型是AR，其症状是接触先前的致敏物质引发的，即过敏。致敏这一过程构成了将症状归因于AR的基础[2]。鼻炎可细分为以下几个方面[7]：

- AR：在鼻炎症状出现之前对特定抗原产生了致敏。
- 感染性鼻炎：与感染性病原体有关。
- 非变应性、非感染性鼻炎：诱因可能是内分泌因素（甲状腺功能减退）、药物副作用（如β受体阻滞剂、非甾体抗炎药）、神经系统、胃食管反流或原因不明。

AR有周期性（季节性）和持续性（常年性）两种类型，取决于变应原是否全年存在。鉴于这种时间区别并非总是存在，因此，ARIA指南[2]现已摒弃了这种分类。相反，ARIA指南将AR分为间歇性或持续性，并基于对患者生活质量的影响分为轻度或中至重度[2]。

16.3 流行病学

在全球范围内，鼻炎是一种较常见的儿童疾病。国际儿童哮喘和过敏研究（ISAAC）的第三阶段试验（1999—2004 年）发现，6~7 岁患者的平均发病率为 8.5%（1.8%~20.4%），13~14 岁患者的平均发病率为 14.6%（1.4%~33.3%）[8]。人们注意到，与 1991—1998 年使用相同技术进行的第一阶段的结果相比，变应性鼻结膜炎在全球范围内的发病率有所上升，但各研究中心之间的差异较大[9]。

儿童鼻炎的病程进行有较多的研究。由 1989 年出生的 1456 例儿童组成的 Isle 出生队列研究，在未致敏的儿童中，4 岁儿童的患病率为 2.8%，18 岁儿童的患病率为 11.8%，而在经过致敏的儿童中，4 岁和 18 岁的相应患病率为 3.4%和 27.3%[4]。男性青少年更容易患 AR，而女性青少年更容易患上 NAR。MAS 研究参与者（年龄均在 13 岁以下）的鼻炎患病率相似[10]。AR 的幼儿更容易发展成为哮喘患者，无论是在儿童时期[11]，还是成年[12]，但 NAR 的情况并非如此。

16.4 AR

AR 在成人和儿童中的患病率分别为 30%和 40%[13]。儿童 AR 男性比女性发病率更高，到 20 岁时仍可持续相同的表现[14]。儿童常年性鼻炎通常在成年后持续存在，儿童季节性鼻炎，当进入青春期时，AR 有 20%的可能性不再出现[15]。

16.4.1 危险因素

AR 与以下风险因素有关：生活在污染严重地区，非高加索人种，以及较富裕的家庭背景。还有些其他的危险因素，如幼儿在室内接触变应原，母亲吸烟，以及在婴儿时期过早断奶或转为奶瓶喂养[14]。60%的患者有一名家庭成员有 AR，表明了它的遗传基础[15]。其他一些疾病也会增加其风险，尤其是过敏性湿疹、皮炎、哮喘和其他过敏性疾病。大约 20%的 AR 患者合并哮喘[14]。

16.4.2 体征和症状

AR 患者也会简单描述自己多种复杂症状的某一症状。如果症状有季节性特点或与宠物相关，AR 的诊断就很简单。患 AR 的幼儿可能表现不一，家庭成员没有意识到孩子的鼻塞，但可察觉到他们的鼻子似乎长时间被堵住了。年幼患者的症状似乎受花粉的季节性变化和常年的皮屑尘螨影响。皮屑的脱落本身有季节性，春季脱落，秋季又积攒起来。大龄儿童 AR 容易误认为症状轻微，因为长期的病程让他们适应了身体不适。儿童 AR 呈现以下体征或症状[16]：

- 鼻漏、鼻塞、鼻后滴漏。
- 鼻甲苍白，可能出现鼻漏（水样）。
- 反复打喷嚏。
- 腭部、鼻部、眼部或耳部瘙痒。
- 打鼾。
- 咽炎反复发作。
- 持续清嗓，并且咳嗽。
- 头痛。
- 鉴别诊断。

为了全面评估儿童的 AR，头部、眼部、耳部、鼻部和咽喉部都需要检查。可能出现如下体征。

- 头部：眶周的色素沉着（黑眼圈，下眼睑肿胀）、眶下褶皱（Dennie–Morgan 线）、变应性“敬礼”（频繁揉鼻的手势），并在鼻部上、下 2/3 之间形成折痕。
- 眼部：睑结膜呈红色，视乳头肥大；球结膜水肿，有典型水样分泌物；如果瘙痒严重导致患者过度地摩擦，严重时进展为白内障。
- 耳部：中耳可能持续感染，并出现中耳积液。
- 鼻部：鼻甲肥大，鼻黏膜肿胀呈淡蓝色。出现鼻漏（通常呈白色，偶尔呈黄色或绿色）。因用力揉搓鼻子造成损伤，可能出现血迹。较少发现息肉，但如果通过鼻镜检查发现儿童有息肉，必须排除囊性纤维化的原因。
- 咽部：中切牙颜色不同、硬腭异常高拱、咬合不正等。这些变化都与长期张口呼吸有关。由于持续的鼻塞和鼻后滴漏，咽后壁可能会出现“鹅卵石”

样的滤泡改变。

16.4.3 检查

如果有符合AR的明确病史，可不需要实验室检查确诊。然而，如果病史不明确，以下检查可能对诊断有帮助[16]：

• 皮肤点刺试验。它对空气传播的抗原有高敏感性和特异性。

• 对已知或疑似变应原的特异性IgE检测。

• 血清总IgE。虽然IgE升高可能提示诊断，但不及皮肤点刺试验敏感。

• 鼻分泌物涂片。

• 皮肤过敏激发试验有助于确定变应原。有皮肤点刺试验和皮内试验。

• 需要肺功能检查，因为高达70%的哮喘患儿合并AR。

• 鼻内镜检查可能帮助鉴别阻塞性和感染性鼻炎，并评估鼻腔内是否有息肉[16]。

16.4.4 治疗

1.药物治疗

两种主要类型的药物可用于治疗AR：抗组胺药和吸入性鼻喷皮质类固醇。有时也使用其他药物，包括减充血剂、抗胆碱能药、肥大细胞稳定剂和抗白三烯药。

(1)抗组胺药：第二代抗组胺药不能穿透血-脑屏障，镇静作用较弱（如西替利嗪、阿伐斯汀），或完全缺乏镇静作用（非索非那定、氯雷他定、地氯雷他定）[17,18]。

(2)鼻喷抗组胺药：在鼻喷的抗组胺药中，盐酸氮䓬斯汀是一种处方药，剂量准、起效快，在减轻鼻部相关症状方面的疗效与口服抗组胺药一样有效[19]。盐酸氮䓬斯汀可以减轻鼻塞。该药物通过鼻黏膜吸收，具有一定的镇静作用，并有点儿苦味[20]。FDA已批准用于5岁以上的儿童[19]。

(3)减充血剂：减充血剂仅限用于伴随有很严重的鼻塞且其他治疗失败的儿童[13]。

(4)抗胆碱能药物：异丙托溴铵是一种鼻用抗胆碱能药物，阻断胆碱能传递，可减少鼻黏膜分泌黏液[17]。最常见的副作用是头痛、鼻出血和鼻干。如果患者有闭角型青光眼、膀胱出口梗阻或前列腺肥大，须谨慎使用。鼻腔可用药物浓度为0.03%和0.06%的溶液。适应证是缓解5岁以上患者AR或NAR继发的流涕症状[21]。剂量为每侧鼻腔2喷，每天2~4次。

(5)肥大细胞稳定剂：防止先前已致敏的肥大细胞脱颗粒，包括预先形成和新合成的颗粒[17]。目前，没有发现色甘酸钠与其他药物存在相互作用。它是一种计量吸入式喷雾剂且为非处方药，主要用于2岁以上患者[22]。副作用有打喷嚏、刺激鼻腔、鼻黏膜灼热感[23]。

(6)鼻喷皮质类固醇：鼻喷皮质类固醇可全面抑制过敏炎症反应，从而减轻AR症状[17]。它们阻止多核白细胞和成纤维细胞聚集，减少毛细血管渗漏，同时使溶酶体膜更加稳定，促使炎症反应减少，甚至消失[17,23]。这类药物包括倍氯米松、曲安奈德、氟尼缩松、布地奈德（被批准用于6岁以上的患者）、氟替卡松（被批准用于4岁以上的患者）和莫米松（被批准用于2岁以上的患者）。虽然上述药物的疗效令人满意，但第二代皮质类固醇（莫米松和氟替卡松）生物利用度更低，长期使用可能更安全[24]。

(7)抗白三烯拮抗剂：抗白三烯拮抗剂（包括孟鲁司特）是选择性白三烯受体拮抗剂，通过抑制Ⅰ型半胱氨酰白三烯(CysLT1)受体发挥作用[13,14]。虽然对幼儿AR使用该药物的临床证据较少，但在青少年和成人患者中获得的数据有良好的疗效。对1302例15~81岁花粉热患者进行了研究。随机分组，各组分别服用孟鲁司特10mg、氯雷他定10mg（阳性对照）或安慰剂。疗程均为2周。孟鲁司特与非阳性对照相比，夜间和日间的症状评分均有显著改善[25]。

2.变应原特异性免疫疗法(SIT)

这是唯一真正有效的治疗病因的方法。形式取决于引起患者症状的变应原[16]。SIT治疗由IgE介导的过敏性疾病。接受治疗者须在6岁以上[26]。可以通过皮下注射和舌下含服[7]。

3.鼻腔生理盐水冲洗

约50%的AR患者取得了疗效[16]。

4.尽可能避免接触变应原也很重要[16]。

16.5 儿童鼻-鼻窦炎

鼻-鼻窦炎指鼻和鼻窦的黏膜炎症。CRS 常见于儿童。它是一种持续性疾病，且症状与 AR 和腺样体肥大有重叠[27]，因此，诊断和治疗并非易事。

尽管较儿童急性鼻-鼻窦炎少见，但 CRS 也常见于儿童。导致儿童的生活质量有所下降，日常活动也受到干扰。尽管进行了药物干预，鼻窦炎的特征性症状仍持续 3 个月以上。其病理生理学复杂，包括原发的病毒感染和继发性细菌重叠感染、黏膜炎症和特应性体质等[27]。

"鼻-鼻窦炎"比"鼻窦炎"更适合描述这种疾病，因为鼻窦炎与鼻炎同时发生或随后发生的模式几乎不变。根据症状的持续时间进行分类，"急性"鼻-鼻窦炎持续 1 个月以内，"亚急性" 持续 1~3 个月，"慢性"持续 3 个月以上。儿童急性细菌性鼻-鼻窦炎（ABRS）的诊断取决于下列情况：上呼吸道症状（咳嗽、鼻漏）持续 10 天以上；先前好转的症状加重（发热、剧烈咳嗽、脓性鼻涕）；明显发热或脓性鼻涕持续超过 3 天，并有面部疼痛或头痛[28]。ABRS 通常继发于肺炎链球菌、流感嗜血杆菌和卡他莫拉菌感染。5%~10%的儿童上呼吸道病毒感染最终发展为 ABRS[29,30]。其中一些 ABRS 患者又演变为 CRS。ABRS 和继发于病毒感染的鼻-鼻窦炎有许多共同的表现特征，包括临床和影像学方面的特征，这使得鉴别这两种疾病变得复杂[27]。

CRS 的病理生理学比 ABRS 复杂，涉及许多遗传和环境的相互作用。与其他许多呼吸或肌肉骨骼系统的慢性疾病相比，未经治疗的 CRS 对患者生活质量的影响更大[31]。

儿科 CRS 的主要治疗方法是药物治疗，旨在治疗微生物感染，并抑制鼻腔和鼻窦的炎症反应。药物治疗无效时才考虑手术治疗，如鼻窦穿刺术和灌洗术、腺样体切除术、鼻窦球囊扩张术、内镜下鼻窦手术、鼻甲减容术和开放手术[32]。外科干预的目的是防止细菌积聚和改善鼻窦的通气和引流[33]。

16.5.1 微生物学

5%~10%的上呼吸道感染（URTI）儿童发展为 ABRS[30,34]。最近发表在《儿科传染病杂志》[35]上的一份报道指出，63%的患者首次出现 URTI 时就分离到病毒病原体，并且鼻病毒的存在与发生ABRS 的患病率密切相关（P=0.01）。在 99%的患者中，可培养出细菌。56%是多种微生物，20%卡他莫拉菌，10%是肺炎链球菌。其他出现频率较低的病原体为 A 组和 C 组链球菌、消化链球菌、侵袭艾肯菌和莫拉菌属微生物[36,37]。

16.5.2 易感因素和伴随疾病

16.5.2.1 遗传学

基于家族关联研究表明，CRS 有显著的遗传性。遗传来自直系或二级血亲。Orb 等最近发表的一项研究，对 496 例 CRS 患者进行遗传分析，遗传是 CRS 的易感因素。与 CRS 患者有亲属关系的人患 CRS 的风险增加了 57.5 倍。在儿童中，第一代堂兄妹中患 CRS 的风险是普通人的 9 倍，而第二代堂兄妹的患病风险是 2.9 倍[38]。

16.5.2.2 过敏

在儿童中，AR 是 CRS 的病因，且与之共存[33,38]。一项研究回顾了 4044 例儿童 CRS 患者，认为该人群 AR 的发生率高于其他共存疾病（囊性纤维化、原发性纤毛运动障碍和其他免疫疾病）的总和。然而，一般情况下，AR 的发病率与 CRS 患者的发病率没有差异。这意味着吸入性变应原检测在儿科 CRS 患者中至关重要[29]。

16.5.2.3 哮喘

正如 AR 和 CRS 共存，哮喘也如此。临床经验和病理生理学都表明它们重叠的人口学特征。AR 患者的鼻黏膜上皮和哮喘患者的支气管黏膜的组织学形态相似——均有肥大细胞和嗜酸性粒细胞浸润[30]。此外，鼻炎患者遇到变应原时，鼻黏膜和支气管上皮都有嗜酸性粒细胞浸润。多项研究证实，对 CRS 患者的充分管理可以减少哮喘症状，并减少儿童罹患这两种疾病的发病率和急诊次数[27]。

16.5.3 诊断

美国传染病学会(IDSA)在其指南中提出，根据以下标准可以诊断 ABRS：

- URTI 症状持续 10 天以上且无改善。
- 严重疾病的征兆，如明显发热(超过 39℃)、面部压痛或流脓涕，至少出现 3 天或 4 天。
- 患有典型 URTI 的儿童在既有的临床表现上出现了病情的继发性恶化(即“双重病变”)，该病持续了 5 天或 6 天，似乎正在好转，同时存在发热、头痛或大量的鼻涕。

X 线片诊断鼻窦炎缺乏敏感性和特异性，因此，一般不用于急性鼻-鼻窦炎或 CRS 的诊断或监测。CT 是一种较好的检查方法，需要进行冠状位和轴位扫描。仅限于冠状位的鼻窦 CT 成像显示了窦口鼻道复合体的通畅程度，并显示鼻窦的解剖结构。对比剂通常只在临床上怀疑眶内或颅内有脓肿时才使用。包膜强化有助于明确脓肿的形成，并有助于评估手术干预时机。X 线片表现为气液平面、部分或全部混浊及黏膜增厚 4~6mm 的三联征，提示鼻窦炎。虽然常规诊断鼻窦炎不需要进行放射学评估，但如果 CT 图像缺乏鼻窦炎的证据，可以明确排除此诊断[36]。基于 45%无症状儿童有异常 CT 表现，可能与频繁的病毒性感冒有关，所以，CT 不能作为独立的诊断依据。

16.5.4 治疗

16.5.4.1 急性鼻-鼻窦炎

大剂量阿莫西林[90mg/(kg·d)]对鼻窦炎的致病菌有较好的疗效，是治疗鼻窦炎的首选药物。流感嗜血杆菌的感染呈上升趋势，使得更多菌株产生 β 内酰胺酶；因此，克拉维酸与阿莫西林联合使用更好。90mg/(kg·d)的剂量可以覆盖对青霉素耐药的肺炎链球菌感染[39]。头孢菌素类抗生素(头孢泊肟、头孢地尼或头孢呋辛)也可以使用，尽管它们对肺炎链球菌的活性不如阿莫西林-克拉维酸钾。在儿童患者中，阿莫西林-克拉维酸钾或第二/三代头孢菌素治疗无效时，头孢克肟或头孢地尼可与利奈唑胺联合使用，以代替静脉注射抗生素。如果有含 β-内酰胺药物的禁忌证，可以使用抗呼吸道病原体的氟喹诺酮类药物(左氧氟沙星或莫西沙星)，以及多西环素。在选择抗菌药物时，考虑特定地区的药物敏感性机制很重要[27]。

16.5.4.2 CRS

合并 AR 的 CRS 患儿从避免接触变应原、抗组胺药和鼻内皮质类固醇治疗中获益。尽管 SIT 有可能通过减轻症状和减少药物依赖来改变疾病的预后，但它可能未被充分利用[40]。有证据证明，SIT 有助于治疗 AR，但对 CRS 却并非如此[27]。

16.5.5 手术

手术不是治疗 CRS 的首选方法，仅适用于出现并发症、药物治疗失败或认为有潜在解剖异常等情况[39,41]。

在儿童 CRS 患者中，腺样体携带病原菌，而无论其实际大小；因此，腺样体切除术有利于预后[30,34]。6 岁以下的患者中，腺样体切除术作为一线手术治疗有很好的疗效。然而，对于 6~12 岁的患者，腺样体切除术的有效性降低。在年龄较大的儿童中，腺样体切除术的疗效尚未达成共识。单纯扁桃体切除术(即非腺扁桃体切除术)对治疗儿童 CRS 没有价值[35]。

所有类型的手术干预(腺样体切除术、鼻窦穿刺术和灌洗术、鼻窦内镜手术、鼻甲减容术和开放手术)都只在药物治疗失败的情况下使用[37]。

16.6 NAR

通常情况下，只有在既往明确无过敏发生的情况下，才考虑诊断 NAR。人们容易将局部变应性鼻炎或没有注意到复杂病因的鼻炎误认为 NAR。鼻腔分泌物涂片非常适用于日常儿科临床实践，有可能提高 NAR 的认识和诊断水平，同时为该病的流行病学和最佳治疗提供了重要线索[42]。

16.6.1 定义

目前，当一个患者有符合的临床特征，且 AR 可以被排除时，通常会考虑 NAR。NAR 是一种影响鼻腔黏膜的持续性疾病，有鼻塞和流鼻涕的特点，但皮肤点刺试验呈阴性，且环境中对变应原反应的总 IgE 未升高[43]。

成人 NAR 更常见，但儿童 NAR 中也相当普遍。令人遗憾的是，儿童 NAR 的确切患病率和发病率尚不清楚。造成这种局面的原因之一是，儿童较少接受变应原检测[44]。使这一问题复杂化的是不同的临床诊断归类在一起，统称为“NAR”。这导致了在文献中关于该病流行病学的混乱，由术语和各种疾病分类方法不一致造成的。即使是现在，NAR 的分类仍取决于特定条件是否共存及什么原因导致新的发作。此外，还需要考虑病理特征。在缺乏明确分类的情况下，大多数 NAR 被归类为 IR 或 VMR[45]。

16.6.2 分类

根据欧洲过敏与临床免疫学会（EAACI）编辑的《全球变应性鼻炎和慢性鼻–鼻窦炎图谱》[46]，下列 NAR 亚型得到认可：①NARES；②内分泌相关性鼻炎（发生在妊娠、肢端肥大症、甲状腺功能减退或与月经周期有关）；③老年性鼻炎；④味觉性鼻炎（包括辛辣食物和饮用含乙醇的饮料等）；⑤萎缩性鼻炎〔原发或继发于鼻窦手术、自身免疫和（或）免疫介导性疾病〕；⑥冷空气诱发的鼻炎〔因寒冷和（或）大风天气所致〕；⑦药物相关性鼻炎（又名药物性鼻炎，有鼻减充血剂、阿司匹林、口服 α 和 β 受体阻滞剂、磷酸二酯酶抑制剂、钙通道阻滞剂和神经阻滞剂等）；⑧职业性鼻炎（刺激物、腐蚀性物质）；⑨IR（VMR）。

世界变态反应组织（WAO）的 NAR 共识小组提出了一个类似的方案对 NAR 进行分类。该方案不考虑任何鼻部解剖/机械异常和 CRS。产生全身性后果的疾病（内分泌或代谢疾病、自身免疫性疾病及其他疾病）及产生 NAR 相应症状的疾病属于不同的类别。这把 NAR 分为 8 类：①药物相关性鼻炎；②味觉性鼻炎；③内分泌性鼻炎（包括对先天存在的雌激素的反应，本质上是妊娠性鼻炎）；④NARES；⑤老年性鼻炎；⑥萎缩性鼻炎；⑦脑脊液鼻漏；⑧非变应性鼻病（包括 VMR 和极端天气引起的鼻炎）[47]。

16.6.3 诊断

在儿童患者中，诊断 NAR 在很大程度上取决于能否排除 AR。这是因为一般的儿科操作中，不能进行某些诊断性测试，如特定的鼻激发试验、鼻阻力或鼻声反射测试。也由于某些检查敏感性不足或不能标准化，如鼻腔特异性 IgE 或嗜碱性粒细胞活性检测。综上所述，鼻分泌物涂片在这类患者中有很好的前景，并揭示了各种亚型的炎性特征。已经开展了一些关于在儿童中使用细胞学技术的工作[42]。

16.6.4 治疗

在大多数情况下，NAR 的治疗主要是应用抗组胺药，可使用或不使用鼻喷皮质类固醇。其他药物适用于某些特殊情况，例如，流鼻涕是 NAR 的唯一或最令人痛苦的症状（VMR 的典型症状），局部抗胆碱能药（异丙托溴铵）可能有效。没有直接证据表明异丙托溴铵喷雾剂适用于 NAR 的患儿，但一项研究考察了它在因过敏反应或鼻塞引起流涕的儿科患者中的使用情况，认为其使用简单、安全且有效，即使对只有 2 岁的患者也是如此[48,49]。一般在儿科患者中，鼻腔冲洗是对任何原因鼻炎的初始干预，有益于 NAR。研究表明，鼻腔冲洗减轻了鼻部症状的严重程度，改善鼻涕倒流、鼻塞或打喷嚏等症状。洗鼻有助于黏液纤毛引流，从而将变应原、微生物的生物膜和炎性因子从鼻腔中排出[50,51]。

（潘宏光　译）

参考文献

1. International Rhinitis Management Working Group. International Consensus Report on the diagnosis and management of rhinitis. Allergy. 1994;49:1–34.
2. Bousquet J, Khaltaev N, Cruz AA, Denburg J, Fokkens WJ, Togias A, et al. Allergic Rhinitis and its Impact on Asthma (ARIA) 2008 update (in collaboration with the World Health Organization, GA^{2}LEN and AllerGen). Allergy. 2008;63(Suppl 86):8–160.
3. Keil T, Bockelbrink A, Reich A, Hoffmann U, Kamin W, Forster J, et al. The natural history of allergic rhinitis in childhood. Pediatr Allergy Immunol. 2010;21:962–9.

4. Kurukulaaratchy RJ, Karmaus W, Raza A, Matthews S, Roberts G, Arshad SH. The influence of gender and atopy on the natural history of rhinitis in the first 18 years of life. Clin Exp Allergy. 2011;41:851–9.
5. Hardjojo A, Shek LP, van Bever HP, Lee BW. Rhinitis in children less than 6 years of age: current knowledge and challenges. Asia Pac Allergy. 2011;1(3):115–22. https://doi.org/10.5415/apallergy.2011.1.3.115. Epub 2011 Oct 11.
6. Roberts G, Hurley C, Lack G. Development of a quality-of-life assessment for the allergic child or teenager with multisystem allergic disease. J Allergy Clin Immunol. 2003;111:491–7.
7. Roberts G, Xatzipsalti M, Borrego LM, Custovic A, Halken S, Hellings P, et al. Pediatric rhinitis: position paper of the European Academy of Allergology and Clinical Immunology. 5 Nov 2012. http://www.eaaci.org/attachments/Pediatric_Rhinitis_Guidelines.pdf. Accessed 26 Feb 2019.
8. Aït-Khaled N, Pearce N, Anderson HR, Ellwood P, Montefort S, Shah J, ISAAC Phase Three Study Group. Global map of the prevalence of symptoms of rhinoconjunctivitis in children: the International Study of Asthma and Allergies in Childhood (ISAAC) Phase Three. Allergy. 2009;64(1):123–48. https://doi.org/10.1111/j.1398-9995.2008.01884.x.
9. Bjorksten B, Clayton T, Ellwood P, Stewart A, Strachan D. Worldwide time trends for symptoms of rhinitis and conjunctivitis: Phase III of the International Study of Asthma and Allergies in Childhood. Pediatr Allergy Immunol. 2008;19:110–24.
10. Keil T, Bockelbrink A, Reich A, Hoffmann U, Kamin W, Forster J, Schuster A, Willich SN, Wahn U, Lau S. The natural history of allergic rhinitis in childhood. Pediatr Allergy Immunol. 2010;21:962–9.
11. Rochat MK, Illi S, Ege MJ, Lau S, Keil T, Wahn U, von Mutius E, Multicentre Allergy Study (MAS) Group. Allergic rhinitis as a predictor for wheezing onset in school-aged children. J Allergy Clin Immunol. 2010;126:1170–5.
12. Burgess J, Walters EH, Byrnes G, Matheson M, Jenkins M, Wharton C, Johns D, Abramson M, Hopper J, Dharmage S. Childhood allergic rhinitis predicts asthma incidence and persistence to middle age: a longitudinal study. J Allergy Clin Immunol. 2007;120:863–9.
13. Hagemann TM. Pediatric allergic rhinitis drug therapy. J Pediatr Health Care. 2005;19(4):238–44; quiz 245–6.
14. Dykewicz MS, Fineman S, Skoner DP, Nicklas R, Lee R, Blessing-Moore J, et al. Diagnosis and management of rhinitis: complete guidelines of the Joint Task Force on Practice Parameters in Allergy, Asthma and Immunology. Ann Allergy Asthma Immunol. 1998;81:478–518.
15. Sly RM. Changing prevalence of allergic rhinitis and asthma. Ann Allergy Asthma Immunol. 1999;82:233–48.
16. Becker JM. Pediatric allergic rhinitis. In: Jyonouchi H, editor. Medscape. Updated 17 Jul 2018. https://emedicine.medscape.com/article/889259-overview. Accessed 26 Feb 2019.
17. May JR. Allergic rhinitis. In: DiPiro JT, Talbert RL, Yee GC, et al., editors. Pharmacotherapy: a pathophysiological approach. 4th ed. Stamford, CT: Appleton & Lange; 1999. p. 1479–88.
18. Slater JW, Zechnich AD, Haxby DG. Second-generation antihistamines: a comparative review. Drugs. 1999;57:1–47.
19. Astelin (prescribing information). Somerset, NJ: Med Pointe Pharmaceuticals. Available at: www.Astelin.com/pi.html. Accessed 28 Mar 2005.
20. Golden SJ, Craig TJ. Efficacy and safety of azelastine nasal spray for the treatment of allergic rhinitis. J Am Osteopath Assoc. 1999;99(Suppl):S7–12.
21. Atrovent nasal spray (prescribing information). Ridgefield, CT: Boehringer Ingelheim Pharmaceuticals. Available at: http://us.boehringer-ingelheim.com/products/prescription/prescription.html. Accessed 28 Mar 2005.
22. Nasalcrom (product information). New York, NY: Pfizer: Available at: http://www.prodhelp.com/allergy_cold_cough_sinus53.shtml. Accessed 28 Mar 2005.
23. McEvoy GK, editor. AHFS drug information 2000. Bethesda, MD: American Society of Health-System Pharmacists; 2005.
24. Galant SP, Wilkinson R. Clinical prescribing of allergic rhinitis medication in the preschool and young school-age child: what are the options? BioDrugs. 2001;15:452–63.
25. Malmstrom K, Hampel FC, Philip G, Weinstein SF, LaForce CF, Ratner PH, et al. Montelukast in the treatment of spring allergic rhinitis in a large, double-blind, randomized, placebo-controlled study. J Allergy Clin Immunol. 2001;107:S157.
26. Frew AJ. Allergen immunotherapy. J Allergy Clin Immunol. 2010;125:S306–13. https://doi.org/10.1016/j.jaci.2009.10.064.
27. Badr DT, Gaffin JM, Phipatanakul W. Pediatric rhinosinusitis. Curr Treat Options Allergy. 2016;3(3):268–81. https://doi.org/10.1007/s40521-016-0096-y. Epub 2016 Jul 11.
28. Chow AW, Benninger MS, Brook I, Brozek JL, Goldstein EJ, Hicks LA, et al. IDSA clinical practice guideline for acute bacterial rhinosinusitis in children and adults. Clin Infect Dis. 2012;54(8):e72–e112. https://doi.org/10.1093/cid/cir1043.
29. Sedaghat AR, Phipatanakul W, Cunningham MJ, et al. Allergy Rhinol (Providence, RI). 2014;5(3):143–5. https://doi.org/10.2500/ar.2014.5.0102.

30. Anfuso A, Ramadan H, Terrell A, Demirdag Y, Walton C, Skoner DP, et al. Sinus and adenoid inflammation in children with chronic rhinosinusitis and asthma. Ann Allergy Asthma Immunol. 2015;114(2):103–10. https://doi.org/10.1016/j.anai.2014.10.024.
31. Cunningham MJ, Chiu EJ, Landgraf JM, Gliklich RE. The health impact of chronic recurrent rhinosinusitis in children. Arch Otolaryngol Head Neck Surg. 2000;126(11):1363–8.
32. Isaacson G. Surgical treatment of pediatric rhinosinusitis. Minerva Pediatr. 2015;67(4):357–68.
33. Sedaghat AR, Phipatanakul W, Cunningham MJ. Prevalence of and associations with allergic rhinitis in children with chronic rhinosinusitis. Int J Pediatr Otorhinolaryngol. 2014;78(2):343–7. https://doi.org/10.1016/j.ijporl.2013.12.006.
34. Neff L, Adil EA. What is the role of the adenoid in pediatric chronic rhinosinusitis? Laryngoscope. 2015;125(6):1282–3. https://doi.org/10.1002/lary.25090.
35. Brietzke SE, Shin JJ, Choi S, Lee JT, Parikh SR, Pena M, et al. Clinical consensus statement: pediatric chronic rhinosinusitis. Otolaryngology Head Neck Surg. 2014;151(4):542–53. https://doi.org/10.1177/0194599814549302.
36. DeMuri G, Wald ER. Acute bacterial sinusitis in children. Pediatr Rev Am Acad Pediatr. 2013;34(10):429–37; quiz 37. https://doi.org/10.1542/pir.34-10-429.
37. Marom T, Alvarez-Fernandez PE, Jennings K, Patel JA, McCormick DP, Chonmaitree T. Acute bacterial sinusitis complicating viral upper respiratory tract infection in young children. Pediatr Infect Dis J. 2014;33(8):803–8. https://doi.org/10.1097/inf.0000000000000278.
38. Orb Q, Curtin K, Oakley GM, Wong J, Meier J, Orlandi RR, et al. Familial risk of pediatric chronic rhinosinusitis. Laryngoscope. 2015; https://doi.org/10.1002/lary.25469.
39. Bradley JS. Management of community-acquired pediatric pneumonia in an era of increasing antibiotic resistance and conjugate vaccines. Pediatr Infect Dis J 2002;21:592–8.
40. Anolik R, Schwartz AM, Sajjan S, Allen-Ramey F. Patient initiation and persistence with allergen immunotherapy. Ann Allergy Asthma Immunol. 2014;113(1):101–7. https://doi.org/10.1016/j.anai.2014.04.008.
41. Patel RG, Daramola OO, Linn D, Flanary VA, Chun RH. Do you need to operate following recovery from complications of pediatric acute sinusitis? Int J Pediatr Otorhinolaryngol. 2014;78(6):923–5. https://doi.org/10.1016/j.ijporl.2014.03.008.
42. Poddighe D, Gelardi M, Licari A, Del Giudice MM, Marseglia GL. Non-allergic rhinitis in children: Epidemiological aspects, pathological features, diagnostic methodology and clinical management. World J Methodol. 2016;6(4):200–13. https://doi.org/10.5662/wjm.v6.i4.200. eCollection 2016 Dec 26.
43. Kaliner MA. Nonallergic rhinopathy (formerly known as vasomotor rhinitis). Immunol Allergy Clin N Am. 2011;31:441–55.
44. Erwin EA, Faust RA, Platts-Mills TA, Borish L. Epidemiological analysis of chronic rhinitis in pediatric patients. Am J Rhinol Allergy. 2011;25:327–32.
45. Settipane RA, Kaliner MA. Chapter 14: Nonallergic rhinitis. Am J Rhinol Allergy. 2013;27(Suppl 1):S48–51.
46. Togias A. Nonallergic rhinitis. In: Akdis CA, Hellings PW, Agache I, editors. Global atlas of allergic rhinitis and chronic rhinosinusitis. Published by the european academy of allergy and clinical immunology. 2015;234–6.
47. Kaliner MA. Classification of nonallergic rhinitis syndromes with a focus on vasomotor rhinitis, proposed to be known henceforth as nonallergic rhinopathy. World Allergy Organ J. 2009;2:98–101.
48. Greiner AN, Meltzer EO. Overview of the treatment of allergic rhinitis and nonallergic rhinopathy. Proc Am Thorac Soc. 2011;8:121–31.
49. Kim KT, Kerwin E, Landwehr L, Bernstein JA, Bruner D, Harris D, et al. Use of 0.06% ipratropium bromide nasal spray in children aged 2 to 5 years with rhinorrhea due to a common cold or allergies. Ann Allergy Asthma Immunol. 2005;94:73–9.
50. Tran NP, Vickery J, Blaiss MS. Management of rhinitis: allergic and non-allergic. Allergy Asthma Immunol Res. 2011;3:148–56.
51. Chirico G, Quartarone G, Mallefet P. Nasal congestion in infants and children: a literature review on efficacy and safety of non-pharmacological treatments. Minerva Pediatr. 2014;66:549–57.

第 17 章

技术进步是否改善了 CRS 的预后?

Ranko Mladina

17.1 引言

是的,毫无疑问,这些新技术中的一部分使得经鼻内镜鼻窦手术更加有效。然而,我们不应该完全依赖于新的仪器、设备和工具所提供的技术优势,因为成功的外科手术中最重要的不是“武器”,不管它有多精妙。一般来说,外科领域的“战斗”,从来都不是靠精妙的“武器”取胜,而是靠“战士”的聪明才智和技巧。

17.2 CT

在 CT 出现之前,我们通常利用的影像技术是华氏位片(图 17.1),也称为顶颏位,它是 X 线投影与眶耳线成 37°角的一种摄片,主要是为了观察上颌骨及上颌窦,而非筛窦,更不是蝶窦。在一些特殊情况而非常规情景下,会进行鼻窦 X 线断层摄影。华氏位片和鼻窦断层摄影术(图 17.2)都只能大致而非精确显示鼻窦的骨质结构。

鼻窦 CT 的结果需要结合患者的病史和体格检查来解释。1/3 的成人和 45%的儿童无症状人群中能够观察到非特异性的黏膜改变[1]。

鼻窦解剖学变异在有症状的患者中并不比正常人群中更常见,因此,这些变化不太可能诱发并导致鼻窦疾病持续存在。

CT 为外科医生提供了诊断的方向,尤其在非典型鼻窦感染、恶性肿瘤和 CRS 的并发症中至关重要。耳鼻喉科医生需要与放射科医生进行沟通,为他们提供患者临床表现的细节,以最大化影像学检查的意义。微创鼻窦手术,特别是功能性内镜鼻窦手术(FESS)的发展,得益于放射影像学的进步,如 CT 的轴位、冠状位和矢状位片,以及磁共振(NMR)成像。如今,不需要进入头颅和鼻窦,我们就能通过影

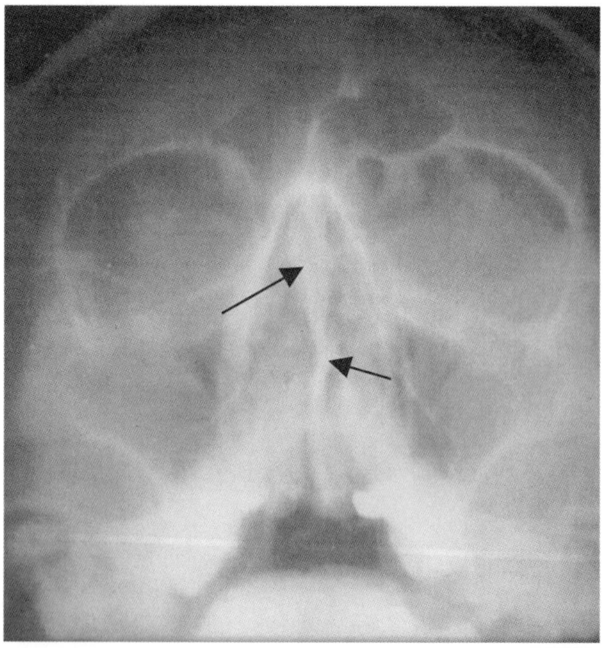

图 17.1 华氏位片。可以看到鼻中隔的结构改变(红色箭头所示)及双侧上颌窦表面存在部分阴影。

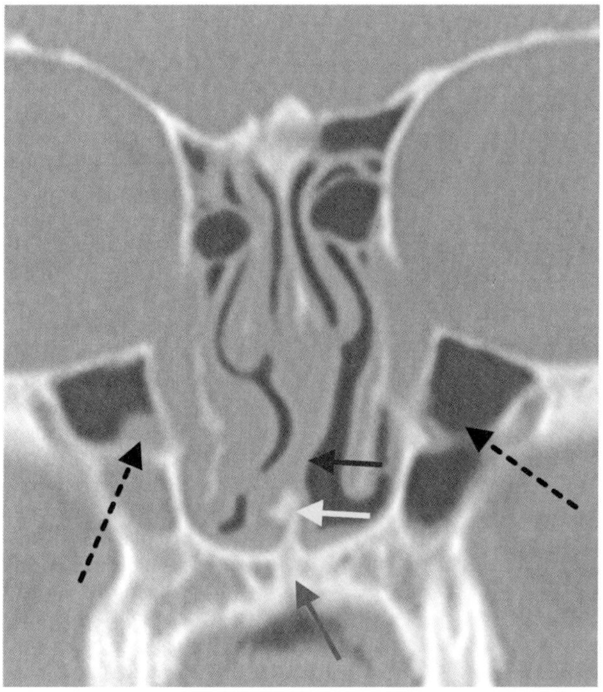

图 17.2　冠状位 CT 提示:可疑黏膜下腭裂(红色箭头所示——左右上颌骨腭突错位),切牙骨变形(蓝色箭头所示),正常的切牙骨通常是大写字母“Y”的形状,插入双侧上颌骨腭突之间。该患者的切牙骨是不对称的;字母“Y”的右侧枝位置很低,而左侧枝处于垂直位。正因如此,鼻中隔前部的下缘可能从这一天然“支架”(由对称的字母“Y”的两个侧枝组成)上移位,突入右侧鼻腔,从而形成了所谓的鼻中隔前部骨嵴,而在对侧,即左侧相对应地出现了一个很典型的“沟”(绿色箭头所示)。这条沟是 6 型鼻中隔畸形的标志,通常与腭裂相关。双侧上颌窦结构也有异常,出现了横行的分隔,导致双侧上颌窦分隔成上、下两部分,尤其是在窦腔后部(黑色箭头所示),使得上颌窦有上、下两个“底壁”。右侧上颌窦似乎存在一些分泌物,甚至是息肉样组织,特别是在下底壁。双侧窦口鼻道复合体和筛窦看起来不正常,鸡冠也有异常。这些特征在以往的影像学检查(如华氏位片和 X 线断层摄影术)中难以展现和被识别。这也是正确进行鼻旁窦 CT 的真正优势,CT 改变了鼻窦疾病的诊断、治疗和手术方法。

像学检查了解许多解剖学细节。然而,鼻科医生不应完全依赖于影像报告,应该能够自己阅读 CT 或 NMR 影像。鼻窦 CT 已有 30 年历史,影像医生未能观察到鼻中隔气化和上颌窦自然口旁鼻腔外侧壁的缺损。明显含有内容物的鸡冠气化也从未被描述过。

17.3 导航系统

导航系统是一种相对较新的技术,在 20 世纪的最后 10 年出现[2]。随后,更多报道阐述了在 FESS 手术中使用导航系统的经验和效果[3-5,11]。如今,导航系统(图 17.3)已被广泛使用。

关于导航系统的优势,可以说绝大多数鼻内镜鼻窦手术能够在没有导航帮助的情况下完成。尽管如此,操作中偶然的失误可能导致严重的并发症,尤其是处理如前颅底病变、垂体手术、与颅底肿瘤相关的脑脊液漏等情况下。有了导航系统的协助,这些情况能够被避免。

另一方面,常规使用导航系统,如在简单的外科手术中是不必要的,并且直接影响了外科医生精进他们的技术,因为如果没有了导航系统,他们可能真的无法辨别方向。外科医生必须能够了解视野中的结构,如什么是钩突、什么是筛泡、蝶窦前壁是什么样子,以及如何在没有导航系统的帮助下到达额窦底部。导航系统应该应用于特殊的临床患者,如经鼻内镜颅底手术、视神经减压术、内镜下脑膜成形术等,即需要经验丰富的外科医生完成的手术。导航系统完全不适合 FESS 的初学者。在简单的 FESS 手术,我指的是常规手术中,没有必要使用导航系统。

17.4 鼻窦球囊扩张术

关于鼻窦球囊扩张术,我认为它只是给手术装备库多一种工具选择。在大多数情况下,鼻窦球囊扩张术被用来“矫正”上颌窦的自然口。绝大多数病例展现了鼻窦球囊扩张术在双开口综合征中的应用,即上颌窦囟门缺损导致副口。这一缺损很容易在内镜下观察到,术中在上颌窦自然口对球囊进行充气(在大多数情况下,由于黏膜长期肿胀,自然口是封闭的)。实际上,其他医生会在手术中使用反咬钳去除分隔上颌窦自然口和囟门缺损的组织[6,7]。就这一点而言,鼻窦球囊扩张术在治疗慢性上颌窦炎方面没有任何优势。使用球囊扩张术改善额窦引流中的问题则不同,为正确地达成这一目的并取得良好的远期效果,我们需要进行前组筛窦或至少部分前组筛窦开放术,以便将球囊导管放置在额窦口。在这种情况下,我们应注意筛漏斗外侧,尤其是上部的结构,其与额窦开口的下部一样,可能与眼眶

第 18 章

鼻炎在分泌性中耳炎中的意义是什么？

Mustafa Altıntaş, Nuray Bayar Muluk, Kevin A. Peng

18.1 引言

分泌性中耳炎(OME)是指中耳腔内有液体潴留的一种中耳慢性炎症状态。OME 在儿童中的患病率为 15%~20%[1],是影响儿童健康的一个主要问题,其产生的财政支出每年可高达数十亿美元[2]。

OME 又称为浆液性中耳炎，是指中耳腔内有渗出的液体,但是并没有急性感染的表现[3]。尽管 OME 也常被称为"胶耳",但是后者只适用于中耳长时间积液、液体性质变得像胶水一样黏稠的状态。OME 常继发于急性中耳感染,但急性中耳感染并不是 OME 发病的必备条件,OME 也可发生于咽鼓管功能下降的时候[4]。

OME 的积液不是化脓性的，而是浆液性或黏液性的。患者常主诉听力下降或有耳闷堵感,耳痛和发热不常出现。儿童 OME 的听力下降往往较轻或隐匿,只在测听力时才能发现。OME 的一种特殊类型——浆液性中耳炎,是当中耳内外形成压力梯度时(中耳内压力低于外部压力),液体就会渗出形成积液,其浆液性渗出是水样的清亮液体[5,6]。

将 OME 和其他中耳感染性疾病进行鉴别非常重要[7]。名词"中耳炎"包括了所有中耳的炎性疾病,不区分其病因或病理特点。由于颞骨包括很多含气的、彼此相通的空腔(气房),当中耳出现炎症时,可能会波及乳突、迷路周围和岩尖气房。中耳炎包括以下几个有类似症状的疾病:急性中耳炎(AOM)、复发性急性中耳炎(RAOM)、OME 和慢性分泌性中耳炎(COME)[5]。

18.2 病理生理学

OME 的发病机制并不完全明确,目前认为很多因素与其相关。多个诱因导致了同样的病理过程,其主要特点为黏膜的炎症、渗出和增生。持续渗出的机制与炎症、先天免疫防护、过多的黏液产生和上皮增生有关。对 OME 渗出的传统解释是崩解的细菌碎片激发了持续的炎症。现在看来,这一解释过于简单[8]。近年来的研究强调了细菌生物膜在这一疾病发展中的重要作用[9-11]。虽然术中所取的标本是无菌的，但是免疫荧光技术证实了细菌 DNA 的存在。细菌 DNA 多存在于中耳上皮表面,主要是不可分型流感嗜血杆菌。另外,中耳液体引流受阻[12,13]、遗传因素[14,15]、变态反应[16-22]和胃食管反流性疾病(GORD)[23]都在其中发挥部分作用。

因 OME 行鼓膜置管的患儿中,1/3 有明确的致病菌,特别是 2 岁以下的患儿[24-28]。其中,AOM 的 3 种常见致病菌为肺炎链球菌、不可分型流感嗜血杆菌和卡特莫拉菌。儿童患者的慢性中耳渗出还可能与铜绿假单胞菌、α 溶血性链球菌和厌氧菌感染有关[4]。

细菌生物膜在 OME 的病理机制中发挥着重要作用。侵入中耳的致病菌产生细菌生物膜，使细菌能在中耳上皮表面存留并增殖。在这种情况下，细菌培养可以是阴性的。OME 中细菌生物膜的证据如下：动物模型观察研究证实细菌生物膜中有可存活的细菌[9]；OME 患者的中耳液体中分离出细菌 DNA、mRNA 和新合成的蛋白质[11]；因 OME 合并或不合并复发性中耳炎行鼓膜置管的患儿中耳活检组织中发现细菌生物膜，但是，在其对照组——行人工耳蜗植入术的患儿的活检中却没有发现[4,10]。

有学说认为 GORD 与 OME 的发病机制有关，但是其明确的因果关系还没被证实。一篇系统性回顾总结了 15 项关于 GORD 或咽喉反流与中耳感染的研究，发现 OME 患儿中 GORD 的发病率比普通儿童高[4,23]。

OME 可以在 AOM 最初的急性炎症反应消失后出现。高达 45%的 AOM 患儿在急性发作好转 1 个月后出现中耳积液或流脓，但是只有 10%在 3 个月后仍有液体[5]。

18.2.1 传统理论

关于为什么发生 AOM，主要有两个学说。传统的解释认为异常的咽鼓管功能是 AOM 发作不可或缺的条件。一般认为咽鼓管有三大主要功能：平衡中耳和外耳之间的气压、引流中耳腔液体和保护中耳。多个因素可导致咽鼓管功能障碍，包括解剖异常、过敏性炎症反应、URTI 和身体的损伤[5]。

当咽鼓管功能下降，中耳内氮气和氧气经上皮吸收，气压下降产生中耳内低压。当中耳低压持续一段时间后，压力梯度会导致黏膜渗出，渗出随着时间延长而增加，出现非感染性、浆液性积液。另一方面，无功能的咽鼓管意味着一个浆液湖的产生，而后者特别适合培养各种致病菌，因此，会出现 AOM。该学说的一个缺点是，很多研究者已经实验证实相同的致病菌导致了 AOM 和 OME[5]。

18.2.2 更多近代假说

近年来，有假说认为炎症是中耳对早已存在的细菌微生物的反应。Bluestone 和其他学者用成像技术证实儿童中耳炎与经咽鼓管逆行的反流有关[29]。除此之外，Crapko 等发现 60%的 OME 患儿的中耳腔内有胃蛋白酶[30]。需要注意的是，胃蛋白酶不只出现在 OME 患者的耳中，也出现在一些健康儿童的耳中[5]。

O'Reilly 等[31]发现了反流与中耳疾病的进一步证据。一项前瞻性研究发现，129 例行鼓膜切开置管的 OME 患儿中，64 例中耳腔内有胃蛋白酶 A，提示胃内容物能反流到鼻咽部，其研究者认为这些证据表明反流可引起炎症，或者加重已有的炎症。

18.3 OME 和变态反应

变态反应在 OME 发病机制中的作用一直是研究者们争论的话题。观察性研究证实 AR 与 OME 有关[16-21]。而且，已有研究证实变态反应的标志物(IgE、肥大细胞活化、类胰蛋白酶和髓过氧化物酶)出现在 OME 患者的中耳腔内[17,22]。尽管如此，在 OME 动物模型的中耳中加入变应原并不能产生渗出[32]。对 AR 有效的局部鼻喷激素在某些 OME 患者中也无明显效果[4,33]。但是，一项 2 年以上的双盲研究发现鼻喷激素能减少鼓膜置管的需求量[34]。

变应性疾病(AR、异位性皮炎和哮喘)在 OME 患者中更常见[35-40]。有学者提出，变应性体质患者的 OME 发病机制有赖于 Th2 细胞介导的反应。Sobol 等比较了有变态反应和无变态反应的 OME 患者的中耳腔渗出液成分[41]，发现有变态反应的 OME 患者中耳内有更多的嗜酸性粒细胞和 T 细胞，能产生 IL-4 和 IL-5 的 mRNA 转录产物的细胞也明显增多。变应性中耳炎中炎症反应的构成成分和呼吸系统其他部位晚期变态反应(如 CRS、AR 和哮喘)的成分类似[42,43]。

Nguyen 等[44]已证实有 OME 合并已知的变应性疾病的患儿的变态反应相关炎症不仅出现在中耳腔，而且均匀分布于咽鼓管两端，即中耳和鼻咽。其细胞成分和细胞因子反应模式类似于呼吸道其他部位，与 AR、哮喘和 CRS 合并变态反应的晚期炎症反应相符[41-43]。

18.4 OME 与 AR

考虑到 OME 和 AR 在幼儿中的高发病率，这两种疾病在同一患儿中可以共存。临床和试验研究都多次证实单纯的变态反应并不能导致中耳渗出，其原因在于尽管 I 型变态反应能引起咽鼓管功能障碍，但是其作用一般都是短时间的，除了全年性 AR。无论怎样，被变态反应影响咽鼓管功能的患者，其中耳渗出不能被有效引流[45]。

Kreiner-Møller 等[46]调查了哥本哈根儿童哮喘前瞻性研究（COPSAC）中 2000 年出生队列的 291 例 5 岁的儿童，其中 39%有 OME，且与 AR 相关（其调整后的 OR=3.36，CI=1.26~8.96，P=0.02）。但是，这一相关性不适用于鼻黏膜水肿、鼻内嗜酸性粒细胞增多、NAR、哮喘和特应性皮炎。OME 和 AR 的相关性达到了有显著性差异的高水平。有 AR 意味着合并 OME 的风险很高（OR>3）。该调查的结论是 OME 与 AR 密切相关，可能因为两者有共同的变态反应性炎症，但是与鼻腔本身的水肿无关。

为解释 OME 和 AR 之间的关系，我们可假定其机制是中耳腔内的呼吸性上皮的局部变态反应，或者是咽鼓管功能障碍导致的炎性反应，也可以说其发病机制尚不明确。一个可能的致病机制是初期由呼吸性上皮的变态反应性炎症相关水肿引起的咽鼓管功能障碍，后期继发的是中耳本身的炎症[47]。

最早发现 COME 和 AR 相关源于对一组常规药物治疗无效的难治性 OME 的进一步分析，发现这组患者中 AR 很常见。其后多个研究均注意到 OME 患者具有高的 AR 发病率，由此发现 COME 和变态反应在流行病学上的联系。例如，Alles 的研究发现，89%的 COME 患者同时有 AR[16]，这一比例明显高于一般人群（成人 10%~30%，儿童 20%~40%）[48,49]。Alles 询问了在“胶耳”门诊就诊的 3~8 岁患儿的鼻部症状，如果患儿有两个鼻部症状（喷嚏、鼻痒、变应性皱褶）或一个鼻部症状合并其他 AR 证据（皮肤点刺试验阳性或鼻内嗜酸性粒细胞增多），则被判定其患有 AR[50]。

研究者们总结鼻部症状后发现，5.1%的患儿高度怀疑具有 AR 病史，且 31.5%的患儿有至少 1 项 AR 的症状。考虑到之前报道的 AR 的高发病率，这些结果与预期一致[51]。32.8%的患儿有耳部症状。对耳部症状和鼻部症状的交叉表分析发现，两者之间显著性相关（P=0.000）[51]。也有报道表明，COME 患者中 AR 的发病率达不到 Alles 报道的 89%。在一项巴西的研究中，有 51 例因 COME 行耳部手术的患者，年龄为 3~55 岁，总结他们的 AR 和 NARES 的症状，发现其中 33.3%有 AR，15.7%有 NARES。该研究的结论为鼻变应性改变与 COME 有关[50,52]。

Caffarelli 认为[53]，如果诊断 AR 时，把感染引起的鼻部症状除外，COME 患儿中 AR 的发病率仅为 16.3%。但是，这一发病率也远高于当地的健康对照组（5.5%）[53]。

Hurst 和 Venge 的研究[54]证实，与无变应性疾病的 COME 患儿相比，有变应性疾病的 COME 患儿的嗜酸性粒细胞阳离子蛋白（反映嗜酸性粒细胞活化）水平高，且中耳积液的 ECP 比血清中高。同样，有变应性疾病患儿的中耳积液中的髓过氧化物酶（在肥大细胞中提取）也比无变应性疾病患儿的高。这些差别都有显著性意义。Wright[55]则发现有变应性疾病的 COME 患儿的 IL-5 的 mRNA 转录体水平比对照组高，但是他们血清中的 IgE 滴度并没有差异。基于类似上述报道，在研究了共患 COME 和变应性疾病的患儿的 Th2 相关细胞因子之后，Hurst[50,54-61]推论有变应性疾病的患儿与无变应性疾病患儿的 COME 明显不同。

18.4.1 一元化气道模型

上气道上皮与下气道上皮的组织学特征和中耳内上皮是一样的，都是假复层纤毛柱状上皮。哮喘发作时，病变支气管炎症的组织学表现和病变的中耳类似，都会出现黏膜上皮增厚、杯状细胞和柱状细胞增多和黏液产生增多[62]，以及包括 T 辅助细胞在内的嗜酸性粒细胞浸润。这些浸润以淋巴滤泡为中心，类似于鼻咽部和支气管的黏膜相关淋巴样组织（MALT）[63]。除此之外，中耳可发生类似于气道的变态反应，就像 Hurst 描述的一样。Hurst 发现中耳内肥大细胞活化、脱颗粒，中耳积液中类胰蛋白酶(肥大细胞活性标志)增加[60,64]。正如哮喘和 AR 一样，有变应性疾病的 COME 患者的 Th2 相关细胞因子(IL-5、IL-10、IL-13)水平升高[50]。

18.5 结论

OME 的确切病因仍不明确，其病理机制无疑是多个因素作用的结果。近年来的研究证实，胃食管反流和生物膜可能在其中起到了重要的作用。不过，AR 和变态反应始终被认为与儿童 OME 密切相关，一元化气道模型支持其可能是因果关系。

本章主要聚焦于儿童，因为儿童的 OME 更常见。成人的 OME 较少，可能与某些明显且严重的鼻–鼻窦炎相关，如 N-ERD 或嗜酸性少肉芽肿性动脉炎[65]。

(韩红蕾 译)

参考文献

1. Zielhuis GA, Rach GH, van den Broek P. Predisposing factors for otitis media with effusion in young children. Adv Otorhinolaryngol. 1988;40:65–9.
2. Cypress BK. Patterns of ambulatory care in pediatrics: the National Ambulatory Medical Care Survey. Vital Health Stat 13. 1983;75:1–60.
3. Rosenfeld RM, Shin JJ, Schwartz SR, et al. Clinical practice guideline: otitis media with effusion (update). Otolaryngol Head Neck Surg. 2016;154:S1.
4. Klein JO, Pelton S. Otitis media with effusion (serous otitis media) in children: clinical features and diagnosis. In: Kaplan SL, Isaacson GC, Torchia MM, editors. UpToDate. Last updated 6 Sept 2017.
5. Higgins TS. Otitis media with effusion. In: Meyers AD, editor. Medscape. Updated 20 Mar 2018. https://emedicine.medscape.com/article/858990-overview. Accessed 21 Feb 2019.
6. O'Connor SS, Coggins R, Gagnon L, Rosenfeld RM, Shin JJ, Walsh SA. Plain language summary: otitis media with effusion. Otolaryngol Head Neck Surg. 2016;154(2):215–25.
7. Minovi A, Dazert S. Diseases of the middle ear in childhood. GMS Curr Top Otorhinolaryngol Head Neck Surg. 2014;13:Doc11.
8. Kubba H, Pearson JP, Birchall JP. The aetiology of otitis media with effusion: a review. Clin Otolaryngol Allied Sci. 2000;25:181.
9. Ehrlich GD, Veeh R, Wang X, et al. Mucosal biofilm formation on middle-ear mucosa in the chinchilla model of otitis media. JAMA. 2002;287:1710.
10. Hall-Stoodley L, Hu FZ, Gieseke A, et al. Direct detection of bacterial biofilms on the middle-ear mucosa of children with chronic otitis media. JAMA. 2006;296:202.
11. Gok U, Bulut Y, Keles E, et al. Bacteriological and PCR analysis of clinical material aspirated from otitis media with effusions. Int J Pediatr Otorhinolaryngol. 2001;60:49.
12. Dodson KM, Cohen RS, Rubin BK. Middle ear fluid characteristics in pediatric otitis media with effusion. Int J Pediatr Otorhinolaryngol. 2012;76:1806.
13. Inagaki M, Sakakura Y, Shimizu T, et al. Ultrastructure of mucous blanket in otitis media with effusion. Ann Otol Rhinol Laryngol. 1988;97:313.
14. Rye MS, Warrington NM, Scaman ES, et al. Genome-wide association study to identify the genetic determinants of otitis media susceptibility in childhood. PLoS One. 2012;7:e48215.
15. Hafrén L, Kentala E, Järvinen TM, et al. Genetic background and the risk of otitis media. Int J Pediatr Otorhinolaryngol. 2012;76:41.
16. Alles R, Parikh A, Hawk L, et al. The prevalence of atopic disorders in children with chronic otitis media with effusion. Pediatr Allergy Immunol. 2001;12:102.
17. Hurst DS, Venge P. The impact of atopy on neutrophil activity in middle ear effusion from children and adults with chronic otitis media. Arch Otolaryngol Head Neck Surg. 2002;128:561.
18. Kreiner-Møller E, Chawes BL, Caye-Thomasen P, et al. Allergic rhinitis is associated with otitis media with effusion: a birth cohort study. Clin Exp Allergy. 2012;42:1615.
19. Martines F, Bentivegna D, Maira E, et al. Risk factors for otitis media with effusion: case-control study in Sicilian schoolchildren. Int J Pediatr Otorhinolaryngol. 2011;75:754.
20. Martines F, Bentivegna D, Di Piazza F, et al. The point prevalence of otitis media with effusion among primary school children in Western Sicily. Eur Arch Otorhinolaryngol. 2010;267:709.
21. Marseglia GL, Pagella F, Caimmi D, et al. Increased risk of otitis media with effusion in allergic children presenting with adenoiditis. Otolaryngol Head Neck Surg. 2008;138:572.
22. Hurst DS, Amin K, Sevéus L, Venge P. Mast cells and tryptase in the middle ear of children with otitis media with effusion. Int J Pediatr Otorhinolaryngol. 1999;49(Suppl 1):

S315.
23. Miura MS, Mascaro M, Rosenfeld RM. Association between otitis media and gastroesophageal reflux: a systematic review. Otolaryngol Head Neck Surg. 2012;146:345.
24. Bluestone CD, Stephenson JS, Martin LM. Ten-year review of otitis media pathogens. Pediatr Infect Dis J. 1992;11:S7.
25. Poetker DM, Lindstrom DR, Edmiston CE, et al. Microbiology of middle ear effusions from 292 patients undergoing tympanostomy tube placement for middle ear disease. Int J Pediatr Otorhinolaryngol. 2005;69:799.
26. Brook I, Yocum P, Shah K, et al. Microbiology of serous otitis media in children: correlation with age and length of effusion. Ann Otol Rhinol Laryngol. 2001;110:87.
27. Post JC, Preston RA, Aul JJ, et al. Molecular analysis of bacterial pathogens in otitis media with effusion. JAMA. 1995;273:1598.
28. Rayner MG, Zhang Y, Gorry MC, et al. Evidence of bacterial metabolic activity in culture-negative otitis media with effusion. JAMA. 1998;279:296.
29. Bluestone CD, Beery QC, Andrus WS. Mechanics of the Eustachian tube as it influences susceptibility to and persistence of middle ear effusions in children. Ann Otol Rhinol Laryngol. 1974;83(Suppl 11):27–34.
30. Crapko M, Kerschner JE, Syring M, Johnston N. Role of extra-esophageal reflux in chronic otitis media with effusion. Laryngoscope. 2007;117(8):1419–23.
31. O'Reilly RC, Soundar S, Tonb D, et al. The role of gastric pepsin in the inflammatory cascade of pediatric otitis media. JAMA Otolaryngol Head Neck Surg. 2015;141(4):350–7. https://doi.org/10.1001/jamaoto.2014.3581.
32. Doyle WJ, Takahara T, Fireman P. The role of allergy in the pathogenesis of otitis media with effusion. Arch Otolaryngol. 1985;111:502.
33. Simpson SA, Lewis R, van der Voort J, Butler CC. Oral or topical nasal steroids for hearing loss associated with otitis media with effusion in children. Cochrane Database Syst Rev. 2011:CD001935.
34. Parikh A, Alles R, Hawk L, Pringle M, Darby Y, Scadding GK. Treatment of allergic rhinitis and its impact in children with chronic otitis media with effusion. Journal of Audiolog Med. 2000;9(1):104–17.
35. Hall LJ, Asuncion J, Lukat M. Allergy skin testing under general anesthesia with treatment response in ninety-two patients with chronic serous otitis media. Am J Otol. 1980;2:150–7.
36. Sorensen CH, Holm-Jensen S. Middle ear effusion and risk factors. J Otolaryngol. 1982;11:46–51.
37. McMahan JT, Calenoff E, Croft DJ, Barenholtz L, Weber LD. Chronic otitis media with effusion and allergy: modified RAST analysis of 119 cases. Otolaryngol Head Neck Surg. 1981;89:427–31.
38. Bernstein JM. The role of IgE-mediated hypersensitivity in the development of otitis media with effusion: a review. Otolaryngol Head Neck Surg. 1993;109:611–20.
39. Mogi G, Tomonaga K, Watanabe T, Chaen T. The role of type I allergy in secretory otitis media and mast cells in the middle ear mucosa. Acta Otolaryngol Suppl. 1992;493:155–63.
40. Bernstein JM, Tsutsumi H, Ogra PL. The middle ear mucosal immune system in otitis media with effusion. Am J Otolaryngol. 1985;6:162–8.
41. Sobol SE, Taha R, Schloss MD, Mazer BD, Manoukian JJ, Tewfik TL, et al. T(H)2 cytokine expression in atopic children with otitis media with effusion. J Allergy Clin Immunol. 2002;110:125–30.
42. Durham SR, Ying S, Varney VA, Jacobson MR, Sudderick RM, Mackay IS, et al. Cytokine messenger RNA expression for IL-3, IL-4, IL-5, and granulocyte/macrophage-colony-stimulating factor in the nasal mucosa after local allergen provocation: relationship to tissue eosinophilia. J Immunol. 1992;148:2390–4.
43. Hamilos DL, Leung DY, Wood R, Cunningham L, Bean DK, Yasruel Z, et al. Evidence for distinct cytokine expression in allergic versus nonallergic chronic sinusitis. J Allergy Clin Immunol. 1995;96:537–44.
44. Nguyen LH, Manoukian JJ, Sobol SE, Tewfik TL, Mazer BD, Schloss MD, Taha R, Hamid QA. Similar allergic inflammation in the middle ear and the upper airway: evidence linking otitis media with effusion to the united airways concept. J Allergy Clin Immunol. 2004;114(5):1110–5.
45. Suzuki M, Mogi G. A link between allergic rhinitis and otitis media with effusion. Allergol Int. 1998;47:177–82.
46. Kreiner-Møller E, Chawes BL, Caye-Thomasen P, Bønnelykke K, Bisgaard H. Allergic rhinitis is associated with otitis media with effusion: a birth cohort study. Clin Exp Allergy. 2012;42(11):1615–20. https://doi.org/10.1111/j.1365-2222.2012.04038.x.
47. Lack G, Caulfield H, Penagos M. The link between otitis media with effusion and allergy: a potential role for intranasal corticosteroids. Pediatr Allergy Immunol. 2011;22:258–66.
48. Newacheck PW, Stoddard JJ. Prevalence and impact of multiple childhood chronic illnesses. J Pediatr. 1994;124:40–8.
49. Sly RM. Changing prevalence of allergic rhinitis and asthma. Ann Allergy Asthma Immunol.

1999;82:233–48.
50. Luong A, Roland PS. The link between allergic rhinitis and chronic otitis media with effusion in atopic patients. Otolaryngol Clin North Am. 2008;41(2):311–23., vi. https://doi.org/10.1016/j.otc.2007.11.004.
51. Umapathy D, Alles R, Scadding GK. A community based questionnaire study on the association between symptoms suggestive of otitis media with effusion, rhinitis and asthma in primary school children. Int J Pediatr Otorhinolaryngol. 2007;71:705–12.
52. Mion O, de Mello JF Jr, Lessa MM, et al. The role of rhinitis in chronic otitis media. Otolaryngol Head Neck Surg. 2003;128:27–31.
53. Caffarelli C, Savini E, Giordano S, et al. Atopy in children with otitis media with effusion. Clin Exp Allergy. 1998;28:591–6.
54. Hurst DS, Venge P. Levels of eosinophil cationic protein and myeloperoxidase from chronic middle ear effusion in patients with allergy and/or acute infection. Otolaryngol Head Neck Surg. 1996;114:531–44.
55. Wright ED, Hurst D, Miotto D, et al. Increased expression of major basic protein (MBP) and interleukin-5 (IL-5) in middle ear biopsy specimens from atopic patients with persistent otitis media with effusion. Otolaryngol Head Neck Surg. 2000;123:533–8.
56. Hurst DS. Association of otitis media with effusion and allergy as demonstrated by intradermal skin testing and eosinophil cationic protein levels in both middle ear effusions and mucosal biopsies. Laryngoscope. 1996;106:1128–37.
57. Hurst DS, Fredens K. Eosinophil cationic protein in mucosal biopsies from patients with allergy and otitis media with effusion. Otolaryngol Head Neck Surg. 1997;117:42–8.
58. Hurst DS, Weekley M, Ramanarayanan MP. Evidence of possible localized specific immunoglobulin E production in middle ear fluid as demonstrated by ELISA testing. Otolaryngol Head Neck Surg. 1999;121:224–30.
59. Hurst DS, Amin K, Seveus L, et al. Evidence of mast cell activity in the middle ears of children with otitis media with effusion. Laryngoscope. 1999;109:471–7.
60. Hurst DS, Venge P. Evidence of eosinophil, neutrophil, and mast-cell mediators in the effusion of OME patients with and without atopy. Allergy. 2000;55:435–41.
61. Hurst DS, Venge P. The presence of eosinophil cationic protein in middle ear effusion. Otolaryngol Head Neck Surg. 1993;108:711–22.
62. Takahashi H, Honjo I, Fujita A, et al. Transtympanic endoscopic findings in patients with otitis media with effusion. Arch Otolaryngol Head Neck Surg. 1990;116:1186–9.
63. Palva T, Taskinen E, Hayry P. Cell subpopulations in chronic secretory otitis media. Amsterdam: Kugler Publications; 1987. p. 63–7.
64. Sobol SE, Taha R, Schloss MD, et al. TH2 cytokine expression in atopic children with otitis media with effusion. J Allergy Clin Immunol. 2002;110:125–30.
65. Seccia V, Fortunato S, Cristofani-Mencacci L, Dallan I, Casani AP, Latorre M, Paggiaro P, Bartoli ML, Sellari-Franceschini S, Baldini C. Focus on audiologic impairment in eosinophilic granulomatosis with polyangiitis. Laryngoscope. 2016;126(12):2792–7. https://doi.org/10.1002/lary.25964. Epub 2016 Apr 14.

第 19 章

慢性中耳炎的鼓膜穿孔和慢性上颌窦炎的后囟穿孔(双孔综合征)之间有什么相似之处?

Ranko Mladina

19.1 引言

慢性中耳炎的鼓膜穿孔与慢性上颌窦炎的后囟穿孔有很多相似之处，后者被称为双孔综合征(THS)，其恰好是慢性上颌窦炎的一种表现形式。上颌窦和中耳都是人体内的空腔,就像火山一样随时有可能喷发。这两座火山的尺寸差异较大,中耳的容积大约 $1cm^3$,而上颌窦的容积有 $3\text{~}7cm^3$。尽管体积不同,但两者的内部腔隙都不与外部直接相通,生理机制上也有很多相似之处。首先,它们都需要一个稳定不受干扰的通道,保持内部空间的气压与外部一致。当通气功能不正常时,鼻窦和中耳腔的呼吸上皮的生理功能会受到明显的干扰,黏膜纤毛的清除速度会减慢,甚至停止。其次,黏膜下的浆液黏液腺的功能异常造成上颌窦和中耳不断产生的分泌物清除和排出变得紊乱。黏液分泌物对于呼吸道上皮的黏液纤毛系统的功能是必不可少的,对形成纤毛顶部黏液毯非常重要。换句话说,通气紊乱直接导致了引流障碍。正常情况下,上颌窦通过自然口进行通气和引流,将分泌物排向鼻腔直至鼻咽部。中耳则通过咽鼓管进行通气,咽鼓管是一个并不持续开放的弹性管道,在吞咽和下颌活动时打开。腭帆张肌和腭帆提肌负责开放咽鼓管,咽鼓管咽肌只发挥辅助功能,对管口的开放不起主要作用。上颌窦自然口是持续开放的,而中耳咽鼓管需要通过肌肉运动间断开放,这使得两者之间的通气和黏液排出的生理功能又存在一些不同。

19.2 上颌窦和中耳腔这两个解剖结构功能障碍时,其通气-引流系统发生了什么?

19.2.1 上颌窦

如果上颌窦没有任何通气,黏液纤毛系统就会减慢或停止,黏液在窦腔内潴留,不能引流到鼻腔。一旦蓄积的黏液量足以在上颌窦壁上形成恒定的压力,有两种选择可以让这些黏液排出去:上颌窦自然开口(只是理论上可能,因为这个开口在最初就已堵塞)和后囟。后囟的结构和鼓膜相似,都具有弹性。鼓膜由鼓室内黏膜和外耳道上皮构成,而后囟由鼻腔黏膜和鼻窦黏膜构成。在后囟处两层黏膜之间没有骨质,这是一个最薄弱的位置。当上颌窦内的分泌物蓄积而上颌窦自然口完全封闭时,唯一的选择就是突破后囟,就像火山喷发一样。后囟可能是史前人类为了避免致命的上颌窦蓄脓进化而来。在史前,破溃的后囟可能挽救了很多生命。当后囟破溃后,不能够自行愈合,形成永久的穿孔,曾被误认为上颌窦副口。

一旦后囟穿孔,上颌窦就会通过穿孔处进行通气和黏液排出,上颌窦内的炎症就会消退,自然口的通畅也能得到修复。此时,鼻科医生可以通过内镜看到后囟的穿孔(图 19.1),鼻窦 CT 也可以清楚地显示后囟处的组织缺损(图 19.2)。

由于钩突的遮挡,在鼻内镜检查时我们看不到上颌窦自然口。但通过轴位或者冠状位的鼻窦 CT,我们可以看到上颌窦内侧壁有两个“洞”。想要发现后囟穿孔,我们需要了解其影像学特点,不然非常容易漏掉这个小的异常。

关于“上颌窦副口”这种说法,我们要知道“副”这个词指的是在周围提供额外帮助的结构,有时可认为其是额外的,几乎是生理性的。而后囟穿孔不是一个额外存在的解剖结构,而是像鼓膜穿孔一样是病理性的,因此,没有理由被命名为“上颌窦副口”。

上颌窦内侧壁一旦出现上颌窦自然口和后囟穿孔这两个开口,其结局便是所谓的双孔综合征[1,2]。例如,Mladina 发现,在 8879 例有 CRS 的患者队列中,有 1713 例(19.3%)发现了双孔综合征。而在 1442 例健康志愿者中,只有 7 例检出双孔综合征,占 0.48%! 超过 71.2%的患鼻后滴漏者实际上问题源于 THS 的鼻窦黏液再循环。当急性化脓性感染消失后,鼻窦纤毛黏液排出功能恢复,鼻窦分泌物从上颌窦自然口排出,但大部分又从后方的后囟穿孔处回到上颌窦,形成黏液循环。最终的结果是在上颌窦自然开口和后囟穿孔之间的组织桥形成了绕之缓慢循环转动的黏液团。某种情况下,这个黏液团的大小和重量达到了极限,一部分脱离。由于重力的作用,脱离的黏液直接进入鼻咽部,这是鼻后滴漏的来源。绝大多数患者 THS 的主要症状是鼻后滴漏,反之亦然。

双孔综合征的治疗非常简单,在内镜下用反张咬切钳去掉上颌窦自然口和囟门穿孔之间的组织桥,使其成为一个大的上颌窦开口,这也可以被称为中鼻道开窗术。两孔变为一孔时,黏液循环就被打断了,双孔综合征就消失了。对于双孔综合征的患者,我们要仔细阅读鼻窦 CT,尽可能发现上颌窦内侧壁的缺损。同时,上颌窦骨壁的增厚提示患者过去可能存在慢性上颌窦炎和囟门穿孔。由于抗生素的应用,鼻窦黏膜的炎症可以完全消退,但有时炎症的痕迹会在骨膜组织中持续存在,被称为慢性上颌骨膜炎。我们通常在阅鼻窦 CT 的时候更关注上颌窦腔和黏膜的情况,这使得慢性上颌骨膜炎在

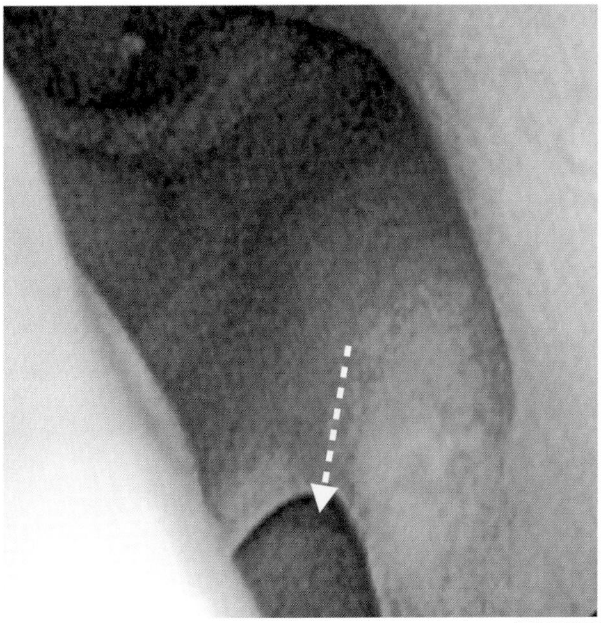

图 19.1　鼻内镜可以清晰地看到后囟穿孔(白色虚线箭头所示)。

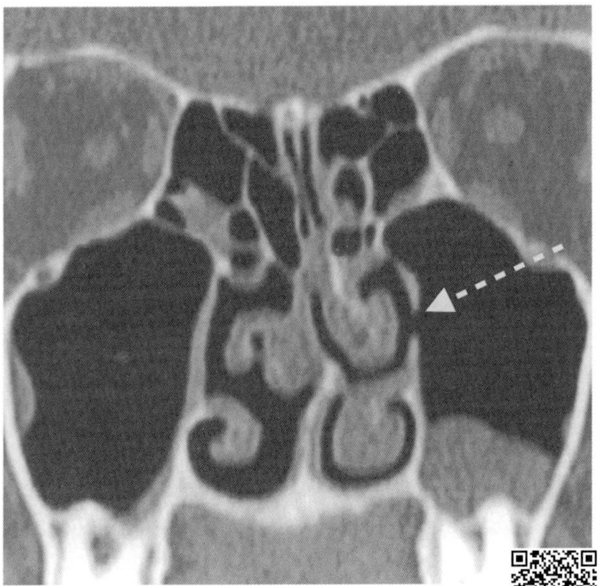

图 19.2　鼻窦冠状位 CT,黄色箭头指向后囟穿孔。

临床上经常被忽略，这提示我们应该同时关注上颌骨骨质增厚。图 19.3 显示了一个慢性上颌窦骨炎的患者，通过 Cierny 分类可以归为 A 级[3]。

对于大多数慢性上颌骨炎的患者，鼻内镜手术并不能解决所有的问题，需要磨除病变表层的部分骨质才能完全治愈。上颌窦骨成形入路对于这些疑难患者是必要的。

抗生素的使用还没有明确的结论，目前似乎只有克林霉素可能穿透感染的骨质起到抗炎作用，但这只是临床经验，尚未纳入明确的正式指南。

我们应该如何诊断咽鼓管功能障碍？鼓室导抗结果是否能够帮助我们诊断咽鼓管病变？或许纤维咽鼓管内镜更合适，能帮助我们了解更多。咽鼓管糖精试验能有多少帮助呢？

从诊断的角度来看，鼓室导抗图能够判断鼓膜的弹性，似乎对获得可靠的鼓膜状态信息非常有用。在中耳低压的情况下鼓膜会绷紧，从外面看更加凹陷。低压的空气动力学环境是由咽鼓管功能障碍造成的。

19.2.2 慢性中耳炎

如前所述，咽鼓管既有通气功能，又可以平衡气压和引流。遗憾的是，目前还没有咽鼓管黏膜层组织学的最新科学数据。而最近的比较可靠的咽鼓管形态学的数据来源于 20 世纪的研究[4-6]。例如，在文献中我们不能检索到关于咽鼓管上皮的电镜图片。另外，糖精试验是鼻科的常规检查方法[7,8]，在过去的 40 年中也被应用于检测咽鼓管黏液纤毛清除功能，尤其是应用于那些慢性中耳炎鼓膜穿孔的患者。这种患者通常咽鼓管功能明显异常，从而导致慢性中耳炎和鼓膜穿孔[9,10]。在此，我们再次对比慢性上颌窦炎和慢性中耳炎，脓性分泌物需要找到排出的途径，当上颌窦自然口或者咽鼓管堵塞时，脓性分泌物就通过囟门或者鼓膜排出，从而造成穿孔，这种穿孔没有一种自然机制能够自行愈合。

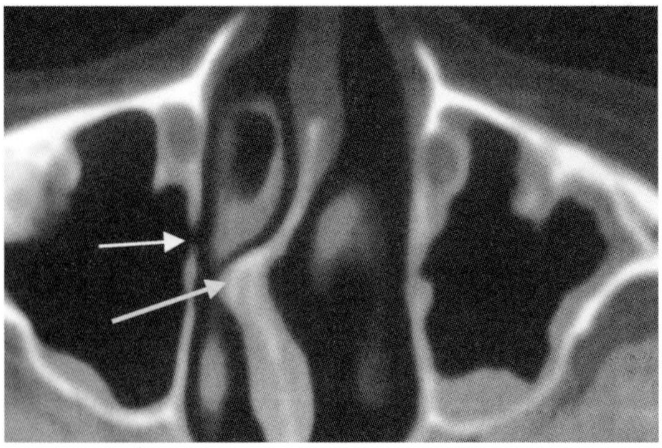

图 19.3 轴位鼻窦 CT 显示了多处异常：左侧后囟穿孔（红色箭头所示）；严重的鼻中隔左偏（3 型和 5 型）（黄色箭头所示）；上颌窦骨质增厚，表明在局灶水肿的黏膜下存在骨炎。

可以假设，在健康志愿者（不是耳病患者）中进行糖精测试，借助耳显微镜通过完整的鼓膜（当然需要局部表面麻醉）注射“1 滴”糖精溶液，然后等待受试者喉咙中出现甜味，这也许是一个适当且客观的衡量标准。但这只能期待未来某个地方会有这么一位经验丰富、勇于承担且热情的耳外科医生去尝试，为所有其他人阐明这一领域。

Khamapirad 夫妇[11]在很多年前尝试使用碘油对比剂对咽鼓管进行透视造影检查，这是一次对咽鼓管形态和生理功能的很好探索。Poe 等在 2000 年对咽鼓管进行了内镜检查，但仅对咽鼓管咽口附近进行了研究，无法探查至鼓室口[12]。同一时期，Klug 等[13]通过尸体进行了咽鼓管全长的检查，从鼻咽部到达鼓室口。这是第一次从鼻咽部直达中耳的研究。此后一直都没有在活体进行咽鼓管内镜的研究。最近有尚未发表的研究报道了直径<1mm 的高科技纤维内镜激光微型摄影设备，这种设备可以在活体进行咽鼓管的内镜研究。可能需要两位医生四手操作，将纤维内镜从对侧鼻腔导入，以获得更大的操作空间，便于尽可能准确地检查。也可能需要辅助设备将纤细的内镜引导至咽鼓管咽口并深入咽鼓管，或者可以借助类似于结肠镜检查的充气操作打开咽鼓管，获得一定的观察视野。目前为止，在咽鼓管内镜检查方面尚没有可靠的数据可供参考，且如前所述，咽鼓管上皮层的组织学研究也没有可靠的活体数据。这些都是目前比较遗憾的欠缺。

如果咽鼓管内镜检查能最终实现，且能作为咽鼓管功能的常规检查手段，那么支架植入可能对咽鼓管功能障碍或者不良者有所帮助。但是，在脊髓灰质炎后遗症的患者中，咽鼓管长期未闭（开放）带来了自听回响的问题,这样看来,放置支架未必是好办法。在中耳炎的治疗中,咽鼓管的通畅才是问题的核心,无论是分泌性中耳炎的鼓膜造孔术,还是慢性化脓性中耳炎的鼓膜修补术,都需要先一步解决咽鼓管的通畅问题。

19.3 结论

慢性上颌窦炎(如双孔综合征)和慢性中耳炎鼓膜穿孔的治疗是不同的。前者能够通过上颌窦开窗术或使用能够渗透到骨质的抗生素(针对上颌骨骨膜炎和骨炎)完全治愈。至于慢性中耳炎,我们还需要等待可以解决咽鼓管功能障碍的关键性技术突破。这种突破也许很快就会出现了,到那时,慢性中耳炎和慢性上颌窦炎一样可以得到完全的治愈。

(毕青玲　译)

参考文献

1. Mladina R, Vuković K, Poje G. The two holes syndrome. Am J Rhinol Allergy. 2009;23:602–4.
2. Mladina R, Skitarelić N, Casale M. Two holes syndrome (THS) is present in more than half of the postnasal drip patients. Acta Otolaryngol. 2010;130(11):1274.
3. Cierny G, Mader JT, Penninck JJ. A clinical staging system for adult osteomyelitis. Contemp Orthop. 1985;10:17–37.
4. Aschan G. The Eustachian tube: histological findings under normal conditions and in otosalpingitis. Acta Oto-Laryngol. 1954;4(44):295–311. https://doi.org/10.3109/00016485409128712.
5. Tos M. Production of mucus in the middle ear and Eustachian tube. Ann Otol Rhinol Laryngol. 1974;11(83):44–58.
6. Tos M, Bak-Pedersen K. Goblet cell population in the pathological middle ear and Eustachian tube of children and adults. Ann Otal Rhinol Laryngol. 1977;2(86):209–18.
7. Mladina R, Gjurić M. Saccharintest im Vergleich mit zytologischen Befunden zur Beurteilung der Nasenschleimhautfunktion. HNO. 1990;38:102–4.
8. Mladina R, Gjurić M. Saccharintest im Verggleich mit zytologischen befunden zur Beurteilung der Nasenschleimhautfunktion. Aktuelles in der Otorhinolaryngologie. Stuttgart: Graz-Georg Thieme Verlag; 1984 (Oesterreichischer HNO-Kongress). p. 22–4.
9. Elbrønd O, Larsen E. Mucociliary function of the Eustachian tube: assessment by saccharin test in patients with dry perforations of the tympanic membrane. Arch Otolaryngol. 1976;102(9):539–41.
10. Ikehata M, Ohta S, Mishiro Y, Katsura H, Miuchi S, Tsuzuki K, Sakagami M. Usefulness of the saccharin test for assessment of Eustachian tube function in patients with chronic otitis media with perforation. Otol Neurotol. 2017;38(1):60–5.
11. Khamapirad T, Khamapirad B. Cine Eustachiography. Australasian Radiol. 1973;1(17):8–13.
12. Poe DS, Pyykko I, Valtonen H, Silvola J. Analysis of Eustachian tube function by video-endoscopy. Am J Otol. 2000;21:602–7.
13. Klug C, Fabinyi B, Tschabitscher M. Endoscopy of the middle ear through the Eustachian tube: anatomic possibilities and limitations. Am J Otol. 1999;20(3):299–303.

第 20 章

预防脑脊液鼻漏的颅底缺损修复方法

Faruk Altınel, Ali Arslantaş, Jeffrey Janus

20.1 引言

脑脊液(CSF)鼻漏是指在任何情况下，脑脊液经鼻腔漏出的现象。由于蛛网膜和硬脑膜的间隙，以及颅骨结构的部分不连续，而蛛网膜下腔与鼻腔相通时，脑脊液鼻漏则会发生。脑脊液鼻漏的诊断和治疗通常涉及复杂的临床思辨过程。单纯依靠鼻腔分泌物的实验室检查诊断脑脊液鼻漏的敏感性不高，而当缺损不大或同时存在多个漏口时，影像学检查可能无法准确显示脑脊液漏的部位。由于以上局限性，临床上脑脊液鼻漏的误诊和漏诊时常出现[1]。

1676 年，Willis 率先观察到脑脊液经鼻漏出[2,3]。1826 年，Miller 注意到一位患有脑积水的儿童，其鼻腔和蛛网膜下腔之间有一个瘘管连接：该患者不时出现水样鼻漏，而且在尸检时发现了瘘管。Miller 是完整描述脑脊液鼻漏临床特征的第一人。1899 年，圣克莱尔·汤普森(St. Clair Thompson)指出脑脊液鼻漏可由外伤导致，也可自发发生[3,4]。1968 年，Ommaya 及其同事提出三分法，即除外伤性脑脊液鼻漏以外，根据脑脊液压力是否正常，自发性脑脊液鼻漏又可进一步分为两种亚型[5]。

脑脊液鼻漏的发病率虽不高，但其常可合并严重并发症，且多发于前、中颅窝与鼻腔鼻窦的分隔处。当脑脊液鼻漏发生时，漏口沟通颅内外，为病原体进入中枢神经系统(CNS)创造了条件，从而导致残疾，甚至死亡等各种严重并发症的发生。

脑脊液的主要成分包含水、电解质(Na^+、K^+、Mg^{2+}、Ca^{2+}、Cl^-和 HCO_3^-)、葡萄糖(浓度为血清的60%~80%)、氨基酸和蛋白质(22~38mg/dL)，外观呈无色透明状，通常无细胞成分，即每微升中多形核细胞或单核细胞少于 5 个。

大部分脑脊液(50%~80%)来源于脉络丛。30%的脑脊液由室管膜外层生成，其中毛细血管的超滤作用最多可满足 20%的生理需要。脑脊液来自 CNS 脑室周围的脉络丛上皮细胞产生的血液超滤液：钠由 Na^+/K^+ ATP 泵主动转运穿过上皮基底层，从而建立渗透梯度，有利于水进入上皮细胞；在上皮内，HCO_3^-由碳酸酐酶的催化生成；然后，位于顶端的 Na^+/K^+ ATP 泵将钠泵入脑室，这种梯度有利于水向同一方向运动。这一过程导致脑脊液在脑室内生成。

人体每天可生成 500mL 脑脊液，合成速度约为 20mL/h。CNS 中平均含有 90~150mL 的脑脊液。脑脊液循环始于侧脑室内的脉络丛，液体通过 Sylvius 导水管进入第三脑室，通过 Luschka 孔和 Magendie 孔进入第四脑室循环并出现在蛛网膜下腔，而蛛网膜绒毛负责将其从 CNS 中排出。

脑脊液的合成部位和重吸收部位间存在压

力梯度，从而介导脑脊液的循环。正常脑脊液的颅内压（ICP）范围为 10~15mmHg（1mmHg=0.133kPa），压力超过 20mmHg 则提示异常[6]。

20.2 解剖学

大多数自发性脑脊液漏发生的解剖位置为前颅窝自然最薄弱的部位或手术导致颅骨薄弱的部位。约 40%的脑脊液漏是通过筛板的外侧部发生的。额窦周围薄弱部分占 15%。15%的渗漏发生在蝶鞍或蝶窦附近。

内镜鼻窦手术中的医源性损伤经常影响筛板的外侧部或筛顶的后部。较为罕见的表现是中窝或后颅窝被破坏后，脑脊液通过中耳腔并沿咽鼓管进入鼻腔。在这种情况下，患者通常会由于中耳积液（含浆液）而导致耳闷胀感[6]。

20.3 病因学

脑脊液漏可分为以下几类：创伤性、先天性及自发性（即特发性）脑脊液漏。面部的创伤（可以是钝性或穿透性）可能导致脑脊液漏。肿瘤手术（耳鼻喉科或神经外科）可能会导致医源性漏，FESS 也是如此。大多数以前被归类为自发性脑脊液鼻漏的病例目前被认为可能是由颅内压升高造成的，如特发性颅内高压（IIH）的情况。异常的先天性颅骨畸形和特殊的肿瘤也可能导致脑脊液鼻漏[7]。

Lobo 等回顾了已发表的研究，以确定增加自发性脑脊液鼻漏风险的因素。他们证实，除了颅内压升高外，肥胖、女性和患有阻塞性睡眠呼吸暂停（OSA）都会增加脑脊液鼻漏的风险。大约 72%的自发性脑脊液鼻漏病例是女性，45%是 OSA 患者[8]。

20.3.1 外伤性脑脊液鼻漏

总的来说，90%的脑脊液漏是由颅骨的闭合性或穿透性外伤造成的。如果脑脊液鼻漏发生在受伤后 48 小时内，则被称为“即时性”，之后的病例为“迟发性”。大部分在事故（如道路交通事故）后出现脑脊液鼻漏的患者都属于即时型。另一方面，迟发性表现大多（95%）发生在创伤发生后的 3 个月内[6]。

20.3.2 医源性脑脊液鼻漏

与创伤性脑脊液漏的情况不同，只有 50%的患者在不到一周的时间内，先天性脑脊液漏变得明显。大多数患者在被发现漏时已经离开了医院。因此，患者了解脑脊液漏的注意事项至关重要，即口中有咸味或金属味。

颅底区域的任何手术都可能在无意中导致脑脊液漏。术中直接损伤骨板造成超过 1cm 的裂孔，进一步导致硬脑膜和潜在的大脑本身的损害。

在 FESS 中，前颅底筛板外侧的菲薄骨板处最容易受到医源性损伤。筛顶后部的最高部分，以及额隐窝后壁也同样是发生医源性损伤的常见部位。

20.3.3 与肿瘤相关的脑脊液鼻漏

膨胀性生长的良性肿瘤极少引起脑脊液鼻漏。恶性肿瘤和局部侵袭性生长的肿瘤（如内翻性乳头状瘤）则不然，因为它们可以造成前颅底骨质破坏。由于酶的释放会导致骨结构的丧失和炎症反应，硬脑膜可能会进一步受累。即使病变本身还未引起脑脊液漏，但切除这样的病变有可能导致即时性脑脊液鼻漏。因此，外科医生应采取预防措施，立即修复漏点，手术可以经颅入路或经鼻内镜术来完成。

20.3.4 先天性脑脊液鼻漏

脑脊液漏的罕见原因是前部神经孔未能完全关闭，导致颅内组织结构经前颅窝疝出，其通常发生于囟门或额骨盲孔没有闭合的情况下。当鼻内或鼻外出现肿块时，脑膜脑膨出的诊断就会变得较为容易。尤其是当孩子开始哭闹时，肿块会变得透明，体积也会增大，这就是所谓的 Furstenberg 征。如果鼻腔内发现肿块，尤其是肿块位于中线部位时，临床医生需要对脑膜脑膨出的可能性保持警惕。在进行全面的放射学评估之前，不应试图对肿块进行活检。

20.3.5 自发性脑脊液鼻漏

自发性脑脊液鼻漏是指未发现明确诱发原因的脑脊液鼻漏。尽管在定义上倾向于原因不明，但目前已经证实还是存在着诸多潜在的原因，如颅内压升高。颅内压升高可能由许多不同的原因引起,但脑脊液鼻漏主要与特发性颅内高压有关。另一种可能是ICP继发于阻塞性睡眠呼吸暂停综合征[9]。

20.4 病理生理学

因外伤导致骨质缺损和硬脑膜撕裂的情况下,会即刻形成脑脊液鼻漏。同时亦会存在迟发性脑脊液鼻漏,其原因是当时未受损的硬膜逐渐穿过已有缺陷的骨缺损,在某一时刻出现破损,导致脑脊液漏的发生。还有一种可能是,在外伤的开始就伴有硬膜的疝出和破损,但由之前形成的血肿阻止了脑脊液的漏出。

自发性的脑脊液鼻漏通常在成人患者中被观察到,其发生与儿童成年后颅内压的正常升高有关。随着动脉压的变化,前颅窝硬膜层内的脑脊液在任何时候都有可能处于不同的压力之下,并与呼吸周期相一致。任何类似于Valsalva的动作(如擤鼻或排便)都可以使颅内压增高,如果存在骨质缺损,可能会造成硬膜撕裂。

Lieberman等报道,自发性脑脊液漏的病例与颅底骨质同时存在多处缺损具有明显的相关性。据报道,其发生率为18.2%(44例中8例)。这些研究者认为,此缺陷实际上可能是由颅内压升高引起[10]。

20.5 诊断

如果病例的特征是其单侧出现明显的鼻漏,并伴有头痛,应怀疑脑脊液鼻漏。患者也可能同时伴有精神状态的改变、抽搐或脑膜炎。故此应注意鉴别诊断以避免误诊[30-32]。如果清水涕是由脑脊液漏引起,当患者保持低头位数分钟时,清水涕就会明显增多。如果脑脊液漏与良性颅内高压同时发生,眼底检查会发现双侧视乳头水肿。

20.5.1 体格检查

需要对患者进行全面的体格检查,包括鼻腔(特别是内镜检查)、耳部、头部和颈部的检查,并应进行神经系统的评估。使用内镜可以看到脑膨出或脑膜膨出。在某些病例中,当进行Valsalva动作或双侧压颈试验(Queckenstedt-Stookey试验),可能会通过内镜观察到脑脊液漏。但在大多数情况下,特别是在脑脊液间歇性漏出的情况下,体格检查往往不能明确诊断。

头部外伤患者可能会出现由血液和脑脊液组成的混合漏液,可能会使诊断变得困难。此时如果将这种混合液体滴在滤纸上会显示两种成分的分离,即所谓的“环”“双环”或“晕”征。但是这种征象对脑脊液缺乏特异性,可能导致错误的诊断[11]。虽然单侧鼻腔漏出液可以提供病变位置的线索,但如果是双侧,则变得困难。值得注意的是,在特殊情况下,有可能会出现病损的对侧鼻腔出现漏液。也就是说,当鼻腔中间解剖结构(如鸡冠或犁骨)的位置发生错位时,就会出现这种矛盾的偏侧现象。这意味着脑脊液会从缺损部位相反的鼻腔漏出。研究发现,脑脊液鼻漏经常与脑膜炎或气颅合并发生(各占30%)[6]。

20.5.2 实验室检查

20.5.2.1 β_2-转铁蛋白

β_2-转铁蛋白免疫固定法是目前检测鼻腔分泌物中脑脊液的理想方法[12,13]。β_2-转铁蛋白存在于脑脊液、外周淋巴和眼球玻璃体中。由于外周淋巴液的生成极低,玻璃体液与其他液体混合的风险也很小,因此β_2-转铁蛋白对脑脊液具有很高的特异性。据报道,当用于检测脑脊液漏时,该检测方法的敏感性为100%,特异性为71%[14]。

20.5.2.2 β-示踪蛋白[15]

β-示踪蛋白(前列腺素D合成酶)主要由蛛网膜细胞、少突胶质细胞和脉络丛产生,不过在人类的睾丸、心脏和血清中也可以被检测到。肾衰竭、多发性硬化症、脑卒中和一些神经系统肿瘤都会影响其水平。该检测已在许多临床研究中被应用于诊断,其敏感性为92%,但特异性为100%。但是该项检测无助于确定漏液的位置,而且对于间歇性脑脊漏病例可能难以采样。

20.5.3 影像学检查

20.5.3.1 CT

为确认漏口的位置,鼻内镜直视下检查有时可能已足够,但多数情况下尚难以明确诊断,除非患者以前曾接受过鼻部或鼻窦的手术。使用 X 线片、冠状面 CT 或 MRI 等影像学检查具有一定的诊断价值。尽管普通 X 线片有一定的局限性,但它可能有助于确认那些因病情太重而无法接受任何其他形式的检查的患者是否存在骨折或气颅。

不使用对比剂的鼻窦薄层 CT 是首选的检查方法。如果与病史相符,可足以明确是否存在颅底骨质缺损、鼻窦内的气-液水平,以及气颅等,并可以此制订相应的治疗计划。应注意的是,较小的骨质缺损在 CT 上可能会被遗漏,CT 部分容积效应可能会影响病损的识别。有时在 CT 上显示某部位缺损,但脑脊液漏口可能来自另一个部位。总之,CT 在评估颅面骨和辨别颅底骨缺损方面有独特的优势[13]。

20.5.3.2 脑池造影术

通过鞘内注射放射性核素进行脑池造影术,其在临床上已经被实施了很长一段时间。如果经 CT 和 MRI 不能确定漏液的位置,脑池造影可以通过颅内和鼻腔对比剂的滞留情况的对比确定脑脊液漏的位置。在脑脊液漏流量较小或仅间歇性发生的情况下,脑池造影同样具有诊断价值。过去多采用泛影葡胺作为对比剂,目前使用的是碘基试剂[16]。

磁共振脑池造影采用 T2 加权和脂肪抑制,再结合图像逆转来增强显示脑脊液[17]。如果观察到造影剂通过颅底骨缺损区,就可以将其明确诊断为脑脊液鼻漏。同样的道理,如果对比剂聚集在其中一个鼻窦,亦可以做出相应的诊断。尽管如此,由于脑脊液漏量的不同,检测的敏感性亦存在差异。由于该方法具有侵袭性,使患者受到一定程度的辐射,而且只能大致确定病变的位置,因此其应用有其局限性[18]。对于脑脊液鼻漏,据相关报道磁共振脑池造影的敏感性为 92%,特异性为 80%[19]。

20.5.3.3 CT 脑池造影[20]

CT 脑池造影通过鞘内注射对比剂使诊断脑脊液漏出部位的机会更大。与不使用对比剂的 CT 相比,通常一次检查即足以确诊。在多数情况下,如果脑脊液直接漏入鼻腔,该检查可以确定漏口部位。但是,假如渗漏只是间歇性出现,CT 脑池造影可能难于做出准确判断。另一个需要注意的是,发生于筛板或筛窦的骨质缺损也可能无法通过该技术被显示出来[6]。

20.5.3.4 MRI

MRI 具有特殊的优势,它可以将正常组织和肿瘤组织之间的密度差异通过信号强度的变化显示出来。此外,MRI 还可以显示鼻窦内不透明的软组织。尽管 MRI 在某些区域失去了一些清晰度,如颅底骨和鼻旁窦,但当颅底存在多处骨质缺损时,MRI 对识别脑膜脑膨出伴脑脊液鼻漏有最大的诊断价值,而这种情况经常发生在此类疾病中[21]。

20.5.3.5 磁共振脑池造影[22]

磁共振脑池造影的一个主要优点是无须将对比剂注射到鞘内。对图像进行 T2 加权即可识别漏出到鼻内的脑脊液,避免了对比注射对比剂等侵入式操作。通过设置 MRI 的可跟踪脉冲模式,磁共振 T2 加权相可以最大限度地识别鼻内或鼻窦的脑脊液。然而,和 CT 脑池造影一样,该检查也可能会遗漏偶发的脑脊液鼻漏。

20.5.3.6 鞘内荧光素

可通过鞘内注射荧光素,并将经内镜检查(有或无蓝光)用于检查脑脊液漏的情况。经典方法是通过腰椎穿刺后使用内镜检查鼻腔有绿色液体漏出来表明存在脑脊液漏。该检查可能导致心律失常、惊厥、头痛和脑神经功能丧失,因此,鞘内使用荧光素不在该药物的许可范围内,这意味着患者在签署继续治疗的书面同意书之前需要对其仔细解释[23]。从有利的方面来看,有文献显示鞘内荧光素检查对识别脑脊液漏的敏感性高达 73.8%,特异性为 100%[24]。

20.5.3.7 核医学研究

另一种可能是通过腰椎或枕下穿刺放射性药物，通过重复扫描或获取闪烁图来评估放射性药物的分布位置。

在上述过程中，同时还补充的一项操作是在鼻腔内最可能发生脑脊液漏的各个部位放置拭子。拭子可收集任何放射性物质，并可对其存在进行分析。常见的放射性药物有碘-131、放射性碘化人血白蛋白(RISA)、镱-169、二乙烯三胺五乙酸(DTPA)、铟-111 DTPA、锝-99m 人血白蛋白和 ^{99m}Tc 高锝酸盐[6]。

20.6 治疗

当脑脊液漏来源确定后，下一步要考虑的是脑脊液鼻漏的可能原因、部位和渗漏流量。如果脑脊液流量较大，在没有干预(通常为手术干预)的情况下，脑脊液漏一般无法停止。相比之下，轻微的脑脊液漏(脑脊液几乎没有损失)无须手术，而在保守治疗下也可好转，包括强制卧床休息、保持头部抬高、避免 Valsalva 样动作，以及腰椎引流术来短暂的改变脑脊液循环方向[25]。鉴于大多数继发于非开放性头部创伤的脑脊液鼻漏会自行好转，除了伴有神经功能缺损或颅骨内有进一步病变需要处理外，一般首先考虑保守治疗[16]。

如果保守治疗不能解决问题，则需要进行开颅手术或者内镜下手术修复。开放性修复包括双额开颅术，但如果颅骨没有开放，也可以进行鼻外筛窦切除术或额窦开窗术。然而，开放经颅入路确实具有以下优势：可在术中观察到完整的破损硬脑膜，可处理渗漏区周围损伤组织，并可用血管丰富的颅周皮瓣覆盖颅底前方破损处[26]。因此，如果脑脊液漏量大、在几个不同部位发生、伴有颅内压升高、不断复发或出于任何原因无法通过内镜修复等情况，可以选择开放经颅入路[24]。

然而，与内镜引导下修复相比，开放经颅入路确实也存在一些相关风险，特别是脑出血、脑水肿、额叶损伤、住院时间更长、嗅觉障碍，以及复发的可能性更大[27]。

经内镜引导手术修复是指使用 0°或角度硬性内镜经鼻观察鼻腔顶部和鼻窦探查破损部位，并采用多种技术和材料，包括自体和非自体移植物，以及组织密封剂来进行修补。

移植物有 4 个作用：通过供体充填空间、确保水密性、提供硬度和支撑，以及稳定损伤的周围结构。通过使用可膨胀的脂肪组织来实现空间填充，并应用筋膜、脱细胞真皮、旋转皮瓣或黏膜移植物——这些富含胶原蛋白的物质来确保水密性。可借由软骨、骨或金属假体满足刚性支撑。纤维素、吸收性明胶海绵或组织密封剂可以在损伤的外围支撑以提供稳定性[28]。

修复前颅底缺损的手术有很多种，在某些特定情况下颅内修复术仍是一种常见的常规手术。手术通常从额部开颅术开始。

如果额窦后壁有缺陷，可通过做冠状切口并制备骨瓣进入该区域，可以看到整个额窦后壁。但该方法适用于漏口高于底壁 2cm，且位于眶纸板外侧的情况。

内镜手术在某些方面优于外部入路。由于内镜具有良好的照明和视野，以及放大效果，并能从不同角度观察手术区域，因此内镜下可以更精准地放置移植物(包括覆盖类和嵌入类)。事实上，F. Altınel 等的研究表明，内镜手术在颅底缺损患者中的修复成功率达到 90%~95%[29-34]。

20.6.1 保守治疗

一些作者主张采用保守方法治疗意外损伤后出现的经鼻脑脊液漏，因为此类脑脊液漏往往可自愈。在这种情况下，保守治疗需要卧床 7~10 天，保持头部抬高 15°~30°角，以确保基底池内脑脊液压力降低。注意需要告知患者除非绝对必要，不要咳嗽、打喷嚏、擤鼻涕或举起重物。开具粪便软化剂将有利于降低与排便相关的颅内压升高。

也可以通过腰大池引流，每小时 5~10mL 脑脊液。长期稳定地持续引流比间断地突然引流可以更加有效避免脑脊液压力的波动幅度。但如果导致渗漏的骨质缺损较大，或者损伤是医源性的，该方法由于使用引流技术可能意味着缺损将持续存在，一些临床医生反对这种方法治疗此类型脑脊液漏[6]。

20.6.1.1 抗生素药物治疗

临床逻辑表明，向有菌空间开放的无菌空间最终将变为有菌空间，就像颅内与鼻腔鼻窦相通时一样。因此，一些临床医生在脑脊液鼻漏患者中预防性使用抗生素。然而，没有确凿的证据支持这种做法，但可将其作为上行性脑膜炎的预防措施。

Ratilal 等曾发表了一篇文献综述，表明颅底骨折的病例无论是否与脑脊液漏相关，都缺乏通过使用抗菌药物获益的证据。他们通过比较 5 例颅骨骨折病例被随机分配到抗生素组或安慰剂组的随机对照观察发现，抗生素在预防脑膜炎、减少脑膜炎死亡，以及减少手术干预方面没有任何益处。然而，研究人员确实指出所有研究在方法学上均有偏倚。他们总结认为，抗生素在颅底骨折患者预防性治疗中的有效性仍是不确定的[17]。

20.6.2 利尿剂

乙酰唑胺对于由颅内压升高所致的自发性脑脊液鼻漏可能有一定帮助。乙酰唑胺是一种磺胺类药物，虽缺乏杀菌的特性，但它是碳酸酐酶的抑制剂，可以阻止二氧化碳和水形成氢离子和碳酸氢根离子。因此，它主要是一种利尿剂。

这种作用会导致上皮内的 H^+浓度降低，从而抑制 Na^+/K^+ ATP 酶的作用，从而减少脑脊液中水的生成，进而减少脑脊液量[6]。

20.6.2.1 手术疗法

目前有很多手术技术可用于阻止脑脊液从前颅底渗漏。过去 30 年来内镜技术的进步使得外科医生看待该区域修复的方式发生了转变。

一般来说，当缺损区域的直径<2mm 时，使用内镜进行修复的成功与否并不取决于所用移植物的类型。如果缺损直径为 2~5mm，使用黏膜或筋膜组织进行外植技术通常就足够。如果缺损周围的骨组织碎裂，或硬脑膜严重撕裂，则需要进行复合移植。复合移植通常需要使用几层，即同时使用内层和外层移植物。当病变直径超过 5mm 时，也需要进行复合移植。

颅内压升高是另一个需要考虑的关键因素，因为修补继发于颅内压升高的颅底缺损和脑膨出需要使用多层移植物的情况。如果颅内压在正常范围内，选择何种材料作为移植物，以及如何应用就不那么关键了。

有许多材料可用作移植物。除了颅底缺损的大小和位置，以及颅内压是否升高这一关键问题外，临床医生自身的选择、对手术的熟悉程度，以及每种类型的移植物是否可用，这些在决定最终方案中也起着重要作用。

内植物通常由骨制成。首先应在硬膜外形成一个囊袋，之后将移植物固定在硬膜与颅骨缺损之间。只要内植材料的大小足够覆盖缺损边缘，它就不会移位。

用以获得移植骨的供体部位可以有很多选择。由于内镜术者可以很容易地获得中隔骨，因此这是一个常见取材部位；然而，当中隔骨不够修补时，可以选择其他部位，如颅盖骨、髂嵴或乳突尖等。这些部位需要另做开放切口，可能引起术后疼痛，尤其是从髂嵴取材时。

移植物用纤维蛋白胶固定到位。多数情况下，在手术开始时经脐旁切口从患者腹部切取脂肪作为额外的移植物，可以进一步封闭缺损。脐旁切口优于腹部右下缘的切口，因为这不仅可获得更好的美容效果，还可防止瘢痕被误认为是阑尾切除术后的体征[6]。

20.6.2.2 重建技术

如果脑脊液漏的量小且缺损不太大，可使用非血管化移植物进行修复。当缺损比较复杂时，可采用血管化和非血管化移植物相结合的方法[28]。

包括阔筋膜、脱细胞真皮和其他人工材料在内，有几种可用于内植的材料。这种移植物可以置于颅内、覆盖于颅骨缺损的边缘。外植则是将移植物覆盖于颅底外面，且需要额外的材料来加固支撑移植物。因此，外植法通常需要使用几层材料来修复缺损，而很少单独只使用一种外植物。对于中等大小的缺损，往往需要使用复合移植物修复。复合移植物通常包括外植物和内植物、组织密封剂和支撑材料组成。使用复合移植物的方式有很多种，包括将其与提供血液供应的带蒂黏膜瓣结合使用，这是一种适用于较大缺损的修复技术[28]。

Cukurova及其同事发表了一篇在内镜视野下通过缝合硬脑膜来修复脑脊液漏的技术描述[35]。该方法依赖于硬膜在无张力下闭合。因此，它仅适用于骨缺损较大但硬脑膜仅有微小撕裂的情况。作为内镜修复的一部分，激光组织焊接已证明能够比普通修补更有效地密封缺损，且不会引起炎性反应，但该技术仍处于实验阶段[25]。

带蒂黏膜瓣的使用显著增强了内镜下修复颅底的能力。这种黏膜瓣受益于在轴向方向上良好的血液供应，能存活更长的时间。常用的两类分别是鼻中隔黏膜瓣和鼻甲黏膜瓣。至于鼻内游离黏膜瓣，由于血液供应不佳，限制了它们的使用，尤其是在需要较大的黏膜瓣时。在最常用于修补颅底缺损的带蒂黏膜瓣中，鼻中隔瓣值得一提[19]。其优点是易于制备，具有宽阔的黏膜面，易于旋转至所需位置，适合蝶鞍、鞍上、斜坡和前颅底的缺损，因此该技术获得了普及[19]。多普勒超声可用于评估黏膜瓣的可取材的面积[36]。颅底中央或后部发生的缺损可以用下鼻甲黏膜瓣重建，尤其适合用带蒂于后方的瓣[37]。下鼻甲黏膜瓣接收来自起源于蝶腭动脉的鼻后外侧动脉的血液供应。前颅窝的较大缺损可以使用带蒂的鼻腔外侧壁黏膜瓣。这种黏膜瓣的血管蒂位于鼻腔前部，可以利用覆盖于下鼻甲和鼻底的黏膜[38]。如果无法从鼻中隔或下鼻甲获取黏膜瓣，还可使用中鼻甲瓣[39]。

黏膜瓣的潜在缺点包括瓣的坏死或移位，以及在取材处出现的损伤和不适。

组织密封剂有助于稳定重建中使用的多层移植物。密封剂可以是非天然的化合物，也可以来源于纤维基质。在脑脊液漏修补中，一般不会把人工材料作为关键的修补物[40]。尽管上述两类组织密封剂的性能都不错，但其成本很高。

20.6.3 解剖位置对脑脊液瘘处理方式的影响

颅底漏口的位置是手术能否成功的重要因素[28]。最常见的漏口位置为筛板、蝶窦、前组筛窦、额窦、后组筛窦和下斜坡，发生率分别为35%、26%、18%、10%、9%和2%[36]。筛窦和蝶窦的缺损可以在鼻内镜下进行修补，但额窦的缺损一般需要开放式修补[36]。额窦漏口修补最有可能发生手术失败(44%)。如果缺损在额窦后部且向上方或向侧方延伸，手术成功的概率也较小[41]。如果额隐窝在前后方向上异常狭窄，或者缺损过于靠近外侧而致使内镜无法到达，则很可能需要进行开放性修复[41]。

如果缺损位于蝶窦外侧隐窝，手术会比较复杂。最外侧方的缺损可通过在内镜下经翼突入路到达，即首先去除上颌窦后壁进入翼腭窝，将翼腭窝内的组织切除后方可到达蝶窦外侧隐窝[42]。

筛板和前组筛窦的缺损通常首先需要使用黏膜移植物覆盖，然后以非生物可吸收材料加以支撑、修复[43]。首先需要去除黏膜显露缺损的骨面，然后才能将移植物覆盖在缺损处[28]。

20.6.4 颅内修复术

过去(现在有时仍如此)，前颅窝脑脊液漏常采用经额开颅手术等经颅内径路进行修复。如果需要，也可进行中颅窝或后颅窝开颅手术，但很少采用。采用了各种重建方法，包括游离和带蒂骨膜或硬脑膜瓣、肌肉填塞、可移动的大脑镰切片、筋膜移植和用纤维蛋白胶结合的皮瓣。注意颅内入路不允许直接进入蝶窦缺损处。

颅内修复的优点在于能够观察到周围的大脑皮质，直接观察硬脑膜中的任何破损，即使在颅内压高的地方也可通过使用更大的移植物来修复脑脊液漏。如果无法在手术前定位漏口，即使不知道漏口的确切位置，颅内修复仍被证明是行之有效的方法。对于这种情况，修复移植物可应用于整个筛板和蝶骨。

然而，颅内修复术确实存在缺陷，如复发率较高，嗅觉可能永久性受损，以及继发于大脑回缩的医源性损伤，如血肿形成、认知功能受损、抽搐、脑水肿和出血。患者住院时间延长，也会使得手术成本更高。颅内修补术的首次手术失败率为40%，最终失败率为10%[6]。

20.6.5 经外部入路修复术

外部入路适用于修补涉及额窦后壁的漏口。手术包括做冠状切口和利用骨瓣，后者可以看到完整的额窦后壁，这种方法特别适用于高于底壁 2cm 及位于纸样板外侧的缺损。有时，更直接的方法是切开眉毛，在额窦上使用环钻，同时也使用内镜进行广泛的额窦切除术。该入路手术需操作谨慎，以使额隐窝完整以确保黏膜不会受到不必要的损伤。

20.6.6 经鼻外入路筛窦切除术

对于鼻外筛窦切除术，首先应将漏液侧的眼睑缝合，以防止损伤角膜。在内眦和鼻中线之间的中点处做切口至骨面，向侧方剥离骨膜，显露前泪嵴和泪囊窝，然后将泪囊从泪囊窝中掀起。

沿眶纸板线向后剥离骨膜，直至在泪嵴后方 2~2.5cm 处显露筛前动脉，结扎该血管以获得更好的术野。术者应避免直接在额筛缝上方解剖，因为该缝与筛凹处于同一平面。筛后动脉位于筛前动脉后方 1.2cm 处，在额筛缝的后方，同时视神经在该点后方 5mm 处。

20.6.7 鼻内筛窦入路蝶窦开放术

经筛窦入路蝶窦开放术的开始方式与外部蝶窦手术相同(见前一节)。使用小刮匙或探针来定位并开放蝶窦口，再应用 Kerrison 咬骨钳扩大窦口开放蝶窦，应小心切除蝶窦前壁以扩大视野，从而便于进入蝶鞍区域[6]。

20.6.8 经鼻中隔入路蝶窦开放术

有两种方法可以进行经鼻中隔蝶窦开放术——唇下入路和经唇入路。唇下径即经龈颊沟切开以进入梨状孔和上颌骨鼻前嵴。在创建鼻中隔黏软骨瓣(单侧或双侧)前，首先应识别鼻中隔软骨的尾端，然后在黏膜下沿鼻底向外侧和下方剥离黏膜。继之将中隔软骨与上颌骨鼻前嵴分离，在对侧以相同方式分离掀起黏骨膜瓣。注意，对侧鼻中隔黏软骨膜瓣并不与软骨分离。当到达四方软骨与筛骨垂直板交界处时，将骨与软骨分离，再掀起对侧后部黏骨膜瓣。去除骨性中隔后即可看到蝶骨嵴，然后用凿除蝶骨嵴就可显示整个蝶窦[6]。

20.6.9 经上颌窦入路蝶窦开放术

经上颌窦入路到达颅底能更好地显露蝶窦前部、筛窦、翼腭窝和上颌窦。Caldwell-Luc 手术指上颌窦根治性造口术。通过龈颊沟切口到达上颌前窦壁。将骨膜向上分离至眶下神经水平，但这一过程需要仔细观察，以确保神经通过眶下孔处不受损。去除尖牙窝的骨质后，进入上颌窦腔。使用 Kerrison 咬骨钳可扩大该通道。经上颌筛窦角的上内侧可到达筛窦，向后可以暴露蝶窦。必要时可去除上颌窦后壁以暴露翼腭窝[6]。

20.6.10 经内镜入路

内镜的使用提供了一些开放性技术无法实现的优势，例如，良好的照明、放大和带角度的内镜保证了清晰的术野。另一个好处是能够更精准地放置各种类型的移植物。大量研究表明，使用内镜修复颅底缺损的成功率为 90%~95%[29-34]。

如上所述，与开放性技术相比，内镜下修复脑脊液鼻漏有几个关键优势。内镜入路的另一个优点是，在去除颅底缺损骨质周围的黏膜时，不会增加缺损的大小。直视角度下能够精准放置移植物。内镜手术入路速度更快，并发症发生率更低。因此，除了有其他颅内病变需要处理(如颅内肿块)的情况外，内镜技术在任何情况下都是优选的。但应注意，检测鼻分泌物中脑脊液的实验室方法确实存在显著的假阳性[1]。

20.6.11 经额窦入路

经额窦入路可进入额窦的底壁和后壁。在大多数情况下，此处发生的脑脊液漏可通过经额窦修复。至关重要的是，不得损伤鼻窦引流通道，否则最终将导致黏液囊肿。该技术关键的优点是，通过制作骨瓣而不损伤额窦。如果缺损位于额窦的最外侧或最上方，则内镜入路目前可能不足以进行满意的修复。

手术的第一步是全筛窦切除术，然后定位并解剖额隐窝。采用内镜下 Lothrop 或 Draf Ⅲ术式拓宽术野，从而使额窦后壁完全可视化[6]。

20.6.12 经筛板入路

该技术可暴露前颅窝内侧，从中鼻甲内侧延伸至嗅沟。暴露区域向后可到达蝶骨平台的前部。移除筛骨垂直板可到达鸡冠。鉴于对嗅觉纤维的任何损伤都可能导致嗅觉丧失，因此在嗅沟附近进行解剖时需要极其小心[6]。

20.6.13 经筛凹入路

经筛凹入路可到达前颅窝的外侧部分，能够处理位于中鼻甲与眶纸板之间的病变区域。向前至额窦，向后至蝶窦前壁。在某些情况下，切除中鼻甲后，可采用联合经筛凹和经筛板入路[6]。

20.6.14 经蝶骨平台入路

经蝶骨平台入路可暴露位于颅底蝶骨平台及明显累及鞍上区的缺损。首先进行前组筛窦切除术，然后进行后组筛窦切除术。该入路可暴露蝶骨平台的最前部。为了到达后方区域，需进一步切除蝶鞍前部骨质。

20.6.15 经蝶鞍入路[44]

当缺损局限于（至少大部分）蝶鞍时，经蝶鞍入路是理想的。首先行全组筛窦开放术，以确定蝶窦开口，进一步开放蝶窦。窦口需扩大开放，以便尽可能暴露蝶鞍。如果两侧都需要进入蝶鞍，则要去除鼻中隔后段及蝶窦中隔。

20.6.16 经斜坡入路[45]

经斜坡入路需要先行双侧筛窦全切术和广泛的蝶窦切除。窦内间隔及蝶嘴均应被切除。手术区域位于双侧颈内动脉之间，该区域包括鞍底、双侧视神经管和上斜坡。通过去除蝶窦后壁，可以进入斜坡的上1/3。外侧仅有第Ⅵ对脑神经这一重要解剖结构。如果有必要到达斜坡的下2/3，则应经鼻暴露鼻咽部。切开咽颅底筋膜和椎前肌。磨除斜坡骨质，直到显露出来硬膜。咽鼓管不仅可指示颈动脉垂直段的位置，还可划定该手术区域的外侧边界。

20.6.17 经翼突入路

起自上颌骨内侧壁的经翼突入路适用于内镜操作，使得上颌窦外侧界可以被无阻拦地观察。但应注意眶下神经的位置和走行。下一步是全蝶筛窦切除术。在筛嵴分离后，注意识别蝶腭动脉的主干。

在此阶段，需要决定是否使用带血管蒂的鼻中隔黏膜瓣以用于脑脊液漏修补，这种黏膜瓣有必要保留蝶腭动脉及其近心端供血。另一方面，对于游离黏膜瓣，其意味着该动脉可以被安全凝断。无论是否使用带血管蒂的黏膜瓣，都需要切除上颌窦后壁以便在近心端方向解剖蝶腭动脉，从而确定上颌动脉及其分支（升支和降支）。识别蝶腭动脉更为重要的意义在于可以指示蝶腭神经节的位置，因为它恰好位于血管的正后方。蝶腭神经节不应被损伤，因为起源于此的副交感神经纤维参与眼泪的分泌[6]。

20.7 影响内镜手术效果的相关因素

影响脑脊液鼻漏手术成功率的因素有很多。研究表明，制订治疗计划时区分低流量或高流量脑脊液漏至关重要[46]。

使用带血管蒂的黏膜瓣比使用游离黏膜瓣在修复硬脑膜广泛缺损方面更为成功[47]。切除垂体巨大腺瘤和斜坡脊索瘤封闭脑脊液漏时，使用内镜也比使用显微镜经唇下入路更为成功[48-50]。相比之下，内镜切除在切除颅咽管瘤和脑膜瘤方面不太成功，这很可能是和它们位于硬脑膜下有关[50]。在内镜下解剖蛛网膜腔并切除肿瘤后，使用鼻中隔黏膜瓣进行修补可减少并发症，尤其是经验丰富的外科医生[51]。脑积水或良性颅高压患者的结局则更为复杂，一项针对接受了脑脊液漏修补术患者的研究发现，所有复发的病例均与脑积水相关[26]。

在颅内压升高的情况下，通常在手术中放置腰大池引流以排出多余的脑脊液是有益的，这样可以部分减轻硬脑膜的压力并使缺损处升高，从而使移植物能更好地被放置。某些专家建议术后24~48小时内保持腰大池引流[13]，但是这种方法确实存在脑膜炎、肺炎和长期头痛的风险并限制患者的活动，而且可能导致住院时间延长。因此，每个病例应根据其自身情况进行评估。如果颅底骨质的复杂缺损导致术前和术中脑脊液的高流量流失，则应考虑留置腰大池引流[52]。

保持手术后移植物的完整性是至关重要的。应禁止患者从事任何可能损伤移植物或升高颅内压的活动，如举重物、高负荷运动或其他涉及负重的活动。只要脑脊液不再渗漏，所使用的移植材料与手术的成功率之间似乎并无关联。应由外科医生根据其对不同手术方法的熟悉程度来决定使用哪种移植材料[53]。尽管如此,与非自体移植物相比,自体移植物的使用与术后生活质量有一定的相关性[54,55]。

20.8 并发症

脑脊液漏最严重和最令人担忧的后果是可能发生通常由肺炎链球菌或流感嗜血杆菌感染所致的细菌性脑膜炎。颅底损伤后最初 3 周内发生脑膜炎的风险为 10%,但在非创伤性脑脊液漏的情况下发生细菌性脑膜炎的风险高达 40%。

有证据表明,非手术治疗(卧床休息和脑脊液腰穿引流)会增加上行性感染的风险。因此,一些专业人士建议尽快开展手术干预。继发于持续性脑脊液漏的脑膜炎病例的死亡风险很高。

脑膜炎在手术封闭脑脊液漏点后复发的病例不到 1%,而且脑膜炎不一定是细菌感染的结果。事实上,在某些情况下,脑膜炎的发生是由于脑膜在术中受到刺激,而且是无菌性炎症。

当进行颅内修复手术时,脑脊液漏的死亡率为 1%~3%,而经颅外修补手术的死亡率几乎为 0。颅内入路的主要并发症是出现嗅觉减退,见于 20%~25%的患者[6]。

(蒋卫红 译)

参考文献

1. Bhalodiya NH, Joseph ST. Cerebrospinal fluid rhinorrhea: endoscopic repair based on a combined diagnostic approach. Indian J Otolaryngol Head Neck Surg. 2009;61:120–6.
2. Mac Donald R. The occurrence of spontaneous cerebrospinal rhinorrhea in the literature, the experience of the writer, and other diplomats of the American Boards of Otolaryngology and Neurosurgeons. Laryngoscope. 1945;55:552–86.
3. Scott-Brown's otorhinolaryngology; 6th ed., 4/14/.1.
4. Thompson St C. The cerebro-spinal fluid: its spontaneous escape from the nose. London: Cassell & Co.; 1899. p. 1–140.
5. Ommaya AK, Di Chiro G, Baldwin M, Pennybacker JB. Non traumatic cerebrospinal fluid rhinorrhea. J Neurol Neurosurg Psychiatry. 1968;31:214–25.
6. Welch KC. CSF rhinorrhea. In: Meyers AD, editor. Medscape. https://emedicine.medscape.com/article/861126-overview. Accessed 4 Sept 2019.
7. Marchiano E, Carniol ET, Guzman DE, Raikundalia MD, Baredes S, Eloy JA. An analysis of patients treated for cerebrospinal fluid rhinorrhea in the United States from 2002 to 2010. J Neurol Surg B Skull Base. 2017;78(1):18–23.
8. Lobo BC, Baumanis MM, Nelson RF. Surgical repair of spontaneous cerebrospinal fluid (CSF) leaks: a systematic review. Laryngoscope Investig Otolaryngol. 2017;2(5):215–24.
9. Fleischman GM, Ambrose EC, Rawal RB, et al. Obstructive sleep apnea in patients undergoing endoscopic surgical repair of cerebrospinal fluid rhinorrhea. Laryngoscope. 2014;124(11):2645–50.
10. Lieberman SM, Chen S, Jethanamest D, Casiano RR. Spontaneous CSF rhinorrhea: prevalence of multiple simultaneous skull base defects. Am J Rhinol Allergy. 2015;29(1):77–81.
11. Dula DJ, Fales W. The 'ring sign': is it a reliable indicator for cerebral spinal fluid? Ann Emerg Med. 1993;22(4):718–20.
12. Oakley GM, Alt JA, Schlosser RJ, Harvey RJ, Orlandi RR. Diagnosis of cerebrospinal fluid rhinorrhea: an evidence-based review with recommendations. Int Forum Allergy Rhinol. 2016;6(1):8–16.
13. Wise SK, Schlosser RJ. Evaluation of spontaneous nasal cerebrospinal fluid leaks. Curr Opin Otolaryngol Head Neck Surg. 2007;15(1):28–34.
14. McCudden CR, Senior BA, Hainsworth S, et al. Evaluation of high resolution gel b(2)-transferrin for detection of cerebrospinal fluid leak. Clin Chem Lab Med. 2013;51(2):311–5.
15. Ray BS, Bergland RM. Cerebrospinal fluid fistula: clinical aspects, techniques of localization, and methods of closure. J Neurosurg. 1969;30(4):399–405.
16. Martin TJ, Loehrl TA. Endoscopic CSF leak repair. Curr Opin Otolaryngol Head Neck Surg. 2007;15(1):35–9.
17. Krudy AG. MR myelography using heavily T2-weighted fast spin-echo pulse sequences with fat presaturation. AJR Am J Roentgenol. 1992;159(6):1315–20.
18. Stone JA, Castillo M, Neelon B, Mukherji SK. Evaluation of CSF leaks: high-resolution CT compared with contrast-enhanced CT and radionuclide cisternography. AJNR Am J Neuroradiol. 1999;20(4):706–12.
19. Ecin G, Oner AY, Tokgoz N, Ucar M, Aykol S, Tali T. T2-weighted vs. intrathecal

contrast-enhanced MR cisternography in the evaluation of CSF rhinorrhea. Acta Radiol. 2013;54(6):698–701. https://doi.org/10.1177/0284185113478008.
20. Byrne JV, Ingram CE, MacVicar D, et al. Digital subtraction cisternography: a new approach to fistula localisation in cerebrospinal fluid rhinorrhoea. J Neurol Neurosurg Psychiatry. 1990;53(12):1072–5.
21. Schlosser RJ, Bolger WE. Management of multiple spontaneous nasal meningoencephaloceles. Laryngoscope. 2002;112(6):980–5.
22. Eljamel MS, Pidgeon CN, Toland J, et al. MRI cisternography, and the localization of CSF fistulae. Br J Neurosurg. 1994;8(4):433–7.
23. Tabaee A, Placantonakis DG, Schwartz TH, Anand VK. Intrathecal fluorescein in endoscopic skull base surgery. Otolaryngol Head Neck Surg. 2007;137(2):316–20.
24. Rangel-Castilla L, Gopinath S, Robertson CS. Management of intracranial hypertension. Neurol Clin. 2008;26(2):521–41.
25. Meier JC, Bleier BS. Novel techniques and the future of skull base reconstruction. Adv Otorhinolaryngol. 2013;74:174–83.
26. Ommaya AK. Spinal fluid fistulae. Clin Neurosurg. 1976;23:363–92.
27. Wigand ME. Transnasal ethmoidectomy under endoscopical control. Rhinology. 1981;19(1):7–15.
28. Mathias T, Levy J, Fatakia A, McCoul ED. Contemporary approach to the diagnosis and management of cerebrospinal fluid rhinorrhea. Ochsner J. 2016;6:136–42.
29. Dodson EE, Gross CW, Swerdloff JL, et al. Transnasal endoscopic repair of cerebrospinal fluid rhinorrhea and skull base defects: a review of twenty-nine cases. Otolaryngol Head Neck Surg. 1994;111(5):600–5.
30. Hegazy HM, Carrau RL, Snyderman CH, et al. Transnasal endoscopic repair of cerebrospinal fluid rhinorrhea: a meta-analysis. Laryngoscope. 2000;110(7):1166–72.
31. Lee TJ, Huang CC, Chuang CC, et al. Transnasal endoscopic repair of cerebrospinal fluid rhinorrhea and skull base defect: ten-year experience. Laryngoscope. 2004;114(8):1475–81.
32. Lopatin AS, Kapitanov DN, Potapov AA. Endonasal endoscopic repair of spontaneous cerebrospinal fluid leaks. Arch Otolaryngol Head Neck Surg. 2003;129(8):859–63.
33. Marshall AH, Jones NS, Robertson IJ. CSF rhinorrhoea: the place of endoscopic sinus surgery. Br J Neurosurg. 2001;15(1):8–12.
34. Ryall RG, Peacock MK, Simpson DA. Usefulness of beta 2-transferrin assay in the detection of cerebrospinal fluid leaks following head injury. J Neurosurg. 1992;77(5):737–9.
35. Cukurova I, Cetinkaya EA, Aslan IB, Ozkul D. Endonasal endoscopic repair of ethmoid roof cerebrospinal fluid fistula by suturing the dura. Acta Neurochir (Wien). 2008;150(9):897–900; discussion 900
36. Pinheiro-Neto CD, Carrau RL, Prevedello DM, et al. Use of acoustic Doppler sonography to ascertain the feasibility of the pedicled nasoseptal flap after prior bilateral sphenoidotomy. Laryngoscope. 2010;120(9):798–1801.
37. Fortes FS, Carrau RL, Snyderman CH, et al. The posterior pedicle inferior turbinate flap: a new vascularized flap for skull base reconstruction. Laryngoscope. 2007;117(8):1329–32.
38. Hadad G, Rivera-Serrano CM, Bassagaisteguy LH, et al. Anterior pedicle lateral nasal wall flap: a novel technique for the reconstruction of anterior skull base defects. Laryngoscope. 2011;121(8):1606–10.
39. Prevedello DM, Barges-Coll J, Fernandez-Miranda JC, et al. Middle turbinate flap for skull base reconstruction: cadaveric feasibility study. Laryngoscope. 2009;119(11):2094–8.
40. Kumar A, Maartens NF, Kaye AH. Reconstruction of the sellar floor using bioglue following transsphenoidal procedures. J Clin Neurosci. 2003;10(1):92–5.
41. Purkey MT, Woodworth BA, Hahn S, Palmer JN, Chiu AG. Endoscopic repair of supraorbital ethmoid cerebrospinal fluid leaks. ORL J Otorhinolaryngol Relat Spec. 2009;71(2):93–8.
42. Bolger WE. Endoscopic transpterygoid approach to the lateral sphenoid recess: surgical approach and clinical experience. Otolaryngol Head Neck Surg. 2005;133(1):20–6.
43. McMains KC, Gross CW, Kountakis SE. Endoscopic management of cerebrospinal fluid rhinorrhea. Laryngoscope. 2004;114(10):1833–7.
44. Cappabianca P, Cavallo LM, Esposito F, et al. Sellar repair in endoscopic endonasal transsphenoidal surgery: results of 170 cases. Neurosurgery. 2002;51(6):1365–71; discussion 1371–2
45. Fraser JF, Nyquist GG, Moore N, Anand VK, Schwartz TH. Endoscopic endonasal minimal access approach to the clivus: case series and technical nuances. Neurosurgery. 2010;67(3 Suppl Operative):ons150–8; discussion ons158.
46. McCoul ED, Anand VK, Singh A, Nyquist GG, Schaberg MR, Schwartz TH. Long-term effectiveness of a reconstructive protocol using the nasoseptal flap after endoscopic skull base surgery. World Neurosurg. 2014;81(1):136–43.
47. Harvey RJ, Parmar P, Sacks R, Zanation AM. Endoscopic skull base reconstruction of large dural defects: a systematic review of published evidence. Laryngoscope. 2012;122(2):452–9.
48. DeKlotz TR, Chia SH, Lu W, Makambi KH, Aulisi E, Deeb Z. Metaanalysis of endoscopic versus sublabial pituitary surgery. Laryngoscope. 2012;122(3):511–8.
49. Komotar RJ, Starke RM, Raper DM, Anand VK, Schwartz TH. Endoscopic endonasal versus

open repair of anterior skull base CSF leak, meningocele, and encephalocele: a systematic review of outcomes. J Neurol Surg A Cent Eur Neurosurg. 2013;74(4):239–50.
50. Raper DMS, Komotar RJ, Starke RM, et al. Endoscopic versus open approaches to the skull base: a comprehensive literature review. Oper Tech Otolaryngol Head Neck Surg. 2011;22:302–7.
51. Kassam AB, Thomas A, Carrau RL. Endoscopic reconstruction of the cranial base using a pedicled nasoseptal flap. Neurosurgery. 2008;63(1 Suppl 1):ONS44–52; discussion ONS52–3
52. Casiano RR, Jassir D. Endoscopic cerebrospinal fluid rhinorrhea repair: is a lumbar drain necessary? Otolaryngol Head Neck Surg. 1999;121(6):745–50.
53. Hegazy HM, Carrau RL, Snyderman CH, Kassam A, Zweig J. Transnasal endoscopic repair of cerebrospinal fluid rhinorrhea: a meta-analysis. Laryngoscope. 2000;110(7):1166–72.
54. McCoul ED, Anand VK, Bedrosian JC, Schwartz TH. Endoscopic skull base surgery and its impact on sinonasal-related quality of life. Int Forum Allergy Rhinol. 2012;2(2):174–81.
55. McCoul ED, Anand VK, Schwartz TH. Improvements in site-specific quality of life 6 months after endoscopic anterior skull base surgery: a prospective study. J Neurosurg. 2012;117(3):498–506.

第 21 章

脑脊液鼻漏的影像学

Aslıhan Semiz-Oysu, Aslı Şahin Yilmaz, Nafi Aygün

21.1 引言

脑脊液鼻漏的定义为脑脊液自颅底的骨和硬膜缺损漏出至鼻腔，形成了蛛网膜下腔和鼻/鼻窦腔之间的瘘或瘘管[1]。因这种相通增加了患者罹患脑膜炎的风险，从持续性脑脊液鼻漏的治疗而言，手术干预是必要的[1,2]。准确探明 CSF 的漏出部位利于进行恰当的治疗，有助于降低危及生命的并发症的风险[1,4]。

得益于近年来影像技术的进步，特别是多排CT的引入，使得对颅底的缺损能够更好地描绘。因其能显示骨/硬膜缺损的确切位置、大小及其内容，有助于更准确地规划手术，影像学在精确定位和详细评估脑脊液鼻漏中至关重要。此外，术前对邻近的关键解剖结构的影像识别可提高手术成功率，并降低并发症的发生率。

影像检查的另一个重要任务是确定脑脊液鼻漏的原因。临床病史、体格检查和(或)内镜检查可能足以揭示其病因。这些病因是多样的，可为外伤性或非外伤性，其中包含潜在的脑膨出、肿瘤或原发性颅高压等疾病[1-5]。

21.2 临床注意事项

21.2.1 病因学分类

21.2.1.1 外伤性

脑脊液鼻漏依其病因分为外伤性和非外伤性两类[1,3-7]。外伤性脑脊液鼻漏占病例的 80%~90%，可能是意外或医源性的[6-10]。前颅底和中央颅底骨折通常与外伤性脑脊液鼻漏相关，筛板、筛顶、额窦后壁和蝶窦壁更是好发部位[1,4,11-14](图 21.1)。

因颅底手术导致的医源性创伤是脑脊液鼻漏的原因之一，占创伤性脑脊液鼻漏病例的 16%[15-18]。脑脊液鼻漏可见于以下情况，内镜下鼻-鼻窦手术或涉及鞍区、斜坡、枕骨大孔和颅椎交界处的内镜经鼻手术。鼻-鼻窦手术中潜在的危险部位包括前筛顶，特别是筛板(译者注：筛板的水平板)及筛板的外侧板、后筛顶、蝶窦和额窦后壁[15-17](图 21.2)。蝶窦的过度气化，特别是气化延伸至前床突，会额外增加前床突切除过程中需行床突旁动脉瘤夹闭的风险[18]。

持续性或迟发性的创伤后脑脊液鼻漏会增加罹患脑膜炎的风险，需进行详细的影像学评估，以明确手术治疗的具体部位[1-4,7]。高分辨率计算机断层扫描(HRCT)可显示颅底的骨缺损或骨折线，另一个明显的影像表现是相邻鼻窦内可见代表着 CSF 的液体密度影(测量值为 0~10HU)。骨折线附

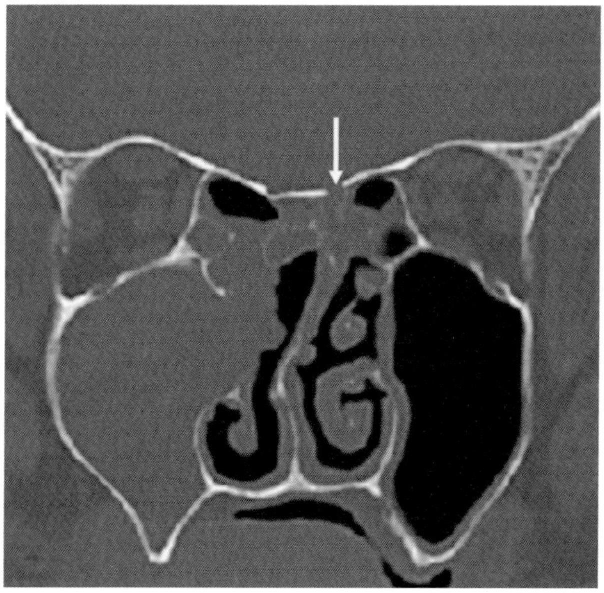

图 21.1　冠状位 CT 显示由意外创伤导致的前颅底骨折和骨缺损(箭头所示)。

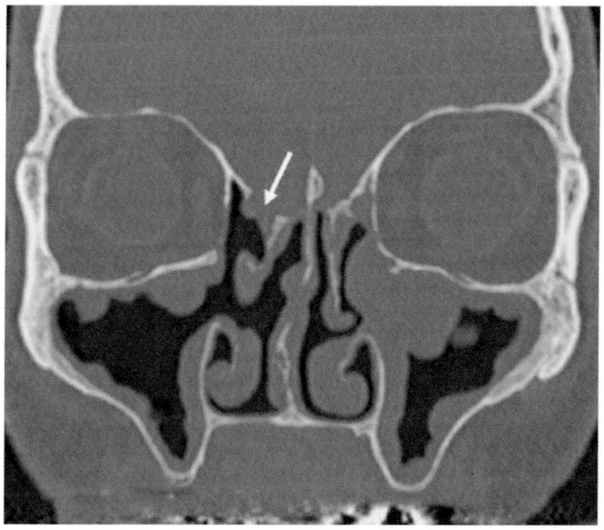

图 21.2　一例内镜鼻窦手术后出现脑脊液鼻漏患者的冠状位 CT 显示右侧筛顶骨性缺损(箭头所示)。

近的颅内气体密度影也可能指向了脑脊液漏的位置[7]。需要仔细评估前筛顶,特别是中鼻甲垂直板的附着部位容易发生医源性损伤。术前重要的一点是记录任何变异或解剖结构的不连续,特别是当重要解剖结构出现缺失或变异时,如前次手术中鼻甲被切除。在术后患者中,沙漏状的鼻窦顶部软组织肿块可能提示脑膨出[7]。术中影像导航有助于避免颅底的意外损伤,尤其是在上述这些棘手的情况下[19]。

21.2.1.2 非外伤性

非外伤性原因在脑脊液鼻漏者中占 3%~4%,包括先天性、肿瘤性、破坏性炎症或肉芽肿性疾病和自发性瘘[5,20-25]。其亦可见于化疗和(或)放射治疗(简称"放疗")后的颅底肿瘤患者中,其源于肿瘤收缩或放射性骨坏死[24-27]。也有报道描述了非交通性脑积水,其增高的颅内压可能会通过颅底的缺损得以使脑室压力降低[28]。

先天性病变,如脑膨出、巨大蛛网膜颗粒、外侧颅咽管等先天性骨缺损、脊索瘤与脑脊液漏有关[3,7,23-25,29,30]。先天性脑膨出可伴有脑脊液鼻漏[7](图 21.3)。当 HRCT 显示颅底骨缺损包含从颅内区域延伸到相邻的鼻窦或鼻腔的软组织密度影时,应进行 MRI,以评估可能的脑膨出,其在 MRI 上可见小的囊性信号聚集[4,7,20]。这种 CSF 向颅外的延伸可能包含着脑膜、神经和(或)神经胶质组织[4]。

自发性脑脊液漏是指无任何可识别原因的漏,占所有脑脊液漏的 4%。然而,在最近的报道中,其发病率已增至 20.8%~40%[3,19-23]。通常发生于中年肥胖女性,且与脑膨出和特发性颅高压(IIH)密切相关[1,3,4]。自发性脑脊液漏主要位于筛板及筛板外侧板、筛顶和蝶窦下外侧隐窝或翼突隐窝,以及鞍旁区[1,3,30-33]。

自发性脑脊液漏的发生机制归因于颅内压升高和异常的静脉外蛛网膜颗粒导致的持续的 CSF 搏动而侵蚀硬脑膜和颅底骨[3,7,21,32]。这种情况可能导致骨/硬膜缺损和(或)脑膨出,形成自发性脑脊液漏,特别是蝶窦的下外侧隐窝等邻近气化的区域可能存在着发育性骨缺损,称为外侧颅咽管(Sternberg 管)[3,7,21,32,33](图 21.4)。

蛛网膜颗粒可为双侧和多处的,可以沿着颅骨内板或硬脑膜窦壁分布,具有光滑、分叶状的轮廓,无占位效应等特征性 CT 表现与肿瘤侵袭相区分[7,20]。与脑脊液漏相关的其他影像学发现包括伴随的脑膨出、颅骨内板的扇形变、空蝶鞍和岩尖脑膨出[7,20,21]。当怀疑颅高压时,影像学检查中可能会出现视神经鞘扩张、后巩膜变平、视乳头突出、横窦狭窄和小脑扁桃体下陷,而最终诊断需要记录腰穿时的初压升高[1,3,4](图 21.5)。

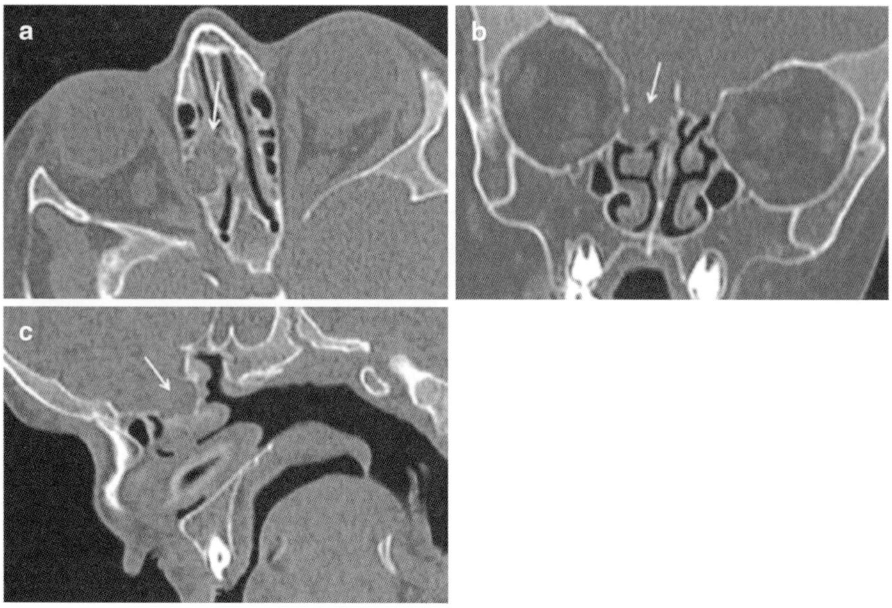

图 21.3 先天性筛窦脑膨出轴位 CT 影像(a)显示扩张且混浊的筛窦伴窦壁重塑。冠状位(b)和矢状位(c)重建 CT 影像显示颅底骨缺损和颅内软组织密度影延伸入筛窦，与脑膨出相吻合。

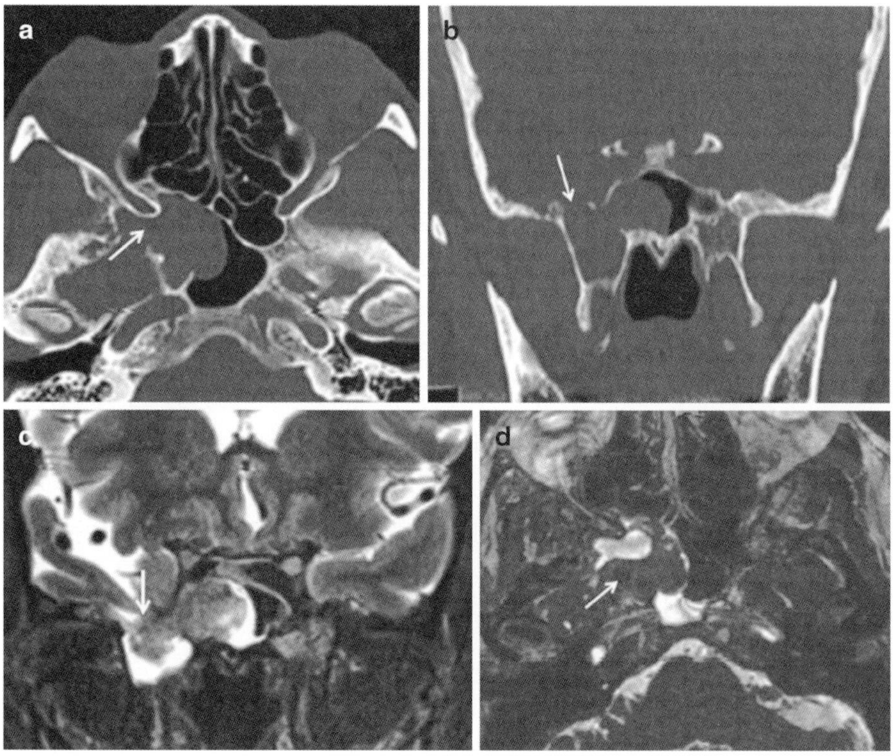

图 21.4 蝶窦脑膨出。轴位(a)和冠状位(b)CT 影像显示脑膨出通过外侧隐窝顶部的骨缺损(箭头所示)延伸进入蝶窦。在 T2 加权 MR(c)和 MR 脑池成像(d)中，蝶窦内可见脑实质。

活动性脑脊液漏患者的颅内压正常可能是假象。因此，放射科医生的诊断建议对采用恰当的内科和外科手段治疗 IIH 非常重要，不然，在颅底变薄或缺损的同一部位或新位置将有预后不良和脑脊液漏复发的风险[3,7,20-22,32]。

21.2.2 成像前检查

鼻漏患者的成像前检查包括鼻内镜检查和通过 β_2-转铁蛋白试验或 β-微量蛋白试验确认脑脊液鼻漏。

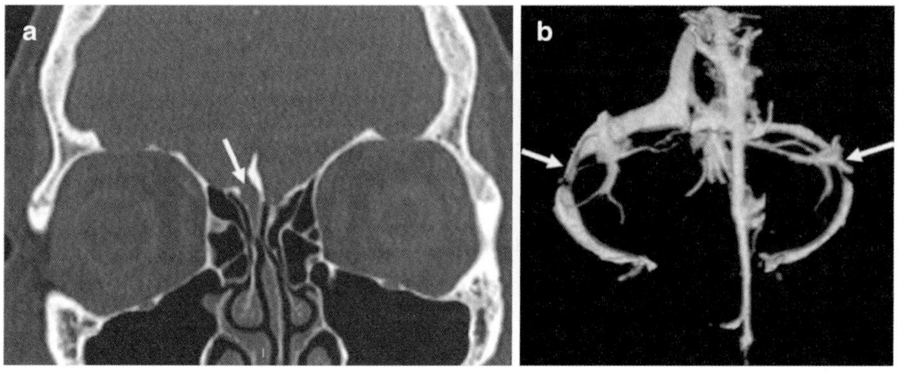

图 21.5 特发性颅高压。冠状位 CT(a)显示了一例自发性脑脊液鼻漏患者的筛板处骨质缺损。MR 静脉造影(b)显示双侧横窦狭窄，符合特发性颅高压。

21.2.2.1 鼻内镜检查

因检查结果通常是非特异性的，脑脊液鼻漏患者的鼻内镜检查不太可能确定漏点。在前颅底脑膜膨出或脑膜脑膨出的患者中，检查者可以看到一个有时难以与鼻息肉区分的搏动性鼻肿物。

21.2.2.2 β_2-转铁蛋白试验或 β-微量蛋白试验

确认脑脊液漏最常见的生化方法是检测鼻流出液中的葡萄糖氧化酶。然而，由于糖尿病患者会出现假阳性结果，这一方法不再被推荐使用。当可以收集到鼻流出液时，检测脑脊液漏的其他生物标志物，如 β_2-转铁蛋白和 β-微量蛋白是必要的。

β_2-转铁蛋白是一种糖蛋白，存在于 CSF 中，但不在鼻涕、眼泪或血液中[34]。无论在 4℃或室温下储存，在所有 CSF 标本中，14 天内都可以检测到 β_2-转铁蛋白[35]。多项研究表明，这种无创检测具有很高的敏感性和特异性[2]。

β-微量蛋白是另一种可用于检测 CSF 的标志物。它在 CSF 中的浓度很高，但在血液中的浓度非常低。尽管它具有 100%的敏感性和特异性，但在细菌性脑膜炎和肾功能不全患者中使用并不可靠[36]。β-微量蛋白试验是一种比 β_2-转铁蛋白试验更快速、更便宜的试验，但其可用性有限[2]。

21.3 诊断成像

影像对于脑脊液鼻漏的准确定位、呈现其特征性的骨/硬膜缺损、规划手术，以及评估潜在的原因至关重要。既往可见有关各种方法的描述，包括 HRCT、MRI 和使用 CT/MRI 或放射性核素扫描的脑池造影技术都被广泛应用，但并没有单一的最佳手段[1,2]。颅底 HRCT 用于描述骨性缺损，而对相邻软组织的评估最好通过 MRI 实现，这两种断层方法互相补充[21,37,38]。HRCT 的图像也可用于术中影像导航[19]。

21.3.1 诊断方法

21.3.1.1 高分辨率计算机断层扫描

HRCT 是用于定位临床确诊脑脊液鼻漏病例漏点的一线成像技术[1,2,39]。HRCT 清晰地描绘了鼻/鼻窦和颅底的解剖结构，其中包括骨骼，以及可能与脑脊液漏相关的骨缺损。无论脑脊液漏是活动性还是间歇性都不影响骨缺损的检测。因此，CT 是所有脑脊液鼻漏患者的良好选择。其通过高分辨率成像，使用薄层断层和骨算法来检查颅底骨骼的完整性，识别颅底缺损和骨折。随着多排扫描仪的出现，整个颅底的容积采集成为可能，不仅可以在轴位平面上，还可以在必要时重建冠状位、矢状位和斜位的薄层影像(<1mm)，以及三维成像[1,6]。经验丰富的放射科医生必须在专用监视器上使用最佳窗口设置对数据集进行适当评估，记录细微的脑脊液漏或骨折[38]。除了定位脑脊液漏，还可以通过多排 CT 精确测量缺损的大小[39]。

脑脊液漏的主要 CT 表现为骨缺损，表现为颅底连续的骨密度影的完整性破坏。缺损的大小和形态可以变化很大。鼻窦的后壁和侧壁通常在轴位平面上评估，但筛窦和蝶窦的顶，特别是筛板，应在多平面重建影像中进行评估，尤其是在冠状断层上[1,32,33]。骨缺损附近软组织的存在可能与脑脊液漏有关[39](图 21.6)。在部分或完全混浊的鼻窦中,0~10 个 Hounsfield 单位(HU)之间的密度测量值是内含液体的证据[1]。在创伤患者中,可能存在单个或多个线性缺损,骨折线附近的颅内气体密度影可能指向漏的位置[7]。除了鼻-鼻窦壁,还应检查颞骨的完整性,因为脑脊液耳漏也可能通过咽鼓管和鼻咽流入鼻腔,表现为脑脊液鼻漏[1,3,4]。在肿瘤、感染或肉芽肿性疾病等存在破坏性过程的情况中,与原发性病变相关的其他影像学发现也可能很明显。

尽管 CT 在显示颅底骨细节方面非常有用,但在评估非骨性结构方面可能没有帮助。CT 中任何鼻窦混浊的描述都很简单且非特异性,不仅可能是源于 CSF 积聚,还可能是炎症性黏膜改变、息肉、分泌物,甚至是脑膨出[33,37,38,41,42]。类似的,血肿或纤维化也可能伴随外伤时的颅底骨折,并可能与脑脊液漏混淆[43]。特别是存在骨缺损的情况下,相关软组织损伤的特征通常不易分辨。当怀疑有肿瘤或脑膨出时,用 MRI 进行进一步的影像学评估是必要的[1,38,40]。据报道,HRCT 的敏感性和特异性分别为 44%~100% 和 45%~100%[2,37,38],准确率为 87%~93%[38,44]。大多数研究发现 HRCT 的敏感性超过 80%,在特定的患者群体中,如无活动性漏或术后患者中,其报告的敏感性较低。通过使用多排 CT,

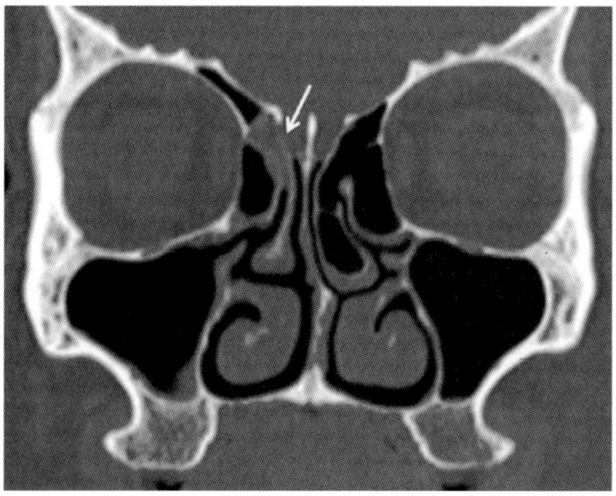

图 21.6 冠状位 CT 显示一例自发性脑脊液鼻漏患者右侧的筛板外侧板存在骨缺损(箭头所示)且相邻的筛窦内可见软组织密度影。

能够经多平面重建以更高分辨率获取更薄层的影像,诊断准确率可能会增加[1,39]。假阳性结果可能是由部分容积效应伪影、血管沟和正常变异缺损引起的,这些实际上不是脑脊液漏的原因。重要的是,对临床阳性的个体进行扫描时常常可以见到小的明显的骨缺损[38,40]。使用薄层和多平面影像可以减少假阳性结果,但最好的结果可以通过脑池造影的方法获得,该方法可以直接证实颅内外的 CSF 相连续[38]。当多发颅底骨折或骨裂存在时,确定活动性脑脊液漏的位置也可能是困难的,因此,为显示活动性脑脊液漏,可能需要使用脑池造影技术精确定位活动性漏点[1,37-39,43]。

21.3.1.2 MRI 和磁共振脑池成像

MRI 是评估颅内和颅外非骨组织的首选方式。其是一种非侵入性技术,即使不注射对比剂,也能非常优异的在多个平面上显示软组织的特征。一旦当 CT 检测到颅底缺损伴有邻近的鼻窦混浊时,应进一步评估混浊鼻窦的内容物(图 21.7)。MRI 适合将可能的脑膨出与其他鼻窦病变(如炎症改变或高密度液体积聚)区分开,并便于评估颅内结构[1,7,21]。当脑实质或脑膜通过缺损清晰的延伸至颅外时,可以可靠地诊断为脑膨出。然而,颅内容物的疝出可能并不总是明显的,一些间接发现,如直回下垂(直回征)、缺损处神经组织的喙状延伸、相关的轻度脑软化和大脑皮质胶质增生可能指向诊断,此时冠状位 T2 加权脂肪抑制序列价值更大[37,38](图 21.8)。通过 T2 加权影像上液体的显著高信号(高于炎症性黏膜增厚的 T2 信号强度),可将 CSF 积聚同炎症性鼻窦改变相鉴别。炎症性分泌物的信号强度可能在 T2 加权序列上与 CSF 积聚相似,然而,如果分泌物中的蛋白质含量高,那么分泌物存在着高 T1 信号强度可能有助于和相对较低 T1 信号强度的 CSF 相区分[38]。偶尔,脑脊液漏本身可以表现为通过颅底向外延伸的线性高亮液体信号[1]。三个平面的增强 T1 加权脂肪抑制影像可能显示出伴随的反应性硬脑膜强化。

磁共振脑池造影(MRC)也是评估脑脊液漏的有用技术,可以在 1.5T 或更高场强的扫描仪上无创获得,无须鞘内注射钆剂[1,3,4]。该技术依靠平衡稳

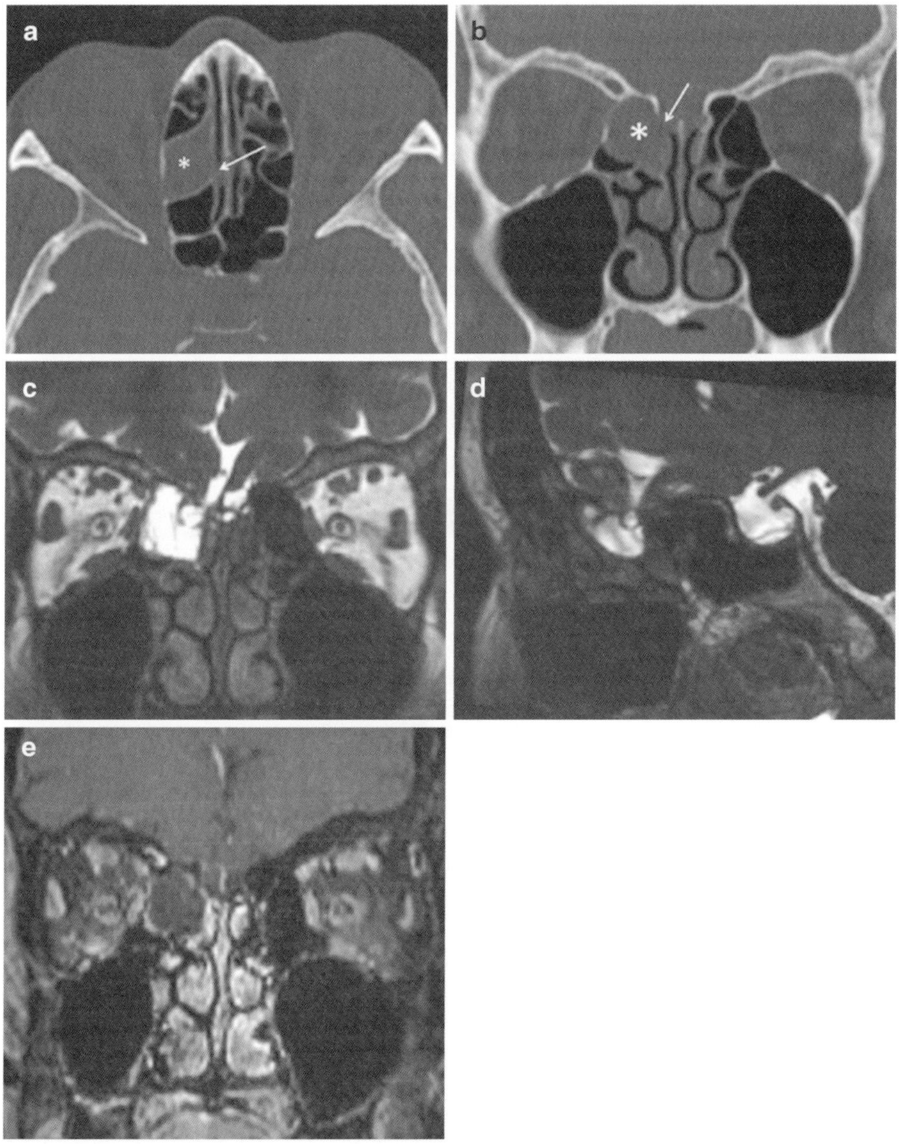

图 21.7　先天性脑膨出。轴位(a)和冠状位(b)CT 显示筛板外侧板处小的骨性缺损(箭头所示)和相邻的鼻窦混浊(星号所示)。冠状位(c)和矢状位(d)T2 加权影像显示通过缺损延伸至筛窦内的脑膨出，囊内可见神经胶质组织呈细线状。增强 T1 加权影像(e)显示脑膨出无强化。

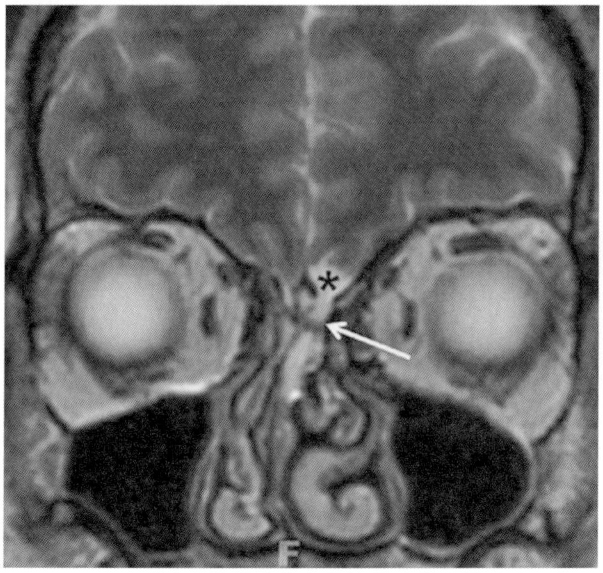

图 21.8　冠状位 T2 加权 MR 影像显示一个小的脑膜膨出(箭头所示)通过筛板延伸到左鼻腔。还明显可见邻近神经实质伴有脑软化(星号所示)。

态自由进动序列的薄层重 T2 加权成像，其中的流体信号明显变亮，而骨骼或神经组织等其他结构则明显变暗。其优点是高空间分辨率、CSF 和邻近结构之间的高影像对比度、高信噪比、多平面能力、无电离辐射、无须鞘内注射对比剂且减少了骨伪影。可在三个平面中获取影像，如果使用了三维序列，也可以在斜位平面中重新格式化[1,45]。MRC 可与全脑常规头颅 MRI 序列相结合，以排除脑膨出或颅内和(或)颅底肿瘤等其他病变。MRC 可以准确定位 CSF 漏点，尤其是在可疑脑膨出及伴有多发骨折或骨缺损的患者中可能很有用[1,2]。颅内 CSF 和颅外鼻窦腔之间出现的贯穿颅底的高信号强度的沟通指向了 CSF 漏点(图 21.9)。MRC 与 CT 脑池造影和放射性核素脑池造影不同，扫描中不需要脑脊液漏处于活动状态[38,41]，故其在间歇性或缓慢渗漏的患者中尤其有利。

据报道，MRC 的敏感性和特异性分别为 56%~94%和 57%~100%[2,12,21,37,38,41-51]，总体准确率为 78%~96%[2,20,38,43,44,48]。

MRC 的缺点是缺乏对骨骼细节的描述[1]。由于 CT 更好地显示了骨骼解剖，MRC 可能对 CT 检测到骨缺损的脑脊液漏患者具有补充作用[37,38](图 21.9)。据报道，联合使用 HRCT 和 MRC 的准确率为 92%~100%[37,38,42]。

尽管存在着钆对中枢神经系统毒性的担忧[11-13,46,47]，但多个系列报道已成功实施了需要鞘内注射钆基对比剂的对比增强 MR 脑池造影。该技术在美国未获得 FDA 批准，因其具有侵入性，而同时无须强化的 MRC 获得了成功，以及日益增加的对某些中枢神经部位钆沉积的担忧而不建议常规使用该技术[2,11]。

21.3.1.3 计算机断层扫描脑池造影

增强的计算机断层扫描脑池造影(CTC)被认为是脑脊液漏影像评估的参考标准[1,40,48,52-58]。其能确认脑脊液漏的存在，并精确地确定脑脊液漏的解剖部位(图 21.10)。然而，由于需要腰穿和鞘内注射造影剂，这种侵入性技术具有头痛或感染等固有风险，且在活动性脑膜炎或颅内压升高的情况下被禁用[2,52-58]。

对 CTC 来讲，在 CSF 中注射碘对比剂前后均需获取颅底的薄层 HRCT 影像。对比剂穿行进入鼻腔对诊断脑脊液漏非常有意义。造影后扫描前的诱发试验，如俯卧或打喷嚏，可能会增加造影增强的 CSF 的渗漏。造影前的影像有助于区分脱水的分泌物或血液等其他高密度鼻窦内容物[1](图 21.11)。鼻窦内对比剂的积聚可通过 HU 测量记录，强化前后影像之间的密度增加了 50%或更多可以清楚地展示这一点[1,40]。该技术最重要的限制是在检查过程中脑脊液漏需是活动性的。对于间歇性或非活动性漏的患者，延迟扫描或高压脑池造影等改良技术已可见报道[1]。偶尔，由于基底池对比度不足会导致扫描诊断失败，其可能与技术差、缺乏患者配合，以及不良的脊柱解剖结构限制了对比剂从腰椎进入颅腔有关。

据报道，对比增强 CTC 的敏感性为 33%~100%，特异性为 94%[2,37-40,44,49,52-58]，准确率为33%~63%[2,20,44]。有报道显示，使用低渗透压对比剂和活动性漏时，其敏感性增加到了 80%~92%[1,21,23,38,40]。由于骨缺损已可通过非强化 HRCT 进行诊断，增强的 CT 脑池造影主要用于在 HRCT 上没有可见的颅底缺损或有多处骨缺损的患者，以确定其是否存

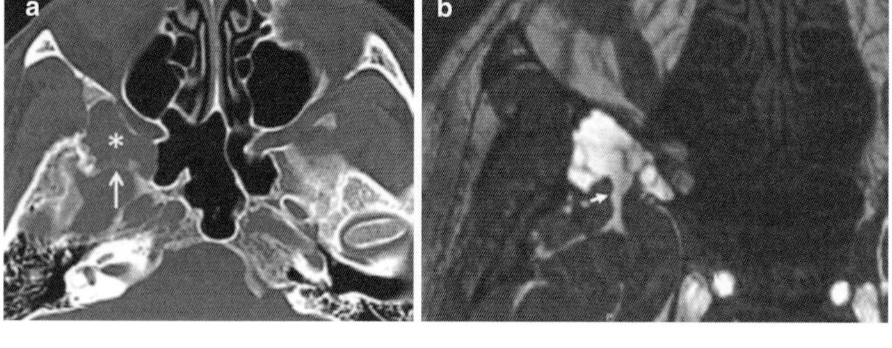

图 21.9 轴位 CT 影像(a)显示右蝶骨内的软组织密度影(星号所示)。蝶骨后部轮廓不规则且变薄(箭头)。轴位 MR 脑池成像(b)清楚地显示了颅内脑脊液的高信号影延伸至蝶骨(小箭头所示)。

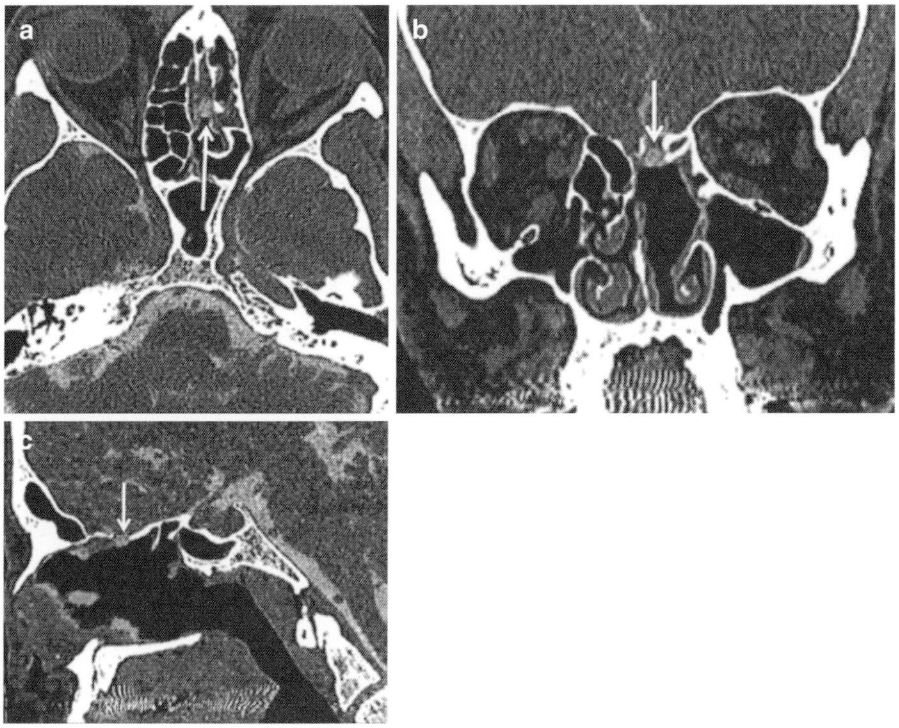

图 21.10　一例鼻内手术后出现脑脊液鼻漏的患者的轴位(a)、冠状位(b)和矢状位(c)CT 脑池造影影像显示增强的脑脊液(箭头所示)通过筛板处的骨缺损进入鼻腔。

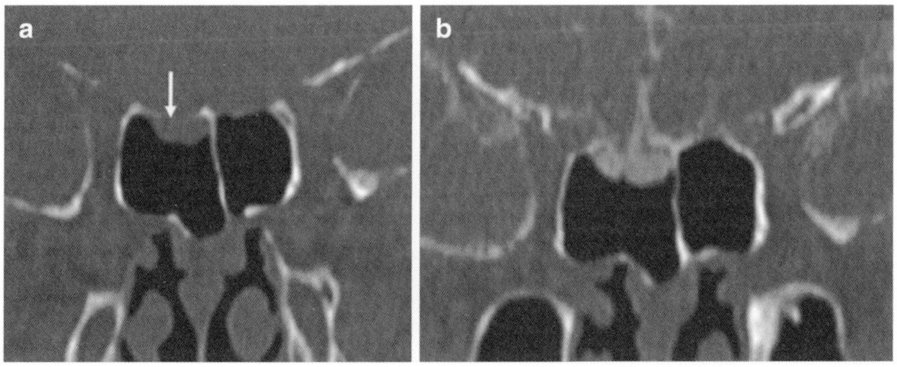

图 21.11　冠状位 CT(a)显示右侧蝶骨顶壁的骨性缺损(箭头所示)和相邻的蝶窦内低密度影。CT 脑池造影(b)显示增强的脑脊液漏入蝶窦。

在活动性脑脊液漏[38,40]。

21.3.1.4 放射性核素脑池造影

放射性核素脑池造影是另一种使用鞘内注射放射性示踪剂的方法,最常用的示踪剂是锝-99m或铟-111 标记的二乙三胺五乙酸(DTPA)[1,22,40,59,60]。注射后，在 Trendelenburg 位的前部和侧面投影中获取头部(包括鼻-鼻窦区域)的闪烁影像[1]。如在鼻-鼻窦或鼻咽收集到示踪剂则表明 CSF 渗漏,但该技术可能不会发现检查时非活动性的 CSF 漏。在复杂的情况下,可以采用延迟成像技术,包括在鞘内注射半衰期更长(2.8 天)的铟-111 DTPA 之前在内镜下置入鼻拭子[1,40,60]。24~72 小时后取出拭子,并将其放射性计数与血清放射性计数进行比较。拭子的放射性示踪剂比增加 1.5~3 倍被判定为脑脊液漏阳性。拭子技术在确认其他成像方法无法明确的间歇性或缓慢渗漏的脑脊液漏方面尤其有用。然而,尽管可以从拭子在鼻腔中的位置获得一些定位信息,但精确定位并不可能[40]。

据报道，放射性核素脑池造影的敏感性为 76%~100%，而特异性和准确性分别为 100%和 90%[2,22,40,44,59,60]。据报道,延迟拭子技术的敏感性为 76%[40]。放射性核素脑池造影并不被常规使用,主要用于确认诊断不明确的脑脊液漏是否存在[1]。

21.4 影像解释和诊断算法

当患者出现脑脊液鼻漏时,应进行详细的临床检查,其中包括可能的外伤或手术史。在疑似脑脊液漏病例中,尤其是在成像之前,评估鼻流出液中是否存在 β$_2$-转铁蛋白是有用的[1,2]。定位脑脊液鼻漏漏点的首选影像检查是包括颞骨的颅底 HRCT。层厚<1mm 的薄层扫描多排 CT 可以显示大多数缺损[1,2,44]。需要由专门的放射科医生在工作站对颅底进行详细检查,以最佳地显示骨性缺损,除了轴位平面、冠状位平面和矢状位平面之外,还可以根据需要在斜位平面中重建影像,并对设置进行动态调整。脑脊液漏最常见的部位是筛板、筛凹和筛板外侧板[1,3],这些是颅底最薄的结构,有时很难区分缺损和正常的变薄。因此,不对称的骨厚度、邻近的软组织或液体密度影,以及鸡冠的偏斜等伴随征象可能指向脑脊液漏点[1]。在这之后需关注蝶窦和额窦部位[38,43],特别是在自发性脑脊液鼻漏的患者中,应仔细评估蝶窦下外侧隐窝和鞍旁区。检查也应包括鼓室和乳突天盖,因为当鼓膜完整时,颞骨脑脊液漏会表现为鼻漏。影像学报告应包括缺损的准确位置和大小。HRCT 测量的缺损大小与手术中发现的缺损大小密切相关[39]。

在 β$_2$-转铁蛋白测试和 HRCT 之后,当其中一项检查不可用或结果不确定时,建议将非强化的 MRC 作为二线检查[2,44]。MRC 可用于确认并能定位脑脊液漏。MRI 有助于区分混浊的鼻-鼻窦腔内容物。此外,当 HRCT 显示颅底多处骨缺损时,MRC 可显示活动性脑脊液漏的部位。因此,HRCT 和 MRC 的组合通常作为评估脑脊液鼻漏的首选,因为这两种模式提供了相互补充的信息。据报道,上述组合的准确性为 92%~100%[7,8,42]。推荐将 HRCT 和 MRC 叠加,用来成功定位活动性脑脊液漏[37]。叠加技术的灵敏性为 89%,融合显像与增强 CT 脑池造影的一致性为 100%[37]。HRCT 和 MRC 也可用于随访因脑脊液漏手术的患者。

尽管 HRCT 或 MR 脑池造影检查呈阴性或有争议,此时对比增强 CT 脑池造影在某些经选择的持续性脑脊液鼻漏的病例中依然是有用的(图 21.12),然而其可能无法确定非活动性间歇性渗漏。对于其他检查方法无法判明的复杂的病例,建议进行鼻拭子核素脑池造影或 CT 脑池造影[1,2]。

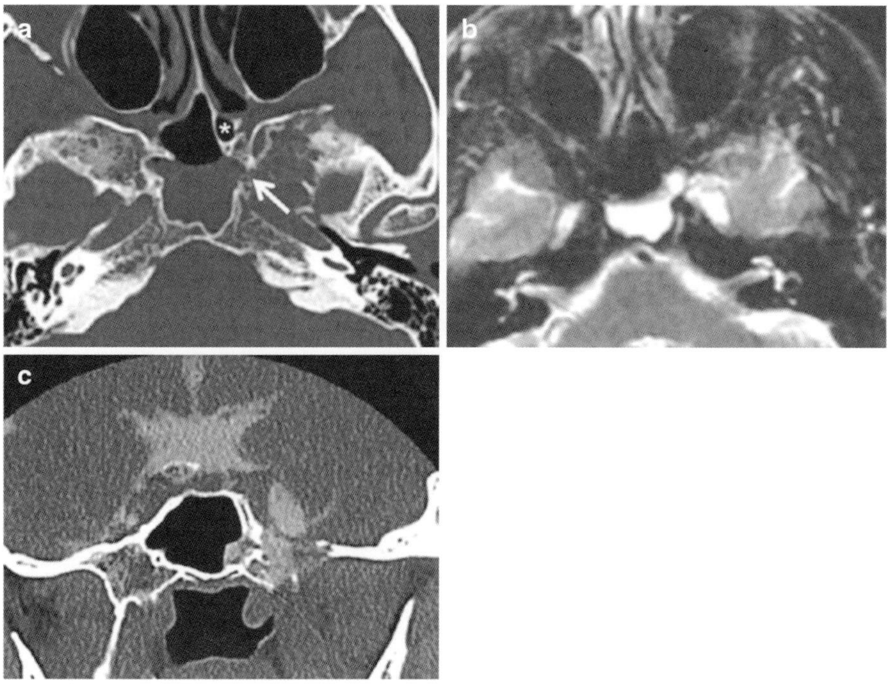

图 21.12 轴位 CT(a)和 T2 加权 MR(b)影像显示蝶窦外侧壁形态不规则且变薄(箭头所示),右侧蝶窦内的气液平面和左侧蝶窦发育不良(星号所示)。冠状位 CT 脑池造影(c)显示蝶窦内强化的脑脊液聚集。

(王振霖 译)

参考文献

1. Lloyd KM, DelGaudio JM, Hudgins PA. Imaging of skull base cerebrospinal fluid leaks in adults. Radiology. 2008;248(3):725–36.
2. Oakley GM, Alt JA, Schlosser RJ, Harvey RJ, Orlandi RR. Diagnosis of cerebrospinal fluid rhinorrhea: an evidence-based review with recommendations. Int Forum Allergy Rhinol. 2016;6(1):8–16.
3. Reddy M, Baugnon K. Imaging of cerebrospinal fluid rhinorrhea and otorrhea. Radiol Clin North Am. 2017;55(1):167–87.
4. Hiremath SB, Gautam AA, Sasindran V, Therakathu J, Benjamin G. Cerebrospinal fluid rhinorrhea and otorrhea: a multimodality imaging approach. Diagn Interv Imaging. 2019;100(1):3–15.
5. Ommaya AK, Di Chiro G, Baldwin M, Pennybacker JB. Non-traumatic cerebrospinal fluid rhinorrhoea. J Neurol Neurosurg Psychiatry. 1968;31(3):214–25.
6. Baugnon KL, Hudgins PA. Skull base fractures and their complications. Neuroimaging Clin N Am. 2014;24(3):439–65.
7. Connor SE. Imaging of skull-base cephalocoeles and cerebrospinal fluid leaks. Clin Radiol. 2010;65(10):832–41.
8. Yilmazlar S, Arslan E, Kocaeli H, Dogan S, Aksoy K, Korfali E, Doygun M. Cerebrospinal fluid leakage complicating skull base fractures: analysis of 81 cases. Neurosurg Rev. 2006;29(1):64–71.
9. Wax MK, Ramadan HH, Ortiz O, Wetmore SJ. Contemporary management of cerebrospinal fluid rhinorrhea. Otolaryngol Head Neck Surg. 1997;116(4):442–9.
10. Ratilal BO, Costa J, Sampaio C, Pappamikail L. Antibiotic prophylaxis for preventing meningitis in patients with basilar skull fractures. Cochrane Database Syst Rev. 2011;8:CD004884.
11. Öner AY, Barutcu B, Aykol Ş, Tali ET. Intrathecal contrast-enhanced magnetic resonance imaging-related brain signal changes: residual gadolinium deposition? Investig Radiol. 2017;52(4):195–7.
12. Algin O, Hakyemez B, Gokalp G, Ozcan T, Korfali E, Parlak M. The contribution of 3D-CISS and contrast-enhanced MR cisternography in detecting cerebrospinal fluid leak in patients with rhinorrhoea. Br J Radiol. 2010;83(987):225–32.
13. Vanhee A, Dedeken P, Casselman J, Vanopdenbosch L. MRI with intrathecal gadolinium to detect a CSF leak: feasibility and long term safety from an open label single centre cohort study. Neurology. 2016;86:113.
14. Banks CA, Palmer JN, Chiu AG, O'Malley BW Jr, Woodworth BA, Kennedy DW. Endoscopic closure of CSF rhinorrhea: 193 cases over 21 years. Otolaryngol Head Neck Surg. 2009;140(6):826–33.
15. Platt MP, Parnes SM. Management of unexpected cerebrospinal fluid leak during endoscopic sinus surgery. Curr Opin Otolaryngol Head Neck Surg. 2009;17(1):28–32.
16. Bumm K, Heupel J, Bozzato A, Iro H, Hornung J. Localization and infliction pattern of iatrogenic skull base defects following endoscopic sinus surgery at a teaching hospital. Auris Nasus Larynx. 2009;36(6):671–6.
17. Naunheim MR, Sedaghat AR, Lin DT, Bleier BS, Holbrook EH, Curry WT, Gray ST. Immediate and delayed complications following endoscopic skull base surgery. J Neurol Surg B Skull Base. 2015;76(5):390–6.
18. Batjer HH, Welch BG. Respecting the clinoid: an application of preoperative computed tomography angiography. World Neurosurg. 2015;83(6):1022–3.
19. Zuckerman JD, DelGaudio JM. Utility of preoperative high-resolution CT and intraoperative image guidance in identification of cerebrospinal fluid leaks for endoscopic repair. Am J Rhinol. 2008;22(2):151–4.
20. Schuknecht B, Simmen D, Briner HR, Holzmann D. Nontraumatic skull base defects with spontaneous CSF rhinorrhea and arachnoid herniation: imaging findings and correlation with endoscopic sinus surgery in 27 patients. AJNR Am J Neuroradiol. 2008;29(3):542–9.
21. Goodier M, Lubbe D, Andronikou S, Truter R. Spontaneous lateral sphenoid cerebrospinal fluid fistula: MRI diagnosis. SA J Radiol. 2012;16(1):8–10.
22. Ohwaki K, Yano E, Shinohara T, Watanabe T, Ogawa A, Fujii N, Nakagomi T. Spinal cerebrospinal fluid leaks detected by radionuclide cisternography and magnetic resonance imaging in patients suspected of intracranial hypotension. Adv Med Sci. 2014;59(2):196–9.
23. Wind JJ, Caputy AJ, Roberti F. Spontaneous encephaloceles of the temporal lobe. Neurosurg Focus. 2008;25(6):E11.
24. Abuabara A. Cerebrospinal fluid rhinorrhoea: diagnosis and management. Med Oral Patol Oral Cir Bucal. 2007;12(5):E397–400.
25. Zlab MK, Moore GF, Daly DT, Yonkers AJ. Cerebrospinal fluid rhinorrhea: a review of the literature. Ear Nose Throat J. 1992;71(7):314–7.

26. Lim BY, Pang KP, Low WK, Tan HM. CSF otorrhea complicating temporal bone osteoradionecrosis in a patient with nasopharyngeal carcinoma. Ear Nose Throat J. 2005;84(1):39–40.
27. Chang DW, Langstein HN, Gupta A, De Monte F, Do KA, Wang X, Robb G. Reconstructive management of cranial base defects after tumor ablation. Plast Reconstr Surg. 2001;107(6):1346–55.
28. Holodny AI, Arutiunov NV, Kornienko VN, Gonzales R, Vaicys C, Petraikin AV, Maldjian JA. Aqueductal stenosis leading to herniation of the frontal horn of the lateral ventricle into the frontal sinus. J Comput Assist Tomogr. 1997;21(5):837–9.
29. Naidich TP, Altman NR, Braffman BH, McLone DG, Zimmerman RA. Cephaloceles and related malformations. AJNR Am J Neuroradiol. 1992;13(2):655–90.
30. Yerkes SA, Thompson DH, Fisher WS 3rd. Spontaneous cerebrospinal fluid rhinorrhea. Ear Nose Throat J. 1992;71(7):318–20.
31. Lai SY, Kennedy DW, Bolger WE. Sphenoid encephaloceles: disease management and identification of lesions within the lateral recess of the sphenoid sinus. Laryngoscope. 2002;112(10):1800–5.
32. Schlosser RJ, Woodworth BA, Wilensky EM, Grady MS, Bolger WE. Spontaneous cerebrospinal fluid leaks: a variant of benign intracranial hypertension. Ann Otol Rhinol Laryngol. 2006;115(7):495–500.
33. Shetty PG, Shroff MM, Fatterpekar GM, Sahani DV, Kirtane MV. A retrospective analysis of spontaneous sphenoid sinus fistula: MR and CT findings. AJNR Am J Neuroradiol. 2000;21(2):337–42.
34. Reisinger PW, Hochstrasser K. The diagnosis of CSF fistulae on the basis of detection of beta 2-transferrin by polyacrylamide gel electrophoresis and immunoblotting. J Clin Chem Clin Biochem. 1989;27(3):169–72.
35. Zervos TM, Macki M, Cook B, Schultz LR, Rock JP, Craig JR. Beta-2 transferrin is detectable for 14 days whether refrigerated or stored at room temperature. Int Forum Allergy Rhinol. 2018;8(9):1052–5.
36. Meco C, Oberascher G, Arrer E, Moser G, Albegger K. Beta-trace protein test: new guidelines for the reliable diagnosis of cerebrospinal fluid fistula. Otolaryngol Head Neck Surg. 2003;129(5):508–17.
37. Mostafa BE, Khafagi A. Combined HRCT and MRI in the detection of CSF rhinorrhea. Skull Base. 2004;14(3):157–62.
38. Shetty PG, Shroff MM, Sahani DV, Kirtane MV. Evaluation of high-resolution CT and MR cisternography in the diagnosis of cerebrospinal fluid fistula. AJNR Am J Neuroradiol. 1998;19(4):633–9.
39. La Fata V, McLean N, Wise SK, DelGaudio JM, Hudgins PA. CSF leaks: correlation of high-resolution CT and multiplanar reformations with intraoperative endoscopic findings. AJNR Am J Neuroradiol. 2008;29(3):536–41.
40. Stone JA, Castillo M, Eelon B, Mukherji SK. Evaluation of CSF leaks: high-resolution CT compared with contrast-enhanced CT and radionuclide cisternography. AJNR Am J Neuroradiol. 1999;20(4):706–12.
41. Eljamel MS, Pidgeon CN. Localization of inactive cerebrospinal fluid fistulas. J Neurosurg. 1995;83(5):795–8.
42. Sillers MJ, Morgan CE, el Gammal T. Magnetic resonance cisternography and thin coronal computerized tomography in the evaluation of cerebrospinal fluid rhinorrhea. Am J Rhinol. 1997;11(5):387–92.
43. Rajeswaran R, Chandrasekhran A, Mohanty S, Murali K, Joseph S. Role of MR cisternography in the diagnosis of cerebrospinal fluid rhinorrhoea with diagnostic nasal endoscopy and surgical correlation. Indian J Radiol Imaging. 2006;16:315–20.
44. Zapalac JS, Marple BF, Schwade ND. Skull base cerebrospinal fluid fistulas: a comprehensive diagnostic algorithm. Otolaryngol Head Neck Surg. 2002;126(6):669–76.
45. Blitz AM, Aygun N, Herzka DA, Ishii M, Gallia GL. High resolution three-dimensional MR imaging of the skull base: compartments, boundaries, and critical structures. Radiol Clin N Am. 2017;55(1):17–30.
46. Aydin K, Terzibasioglu E, Sencer S, Sencer A, Suoglu Y, Karasu A, Kiris T, Turantan MI. Localization of cerebrospinal fluid leaks by gadolinium-enhanced magnetic resonance cisternography: a 5-year single-center experience. Neurosurgery. 2008;62(3):584–9; discussion 584–9
47. Ecin G, Oner AY, Tokgoz N, Ucar M, Aykol S, Tali T. T2-weighted vs. intrathecal contrast-enhanced MR cisternography in the evaluation of CSF rhinorrhea. Acta Radiol. 2013;54(6):698–701.
48. El Gammal T, Sobol W, Wadlington VR, Sillers MJ, Crews C, Fisher WS 3rd, Lee JY. Cerebrospinal fluid fistula: detection with MR cisternography. AJNR Am J Neuroradiol. 1998;19(4):627–31.
49. Tahir MZ, Khan MB, Bashir MU, Akhtar S, Bari E. Cerebrospinal fluid rhinorrhea: an institutional perspective from Pakistan. Surg Neurol Int. 2011;2:174.

50. Tuntiyatorn L, Laothammatas J. Evaluation of MR cisternography in diagnosis of cerebrospinal fluid fistula. J Med Assoc Thail. 2004;87(12):1471–6.
51. Johnson DB, Brennan P, Toland J, O'Dwyer AJ. Magnetic resonance imaging in the evaluation of cerebrospinal fluid fistulae. Clin Radiol. 1996;51(12):837–41.
52. Fagerlund M, Liliequist B. Intermittent cerebrospinal liquorrhea. Cerebral computed tomography in the non-drop period. Acta Radiol. 1987;28(2):189–92.
53. Manelfe C, Cellerier P, Sobel D, Prevost C, Bonafé A. Cerebrospinal fluid rhinorrhea: evaluation with metrizamide cisternography. AJR Am J Roentgenol. 1982;138(3):471–6.
54. Naidich TP, Moran CJ. Precise anatomic localization of atraumatic sphenoethmoidal cerebrospinal fluid rhinorrhea by metrizamide CT cisternography. J Neurosurg. 1980;53(2):222–8.
55. Drayer BP, Wilkins RH, Boehnke M, Horton JA, Rosenbaum AE. Cerebrospinal fluid rhinorrhea demonstrated by metrizamide CT cisternography. AJR Am J Roentgenol. 1977;129(1):149–51.
56. Colquhoun IR. CT cisternography in the investigation of cerebrospinal fluid rhinorrhoea. Clin Radiol. 1993;47(6):403–8.
57. Chow JM, Goodman D, Mafee MF. Evaluation of CSF rhinorrhea by computerized tomography with metrizamide. Otolaryngol Head Neck Surg. 1989;100(2):99–105.
58. Payne RJ, Frenkiel S, Glikstein R, Mohr G. Role of computed tomographic cisternography in the management of cerebrospinal fluid rhinorrhea. J Otolaryngol. 2003;32(2):93–100.
59. Flynn BM, Butler SP, Quinn RJ, McLaughlin AF, Bautovich GJ, Morris JG. Radionuclide cisternography in the diagnosis and management of cerebrospinal fluid leaks: the test of choice. Med J Aust. 1987;146(2):82–4.
60. Glaubitt D, Haubrich J, Cordoni-Voutsas M. Detection and quantitation of intermittent CSF rhinorrhea during prolonged cisternography with 111In-DTPA. AJNR Am J Neuroradiol. 1983;4(3):560–3.

第 22 章

谁真正需要鼻整形?

Demet Yazıcı, Cemal Cingi, Dario Bertossi

22.1 引言

鼻整形术虽然常见,但鲜有外科医生被公认为这类手术的专家[1,2]。有人认为鼻整形术做一次简单,但要保持一贯的水准却很难[1]。在过去的几十年里,鼻整形术已经从简单的鼻缩小术发展为复杂的、旨在解决各类问题的综合性手术,包含缩小、再定位和隆鼻等不同方式[3]。许多顶尖的外科医生提倡使用不同的鼻整形术式[4]。然而,"鼻子是难以预料的",繁多的术式很容易造成新手乃至有经验的医生对鼻整形术产生困扰[5,6]。

22.2 适应证和一般概念

22.2.1 动机

即使鼻整形术是为解决鼻部的功能问题,患者仍常会考虑美观。为何患者愿意接受美容手术所带来的不适、手术风险并承担手术费用? 这些问题仍难以解答。多数情况下,接受手术的意愿与鼻畸形的客观测量值之间并没有直接关联。同样,心理评估的结果与患者实际的畸形程度之间也几乎没有关系[7]。对于以美容为主要目的的患者,其焦虑程度往往比那些仅为改善鼻功能的患者要高。鼻整形术需同时注重功能和外观两方面的改善,但术后患者满意度更多取决于美学结果的优劣,而非功能改善的程度[9]。选择鼻整形术的患者往往专注于其他人并不会关注到的畸形,这从一定程度上表明该群体的思维方式已经发生了改变。相比于想做其他整形手术的患者,想做鼻整形的患者往往对自己的容貌更不满意[10],每次照镜子都会引起他们的容貌焦虑,而且这种情况通常在青春期就已经开始了[11,12]。80%的患者选择鼻整形的动机,是希望通过手术改变面部外观,或者是看到了别人通过鼻整形术获益[12,13]。年龄增长及强烈改善面部外观的意愿,是促使患者决定接受鼻整形术的常见原因[14-16]。医生和患者有一个共同的目标, 即帮助患者改善容貌,这能帮助患者提升自信、降低社交焦虑,减少强迫症、攻击行为和迫害思想,从而提高整体生活质量[8,10,17-21]。这些收益都是鼻整形术而非其他因素直接带来的。此外,患者的自尊心也会在鼻整形术后持续增长。因此在某种意义上,鼻整形术被看作一种心理干预治疗。

22.2.2 鼻整形术和身体意象

在早期侧重于精神分析的鼻整形相关研究中[23,24],对自己的容貌不满意被视为内在精神冲突的外在表现[9]。而接受手术的人被认为有强迫症,并表现出自恋倾向。因此,精神治疗比手术治疗更合适。后期在临床访谈类型的研究中发现,大多数手术候选人都存在一些心理问题,如人格障碍、强迫性或神经功能紊乱[17,18,25,26]。也有其他研究者持反对意见,认为其与临床所见不符[27,28]。他们通常认为,由于精神障碍类患者术后不满意的风险过大，因此精神障碍应该是鼻整形术的禁忌证[29,30]。然而，这种观点并没有证据。事实上，即使在精神障碍的患者中，手术后的满意度也在 80%以上[31]。

22.2.3 体像障碍和畸形恐惧症

对自己外表的错误看法并导致忧虑被称为体像障碍，其中最极端的形式是畸形恐惧症[32]。7%~10%的整形手术候选人存在体像障碍。体像障碍通常在青春期变得明显，因此当年轻人要求整形手术时，医生需要敏锐地意识到这个问题。对身体外观不满意的最常见原因是痤疮和脱发，然后是鼻部外观。据统计，26%~40%的体像障碍患者成功实施了特定的整形手术，但只有 3.6%的病例真正得到了改善，25%的患者主观上对手术后外观满意。医生可以通过问自己以下问题来识别潜在的体像障碍患者：

1.患者是否过分专注于他/她外表上的缺陷，但从医生的角度来看是毫无根据的？

2.这种专注是否给患者带来了真实的痛苦？

3.有没有其他精神问题可以更好地解释这种专注？例如，厌食症。

如果上述问题的答案都是肯定的，那么患者很可能存在严重的体像障碍。如果只有一项问题肯定，那也应引起医生对患者体像障碍的重视和怀疑。一些专家建议不要对该类患者进行整形手术[33]，虽然也有部分专家持相反态度[32]。

22.3 鼻整形术的适应证和禁忌证

医生需要同时掌握鼻整形术的鼻内（闭合性）及鼻外（开放性）入路，选择哪种入路取决于哪种方法更为合理[34]。

22.3.1 闭合性鼻整形术

22.3.1.1 闭合性鼻整形术的适应证

闭合性鼻整形术适用于以下情况：

- 患者存在外观缺陷。
- 患者希望改变他/她的鼻外形。
- 鼻腔解剖对鼻腔气流产生了限制[35]。

22.3.1.2 闭合性鼻整形术的禁忌证

鼻整形术相比其他类型的整形手术有更大的选择性。由于选择性大，医生有责任选择合适的手术候选人。选择的标准基于对手术和患者心理状态的考虑，以及针对健康人群的“不伤害原则（first，do no harm）”。以下是不应实施鼻整形术的常见原因[35]：

- 患者目前精神状态不稳定（如精神分裂症未经治疗）。
- 患者对手术的期望值过高。
- 在过去 9~12 个月内已经进行过鼻整形术（或以鼻整形为主的相关手术）。
- 麻醉禁忌。
- 已经进行过多次鼻整形术，导致皮肤或软组织萎缩，并形成明显的瘢痕。
- 吸食可卡因。

22.3.2 开放性鼻整形术

22.3.2.1 开放性鼻整形术的适应证[36]

- 鼻尖整复。
- 纠正鼻阀功能异常。
- 外鼻皮肤异常增厚。
- 鼻中隔穿孔的修补。
- 患者是特定的（非高加索人）种族。
- 外伤后歪鼻畸形，鼻中隔或鼻背扭曲向一侧。
- 有较大程度的隆鼻需要，以及需要植入鼻尖、鼻小柱部位的撑开+/−盾板移植物。
- 唇腭裂所致的外鼻畸形。
- 鼻部恶性肿瘤。
- 手术培训的目的。
- 二次鼻整形术[37,38]。
- 皮肤菲薄的位置要小心，雕刻尤为重要。

22.3.2.2 开放性鼻整形术的禁忌证

- 鼻内药物滥用（如可卡因）。
- 心理或精神不稳定。
- 具备 SIMON（单身、不成熟、男性、期望值过高、自恋）型人格的特征。
- 存在出现麻醉风险的并发症。
- 诊断为鼻腔功能障碍（伴或不伴美容问题）

的患者，且闭合性手术（改善通气功能的鼻中隔成形术等）或药物治疗更适合的情形。

- 患者不接受外部瘢痕。
- 鼻部皮肤非常厚，存在鼻整形术后肿胀无法消退的风险。

22.4 非手术鼻整形

“非手术鼻整形”通常指通过注射填充剂和肉毒素的非手术方式进行的鼻整形，而术语“鼻整形术”则指通过手术方式进行的鼻整形。因为高弹力玻尿酸填充材料的可逆性，其被认为是最安全的非手术鼻整形材料。建议仅由经验丰富的注射人员进行非手术鼻整形操作，他们必须熟悉注射相关解剖及正确的注射技术。由于鼻腔具有丰富的血管网络，因此其是严重并发症的高风险区域[39-41]。

22.4.1 适应证

- 所有鼻背和鼻基底缺陷。

22.4.2 禁忌证

- 既往做过鼻部手术且有瘢痕。
- 鼻内曾经注射过永久性或半永久性填充物。
- 鼻内植入过同种异体材料。

（许昱 译）

参考文献

1. Tardy ME Jr. Rhinoplasty: the art and the science. Philadelphia: W.B. Saunders Company; 1997.
2. Gunter JP, Rohrich RJ, Adams WP, editors. Dallas rhinoplasty: nasal surgery by the masters. St. Louis: Quality Medical Publishing; 2002.
3. Sheen JH. Rhinoplasty: personal evolution and milestones. Plast Reconstr Surg. 2000;105:1820–52.
4. Stucker FJ. Rhinoplasty from the Goldman/Cottle schools to the present: a survey of 7447 personal cases. Am J Rhinol. 2003;17(1):23–6.
5. Millard DR. A rhinoplasty tetralogy: corrective, secondary, congenital, reconstructive. Boston: Little, Brown and Company (Inc.); 1996.
6. Tasman AJ. Rhinoplasty—indications and techniques. GMS Curr Top Otorhinolaryngol Head Neck Surg. 2007;6:Doc09. Epub 2008 Mar 14
7. Hay GG, Heather BB. Changes in psychometric test results following cosmetic nasal operations. Br J Psychiatry. 1973;122:89–90.
8. Ercolani M, Baldaro B, Rossi N, Trombini G. Five-year follow-up of cosmetic rhinoplasty. J Psychosom Res. 1999;47:283–6.
9. Dinis PB, Dinis M, Gomes A. Psychological consequences of nasal aesthetic and functional surgery: a controlled prospective study in an ENT setting. Rhinology. 1998;36:32–6.
10. Rankin M, Borah GL, Perry AW, Wey PD. Quality-of-life outcomes after cosmetic surgery. Plast Reconstr Surg. 1998;102:2139–45.
11. Haraldsson P. Psychological impact of cosmetic rhinoplasty. Aesthet Plast Surg. 1999;23:170–5.
12. Shulman J, Westreich M. Rhinoplasty update: preoperative evaluation of 4,040 cases. Aesthet Plast Surg. 1983;7:227–32.
13. Shulman O, Westreich M, Shulman J. Motivation for rhinoplasty: changes in 5970 cases, in three groups, 1964 to 1997. Aesthet Plast Surg. 1998;22:420–4.
14. Napoleon A, Lewis CM. Psychological considerations in lipoplasty: the problematic or “special care” patient. Ann Plast Surg. 1989;23:430–2.
15. Edgerton MT, Langmen MW. Psychiatric considerations. In: Courtiss EH, editor. Male aesthetic surgery. St Louis: Mosby; 1982.
16. Goin JM, Goin MK. Psychological understanding and management of the plastic surgery patient. In: Georgiade NG, Georgiade GS, Riefkohl R, Barwick WJ, editors. Essentials of plastic, maxillofacial and reconstructive surgery. Baltimore: Williams and Wilkins; 1987.
17. Marcus P. Psychological aspects of cosmetic rhinoplasty. Br J Plast Surg. 1984;37:313–8.
18. Robin AA, Copas JB, Jack AB, Kaerser AC, Thomas PJ. Reshaping the psyche: the concurrent improvement in appearance and mental state after rhinoplasty. Br J Psychiatry. 1988;152:539–43.
19. Sheard C, Jones NS, Quraishi MS, Herbert M. A prospective study of the psychological effects of rhinoplasty. Clin Otolaryngol. 1996;21:232–6.
20. Klassen A, Jenkinson C, Fitzpatrick R, Goodacre T. Patient’ health related quality of life before and after aesthetic surgery. Br J Plast Surg. 1996;49:433–8.

21. Cole RP, Shakespeare V, Shakespeare P, Hobby JA. Measuring outcome in low-priority plastic surgery patients using quality of life indices. Br J Plast Surg. 1994;47:117–21.
22. Pruzinski T, Edgerton MT. Body image change in cosmetic plastic surgery. In: Cash TF, Pruzinsky T, editors. Body images: development, deviance and change. New York: Guilford; 1990.
23. Hill G, Silver AG. Psychodynamic and motivations for plastic surgery. Psychol Med. 1950;12(6):345–55.
24. Linn L, Goldman IB. Psychiatric observations concerning rhinoplasty. Psychol Med. 1949;11:307.
25. Meyer E, Jacobson WE, Edgerton MT, Canter A. Motivational patterns in patients seeking elective plastic surgery. Psychol Med. 1960;22:193.
26. Hay GG. Psychiatric aspects of cosmetic nasal operations. Br J Psychiatry. 1970;116:85.
27. Wright MR, Wright WK. A psychological study of patients undergoing cosmetic surgery. Arch Otolaryngol. 1975;101:145.
28. Goin MK, Rees TD. A prospective study of patients' psychological reactions to rhinoplasty. Ann Plast Surg. 1991;27:210.
29. Meerloo J. The fate of one's face. Psychiatry Q. 1956;30:31.
30. Roubichek J. Zur Psychopathologie des kosmetischen Fehlers. Aesthet Med. 1960;9:21.
31. Edgerton MT, Jacobson WE, Meyer E. Surgical-psychiatric study of patients seeking plastic (cosmetic) surgery. Br J Plast Surg. 1960;13:136.
32. Crerand CE, Phillips KA, Menard W, Fay C. Nonpsychiatric medical treatment of body dysmorphic disorder. Psychosomatics. 2005;46(6):549–55.
33. Behrbohm H, Tardy ME Jr. editors. Funktionell-ästhetische Chirurgie der Nase. Septorhinoplastik. Stuttgart: Thieme; 2004.
34. Tebbetts JB. Open and closed rhinoplasty (minus the "versus"): analyzing processes. Aesthet Surg J. 2006;26(4):456–9.
35. Vartanian AJ. Basic closed rhinoplasty. In: Granick MS, editor. Medscape. Updated 8 Aug 2018. https://emedicine.medscape.com/article/1291976-overview#a5. . Accessed 1 Mar 2019.
36. Arneja JS. Basic open rhinoplasty. In: Granick MS, editor. Medscape. Updated 4 June 2017. https://emedicine.medscape.com/article/1292131-overview#a12. Accessed 1 Mar 2019.
37. Daniel RK. Secondary rhinoplasty following open rhinoplasty. Plast Reconstr Surg. 1995;96(7):1539–46.
38. Gunter JP, Rohrich RJ. External approach for secondary rhinoplasty. Plast Reconstr Surg. 1987;80(2):161–74.
39. Bertossi D, Giampaoli G, Verner I, Pirayesh A, Nocini R, Nocini P. Complications and management after a nonsurgical rhinoplasty: A literature review. Dermatol Ther. 2019;32(4):e12978.
40. Bertossi D, Lanaro L, Dell'Acqua I, Albanese M, Malchiodi L, Nocini PF. Injectable profiloplasty: forehead, nose, lips, and chin filler treatment. J Cosmet Dermatol. 2019;18(4):976–84.
41. Bertossi D, Lanaro L, Dorelan S, Johanssen K, Nocini P. Nonsurgical rhinoplasty: nasal grid analysis and nasal injecting protocol. Plast Reconstr Surg. 2019;143(2):428–39.

第 23 章

功能性鼻整形术应该采用什么入路：开放入路还是鼻内入路？

Serkan Çayır, Cemal Cingi, Norman Pastorek

23.1 引言

鼻内入路鼻整形术是指在鼻内做切口的闭合性手术入路。即使术者切开几乎 50%的前鼻孔，鼻内入路手术从鼻外也看不到瘢痕。这是该入路的优势之一。一些开放性鼻整形术的捍卫者认为，高度狭窄的切口所能提供的视野有限，这使得手术难度增加，且恢复鼻部皮瓣也具有挑战性，但事实并非如此。鼻内入路鼻整形术两侧的切口彼此并不连续，其优点是可以使一些自然附着处保持在原位，因此手术过程将更容易和更安全。他们还声称，由于必须大力牵拉鼻部皮肤来暴露鼻部支架，外科医生会不可避免地扭曲鼻软骨，但这也是不正确的。闭合性鼻整形术本质上是指任何经鼻内入路的操作，虽然比开放入路暴露少，但仍足以让手术继续进行[1]。

相比之下，开放性(即鼻外入路)鼻整形术是在鼻小柱(即经小柱)上做一个切口来连接两侧的切口。虽然这意味着在鼻外部可以看到一个 4~5mm 长的切口，但这个切口使得鼻部皮瓣能够沿着鼻部纵轴被翻起，这有点类似于打开一个汽车引擎盖来显示引擎，然后可以完全看到下面的鼻支架。因此，开放性鼻整形术的特点是通过经鼻小柱切口实现更好的术野暴露，但有在面中部形成皮肤瘢痕的风险[1]。

虽然闭合性鼻整形术可以矫正多种鼻部美学缺陷，并避免鼻小柱瘢痕，但对于高度畸形和不对称的鼻子，开放性鼻整形术比鼻内入路更有效。在任何情况下，鼻小柱明显可见的瘢痕风险都是轻微的。一些医生在鼻内入路方面具有丰富的临床经验，并取得了良好的效果，特别是在鼻部解剖不复杂的地方。然而，如果潜在的鼻部问题是复杂的，如唇裂的鼻畸形、鼻扭转或严重的术后畸形，开放技术就有自己的优势。事实上，大多数拥有鼻整形术专业知识的外科医生都认为鼻内入路鼻整形术是首选，而对于极其困难的鼻畸形或以教学为目的的情况，则选择开放性手术[1]。

23.2 病因

鼻整形术的适应证可分为先天性疾病和后天性疾病两种，如下[1]。

先天性疾病包括[1]：

- 口面裂引起的鼻畸形。
- 先天性解剖畸形。
- 家族遗传或民族特点。

后天性疾病包括[1]：

- 损伤引起的畸形。
  - 鼻骨骨折。

– 鼻眶筛型骨折。
– 鼻中隔血肿导致的畸形。
– 咬伤。
– 烧伤。
• 感染性（如梅毒螺旋体）。
• 肿瘤。
• 鼻炎（包括过敏性和血管舒缩性）。
• 接触有毒化学物质（如吸食可卡因）。
• 涉及炎症的疾病。
– 结缔组织疾病。
– 自身免疫性疾病。

23.3 术前评估

为了制订适当的手术方式，术前需要给患者拍照，在标准的技术、照明和视野条件下获得照片[2,3]。满足手术设计和结果评估的位置是正面、仰头、低头、左侧面、右侧面几个位置。当代软件的应用可以很好地帮助医生对患者进行宣教、制订手术计划，以及展示合理的预期结果。虽然通常被称为“模拟手术”，但应该让患者意识到，该图像是其所希望实现的目标的指导，而不是最终成功的保证[3,4]。如果谨慎使用，计算机可视化可以确保患者和临床医生对手术目的的理解是一致的，这是很难单独用语言阐明的[5]。

23.4 鼻内入路（闭合性）鼻整形术

鼻整形术是指一系列旨在改变鼻功能和（或）外观的外科手术[6]。为了获得手术入路，可以单独在鼻内切开（即鼻内入路）或伴有鼻外切口，鼻外切口通常是经鼻小柱的。在过去 10 年间，开放性鼻整形术更受外科医生青睐，但在此之前几乎所有鼻整形术都是鼻内类型的。事实上开放性鼻整形术和闭合性鼻整形术之间的区别并不显著，这是由于这两种情况下的切口通常都在相同的位置，而且这些技术还有很多其他共同点，术语“开放”和“鼻内”已经成为描述实现鼻整形方法的不可或缺的部分[7]。

发生鼻畸形的原因有很多，如下所示[7]：

• 遗传（家族性），如驼峰鼻畸形。
• 外伤。
• 医源性（尤其是既往手术的结果不理想）。
• 先天性，如继发于腭裂的。

倾向选择闭合性鼻整形术的原因如下[7]：

• 必要的手术解剖减少了。
• 该手术不太可能导致鼻尖支撑的削弱。
• 术后水肿减少。
• 降低瘢痕形成或医源性损伤发生的风险。
• 即使是相当复杂的改变也有可能在不移动所涉及结构的情况下完成。
• 可以更直接地预测和触诊鼻部轮廓的改变。
• 在不需要解剖整个鼻子的情况下，也可以进行特定的改变。
• 比开放性鼻整形术快。
• 理论上，患者（尤其是老年人）应该恢复得更快。
• 没有影响鼻小柱的外部瘢痕形成的风险。
• 术后肿胀较少。
• 正常外观恢复的时间比开放入路更短。

23.5 开放性鼻整形术

目前，开放技术是最受欢迎和最常用的鼻整形方法之一。由于手术切口需要精确定位在大翼软骨的尾侧缘，熟悉鼻部解剖是先决条件。在实践中，尽管许多研究已经观察了大翼软骨[8-18]和鼻翼小叶的解剖[19]，依然没有绝对明确的方法来确定软骨边缘的位置。因此，手术中必须逐步进行分离，并暴露软骨的边缘。为了进一步改进该方法，需要有一种通过参考一些已知位置的解剖标志来定位软骨下缘的方法[20]。

开放方法包括在鼻小柱上切一个小口与鼻孔连接，然后进一步在两侧鼻孔内侧缘做切口，而在闭合方法中[21]，切口只发生在鼻内。

一个全面的病历记录，包括功能障碍的细节或外观不满意的程度，是临床检查的一部分。要涵盖的关键内容包括症状及其出现的时间、以前采取的任何干预措施、过敏史、药物滥用史、药物史和完整的病史。必须仔细记录患者需要做鼻整形术的原因。对于男性，SIMON 综合征（单身、不成熟、男性、期望值过高、自恋）的人格特征需要在本次咨询中进行评估[21]。

检查包括鼻子的外部特征，评估上、中、下 1/3，特别需要记录整体情况、外鼻的各个角度和骨及其他组织的性质。鼻腔检查包括鼻中隔、鼻瓣区（内、外）、鼻甲和黏膜。鼻尖和鼻背也应该根据形状和结构进行评估。如果需要，检查可能包括 Cottle 法、镜像测试和血管收缩的试验[21]。我们自己的观点是，整个鼻整形术应该在手术前、手术中和手术后用照片记录下来。这样的记录对患者和临床医生都有帮助。我们从前面、侧面、下面和上面看，获得一个 3/4 的轮廓[21]。

手术适应证有以下几种不同的情况，例如：

- 同时影响鼻外和鼻腔的异常。
- 美学上的不满。
- 继发于上次鼻整形术的医源性畸形。
- 气道阻塞。
- 先天性鼻子缺陷[2]。

开放性鼻整形术优点如下：

- 骨性和软骨性支架直接暴露在外，可以很容易地检查和评估。
- 可以精确地治疗缺陷并保证稳定性（鼻尖或鼻背的改变，移植物的位置和截骨术）。
- 该手术对外科训练非常有帮助[22,23]。

另一方面，开放性鼻整形术也有一定的缺点，如下：

- 鼻小柱上可能有瘢痕，小柱皮瓣可能有坏死。
- 由于从骨和软骨支架上分离的皮肤过多，可能导致瘢痕形成。
- 手术过程比鼻内入路持续的时间更长。
- 鼻尖可能发生水肿及术后麻木[21]。

23.6 开放入路与鼻内入路鼻整形术

整形外科医生尚未就鼻整形术的最佳技术达成共识。开放性和闭合性手术都有很多值得推荐之处。然而，总的来说，开放性鼻整形术适合任何复杂的病例。因此，经典的鼻内入路鼻整形术最适合于鼻驼峰切除的病例，以及寻求较快的手术以减少水肿和潜在可见瘢痕的病例[24]。

外科医生通常采用他们经过培训或基于临床经验而熟悉的技术。通常情况下，对一种技术的偏好通常是结合经验、手术效果和实际操作难度而决定的[26]。关于开放性和闭合性鼻整形术的文献非常多[22,23,25,27,28]。鼻内入路技术的优势毋庸置疑（没有外部瘢痕，减少必要的解剖操作和轻微的后续水肿，加上更短的手术时间），但需要医生更有经验、可以处理无法暴露的皮下鼻部结构。闭合入路虽然不如开放入路应用广泛，但适用于纠正鼻尖或鼻背表面的单个缺陷[29]。

开放性鼻整形术是更常用的手术，在许多方面更具有优势，特别是以一种不扭曲的方式使鼻部结构清晰可见，同时对问题部位进行更准确的分析并进行针对性的处理[30-32]。这一点使开放性鼻整形术（更大的暴露）在研究生外科训练中具有价值。鼻部结构和手术过程都很易于学员学习。其缺点包括水肿消退较慢，手术时间较长，通常需要给予鼻软骨支架额外的支撑，以及形成可见的鼻小柱瘢痕[30,32]。然而，这样的瘢痕往往不是很明显，因此很少引发问题[5,33,34]。

如果需要手术的病例没有特殊畸形，而仅存在较小的改变，闭合性鼻整形术可能更有效，也更合适。即使有许多问题需要解决，但如果鼻部解剖整体是对称的、没有偏曲，则闭合性手术仍是首选。但是，如果病例很复杂，比如早期创伤后结构明显不对称、明显偏曲，或先天性缺陷，开放性鼻整形术可能更适合，因为这种技术对结构变化有更大的手术操控性。大量相关文献均支持上述结论[26,35-37]。

在提出某种技术优于另一种技术的意见时，需要考虑的关键问题是，一个明显的偏好是否可能不利于手术训练。一个过于派别化（代表开放性或者闭合性手术）的教师可能无法全面展示手术。做面部整形手术的外科医生应该真正了解这两种技术。只有熟悉所有选择，临床医生才能根据病例的特点和心理目标，以客观的方式推荐采用最佳的方法。基于有限训练的偏见必须避免[26,38]。

（王丰 译）

参考文献

1. Davis S. Open vs. closed rhinoplasty. http://www.davisrhinoplasty.com/open-vs-closed-rhinoplasty.html. Accessed 1 Mar 2019.
2. Galdino GM, DaSilva D, Gunter JP. Digital photography for rhinoplasty. Plast Reconstr Surg. 2002;109(4):1421–34.
3. Swamy RS, Sykes JM, Most SP. Principles of photography in rhinoplasty for the digital photographer. Clin Plast Surg. 2010;37(2):213–21.
4. Punthakee X, Rival R, Solomon P. Digital imaging in rhinoplasty. Aesthet Plast Surg. 2009;33(4):635–8.
5. Momeni A, Gruber RP. Primary open rhinoplasty. Aesthet Surg J. 2016;36(9):983–92.
6. Berger CA, Freitas Rda S, Malafaia O, et al. Prospective study of the surgical techniques used in primary rhinoplasty on the Caucasian nose and comparison of the preoperative and postoperative anthropometric nose measurements. Int Arch Otorhinolaryngol. 2015;19(1): 34–41.
7. Vartanian AJ. Basic closed rhinoplasty. In: Granick MS, editor. Medscape. Updated 8 Aug 2018. https://emedicine.medscape.com/article/1291976-overview#a11. Accessed 2 Mar 2019.
8. Gunter JP. Anatomical observations of the lower lateral cartilages. Arch Otolaryngol. 1969;89:599–601.
9. Natvig P, Sether LA, Gingrass RP, Gardner WD. Anatomical details of the osseous-cartilaginous framework of the nose. Plast Reconstr Surg. 1971;48:528–32.
10. Dion MC, Jafek BW, Tobin CE. The anatomy of the nose. External support. Arch Otolaryngol. 1978;104:145–50.
11. Zelnik J, Gingrass RP. Anatomy of the alar cartilage. Plast Reconstr Surg. 1979;64:650–3.
12. Daniel RK, Letourneau A. Rhinoplasty: nasal anatomy. Ann Plast Surg. 1988;20:5–13.
13. Bruintjes TD, van Olphen AF, Hillen B, Huizing EH. A functional anatomic study of the relationship of the nasal cartilages and muscles to the nasal valve area. Laryngoscope. 1998;108:1025–32.
14. Hatzis GP, Sherry SD, Hogan GM, Finn RA. Observations of the marginal incision and lateral crura alar cartilage asymmetry in rhinoplasty: a fixed cadaver study. Oral Surg Oral Med Oral Pathol Oral Radiol Endod. 2004;97:432–7.
15. Oneal RM, Beil RJ. Surgical anatomy of the nose. Clin Plast Surg. 2010;37:191–211.
16. Kim C-H, Jung DH, Park M-N, Yoon J-H. Surgical anatomy of cartilaginous structures of the Asian nose: clinical implications in rhinoplasty. Laryngoscope. 2010;120:914–9.
17. Hafezi F, Naghibzadeh B, Nouhi AH. Applied anatomy of the nasal lower lateral cartilage: a new finding. Aesthet Plast Surg. 2010;34:244–8.
18. Anari S, El Badawey MR, Carrie S. Accuracy of predissection assessment of the lower lateral cartilage configuration: a cadaveric study. Aesthet Surg J. 2010;30:36–8.
19. Chun KW, Kang HJ, Han SK, et al. Anatomy of the alar lobule in the Asian nose. J Plast Reconstr Aesthet Surg. 2008;61:400–7.
20. Haramoto U, Kubo T, Kanazawa S, Imanaka A, Oyama T. An anatomical study in the oriental nose of the location of the vibrissae-bearing area in relation to the lower lateral cartilage. J Plast Reconstr Aesthet Surg. 2013;66(5):693–6. https://doi.org/10.1016/j.bjps.2013.01.035. Epub 2013 Feb 23
21. Arneja JS. Basic open rhinoplasty. In: Granick MS, editor. Medscape. Updated 4 June 2017. https://emedicine.medscape.com/article/1292131-overview#a10. Accessed 2 Mar 2019.
22. Friedman GD, Gruber RP. A fresh look at the open rhinoplasty technique. Plast Reconstr Surg. 1988;82(6):973–82.
23. Gruber RP. Open rhinoplasty. Clin Plast Surg. 1988;15(1):95–114.
24. Buckley CE, McArdle A, McInerney NM, O'Broin E. Evaluation of nasal tip definition in closed rhinoplasty. Plast Reconstr Surg Glob Open. 2016;4(1):e603. https://doi.org/10.1097/GOX0000000000000588.
25. Perkins SW. The evolution of the combined use of endonasal and external columellar approaches to rhinoplasty. Facial Plast Surg Clin North Am. 2004;12(1):35–50.
26. Fedok FG. Primary rhinoplasty. Facial Plast Surg Clin North Am. 2016;24(3):323–35. https://doi.org/10.1016/j.fsc.2016.03.009.
27. Constantian MB. Differing characteristics in 100 consecutive secondary rhinoplasty patients following closed versus open surgical approaches. Plast Reconstr Surg. 2002;109(6):2097–111.
28. Ors S, Ozkose M, Ors S. Comparison of various rhinoplasty techniques and long-term results. Aesthet Plast Surg. 2015;39(4):465–73.
29. Sajjadian A, Guyuron B. Primary rhinoplasty. Aesthet Surg J. 2010;30(4):527–39; quiz 540
30. Gunter JP, Rohrich RJ. External approach for secondary rhinoplasty. Plast Reconstr Surg. 1987;80(2):161–74.
31. Lee M, Unger JG, Gryskiewicz J, Rohrich RJ. Current clinical practices of the Rhinoplasty Society members. Ann Plast Surg. 2013;71(5):453–5.

32. Rohrich RJ, Ahmad J. Rhinoplasty. Plast Reconstr Surg. 2011;128(2):49e–73e.
33. Foda HM. External rhinoplasty for the Arabian nose: a columellar scar analysis. Aesthet Plast Surg. 2004;28(5):312–6.
34. Aksu I, Alim H, Tellioglu AT. Comparative columellar scar analysis between transverse and inverted-V incision in open rhinoplasty. Aesthet Plast Surg. 2008;32(4):638–40.
35. Gunter JP. The merits of the open approach in rhinoplasty. Plast Reconstr Surg. 1997;99(3):863–7.
36. Smith O, Goodman W. Open rhinoplasty: its past and future. J Otolaryngol. 1993;22(1):21–5.
37. Zijlker TD, Adamson PA. Open structure rhinoplasty. Clin Otolaryngol Allied Sci. 1993;18(2):125–34.
38. Dayan S, Kanodia R. Has the pendulum swung too far?: trends in the teaching of endonasal rhinoplasty. Arch Facial Plast Surg. 2009;11(6):414–6.

第 24 章

自拍与鼻整形需求上升

Mehmet Emrah Ceylan, Can Cemal Cingi

24.1 引言

智能手机的增多带来了自拍数量的增加。自拍是一种类似于自画像的艺术形式，是 Instagram、Snapchat 和 Facebook(现名:Meta)等社交媒体平台的常用手段。在很大程度上,自拍正成为一面镜子,让人们在镜子中看到自己,并发现自己外表上的缺陷[1]。2016—2017 年,因希望在自拍中改善自己的容貌而咨询过整形外科医生的人数比例从 13%上升到 55%[2]。

无论是在现实生活中还是在社交媒体上,自拍都无处不在。大多数人可能都在某个时刻自拍过。有人统计,年轻一代中有些人一生中的自拍次数可能会超过 25 000 次[3]。

因此,“自拍文化”日渐成为全世界日常生活的主流。鉴于自拍文化的盛行,学者们开始调查这种流行现象的底层逻辑。以下两个话题在社会调查者中引起了相当大的关注:是什么推动了社交媒体上自拍数量的增加？哪些人发布的此类照片最多[4]？

Hall[5]在 2013 年为《每日电讯报》撰稿时指出,越来越多的年轻人选择自拍,而摒弃了摄影师的专业摄影。同时,记录家庭生活的摄影照片在年轻人中变得不那么受欢迎,取而代之的是自拍创作和数字相册的在线发布。这种变化导致传统照片不再被视为记录精彩瞬间的主要方式。事实上,Belk[6]认为,摄影有一种在社交媒体平台上进行交流和创造人设的功能。社交媒体和智能手机极大地促进了这种交流[7]。数字产品可以很容易地从计算机和智能手机中进行存储和检索[8]。令人惊讶的是,一项旨在为用户自拍提供在线存储空间的服务——“谷歌照片”，仅在一年的时间里就收到了大约 240 亿张自拍图片[9]。

Svelander 和 Wiberg[10]在一篇题为“自拍的实践”的文章中指出,自拍不仅仅是业余的摄影记录,更是作为自拍者自我欣赏和陶醉的一种方式。他们提出,自拍远非自我图像的直接捕捉,而是涉及个人、图像、社交媒体和智能手机等因素的相互作用。自拍除了图像捕捉,还包括其他活动,如查看不同人的自拍;获取自己的照片;在向他人展示照片之前对照片进行选择、编辑和修饰;以及揣测其他人会做出怎样的反应的心理活动等[4]。

自拍,又名摄影自画像,在短时间内,以其自身的优势成为一种重要的摄影流派仅在 2014 年的一年里,安卓设备就获得了 930 亿张自拍[11,12]。自拍摄影虽然很容易完成,但由于照片的视角问题,实际上会导致面部器官的渲染扭曲。最明显的结果是,鼻子看起来比实际的要大[13](图 24.1)。

24.2 自拍

自拍可以定义为一种自我摄影,往往通过智能手机或网络摄像头来完成,通常发布在社交媒体平台上供他人查看[14,15]。尤其是在年轻人中,自拍最近

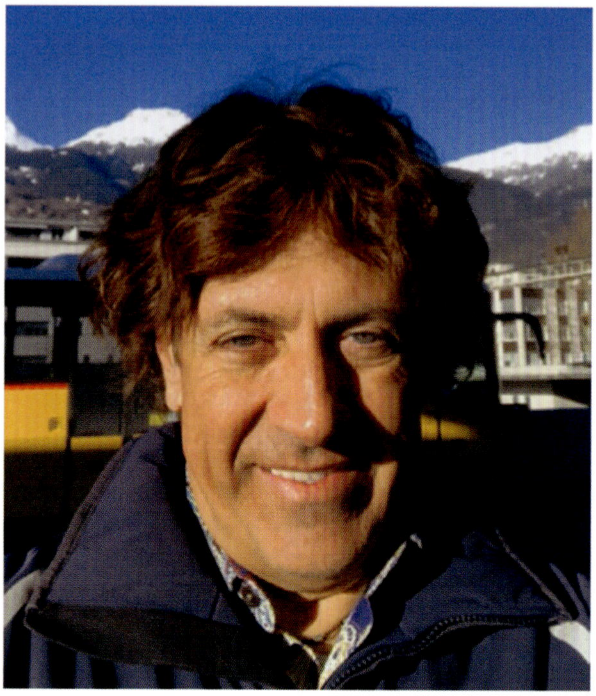

图 24.1 编辑自拍(CC)。

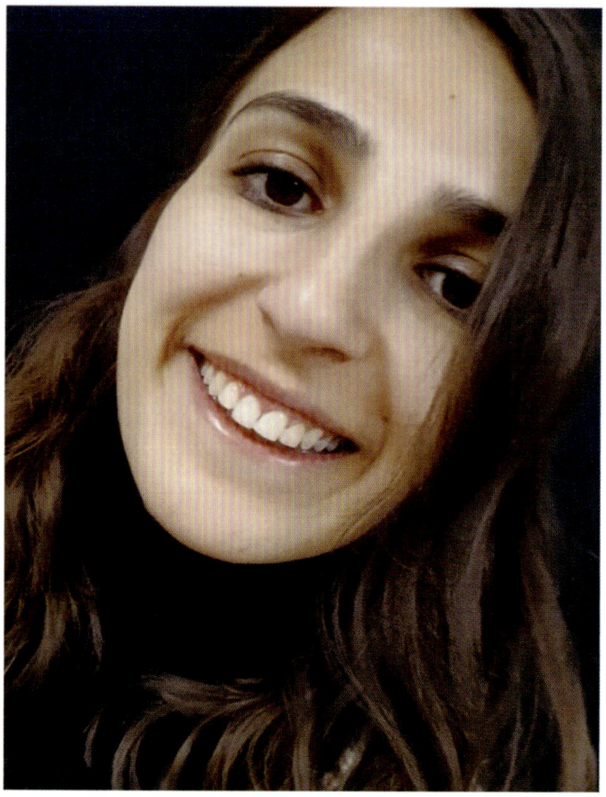

图 24.2 整形术后患者自拍。

越来越流行。一项关于自拍的调查显示,在 18~24 岁的成人中,98%的人曾经自拍过,其中 46%的人在调查的当天还进行过自拍[16]。自拍的高峰年龄段是人生的第三个十年。在这个人生阶段的人比青少年或老年人更加频繁地自拍和分享自拍[17]。尽管人们对在社交媒体上自拍和分享自拍的人的社会心理特征有了越来越多的了解[18-21],但对自拍的实际感受却不太清楚。事实上,自相矛盾的是,尽管人们热衷于自拍,但是自拍受到的主要评价似乎是负面的。Re 等[22]提供了实证数据来支持这一研究结果。这些研究人员的兴趣点在于自拍人群和观看自拍的其他人对自拍的看法有何不同。他们发现,与同一个人的传统照片相比,自拍带来了更多的负面评价。但是,由于该研究仅将此作为偶然发现,如果要解释此类发现的可能原因,则需要进行更进一步的研究。自拍经常受到负面评价的结果想必是与人们自拍的初衷相违背的。Pounders 等[23]的一项研究表明,自拍的人希望自己看起来更快乐或更迷人,从而在自我形象中展现出更积极的一面(图 24.2)。

几乎所有的年轻人都使用社交媒体,并经常自拍,这也可能会导致人们对自己外表的不满。相比之下,自我认同被认为是防止与外表相形见绌的潜在有益因素。一项研究着眼于两个问题:①在发布前,照片被修饰的程度如何(倾听他人评价和对外表不满的心理"投资"是相互关联的);②自我认同在多大程度上影响了社交媒体变量和对外表不满之间的相关性。受试者为 89 名澳大利亚男性和 95 名澳大利亚女性。结论是,无论是男性还是女性,在发布前修饰照片并高度关注他人的评价,都会导致对自己的长相更加不满。在发布前修饰自拍照片和担忧他人的反应是男性和女性对外貌不满的潜在危险因素[24]。

24.3 照片:从摄影角度分析自拍

自拍可能与移动设备和社交媒体有着特殊的联系,但本质上,自拍仍然是一种摄影类型。鉴于此,摄影理论中使用的分析工具(参数、构图和反射)也适用于分析自拍[25,26]。

尽管如此,哪怕是拍摄者有意为之,自拍通常也很难成为一件艺术品。相反,这是一种非正式的快照。快照是最常见的摄影创作类型。它们具有审美和社会性目的[27]。自拍是一种可以通过手势来实现交流的照片。一张自拍可以被理解为主体的一种行为,并带有"向大家展示我"的信息[25]。

24.4 自拍的历史

摄影师吉姆·克劳斯(Jim Krause)是第一个使用"自拍"这个术语的人,他早在 2005 年就这样做了[28]。这是有记录的比较早期的自拍案例。在 21 世纪初,Facebook 在各种社交媒体平台中占据了主导地位,当时自我肖像是其中 MySpace 的一个基础功能。凯特·洛斯(Kate Losse)指出,2006—2009 年,许多人把 Facebook 上那些 "经常在浴室镜子前拍摄的、乱开闪光灯的、业余的自拍照"视为品味低下的标志。在这一时期,Facebook 用户通常会选择一张更正式、更具有构图感、由另一个人站在远处拍摄的照片。2009 年,一家提供图像和视频存储服务的网站使用了"自拍"一词,指的是当时青年女性上传的数之不尽的自拍照[29]。Losse 认为,随着智能手机的技术进步,如 iPhone 4(从 2010 年开始),它配备了一个前置摄像头,以及图像编辑软件(尤其是 Instagram 和 Snapchat),使得自拍在 2010 年的早期成了一种潮流[30-32]。

24.5 自拍与鼻整形

如果用相机从非常近的地方(例如,30cm 外)拍摄面部照片,与其余面部特征相比,鼻子的面积大概增加了 30%。这种影响归因于视角太近产生的畸变。事物的外观会根据观察者与物体之间的距离变化而产生改变。因此,当近距离观察一座建筑时,它将比其他大小相同但距离观察者更远的建筑更大。但是,如果观察者位于相当远的地方(例如,1km 外),那么所有的建筑都将看起来大小相同[1]。

因此,将相机镜头放置在靠近面部的地方,会在所生成的图像中产生类似的失真。由于鼻子更靠近相机,所以它会被按比例放大。同样的,当镜头远离面部时,相对比例会更接近真实[1]。

靠近面部拍照也会使鼻子的宽度占整个面部宽度的比例增加。因此,实际的鼻子三维外观被照片歪曲了。目前还没有确定非常频繁地自拍是否会对求美者鼻整形术后的满意度有影响,以及这将如何影响临床决策。在自拍时要考虑镜头的垂直高度和水平位置,需要对这些情况进行更多的尝试[13]。

美国面部整形与重建外科学会(AAFPRS)报告称,在一项调查后,42%的外科医生表示,他们曾经遇到过患者进行整形手术的动机是使自己在社交媒体上的照片更有魅力[33]。

想要进行鼻整形术的求美者术前通常会自拍,并在自拍照上指出他们认为自己的容貌可以改进的地方。16~36 岁的患者尤其如此。实际上,只有少数求美者能够找到最适合自己的拍摄角度,但大多数人只能扭曲面部才能达到他们理想的外观[34]。在求美者中,面部不对称是很常见的。在过去,这种情况对许多人来说只是一个令人不快的惊喜。不同以往的是,通过自拍,许多年轻人越来越多地意识到他们面部特征的不对称。而在自拍流行以前,大多数人只会对自己鼻背驼峰不满。由于这些模式正在改变,自拍似乎加强了患者对自己面部特征的审视,而这种审视导致了人们对自己外貌的不满和对鼻整形需求的增加[32](图 24.3)。

男性审美的主要关注点是消除皱纹和避免秃顶,而女性则往往要求通过除皱和修饰眼睑并搭配合适的鼻子来显得更加年轻。最常用的美容方法是注射肉毒杆菌除皱、注射透明质酸填充剂、植发和鼻整形术[35]。对女性而言,除皱和鼻整形术是最常见的,其次是通过拉皮和眼睑手术进行皮肤修复。在这项调查中,这些类型的手术次数分别为 37 次、37 次、36 次和 34 次。2013 年的一项研究[35]将肉毒

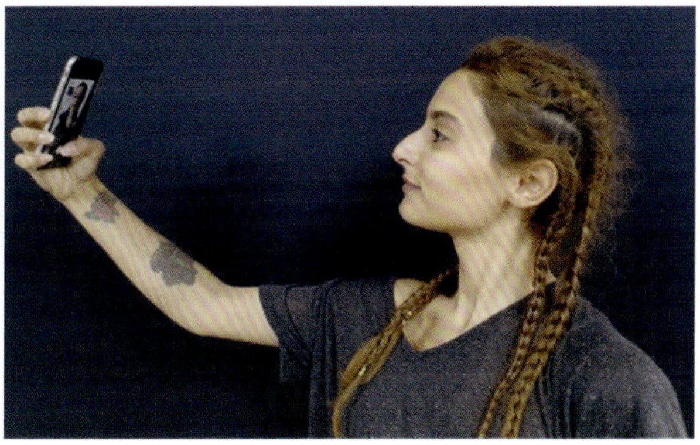

图 24.3 整形术前患者自拍。

杆菌素治疗皱纹确定为最常用的美容措施(348例),然后是注射填充物(187例)、表皮剥离/微磨皮(119例)和非切除的皮肤修复(106例)。

尽管这些非手术治疗很受欢迎,但鼻整形术("隆鼻")仍然是35岁以下男性和女性最常要求的手术,90%的男性和86%的女性都在寻求这种治疗[35]。

美容鼻整形术的目标包括:

- 鼻部尺寸的改变。
- 矫正解剖畸形。
- 恢复面部特征的平衡,整体外观更美观。
- 改善鼻尖。
- 减小鼻子上的驼峰。

虽然手术有可能会取得明显效果,但术前必须告知求美者合理预期的程度, 以及手术的局限性。鼻整形术不能解决自尊的问题,也不能给人一个理想的鼻子。如果求美者的期望值并不太高,一位经验丰富的整形外科医生进行手术,可以让大多数求美者对结果感到满意[36]。

总而言之,随着智能手机的兴起,自拍变得越来越流行。自拍作为一种可以满足在社交媒体平台上发布照片的方式在年轻人中尤其流行。然而,自拍并不局限于任何特定的年龄组或社会阶层。这种变化是在公众更加注重外表的背景下产生的。研究表明,无论在社交时还是在工作中,自我认知和对个人魅力重要性的认识都在增加[37]。社交媒体对个人的影响,尤其是对于青少年,不管是好是坏,都是根深蒂固的[38]。Facebook 和 Twitter 在这方面具有革命性的作用[38]。

尽管鼻整形术在技术上存在挑战,但它在未来很长一段时间内仍会盛行。根据个人需要定制手术的需求不但没有降低鼻整形的复杂性,而且意味着手术方法可以更加灵活。许多从业者认为,由于自拍和社交媒体的广泛应用,人们对鼻整形术的需求也在不断增加,这是因为人们对自己外貌的关注度越来越高。鉴于社交媒体发挥影响力的趋势越来越明显,发现鼻整形术,以及其他美容手术与自拍之间存在相互关联也许并不令人感到奇怪[32,36]。

(张汝祥 译)

参考文献

1. Belluz J. Selfie face distortion is driving people to get nose jobs. Updated 21 June 2018. https://www.vox.com/science-and-health/2018/3/1/17059566/plastic-surgery-selfie-distortion. Accessed 26 Mar 2019.
2. AAFPRS. Annual survey reveals key trends in facial plastic surgery. American Academy of Facial Plastic and Reconstructive Surgery, Inc.; 2018. https://www.aafprs.org/media/stats_polls/m_stats.html. Accessed 26 Mar 2019.
3. The selfie effect. https://facialplasticsurgery.wustl.edu/selfie. Accessed 26 Mar 2019.
4. Srivastava S, Upadhaya P, Sharma S, Gupta K. Exploring factors behind offline and online selfie popularity among youth in India. Front Psychol. 2018;9:1403. https://doi.org/10.3389/fpsyg.2018.01403. eCollection 2018
5. Hall, M. Family albums fade as the young put only themselves in picture. 2013. http://www.telegraph.co.uk/technology/news/10123875/Family-albums-fade-as-the-young-put-only-themselves-in-picture.html. Accessed 7 Mar 2017.
6. Belk RW. Extended self in a digital world. J Consum Res. 2013;40:477–500. https://doi.org/10.1086/671052.
7. Ibrahim Y. Instagramming life: banal imaging and the poetics of the everyday. J Media Pract. 2015;16:42–54. https://doi.org/10.1080/14682753.2015.1015800.
8. Belk R. Digital consumption and the extended self. J Mark Manag. 2014;30:1101–18. https://doi.org/10.1080/0267257X.2014.939217.
9. Gray R. What a vain bunch we really are! 24 billion selfies were uploaded to Google last year. 2016. http://www.dailymail.co.uk/sciencetech/article-3619679/What-vain-bunch-really-24-billion-selfiesuploaded-Google-year.html. Accessed 25 May 2017.
10. Svelander A, Wiberg M. The practice of selfies. Interactions. 2015;22:34–8. https://doi.org/10.1145/2770886.
11. Brandt R. Google divulges numbers at I/O: 20 bullion texts, 93 million selfies and more. Silicon Valley Business J. http://www.bizjournals.com/sanjose/news/2014/06/25/google-divulges-numbers-at-i-o-20-billion-texts-93.html. Published 25 June 2014. Accessed 6 Dec 2017.
12. Diefenbach S, Christoforakos L. The selfie paradox: nobody seems to like them yet everyone has reasons to take them: an exploration of psychological functions of selfies in self-

presentation. Front Psychol. 2017;8:7. https://doi.org/10.3389/fpsyg.2017.00007.
13. Ward B, Ward M, Fried O, Paskhover B. Nasal distortion in short-distance photographs: the selfie effect. JAMA Facial Plast Surg. 2018;20(4):333–335. https://doi.org/10.1001/jamafacial.2018.0009. Accessed 26 Mar 2019.
14. Sorokowski P, Sorokowska A, Oleszkiewicz A, Frackowiak T, Huk A, Pisanski K. Selfie posting behaviors are associated with narcissism among men. Pers Individ Dif. 2015;85:123–7. https://doi.org/10.1016/j.paid.2015.05.004.
15. Krämer NC, Feurstein M, Kluck JP, Meier Y, Rother M, Winter S. Beware of selfies: the impact of photo type on impression formation based on social networking profiles. Front Psychol. 2017;8:188. https://doi.org/10.3389/fpsyg.2017.00188. eCollection 2017
16. Katz JE, Crocker ET. Selfie and photo messaging as visual conversation: reports from the United States, United Kingdom and China. Int J Commun. 2015;9:1861–72. http://ijoc.org/index.php/ijoc/article/view/3180/1405
17. Dhir A, Pallesen S, Torsheim T, Andreassen CS. Do age and gender differences exist in selfie-related behaviours? Comput Hum Behav. 2016;63:549–55. https://doi.org/10.1016/j.chb.2016.05.053.
18. Weiser EB. #Me: narcissism and its facets as predictors of selfie-posting frequency. Pers Individ Differ. 2015;86:477–81. https://doi.org/10.1016/j.paid.2015.07.007.
19. Sung Y, Lee JA, Kim E, Choi SM. Why we post selfies: understanding motivations for posting pictures of oneself. Pers Individ Differ. 2016;97:260–5. https://doi.org/10.1016/j.paid.2016.03.032.
20. Barry CT, Doucette H, Loflin DC, Rivera-Hudson N, Herrington LL. “Let me take a selfie”: associations between self-photography, narcissism, and self-esteem. Psychol Pop Media Cult. 2017;6:48–60. https://doi.org/10.1037/ppm0000089.
21. Wang R, Yang F, Haigh MM. Let me take a selfie: exploring the psychological effects of posting and viewing selfies and groupies on social media. Telematics Informatics. 2017;34(4):274–83. https://doi.org/10.1016/j.tele.2016.07.004.
22. Re DE, Wang SA, He JC, Rule NO. Self indulgence: self-favoring biases in perceptions of selfies. Soc Psychol Personal Sci. 2016;7:1–9. https://doi.org/10.1177/1948550616644299.
23. Pounders K, Kowalczyk CM, Stowers K. Insight into the motivation of selfie postings: impression management and self-esteem. Eur J Market. 2016;50:1879–92. https://doi.org/10.1108/EJM-07-2015-0502.
24. Lonergan AR, Bussey K, Mond J, Brown O, Griffiths S, Murray SB, Mitchison D. Me, my selfie, and I: the relationship between editing and posting selfies and body dissatisfaction in men and women. Body Image. 2019;28:39–43. https://doi.org/10.1016/j.bodyim.2018.12.001. Epub 2018 Dec 17
25. Frosh P. The gestural image: the selfie, photography theory, and kinesthetic sociability. Int J Commun. 2015;9:1607–28.
26. Musil B, Preglej A, Ropert T, Klasinc L, Babič NČ. What is seen is who you are: are cues in selfie pictures related to personality characteristics? Front Psychol. 2017;8:82. https://doi.org/10.3389/fpsyg.2017.00082. eCollection 2017
27. Batchen G. Snapshots. Photographies. 2008;1:121–42. https://doi.org/10.1080/17540760802284398.
28. Krause J. Photo idea index. HOW Books. 2005. p. 148. ISBN-10: 158180766X. https://www.amazon.com/Photo-Idea-Index-Jim-Krause/dp/158180766X.
29. Harrod H. The world's photo album, London. Sunday Telegraph; March 22, 2009; 18. Accessed 20 Nov 2013.
30. Losse K. The return of the selfie. The New Yorker. 2013;5
31. Selfie. Wikipedia. https://en.wikipedia.org/wiki/Selfie. Accessed 5 June 2016.
32. Özgür E, Muluk NB, Cingi C. Is selfie a new cause of increasing rhinoplasties? Facial Plast Surg. 2017;33(4):423–7. https://doi.org/10.1055/s-0037-1603781. Epub 28 July 2017
33. American Academy of Facial Plastic and Reconstructive Surgery (AAFPRS). Annual survey unveils rising trends in facial plastic surgery. https://www.aafprs.org/media/stats_polls/m_stats.html. Published 26 Jan 2017. Accessed 6 Dec 2017.
34. A picture-perfect nose job: how the selfie is boosting demand for plastic surgery. http://qz.com/303917/a-picture-perfect-nose-jobhow-the-selfie-is-boosting-demand-for-plastic-surgery/. Accessed 5 June 2016.
35. Annual AAFPRS survey finds. ‘Selfie’ trend increases demand for facial plastic surgery: survey shows increase in cosmetic procedures in the under 30 set. Annual AAFPRS survey. New York: PR Newswire Association LLC; 2014. http://search.proquest.com/docview/1505451701?accountid=16369. Accessed 5 June 2016.
36. Are people getting rhinoplasty for the perfect “selfie”? http://www.bostonrhinoplastycenter.com/blog/people-getting-rhinoplastyperfect-selfie Accessed 5 June 2016.
37. Ngo C. Surgery in the sselfie age. The Express. News Limited; Liverpool, New South Wales; July 7, 2015. http://search.proquest.com/docview/1694003650?accountid=16369. Accessed 5 June 2016.
38. Sunday online, Monday print: Posting to Facebook? Consider skipping the bikini selfie. Bangor Daily News, Bangor Publishing Company, United States; March 28, 2014. http://search.proquest.com/docview/1511119212?accountid=16369. Accessed 5 June 2016.

第 25 章

大翼软骨成角畸形的评估及整复

Aret Çerçi Özkan, Cemal Cingi, Regan Thomas

25.1 引言

俗话说“掌握了鼻尖,就掌握了隆鼻术”。鼻尖修复被认为是鼻整形术中最难的部分。

25.2 以临床为导向的鼻翼软骨解剖

鼻尖主要由大翼软骨构成。自然的凸面、凹面和角度构成了每一个大翼软骨独特的解剖结构。这些软骨由附件支撑,包括鼻外侧软骨和鼻翼软骨之间的软骨间韧带、外侧脚和梨状孔之间的籽骨纤维肌肉组织、内侧脚和鼻中隔尾侧端之间的间质疏松结缔组织、脚间韧带和 Pitanguy 软骨韧带[1,2]。大翼软骨可以分为 3 个脚(内侧脚、中间脚和外侧脚),每个脚由两部分组成,并用不同的连接线分开。内侧脚分为小柱和足板段,中间脚分为穹隆和小叶部分,外侧脚分为外侧脚和副软骨环。内侧脚和中间脚之间的交界处称为小柱小叶连接。小叶和穹隆段间的交界称为内侧膝。中间脚和外侧脚之间的交界称为穹隆顶交界处,即为外侧膝[3]。

由于大翼软骨存在多种畸形,鼻尖修复较为复杂。这些畸形中最具挑战性之一的是大翼软骨的几个部分间存在不恰当、异常和抵抗的角度。这些成角畸形大多数位于节段和脚之间的连接线上。它们可以表现为任何交界处的单侧畸形、同一交界处的双侧畸形或不同交界处的双侧畸形。

25.3 大翼软骨成角畸形的类型

足板和小柱节段之间的成角畸形构成发散足板畸形,已更名为 A A.D.型。这种类型的成角畸形导致足板向外脱出。它们多为双侧交替出现(图 25.1)[4]。

鼻小柱和小叶交界处的成角畸形导致发散角增加,穹隆彼此分开,视觉上造成宽大和矩形的鼻尖,已被重新命名为 B A.D.型[4]。这些类型的成角畸形通常也是双侧的。发散角扩大会增加穹隆间的距离,从而导致典型的四方鼻(图 25.1)。

小叶和穹隆段之间的成角畸形可能在穹隆的内侧膝形成非常有抵抗力的锐角,多为单侧,并导致穹隆内侧扭曲(图 25.1)。这种类型的成角畸形被命名为 C A.D. 型[4]。无论程度如何,内侧膝形成任何角度都被视为畸形,因为在正常解剖中,内侧膝在该区域呈圆形弯曲而没有任何角度。

穹隆节段和穹隆外侧脚交界处的成角畸形可能会导致外侧脚异常凹陷和形成挤压的尖端(图 25.1)。这种类型的成角畸形已被重新命名为 D A.D. 型[4]。

也有异常角度不位于大翼软骨交界线上。这些被称为与交界线不匹配的成角畸形。其中之一是小柱段的角度扭曲,一般为双侧,但不是交替的。在这种类型的成角畸形中,异常角的顶点可能在内侧指向对面的内侧脚,也可能在外侧指向鼻孔。如果是双侧的,相邻的补偿原则遵循路径与第一个平行,

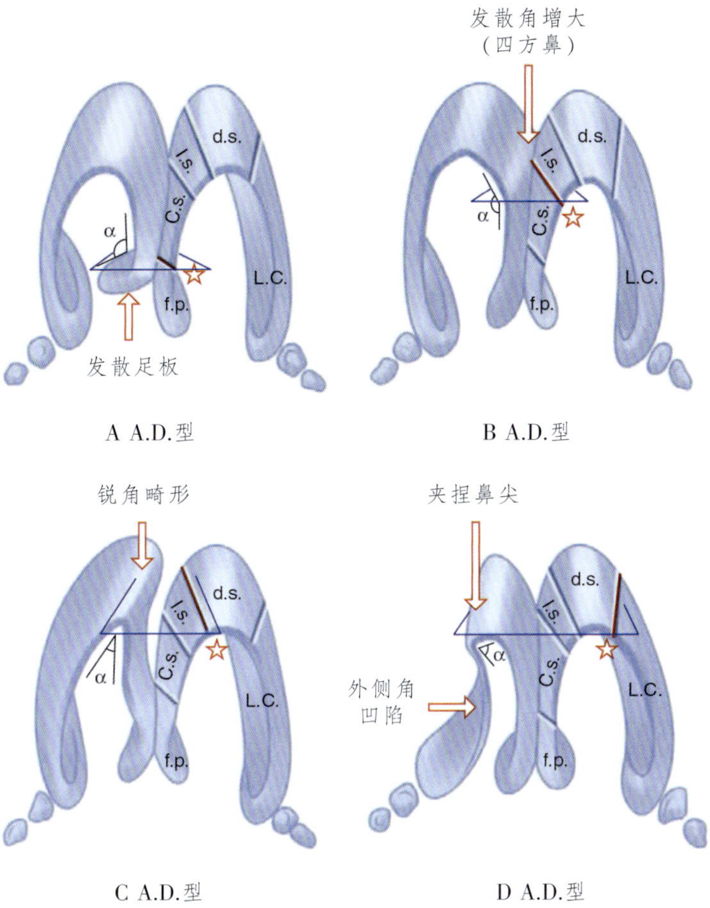

图 25.1　成角畸形(A.D.)位于大翼软骨(LLC)节段和各脚之间的交界线上。α 角显示特定的成角畸形。图像显示所有成角畸形在右侧 LLC,并与左侧交界线上正常的 LLC 进行比较。左侧 LLC 上的红线和红星表示与每种畸形相匹配的特定交界线。f.p.,踏板;C.s.,小柱段;l.s.,小叶段;d.s.,穹隆段;L.C.,外侧脚。

并且这些双侧角的顶点会指向同一侧(图 25.2)。由于其呈“S”形,我们称之为 S A.D.型。这种畸形在鼻小柱的任何地方都可能出现[4]。

另一种与交界线不匹配的成角畸形为外侧脚向外弯曲,通常发生于外脚中部。在这种畸形中,在一侧或两侧距穹隆 10mm 的位置产生由致密、增厚的区域形成的侧翼凸起。在前后位和基底位可以看到双侧鼻翼外侧凸度形成尖端梯形的构造。John Tebbetts 之前提到过这种类型的畸形[5],因此,我们将其重命名为 T A.D. 型(图 25.2)。无论程度如何,外侧脚形成任何角度都被视为畸形,因为在正常解剖学中,整个外侧脚全长都是轻微凸起或笔直的而没有任何角度。

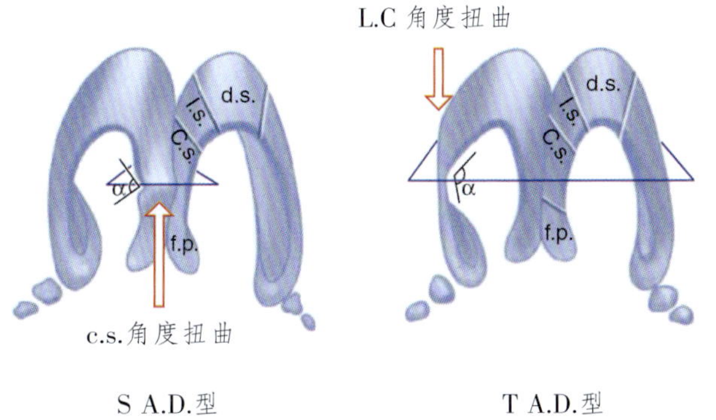

图 25.2　成角畸形(A.D.)不位于 LLC 节段和各脚之间的交界线上。α 角显示特定的成交畸形。f.p.,踏板;C.s.,小柱段;l.s.,小叶段;d.s.,穹隆段;L.C.,外侧脚。

25.4 我们为什么需要对成角畸形进行分类?

掌握事件或事物的分类,可以帮助更好地理解事件或事物。分类能使我们构建算法,针对事件时使用通用语言,并通过通用的语言、统一标准化的方式共享和讨论数据。Hunter 在其文章中建议,“选择合适的类别对分类系统的成功十分重要”[6]。对我们而言,依据角度与解剖交界线的关系对鼻翼软骨成角畸形进行分类最为合适。因此,我们根据成角畸形在几条交界线上的情况对其进行了分类。成角畸形的这种分类便于识别畸形和制订手术计划。有时不同种类的成角畸形可能同时出现，此时可根据该分类法分别、单独处理每个畸形，从而将复杂的成角畸形清晰化，避免混淆。

根据大翼软骨节段与各脚的交界线的分类是从不同角度对成角畸形进行的整体分类，它通过将前面描述的每一种畸形加上 C 型畸形而将其固定在同一个解剖层面上，形成了以前从未提到过的新概念，补充、完善了分类方法。

25.5 成角畸形的原因

成角畸形的成因发生在胚胎时期。在胚胎发育的第 5 周，上颌突向内侧生长导致鼻囊向内侧移位[7]。在此移位过程中，还观察到两个鼻囊轻微地向内侧旋转。如旋转不足可导致发散角增大，从而导致四方鼻，即 B A.D.型。

嗅窝周围有两个外胚层覆盖的间充质肿块，即内侧鼻突和外侧鼻突。合并的内侧鼻突形成鼻尖、鼻小柱、人中和完整的上唇。外侧鼻突开始与上颌突融合形成外侧鼻[7]。内侧和外侧鼻突融合可能导致穹隆交界处的成角畸形，从而可能导致外侧脚凹陷和鼻尖收缩，即为 D A.D.型。

内侧鼻突向外侧扩张可导致鼻孔被压缩成狭缝状[7]。这种压缩有时会导致足板过度发散，即 A A.D.型。

S A.D. 型很可能与任何水平的内侧脚或中脚间软骨无力有关。对我们而言，这些假设是对畸形形成最合理的解释，然而仍需要进一步澄清。

25.6 成角畸形的修复技术

25.6.1 A A.D.型（发散足板）

在描述鼻翼基底手术时，Guyuron 没有单独提到足板的角度，而是将这一区域命名为鼻小柱基底部，并将足板与足板之间的肌肉纤维和软组织一起描述为一个整体。他将鼻小柱基底部畸形分为四类，并将鼻中隔尾侧段畸形、上颌骨嵴突畸形、足板畸形和软组织畸形归为一类[8]。处理发散足板的基本原则是根据尖端的突出程度进行处理。如果患者鼻小柱基底部存在尖端过度突出和足板发散，则需对部分外侧足板进行切除。如果无尖端过度突出或正常，则无须切除足板[9]。

足板对合采用 U 形缝合[4]（图 25.3）。在术后晚期，使用可吸收缝合线可能出现鼻小柱增宽的现象，使用非可吸收缝合线也应考虑这一问题，预防的方法是在足板的黏膜上进行双侧刺切口。该法将线结深埋，可防止线结向外穿透黏膜、突入鼻孔。

25.6.2 B A.D.型（四方鼻）

术语“四方”一词在整个文献中以各种方式被使用。Sheen 将四方鼻尖描述为方形鼻底，外侧膝的角度最多高达 90°，其与中间脚之间的宽角相关[10]。Rohrich 和 Adams 将四方鼻分为 3 类，并将穹隆弧的宽度作为该分类的标准。根据这种分类，如果外侧膝的角度>30°，但穹隆弧度正常（≤4mm），则称之为Ⅰ型四方鼻。如果外侧膝的角度正常（<30°），但穹隆弧度变宽（>4mm），则称为Ⅱ型四方鼻。如果外侧膝的角度和穹隆弧度均增宽，则称为Ⅲ型四方鼻[11]。Constantian 和 Hanover 认为，外侧脚位置不正存在于大多数四方鼻的病例中，而外侧角位置正常的情况下则很少出现四方鼻[12]。

手术目标是重新定位鼻尖定义点，使穹隆成角度，并重塑外侧脚。如畸形较轻，建议使用保守和非破坏性方法。保守的方法包括头部修剪（降低鼻尖丰满度并缩短鼻尖定义点之间的距离）、软骨评分（仅限于外侧脚的前部）、横向切取[13]、内侧脚固定缝合（两侧中间脚头端分叉点之前的边界处）[5]，以及用于恢复和把握四方鼻鼻尖突出度和旋转的不同缝合技术[14–17]，这些方法有助于矫正畸形。

但对于严重的四方鼻 B 型成角畸形，矫正方式是将小柱小叶交界处的大翼软骨全层切断，然后将中间脚小叶部分向下 3~4mm，与内侧脚的小柱段重叠。接着用 6/0 PDS 缝线缝合近端小叶段和远端小柱段。这种方法使穹隆彼此靠近，从而使四方的外观得以纠正。此外，重叠的小叶软骨加强了鼻小柱的稳定性。此外，添加帽状移植物、贯穿穹隆和穹隆内缝合共同完成鼻尖修复（图 25.4）[4]。资深的作者总是更喜欢通过垂直穹隆分割技术，完整地保留

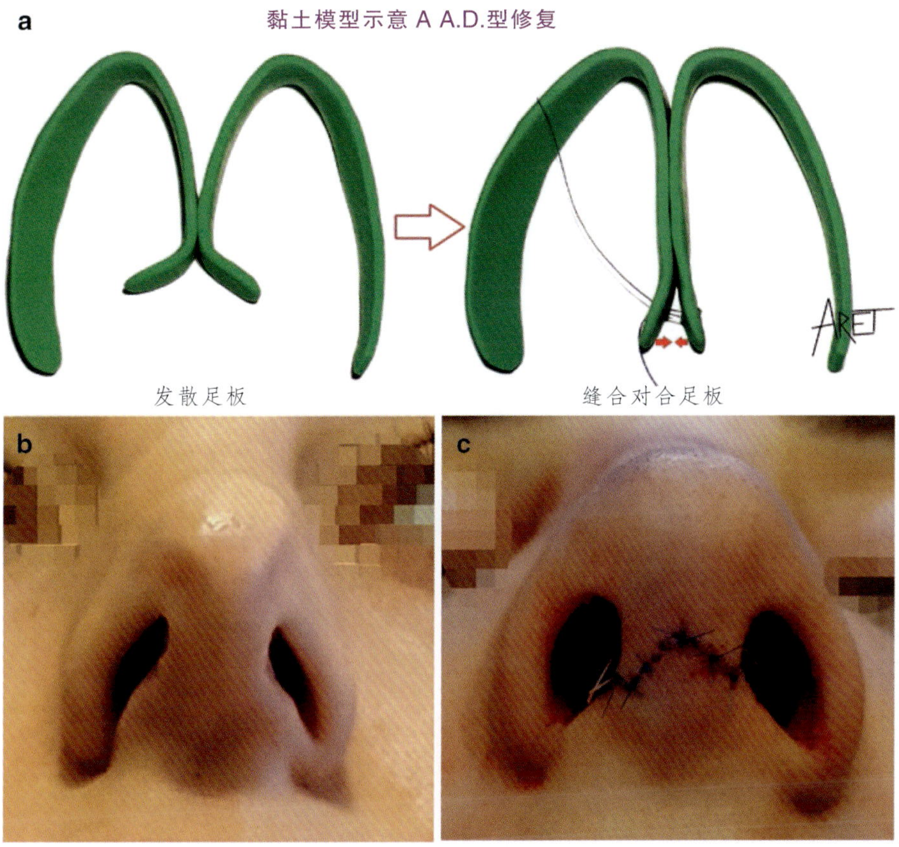

图 25.3　(a)黏土模型示意 A A.D.型修复过程。(b)A A.D.型术前底面观。(c)A A.D. 型术后即刻底面观。

小叶部分并将它们向下滑动，而不是切掉它们[18-21]。

1957 年，Goldman 首次描述了穹隆分割技术，此后该技术得到了广泛的应用和改进。在这项技术中，他将鼻翼软骨从穹隆外侧分开并将它们缝合到内侧脚，有效地形成了三角形的尖端[13]。尽管鼻尖可能会对称恢复且大多效果满意[20,21]，但因其是一种破坏性手术，无法预测所有个体的最佳恢复时长，可能出现的问题包括圆锥形鼻尖、鼻翼回缩、波浪形成、伴有鼻尖夹捏的鼻翼边缘塌陷、形成鼻尖定义点，以及鼻尖定义点向头侧的旋转度增加，进而鼻尖下小叶的高度增加[13,22]。因此，对于四方鼻的修复，不建议采用分裂穹隆等激进的方式，而是建议手术干预内侧鼻小柱，这个区域相对穹隆更加安全。这种干预通过横向切取使未受破坏且完整的鼻翼软骨构造出一个新的穹隆，手术安全且恢复时长更好被预测。在 B A.D.型病例中，3~4mm 的重叠可能会导致双侧黏膜向鼻孔外翻。这些多余的黏膜应仔细楔形切除并缝合。由于黏膜切除是一种不可逆的手术，因此应谨慎地在修复的最后阶段进行。这些内侧重叠和切除肯定会在一定程度上减少鼻孔的前后直径，通常会提供更好的外观。通常需要在中脚之间保持正常的发散角，以保持两个不同的尖端定义点。消除中脚之间的发散角和过度减小穹隆间距离的技术通常会产生一个单一的、非解剖学尖端定义点[5]。

25.6.3 C A.D.型(膝内侧锐角)

矫正 C A.D.型时，在小叶和穹顶段之间异常角度的顶点全厚度切断大翼软骨，然后分离并重叠近穹隆顶向下 1mm 和小叶段内侧的黏膜，这样就消除了阻力角。在简单而适当的侧向切取后，角度偏向内侧并隐藏在小柱内，支撑移植物固定。最后经穹隆和穹隆间缝合、添加帽状移植物，鼻尖修复完成(图 25.5)[4]。

25.6.4 D A.D.型(夹捏鼻尖和鼻翼凹陷)

矫正 D A.D.型鼻尖收缩和鼻翼凹陷可通过直接切除异常角度，然后对外侧脚进行反向成形术来

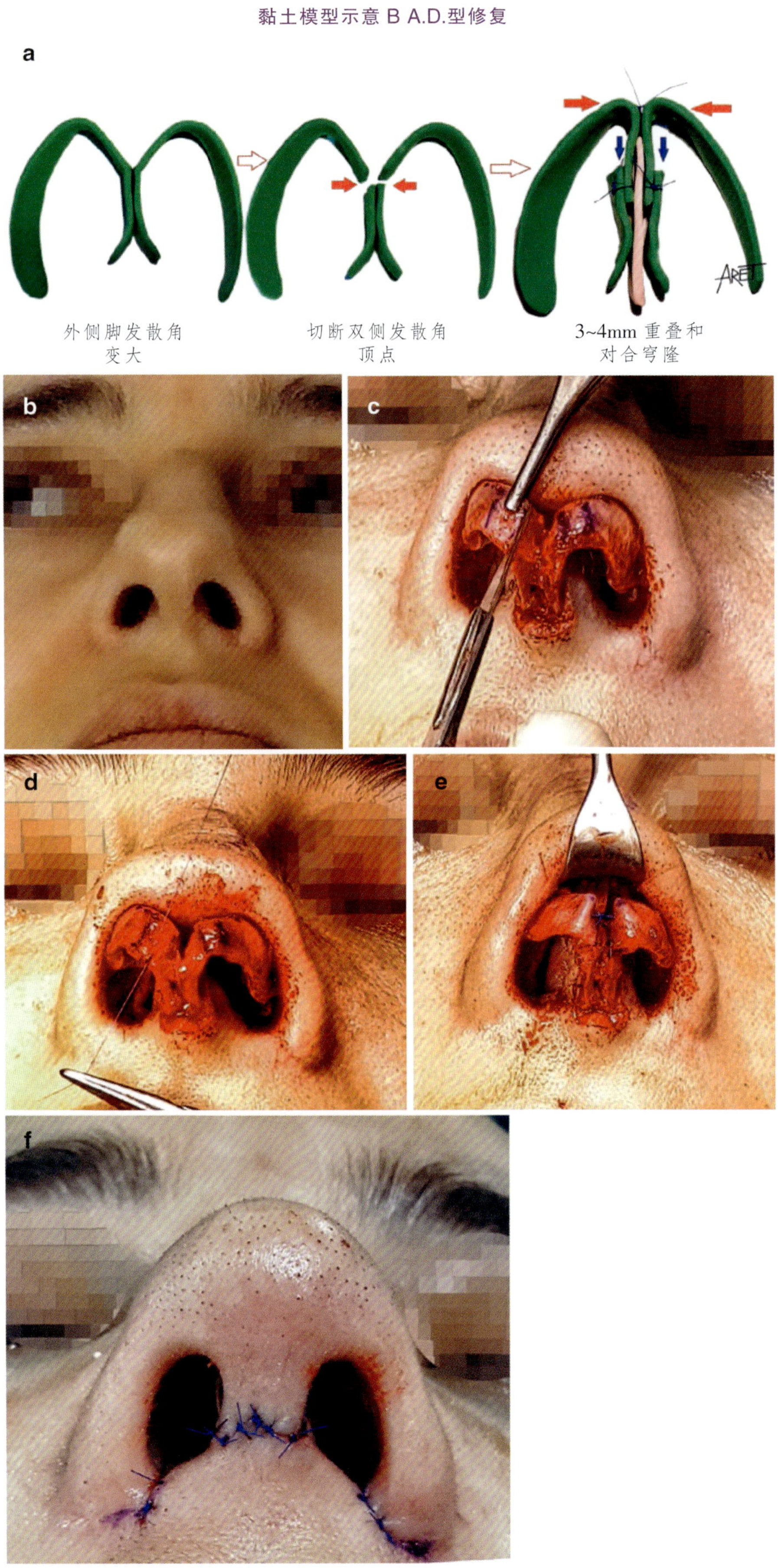

图 25.4 (a)黏土模型示意 B A.D.型修复过程。(b)B A.D.型术前底面观。(c)切断发散角。(d)重叠大叶和小柱节段。(e)横向切取后经穹隆和穹隆间缝合。(f)B A.D.型术后底面观。

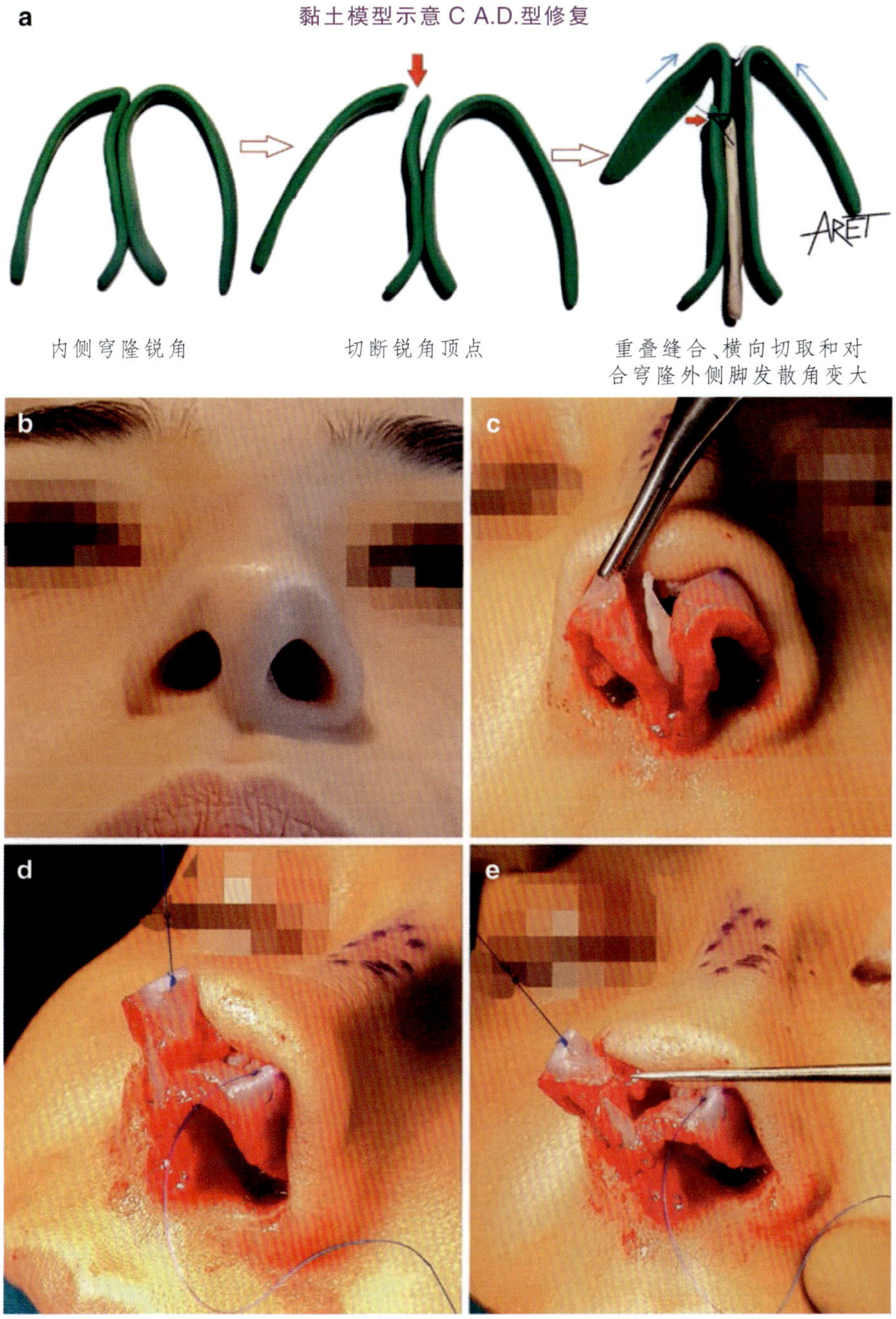

图 25.5　(a)黏土模型示意 C A.D.型修复过程。(b)C A.D.型术前底面观。(c)C A.D.型术前观。(d)成角畸形角度偏向内侧与横向切取。(e)切断发散角。(待续)

进行[23–25]。翻转而不是切除多余的头部外侧脚[3]或通过双侧伪装移植物增加凹陷的外侧脚也可以恢复畸形。在本系列中,专家通常更喜欢后一种选择(图 25.6)[4]。

在大多数其他成角畸形中,不对大翼软骨的头部进行切除,而是切下外侧脚头部多余的部分并将其置于外侧脚下方[26,27]。然而,在 D A.D.型病例中,切除外侧脚头部多余的部分大大减少了凹度,另外头部多余部分被用作外侧脚上的嵌体移植物可以掩饰剩余的凹面(图 25.6)。

在无法解决外侧脚凹陷的情况下,也可以使用外侧脚支撑移植物。将外侧角支撑移植物置于前庭侧时,可获得稳定而隐形的支撑[28]。

25.6.5 S A.D.型(S 形鼻小柱畸形)

修正 S A.D.型主要针对异常角度的阻力程度。如果它不是很有抵抗力,只需用一块耐用的支撑移植物来支撑就足以解决这个问题,因为支撑物可以

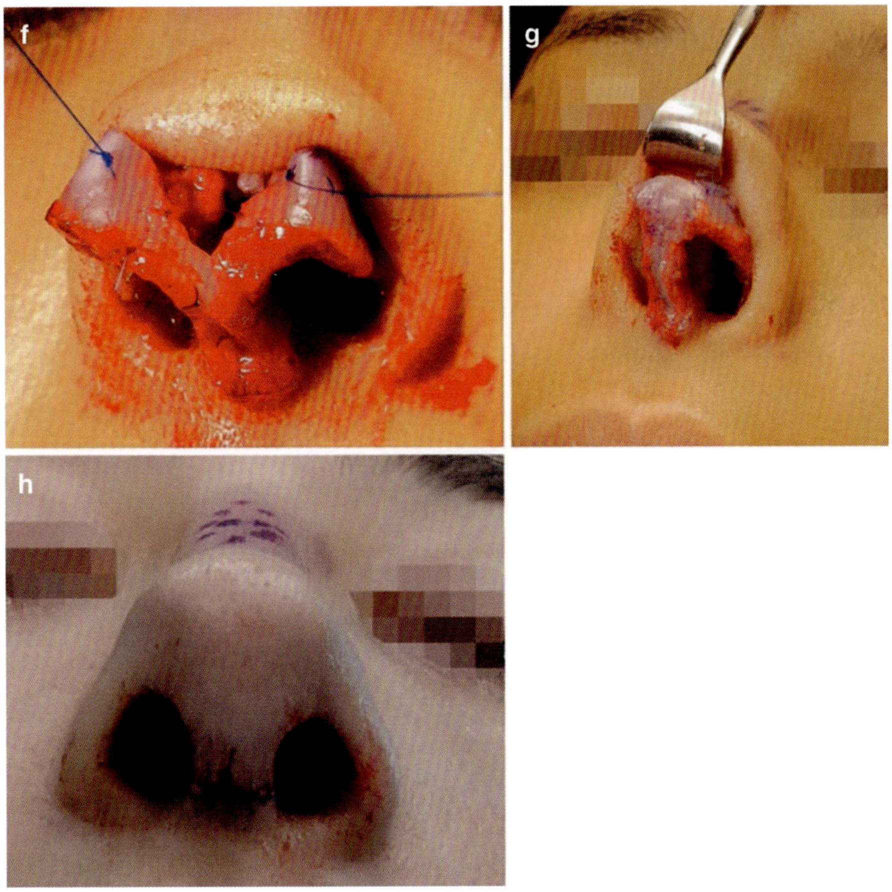

图 25.5(续) (f)重叠大叶和小柱节段。(g)贯穿穹隆和穹隆内缝合，添加帽状移植物。(h)C A.D.型术后底面观。

纠正小柱部分的角度。然而，如果异角僵硬或难以通过支撑移植物的简单支撑来矫正，那么建议通过切割异角的顶点并重叠小柱段的近端和远端部分来打破阻力(长度为 1~2mm)，少量剥离小柱近端黏膜，并用 6/0 PDS 缝线缝合边缘。近端和远端部分重叠使阻力和角度消失，因此可以很好地矫正畸形(图 25.7)[4]。这种 1~2mm 的重叠一般不会缩短鼻小柱的高度，因为几何学中三角形两边之和大于第三边。如果把正常的鼻小柱高度和构成异常角度的两边看成一个三角形，那么构成异常角度的两条射线的长度之和就会大于正常的小柱高度。尽管如此，即使鼻小柱缩短，也可以通过稍微增加横向切取来补偿。然后，一块耐用的浮动支撑移植物和经穹隆和穹隆间缝合重塑鼻尖。如果不治疗这些类型的成角畸形，可能会使小柱扭曲或可能将支撑移植物移向对侧，导致术后或术后晚期的不对称或偏差。

25.6.6 T A.D.型(鼻翼侧凸)

Tebbetts 提到了 T A.D.型的修复。他建议，如果其存在于双侧并且位于穹隆点外侧超过 5~6mm，则最好使用跨越脚的缝合线来矫正外侧鼻翼凸起。偶尔，侧翼凸起发生在穹隆外侧 5mm 以内。在这个位置上，纵横交错缝合通常可以矫正畸形。罕见的单侧鼻翼外侧凸起需要从外侧鼻翼凸起到鼻中隔的单侧脚跨越缝合[5]。小腿外侧跨越缝合可能导致外部瓣膜功能障碍和鼻翼收缩[29]。这就是为什么专家们更喜欢切向切割导致的畸形角度，而不是在没有重叠的情况下首尾相接地接近外侧脚的切割边缘(图 25.8)[4]。

所有上述修复都可以使用帽状或盾状移植物。使用这些移植物的主要目的是增加鼻尖表现度。我们所有的成角畸形病例都使用了帽状移植物。B 型、C 型和 S 型成角畸形可能需要额外加强鼻尖，

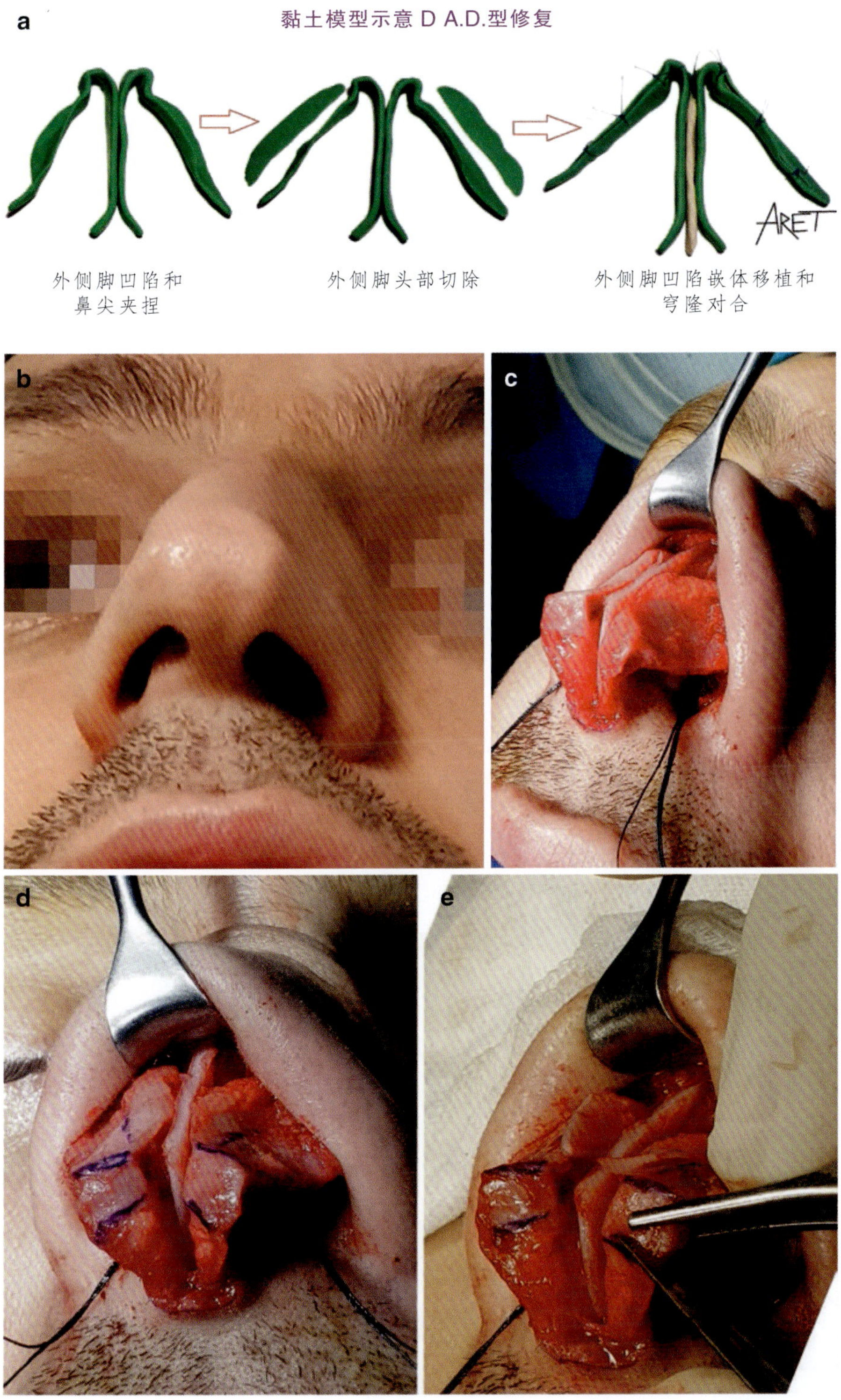

图 25.6　(a)黏土模型示意 D A.D.型修复过程。(b)D A.D.型术前底面观。(c)D A.D.型术前观。(d)设计缩短鼻小柱节段(特别适合鼻尖过长的患者)。(e)切断发散角(特别适合鼻尖过长的患者)。(待续)

因为在修复过程中软骨重叠可能会导致鼻尖消失。由于 A 型、D 型和 T 型成角畸形不需要重叠软骨,因此不会影响鼻尖。如果帽状移植物放置得当,则可以更好地定义鼻尖。压碎的软骨或软组织可以掩饰帽状移植物。筋膜是另一种替代方法,可以掩盖微小的不规则鼻尖。对于初鼻患者,只有当其鼻部皮肤很薄或被太阳晒伤时,才有使用筋膜的必要性。如果采取了所有预防措施后仍能看到移植物,则需要使用填充剂。我不会对没有做过鼻整形手术的患者使用填充剂,除非矫正初次或二次鼻整形术

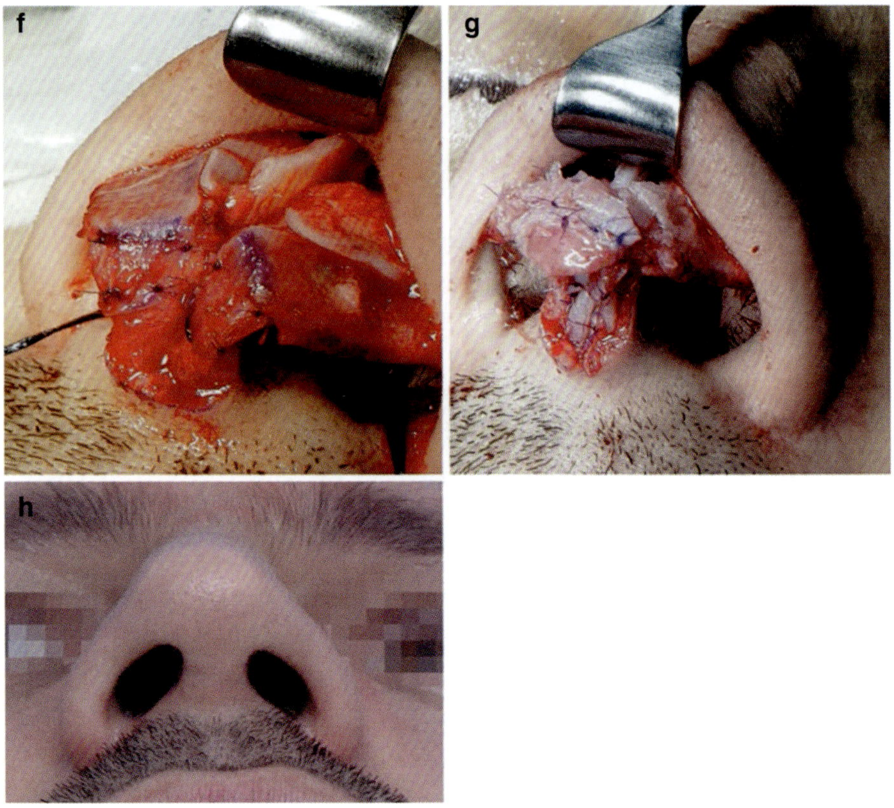

图 25.6(续) (f)重叠大叶和小柱节段(特别适合鼻尖过长的患者)。(g)凹陷部分用压碎的软骨和帽状移植物掩盖。(h)D A.D.型术后观。

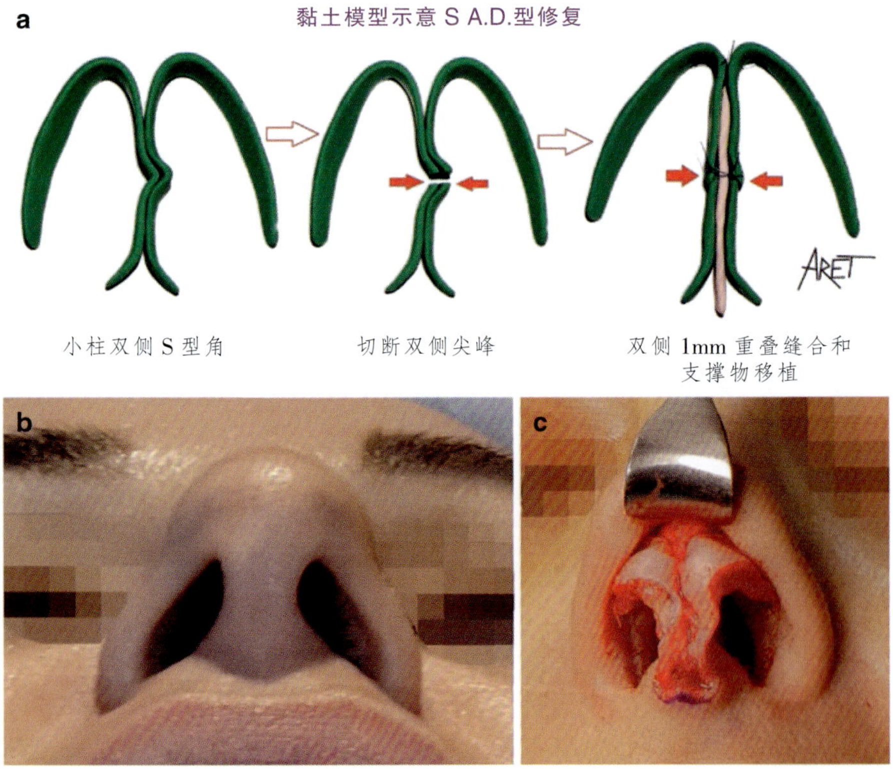

图 25.7 (a)黏土模型示意 S A.D.型修复过程。(b)S A.D.型术前底面观。(c)S A.D.型术前观。(待续)

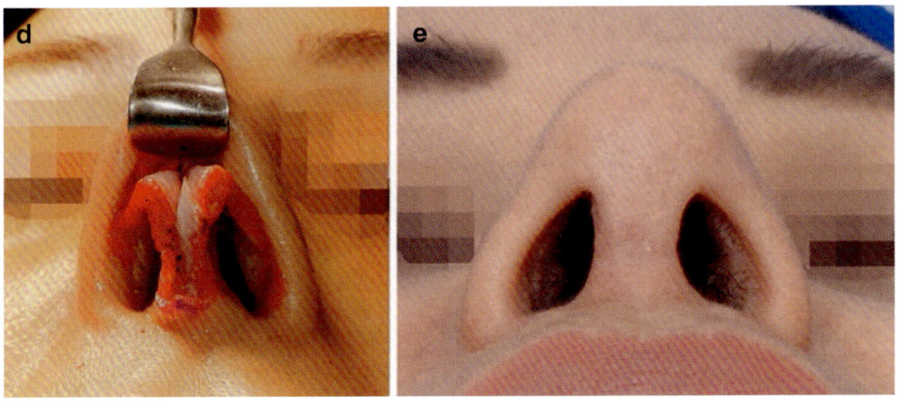

图 25.7(续)　(d)通过重叠、支撑物移植和贯穿穹隆和穹隆内缝合纠正畸形。(e)S A.D.型术后观。

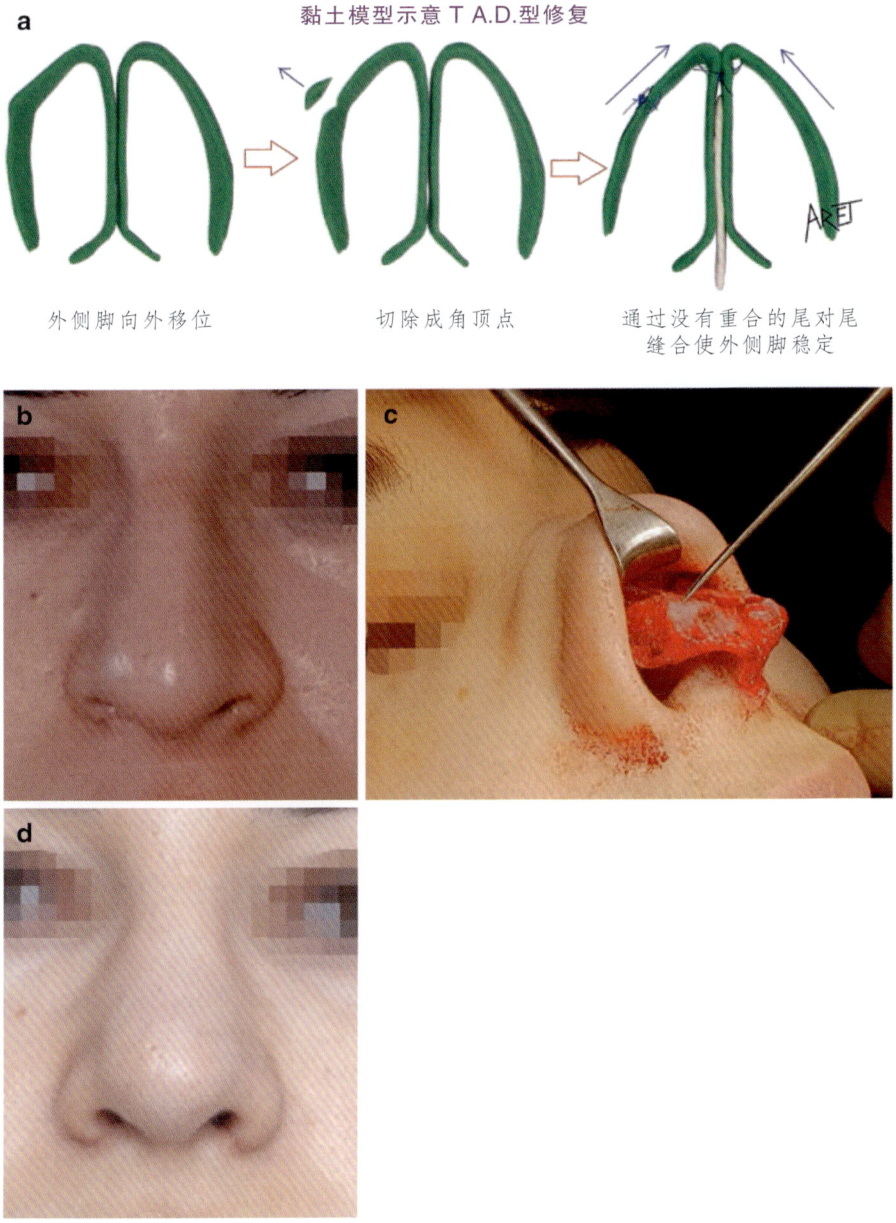

图 25.8　(a)黏土模型示意 T A.D.型修复过程。(b)T A.D.型术前正面观。(c)S A.D.型术前观。(d)T A.D.型术后正面观。

引起微小畸形，我才会很谨慎地使用透明质酸。填充剂并非完全无害，它可能会导致并发症，如超敏反应、感染，以及重要血管的栓塞。我通常会在帽状移植物边缘的中点垂直于亚SMAS层区域做穿刺，然后回抽并等待4~5秒以确定是否扎到血管；如果没有回血，我会在移植物边界周围滴入填充剂并轻轻推动，直到移植物不再明显可见。

最近使用支撑移植物的必要性成为争论的话题，有文献表明，使用支撑移植物是多余的[30]。但是，设计优良的鼻小柱支撑移植物可使鼻小柱表现度增加，以及鼻小柱延长[31]。我喜欢在所有隆鼻病例中使用支撑移植物。此外，在具有B型、C型和S型成角畸形的病例中，必须使用支撑移植物，因为在这些病例中，内侧脚经多次切断和重叠后，支撑移植物是成角顶点处的主要支撑物。不推荐在不使用支撑移植物的情况下切除一段内侧脚或中间脚，以防止术后伤口收缩而导致切断点形成弯曲或扭结[5]。

C A.D.型和S A.D.型可能表现为隐性畸形，鼻尖外形有时并不会表现出扭曲，因此术前难以对其明确。建议无须矫正外部没有表现出来的畸形。此外，矫正有可能会出现副作用——发生意外及外观整体平衡受到影响[5]。然而，特别是在开放性隆鼻手术中，因为手术分离了上述几条重要韧带、附件和其他支撑下外侧软骨的软组织，之前的平衡发生了变化，一些术前无害的畸形也可能会变得有害，所以此时所有成角畸形都需要修复。轻度畸形可以通过缝合或借助移植物来帮助恢复，但余下的畸形如果不加以治疗，结果可能无法被预测。

（张怡　译）

参考文献

1. Han SK, Lee DG, Kim JB, Kim WK. An anatomic study of nasal tip supporting structures. Ann Plast Surg. 2004;52(2):134–9.
2. Daniel RK, Palhazi P. the nasal ligaments and tip support in rhinoplasty: an anatomical study. Aesthet Surg J. 2018;38(4):357–68.
3. Daniel RK, editor. Rhinoplasty an atlas of surgical techniques. New-York: Springer; 2002. p. 59–62.
4. Çerçi Özkan A, Mete FS. Classification of angulation deformities of lower lateral cartilages and their restoration. J Craniofac Surg. 2019;30(8):2473–8.
5. Tebbetts JB, editor. Primary rhinoplasty redefining the logic and techniques. 2nd ed. London: Mosby-Elsevier; 2008. p. 93–124.
6. Hunter E. Do we still need classification? In: Marcella R, Maltby A, editors. The future of classification. Aldershot: Gower; 2000. p. 1–17.
7. Som PM, Naidich TP. Illustrated review of the embryology and development of the facial region, Part 1: Early face and Lateral nasal cavities. Am J Neuroradiol. 2013;34(12):2233–40.
8. Rohrich RJ, Adams WP, Ahmad J, Gunter J. Dallas rhinoplasty: nasal surgery by the masters. 3rd ed. Boca Raton, FL: CRC Press; 2014. p. 650–3.
9. Guyuron B. Footplates of the medial crura. Plast Reconstr Surg. 1998;101(5):1359–63.
10. Sheen JH, Sheen AP, editors. Aesthetic rhinoplasty. 2nd ed. St. Louis: Mosby; 1987. p. 26–38.
11. Rohrich RJ, Adams WP Jr. The boxy nasal tip: Classification and management based on alar cartilage suturing techniques. Plast Reconstr Surg. 2001;107(7):1849–63; discussion 1864–8
12. Constantian MB, Hanover NH. The boxy nasal tip, the ball tip, and alar cartilage malposition: variations on a theme—a study in 200 consecutive primary and secondary rhinoplasty patients. Plast Reconstr Surg. 2005;116:268–81.
13. Rohrich RJ, Adams WP, Ahmad J, Gunter J. Dallas rhinoplasty: nasal surgery by the masters. 3rd ed. Boca Raton, FL: CRC Press; 2014. p. 473–85.
14. Daniel RK. Rhinoplasty: creating an aesthetic tip: a preliminary report. Plast Reconstr Surg. 1987;80:775–82.
15. McCollough EG, English JL. A new twist in nasal tip surgery: an alternative to the Goldman tip for the wide or bulbous lobule. Arch Otolaryngol. 1985;111:524–9.
16. Tardy ME, Patt BS, Walter MA. Transdomal suture refinement of the nasal tip: long-term outcomes. Facial Plast Surg. 1993;9:275–84.
17. Tebbetts JB. Shaping and positioning the nasal tip without structural disruption: a new systematic approach. Plast Reconstr Surg. 1994;94:61–77.
18. Şeneldir S, Altundağ A, Dizdar D. Cutting the holy dome: the evolution of vertical alar resection. Aesthetic Plast Surg. 2018;42(1):275–87.
19. Lavinsky-Wolff M, Dolci JE, Camargo HL Jr, Manzini M, Petersen S, Romanczuk S, et al. Vertical dome division: a quality-of-life outcome study. Otolaryngol Head Neck Surg.

2013;48(5):758–63.
20. Constantinides M, Liu ES, Miller PJ, Adamson PA. Vertical lobule division in open septorhinoplasty. Arch Facial Plast Surg. 2001;3(4):258–63.
21. Skouras A, Asimakopoulou F-A, Skouras G, Divritsioti M, Dimitriadi K. Use of the Goldman technique to correct both the overprojected and the broad nasal tip. Aesthetic Plast Surg. 2012;36(1):54–61.
22. Boccieri A, Sciuto S, Cervelli V, Pascali M. Dome division: a viable technique today? Facial Plast Surg. 2016;32(6):664–70.
23. Kubilay U, Azizli E, Erdoğdu S. Lower lateral crural reverse plasty. J Craniofac Surg. 2013;24(6):2089–90.
24. Boccieri A, Marianetti TM. Barrel roll technique for the correction of long and concave lateral crura. Arch Facial Plast Surg. 2010;12(6):415–21.
25. Moina DG, Moina G, Rancati A. A technique to correct severe lateral crural concavity: adjunctive use of a polydioxanone plate during lateral crural reverse plasty. Aesthetic Plast Surg. 2014;38(6):1094–100.
26. Ozmen S, Eryilmaz T, Sencan A, Cukurluoglu O, Uygur S, Ayhan S, Atabay K. Sliding alar cartilage (SAC) flap: a new technique for nasal tip surgery. Ann Plast Surg. 2009;63(5):480–5.
27. Kuran I, Oreroğlu AR. The sandwiched lateral crural reinforcement graft: a novel technique for lateral crus reinforcement in rhinoplasty. Aesthet Surg J. 2014;34(3):383–93.
28. Rohrich RJ, Adams WP, Ahmad J, Gunter J. Dallas rhinoplasty: nasal surgery by the masters. 3rd ed. Boca Raton, FL: CRC Press; 2014. p. 619.
29. Guyuron B, editor. Rhinoplasty. 1st ed. London: Elsevier Health Sciences; 2012. p. 154.
30. Bitik O, Uzun H, Kamburoğlu HO, Çaliş M, Zins JE. Revisiting the role of columellar strut graft in primary open approach rhinoplasty. Plast Reconstr Surg. 2015;135(4):987–97.
31. Guyuron B, editor. Rhinoplasty. 1st ed. London: Elsevier Health Sciences; 2012. p. 172.

第 26 章

保留鼻整形术

Seçkin Ulusoy, Cemal Cingi, Yves Saban

26.1 引言

鼻整形术的发展经历了数个阶段，现已成为一种真正意义的美容手术，其手术效果取决于术前的细致分析、手术的详细计划，以及实际的手术操作。Joseph 是第一个普及鼻整形术的人，当时的手术目的仅仅是缩小鼻形。此后鼻整形术逐渐发展到鼻形缩小与应用移植物相结合的初期阶段。按照当今的标准，修正鼻整形或二次鼻整形的效果常常欠佳。鼻整形术在发展的第三阶段，其效果有了很大的提高。经过不断的发展，不起眼的“鼻整形”从一项工作变成以塑造自然、美丽而健康的鼻子为目标的技术。

闭合性鼻整形术一度是鼻整形术的主要方法，但开放性鼻整形术迅速发展并变得有竞争力。开放性鼻整形术的先驱者包括 Goodman[2]、Anderson[3]、Daniel[4,5]和 Gunter[6]等，此后又出现了很多效仿者和追随者。但是，鼻整形术为何在手术方法上发生了这样的突变呢？答案在于开放入路具有 3 个方面的特点：首先，开放入路使术者能够更好地观察患者的鼻部问题，使病变分析、教学及手术操作更为直观。其次是手术技术上的优势，例如，鼻尖的缝合、较为复杂的鼻中隔及鼻中段拱顶的修复仅能在开放入路下完成。最后，与闭合性手术相比，手术医生通过开放性鼻整形术更容易获得专业知识，同时手术对象的范围扩大至来自世界各地的患者。随着外科手术的进步，鼻整形术已经成为一种非常受欢迎并被广泛应用的美容手术。

26.2 保留鼻整形术

保留鼻整形术最早开展于 1898 年。Joseph 采用开放性鼻整形入路去除驼峰并完成了鼻缩小整形术，同时波士顿的 Goodale 通过鼻内入路切除鼻中隔实施了一例降低鼻背的手术，随后 Cottle 首创了一种不同的术式，即通过松解鼻中隔以降低鼻背。当时，Joseph 的整形手术方式最为普及，但这种手术是一种破坏性的手术，其切除了驼峰并且需要通过内侧截骨来修复开放的鼻顶。这种术式常常导致鼻中部塌陷，因此随后发展出了很多方法来减少这种并发症，如撑开移植物、皮瓣移植，以及伪装移植物[7]。

近年来，随着对鼻解剖和复杂形态的认识更加深入，尤其是对鼻背结构理解的加深、表浅肌肉腱膜系统(SMAS)和某些鼻韧带的发现，使得外科医生逐渐倾向于采取不太激进的、破坏性小的手术，以减少因鼻框架结构，尤其是鼻中部拱顶区失去稳定性而导致的二次修复手术。保留鼻整形术的原则是不触及皮肤、SMAS 和复杂的韧带系统，以保留鼻背结构。移动鼻背可以通过将鼻背从梨状孔根部，以及鼻中隔上分离而实现[7]。

保留鼻整形术是在解剖学研究的基础上发展而来的，得益于鼻尖缝合技术，以及手术实践的进步。过去 10 年,人们对于外鼻解剖、鼻解剖结构如何决定鼻外形,以及术中应如何处理等方面有了认识上的巨大飞跃。有两方面尤其值得一提:一个是软组织的组成方式,特别是鼻部韧带;另一个是构成拱顶的骨质和软骨。长期以来,很少有人关注鼻部韧带,但是鼻部韧带在维持鼻功能,以及构成鼻轮廓方面起着核心作用[8]。垂直于卷轴的韧带通过附着于鼻横肌维持了内鼻阀的稳定性。重新连接韧带可以锐化鼻翼沟,改善鼻瓣功能[9]。解剖学研究显示,骨性驼峰仅为覆盖在软骨拱表面的骨质,可以应用骨锉将其非常直接地去除。近期的研究认识到键石区的意义,它是具有一定活动度的骨和软骨间的关节。键石区向外凸起可以通过去除鼻中隔软骨进行矫正[10]。

Cakir[11]观察到包含鼻尖缝合的闭合性手术相比于开放性手术更好控制且并发症少。闭合性手术的目的是保留鼻部韧带,以及在不进行广泛切除的情况下处理软骨结构。Cakir 提出的黏软骨膜下手术可更进一步减少术后并发症(如水肿、感觉减退等)。当进行修复手术时,这种方法相对于传统的开放性手术留下的瘢痕更小,意味着手术更为简单[12]。鼻尖手术的其他进展包括保留鼻翼头侧,以及鼻翼张力技术。以往在鼻整形手术中常规切除鼻翼的上外侧脚,但 Ozmen[13]及 Gruber[14]等证实,如果保留整个外侧脚,将有助于避免形成鼻翼切迹并减少使用大翼软骨缘移植物。大翼软骨畸形手术一直被视为最具挑战性的鼻尖畸形矫正术之一。传统的方法为在外侧脚区域放置替代的支撑移植物。Cakir[11]和 Davis[15]都向传统观点提出了挑战,他们清楚地证实了鼻翼不需要被替代,而只需在内侧方向提供张力就足够,不需要切除鼻翼或移植外来物质。

传统鼻整形的关键步骤为切除鼻背,这需要通过截骨以去除键石区的隆起并重建鼻中部穹隆。自体肋骨移植材料主要用于二次手术的鼻背重建。正如 Goodman 使外科医生更易接受 Rethi 开放性手术[2],而 Saban 通过现代化的下推(push-down)手术方式使鼻背的完整性得到了保留[16]。Saban 的方法是保留鼻背,因而无须在初次手术中立即重建鼻中部穹隆,并允许逐步进行修正,完全不同于采用肋骨进行移植重建的根治性特点。

26.3 保留鼻整形术与结构鼻整形术的区别

大多数鼻整形术都是在 SMAS 层下方进行解剖。外科医生会分离垂直卷轴韧带和 Pitanguy 韧带,这两个韧带是 SMAS 的深层部分,起到支撑鼻尖穹隆顶的作用。鼻尖区域分离这些韧带减弱了鼻尖穹隆顶的支撑力度,可导致鼻阀功能障碍,并可能引起软组织鹦鹉嘴样畸形。在结构鼻整形术中,有时会因为对皮肤厚度判断不准确而切除了 SMAS 层,然后再通过移植物来重建鼻子,但重建时往往需要大量的移植物。

相反,软骨膜下和骨膜下切除不会损伤鼻韧带。鼻尖的软骨结构通过另一种方式改变,即通过松解鼻背下方的鼻中隔或部分切除鼻中隔进行,然后通过翻转将鼻背整体降低。这种方法保留了鼻背的完整性,因此不需要进行鼻背穹隆的重建,也不需要移植物[7]。

保留鼻整形术指的是一种保留皮肤、SMAS,以及鼻韧带的手术方式[7]。键石区在内侧和外侧位于不同的水平。在将鼻背与其外侧,以及其下方的鼻中隔分离后,鼻背即可翻转。当骨与软骨的连接被分离,尤其当鼻骨不是太长时,也可实现这种翻转[7]。

保留鼻整形术可以通过开放或闭合的方式进行。要点是进入骨膜下层次进行解剖,这种技术具有挑战性,需要练习。保留 SMAS 层和韧带可消灭无效腔,术后水肿较轻,并且恢复较快[7]。

对于部分施行保留鼻整形术的患者,尽管可能其鼻背已经很美观,但存在过高或侧歪的问题,此时可施行外侧低位截骨,以及横向截骨。不同于 Joseph 的鼻整形术,这种截骨术在软组织较厚的部位进行,从而减少了后期出现可见的外鼻不平整的可能性[7]。

26.4 保留鼻整形术的适应证和禁忌证

26.4.1 初次手术的适应证[7]

- 具有正常的鼻背外观,但向前突出度过大(驼峰鼻、鹰钩鼻等)，不伴鼻中隔偏曲。

- 鼻骨较短，软骨导致鼻驼峰，鼻根位置正常。
- 鼻背较直，但不位于正中线，多见于男性。
- 患者年龄较大，皮肤较薄，具有驼峰。

26.4.2 相对适应证[7]

初次手术患者：

- 鼻中隔低位偏曲。
- 鼻中隔畸形，鼻中隔不稳定，或具有棱角或棘突。
- 鼻根部过于靠后，侧面观鼻背呈 S 形。
- 鼻背较宽。
- 鼻中 1/3 区域具有轻微的不对称。

26.4.3 禁忌证[7]

- 修正手术，初次鼻整形由其他术者所完成。
- 既往有鼻中隔黏膜下切除术史。
- 鼻中隔偏曲导致的鼻 1/3 区域高度不对称，鼻背美学线向外或内弯曲，倒 V 畸形。
- 鞍鼻。

26.5 保留鼻整形手术技术

当今，保留鼻整形术正在改变着美容外科的手术观念，应用这种方法，患者术后外观更自然，恢复时间更短，且可避免一些传统鼻整形术带来的术后问题。是否保留鼻背取决于对鼻背的分析，以及对所有畸形的评估，特别是畸形的特征，以及具体类型[17]。

保留鼻背的手术指征非常具体。该手术是一种初期鼻整形术，适用于鼻背外观良好，仅需要降低鼻背美学线的患者。手术使用开放入路，术中无须抬起鼻背皮肤，因此韧带的完整性可以几乎得到保留[17]。

26.5.1 手术步骤

Goksel 和 Saban[17]描述了使用倒 V 切口的开放入路处理鼻背部骨和软骨驼峰畸形的方法。术中保留韧带，不使用锉刀，不触及鼻背区域的 SMAS 层。解剖皮肤和 SMAS 层从而形成一个隧道，为外侧截骨和横向截骨提供通道。梨状孔入路起于垂直卷轴韧带附近，保留卷轴韧带和 Pitanguy 韧带，不提起外鼻皮肤。

可采用上述隧道插入超声骨刀截骨。采用半贯通切口，在软骨膜下剥离后切除鼻中隔软骨。根据需要降低的程度，采用手术刀和解剖剪移除一条合适大小的鼻中隔软骨。切口达筛骨垂直板，分离骨与软骨的连接。保留中隔软骨的尾侧部分。使用 2mm 婴儿咬骨钳(Ada 医疗器械公司)切除筛骨垂直板上部[17]。

去除梨状孔区域的三角形骨(韦氏三角)，这样当鼻背降低时，不会导致下鼻甲内移而引起鼻腔阻塞。采用超声骨刀在面部凹陷水平进行矢状方向截骨，直接降低鼻骨。切缘平行于矢状面，这样鼻背有更大的下推空间，避免鼻驼峰残留或日后形成新的驼峰等问题。进行双侧横向截骨，并采用 2mm 骨凿使其相连接[17]。

这类截骨术需要将上颌骨内侧面的骨膜剥离出来后才能被精确完成，以防止鼻背下压时的牵扯及撕裂，并提供必要的空间。解剖以上外侧软骨和鼻骨为边界的区域。键石区需要进行三维游离，以便向下移动，从而重塑鼻背。松解外侧连接，从而移动鼻背。驼峰应该不能重塑。如果这部分操作不正确，鼻背不但不能被重塑反而会被压低，因此就不可能获得平直的鼻背[17]。

为确保尽可能安全地缩小驼峰，需按顺序施行如下步骤[17](图 26.1 和图 26.2)：

- 必须切除鼻中隔软骨，鼻中隔的骨性和软骨部分必须与鼻背分离，否则在降低鼻背的过程中可能发生骨折意外。
- 韦氏三角必须从梨状孔去除，以防止下鼻甲堵塞鼻腔。
- 必须剥离上颌骨内表面的骨膜，以防止发生撕裂。
- 向外侧游离以从鼻骨上分离上外侧软骨，使鼻背在受压时保持平直。
- 在鼻背键石区下方的残留软骨上进行划痕。

在完成所有与鼻背相关的手术后，需进行鼻尖重塑。行经小柱倒 V 切口，在软骨膜上的平面分离下外侧软骨。游离外侧脚与前庭皮肤。外侧脚支撑移植物可以一种更平坦的形式重塑外侧脚。然后，

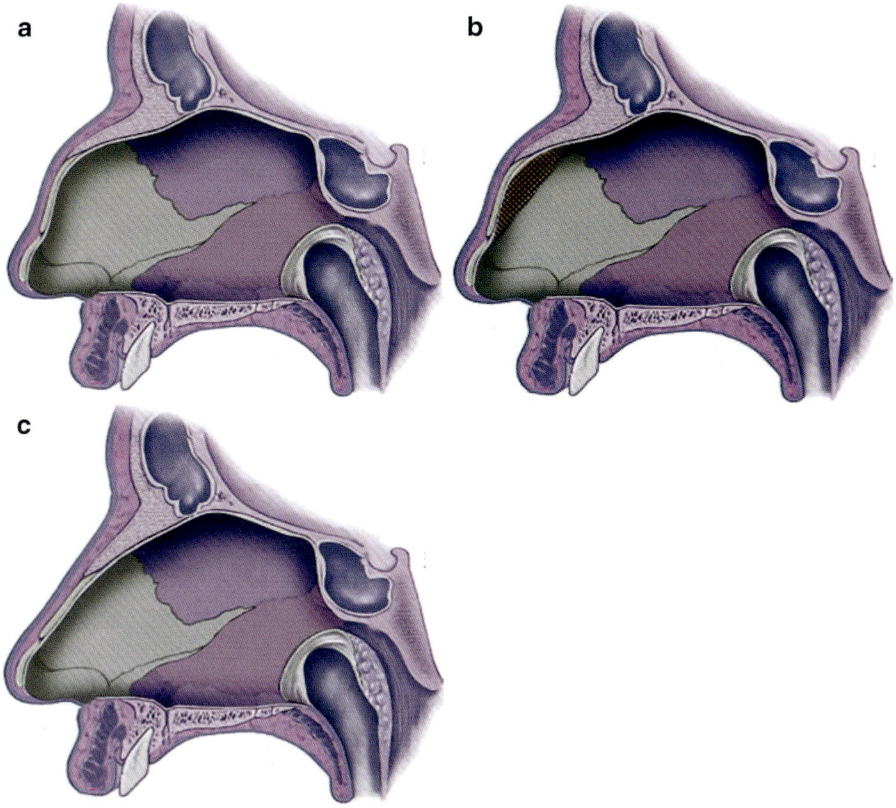

图 26.1　(a)外侧壁的术前示意图。(b)切除区域规划。(c)外侧壁的术后示意图。

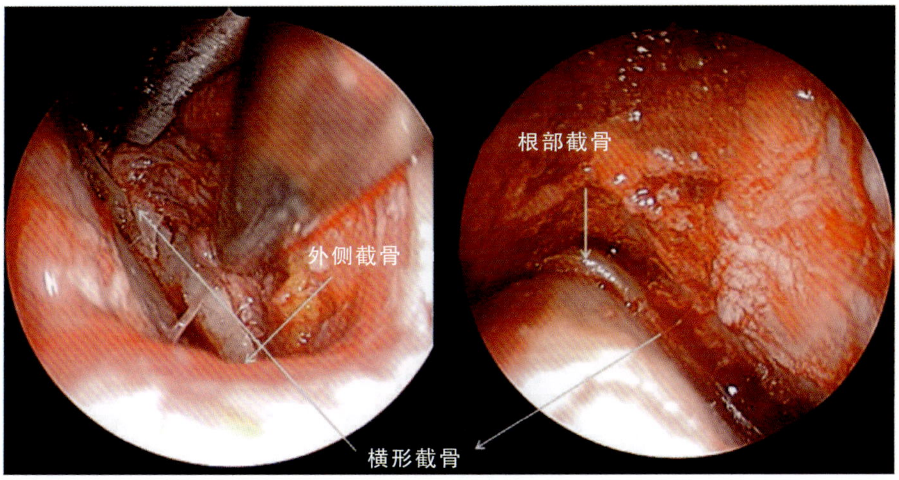

图 26.2　外侧截骨、横形截骨,以及根部截骨的术中图片。

向外眦方向游离以形成囊袋,将这些移植物放置到向外眦方向分离形成的囊袋中,用 5/0 缝合线(Ethicon,Inc.)固定。应用小柱支撑移植物而使内侧脚获得额外的支持并保持对称的高度。经皮肤贯穿缝合固定外侧脚,并帮助形成理想的外侧脚轮廓线[17](图 26.3 至图 26.6)。

26.6 保留鼻整形术会导致鼻腔阻塞吗?

鼻腔气流通过鼻阀到达中鼻甲,如果鼻中部穹隆未受破坏,则鼻腔通气就不会受到影响。保留鼻背意味着当上外侧软骨和鼻中隔之间的拱顶角度

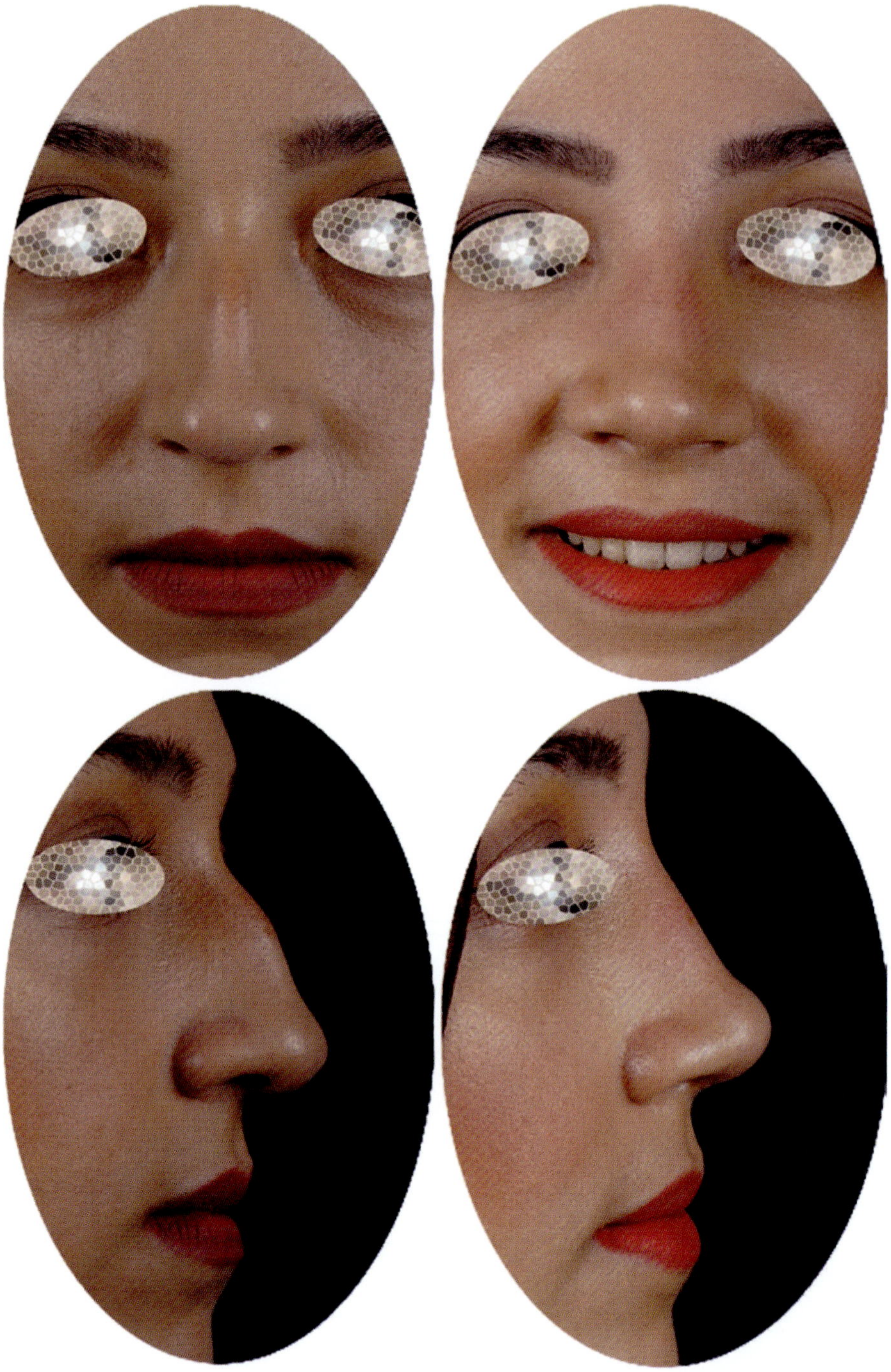

图 26.3 一位患者的术前和术后照片。

被略微打开时，经鼻气流会略微改善，这种情况在“放下”(包括切除韦氏三角)或“下推”(上颌骨被推向梨状孔之内)的术式中均可发生[7]。

由于从鼻背下切除了一部分鼻中隔，再加上整个鼻背的活动，术中可将鼻梁移动到一个新的位置。关键问题是选择以鼻根为支点的下移，还是使鼻背下沉。这种选择取决于鼻根的位置，以及它是否应该保持在那个位置。这反过来决定了是否需要切除和切开筛骨垂直板[7]。

26.7 保留鼻整形术有哪些问题？

其主要问题是驼峰残留(其原因为键石区缺乏可弯曲性)，鼻背向一侧弯曲，以及鼻尖上区域下沉

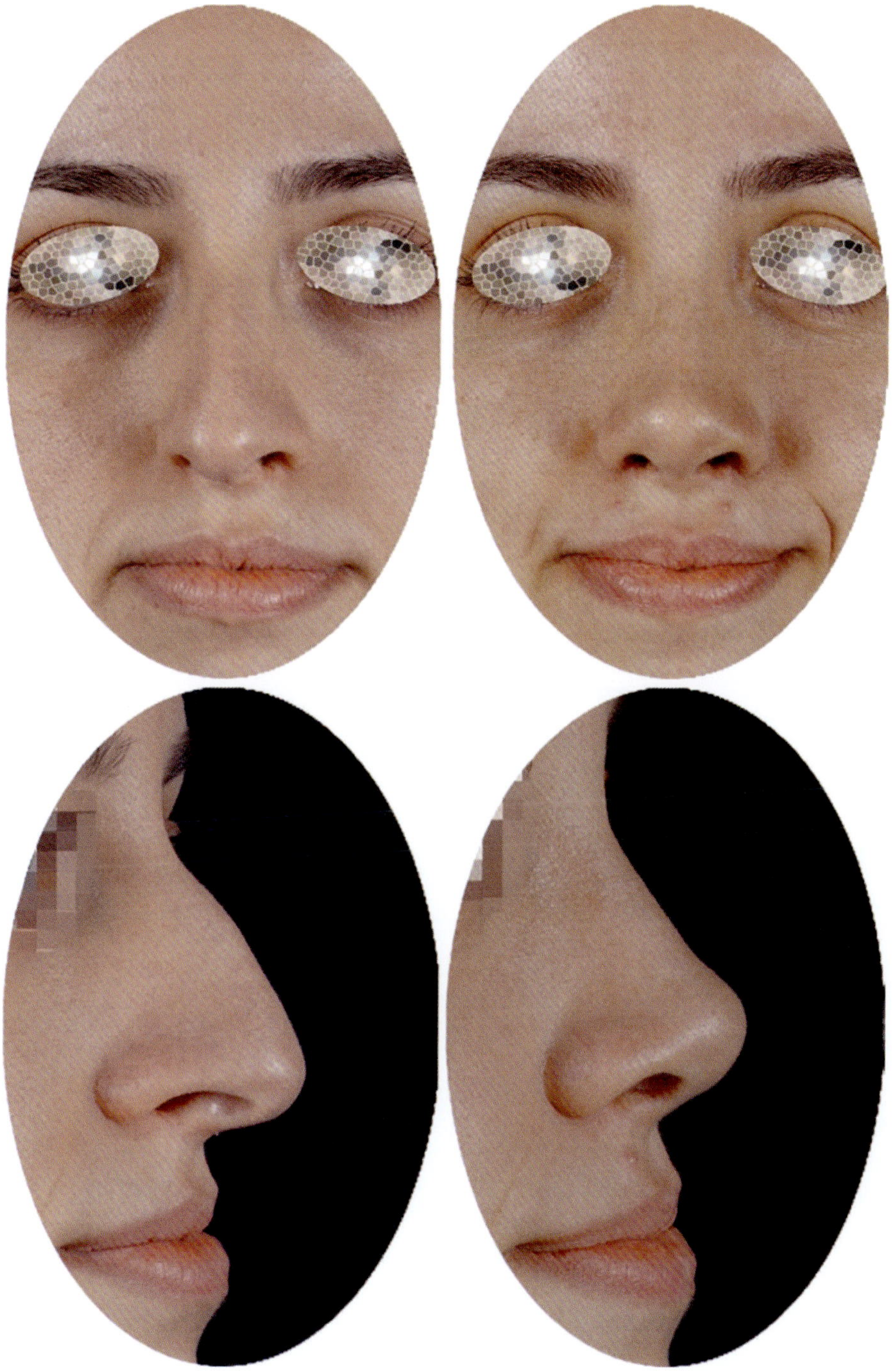

图 26.4　一位患者的术前和术后照片。

(如果鼻中隔前角的软骨被过度切除)。这些问题通常可以直接避免或事后补救。如果鼻中隔改变的程度非常大,鼻的下 2/3 可能得不到充分支撑,则就需要进行结构鼻整形术[7]。随着对保留鼻整形术背后哲学理念的认同,外科医生开始在手术中常规应用各种材料,以减少对鼻中隔软骨的获取,并保留 SMAS 和鼻韧带。持有这种保留的意识也会减少复杂的修复性鼻整形术的次数[7]。

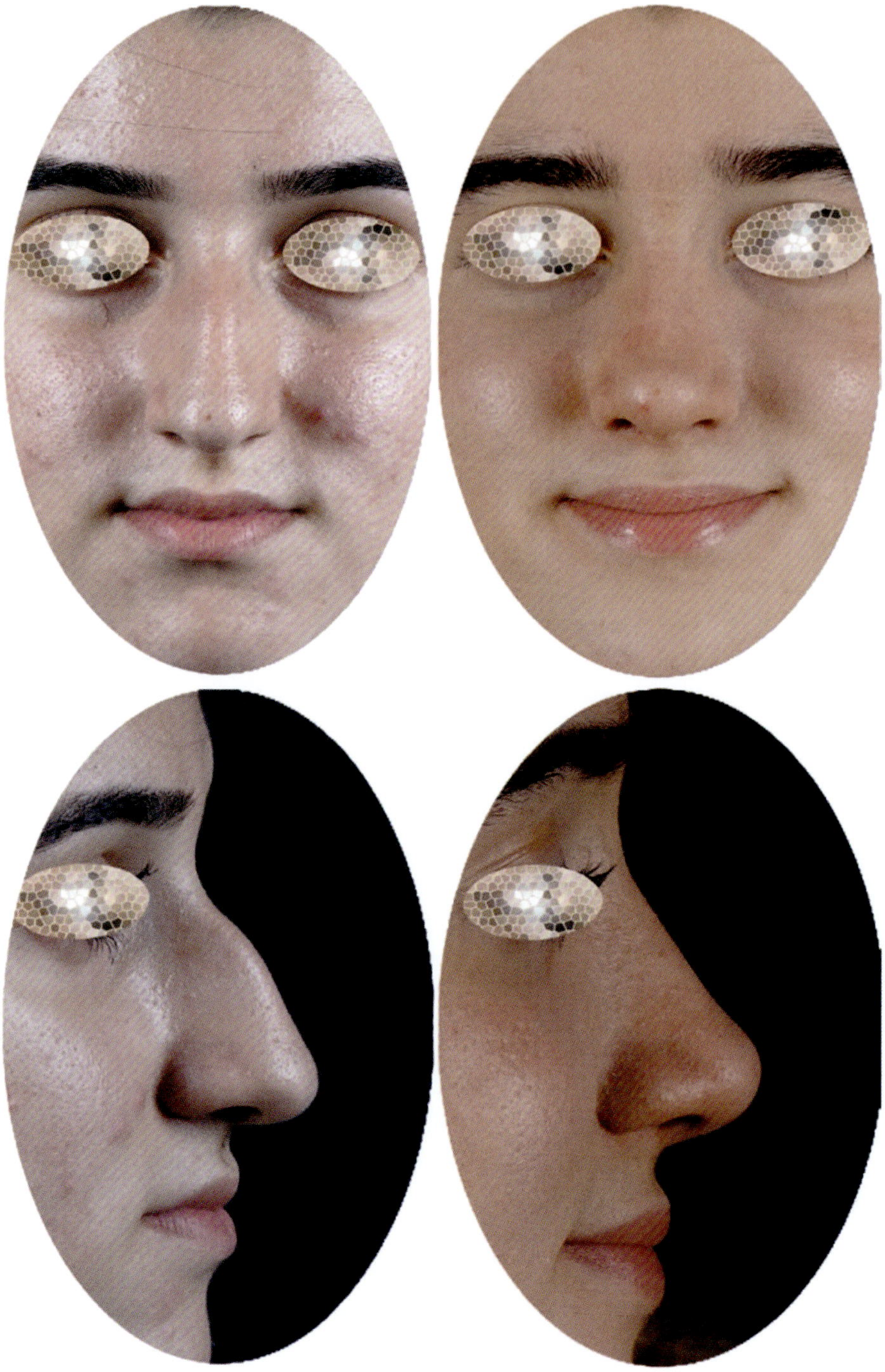

图 26.5 一位患者的术前和术后照片。(待续)

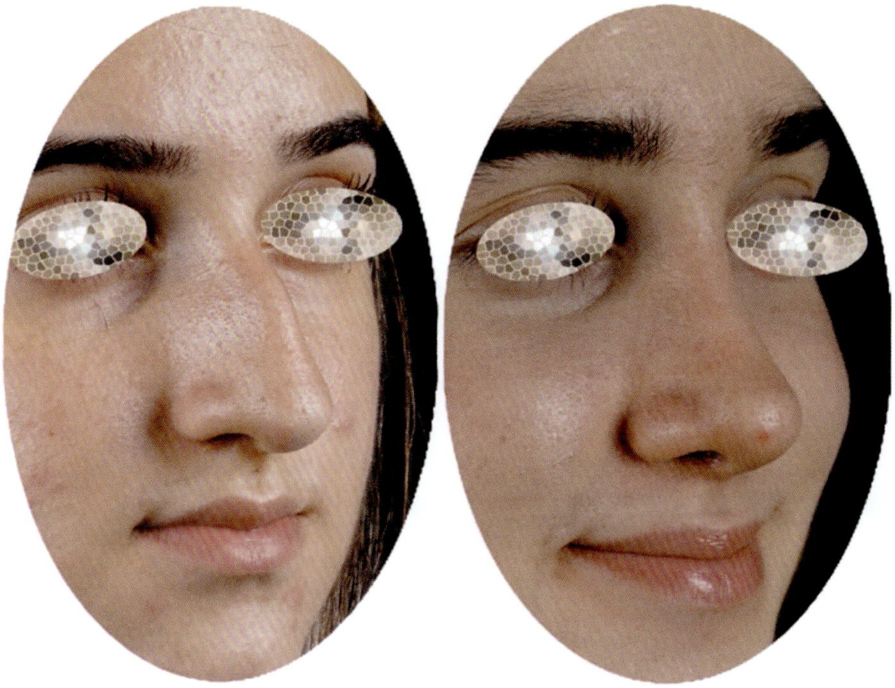

图 26.5(续)

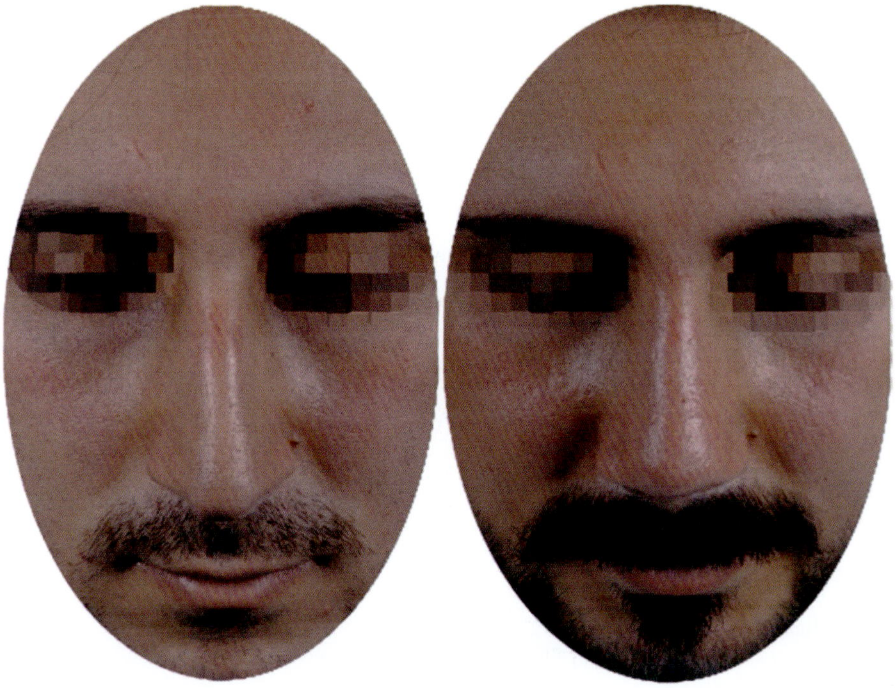

图 26.6　一位患者的术前和术后照片。(待续)

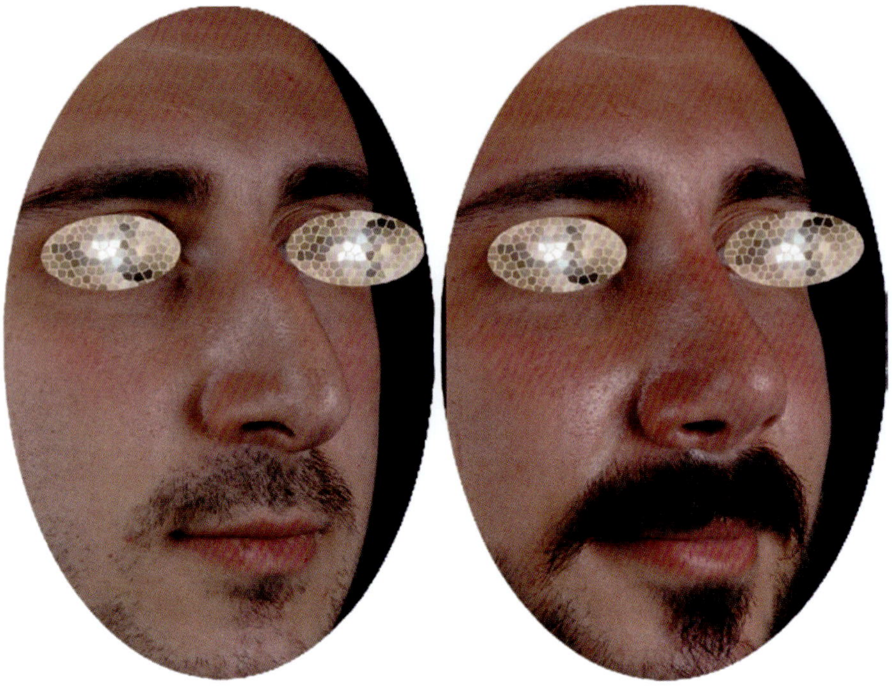

图 26.6（续）

（许昱 译）

参考文献

1. Daniel RK. The preservation rhinoplasty: a new rhinoplasty revolution. Aesthet Surg J. 2018;38(2):228–9.
2. Goodman WS. External approach to rhinoplasty. Can J Otolaryngol. 1973;2(3):207–10.
3. Anderson JR. Rhinoplasty: emphasizing the external approach. New York, NY: Thieme; 1986.
4. Daniel RK. The external rhinoplasty—a 7% solution. Presented at the ASPRS annual meeting, Los Angeles, CA; September 24–28; 1983.
5. Daniel RK. Rhinoplasty: creating an aesthetic tip. A preliminary report. Plast Reconstr Surg. 1987;80(6):775–83.
6. Gunter JP, Rohrich RJ. External approach for secondary rhinoplasty. Plast Reconstr Surg. 1987;80(2):161–74.
7. East C. Preservation rhinoplasty. 1 July 2019. https://www.entandaudiologynews.com/features/ent-features/post/preservation-rhinoplasty. Accessed 12 Dec 2019.
8. Daniel RK, Palhazi P. The nasal ligaments and tip in rhinoplasty: an anatomical study. Aesthet Surg J. 2017;38:357. https://doi.org/10.1093/asj/sjx192. [Epub ahead of print]
9. Palhazi P, Daniel RK, Kosins AM. The osseocartilaginous vault of the nose: anatomy and surgical observations. Aesthet Surg J. 2015;35(3):242–51.
10. Saban Y, Polselli R. Atlas d'Anatomie Chrirurgicale de la Face et du Cou. SEE Editrice: Florence, Italy; 2009.
11. Cakir B. Aesthetic septorhinoplasty. Heidelberg: Springer; 2016.
12. Cakir B, Oreroğlu AR, Doğan T, Akan M. A complete subperichondrial dissection technique for rhinoplasty with management of the nasal ligaments. Aesthet Surg J. 2012;32(5):564–74.
13. Ozmen S, Eryilmaz T, Sencan A, et al. Sliding alar cartilage (SAC) flap: a new technique for nasal tip surgery. Ann Plast Surg. 2009;63(5):480–5.
14. Gruber RP, Zhang AY, Zang A, Mohebali K. Preventing alar retraction by preservation of the lateral crus. Plast Reconstr Surg. 2010;126(2):581–8.
15. Davis RE. Lateral crural tensioning for refinement of the wide and underprojected nasal tip: rethinking the lateral crural steal. Facial Plast Surg Clin North Am. 2015;23(1):23–53.
16. Saban Y, Daniel RK, Polselli R, Trapasso M, Palhazi P. Dorsal preservation: the push down technique reassessed. Aesthet Surg J. 2018;38(2):117–31.
17. Goksel A, Saban Y. Open piezo preservation rhinoplasty: a case report of the new rhinoplasty-approach. Facial Plast Surg. 2019;35(01):113–8. https://doi.org/10.1055/s-0039-1678578.

第 27 章

鼻尖悬吊缝合术

Sinan Eroğlu, Cemal Cingi, Grant S. Hamilton III

27.1 引言

悬吊缝合是包括鼻整形在内的各种面部整形手术中最常用的一种手术技术之一，其应用已被多位学者报道[1-3]。对于有些想要鼻整形的患者，虽然其鼻背挺直，但是鼻尖太大、轮廓不清晰，在这种情况下，大范围的鼻综合整形手术可能并没有必要[1]。基于患者的需求来量身定做手术方案的原则，要求我们采用一种更微创的方法。

由于患者希望进行更简单的手术，以降低手术瘢痕的风险、缩短手术时间和恢复时间，因此面部整形手术的方法也在不断地发展，从而导致了微创技术的引入，如注射肉毒素、使用现成的软组织填充物，以及悬吊缝合等用来抬高下垂区域。值得注意的是，传统的鼻整形手术与这些非侵入性手术技术形成了竞争。许多鼻整形手术的候选术式可以用侵入性较小的手术技术来替代。对于此类患者，调整鼻尖的突出方式并实现旋转就足以提供美观和平衡的手术结果。事实上，如果在隆起不明显、鼻子底部不太宽或骨骼偏离不太明显的情况下（换言之，鼻子的骨性部分不是要解决的主要问题），明智地选择候选术式，在尖端突出的程度上进行微小改进和增加向上旋转仍然可以使患者拥有理想的面部外观改变[2]。

鼻整形术的结果大多是令人满意的，但有 5%~15%的病例术后效果不够好，需要进一步治疗干预[4-7]。在选择手术方法之前，外科医生需要分析患者鼻子的尺寸，以及它与整个面部的关系，并了解患者的意愿。鼻整形术的关键原则是要达到平衡、对称和比例协调的效果。鼻整形术可以通过改变鼻子的比例、轮廓、形态和鼻子整体的大小来达到这一目的[2]。

美容术的治疗技术现在已经从仅仅收紧皮肤转移到了在各种解剖平面（如皮下层、浅表肌肉腱膜系统和骨膜下层）上解剖和固定组织的技术[3]。目前，人们的共识是，无论进行什么手术，整形都应该包括重新定位深层组织或置入填充物，而不是简单地切除和拉伸皮肤[8]。然而，现已证实，通过缝合线固定悬吊软组织是一个至关重要的部分，使用的缝合线可以是可吸收的，也可以是不可吸收的[7]。几十年来，提拉皮肤和修剪松弛的皮肤一直是常见的外科手术，尽管很容易令人不理解，但它提供了一个基本的解决方案[8,9]。随着关于如何最有效地提拉组织和替换下垂结构时如何更注重解剖学优势等各方面的知识的发展，整形手术有了更好的美容效果[3]。然而，手术干预仍然有潜在并发症的风险，包括感染、皮肤坏死、血肿、肉芽肿和损伤第Ⅶ对脑神经的额支或下颌缘支等，更不用说全身麻醉或麻醉技术（患者哪怕只是使用镇静剂的简单麻醉）的风险[10]。拉皮手术仍然会留下一些明显的瘢痕，需要很长时间恢复[9-11]。正因如此，患者往往会选择较微创的治疗方法，这种方法降低了并发症的风险，缩短了恢复期，但代价是治疗得不够彻底[12,13]。

使用缝合线进行面部拉皮并不是一种新方法[12,14],这种方法是在面部皮肤下引入缝合线,从而提升上睑或松弛组织。该技术仅使用小切口,极大地缩短了恢复所需的时间[14]。然而,尽管非医学媒体经常报道这种技术,但有关这种技术的安全性和有效性、耐久性和风险的外科文献却非常少[14]。

许多材料适用于缝合提拉手术,特别是聚四氟乙烯(Gore-Tex™)、聚甘油(Vicryl™)和聚丙烯[14]。这种提拉手术的方式多种,主要涉及两个原则[15]:首先,采用皮下悬吊法,用浅表肌筋膜系统固定提升的组织,将组织向后外侧拉起。其次,还有一些技术涉及骨膜下剥离和将所有的结构视为一个整体,仅在垂直方向进行拉升[15]。悬吊术的使用范围已经扩大到包括面部中、下 1/3 的微创手术。

这种技术依赖于内镜辅助,只需要通过非常微小的切口,面部的软组织就可以在太阳穴的骨膜或筋膜上附着并进行复位和固定[13]。

27.2 缝合拉皮术的历史

最早的整形手术始于 100 多年前, 是由 Hollander 在 1901 年报道的[16],这通常被认为是第一种描述提升面部特征的手术技术。在 20 世纪早期,其他外科医生(如 Miller、Kolle 和 Lexer)改良了最初的技术[17-19]。在皮下平面的皮肤下解剖的概念归功于 Lexer。在 Lexer 之前,主要的方法是切除松弛的皮肤并实现初步闭合。

直到 20 世纪 70 年代初,皮下解剖技术一直占据着主导地位。在 60 年的发展中,主要是切口技术的进步,而不是基本原理的改进。随着 Skoog[20]在 1974 年的描述,这种情况发生了变化,即在不分离皮肤层的情况下,可以抬起覆盖在颈部和下面部的颈阔肌。与此同时,Mitz 和 Peyronie 描述了浅表肌肉腱膜系统,随着 Skoog 等的创新,这些理念改变了许多从业者对整形的看法[20]。虽然现在只涉及皮肤的整形术已经被更新的技术所取代, 但它仍然对某些人有帮助。事实上,这项技术背后的理念仍然是大多数整形外科医生进行除皱手术的指导原则[21]。

仅涉及提升皮肤的除皱术适用于身材苗条、骨骼结构良好且皮肤保持弹性的女性。然而,如果患者的面部较为厚重,且面部骨骼也不理想,那么要产生自然的效果就将极具挑战,因为皮瓣上的张力会更大[22]。

然而, 如果患者有需要矫正的大下巴或双下巴,则可能更适合采用缝合术来提升更深层的面部结构。单纯皮肤整形的候选人同样需要认识到,纯皮肤整形不一定能解决对其他面部结构的老化影响。随着皮肤下肌肉的 SMAS 折叠和荷包缝合越来越流行,纯皮肤整形可能会变得越来越罕见[22]。

27.3 鼻整形术中的缝合提升术

鼻软骨的缝合改良是重塑和重新定位鼻软骨的基本技术[23]。Joseph 描述了通过缝合线将鼻尖固定到鼻中隔[23],此后,文献中描述了大量涉及缝合的方法[23-29]:缝合技术无处不在;它们通常用来固定补充移植物或组织切除;缝合通常不被认为是进行鼻整形术的独立方法。

然而,事实并非如此。在仔细选择的整形术候选人中,单独缝合可能是恰当的:可以在诊所使用局部麻醉;恢复时间最短;考虑到构成鼻子的主要解剖结构未受影响, 该手术避免了一些关键的危险,如切除下外侧软骨后外形不规则,或切除上外侧软骨后阻塞鼻内阀等[30,31]。

许多患者的鼻基底支撑不足,术后可能会失去鼻尖突出度。因此,固定鼻尖已成为鼻整形术的主要目标[32,33]。悬吊法允许矫正术后轻微的投影不足,而无须进行全面的二次鼻整形。对于老年患者,随着年龄的增长, 鼻子的外观和鼻呼吸都会受到影响,微创缝线悬吊技术是鼻尖恢复投影和旋转的有效方法(图 27.1 和图 27.2)。

鼻尖的宽度在确定面部外观的和谐程度方面起着关键作用。由于缝合线穿过两个下侧软骨且呈圆形,因此鼻尖可以通过缝合稍微变窄。拉紧缝合线使软骨更紧密地贴靠。缝合线的固定方式与通常的筋膜间缝合一样, 不同之处在于它是经皮放置的[2]。

如果将背侧悬吊作为第一条缝合线,则更容易获得适当的鼻尖旋转量,然后可以转到鼻中隔小柱

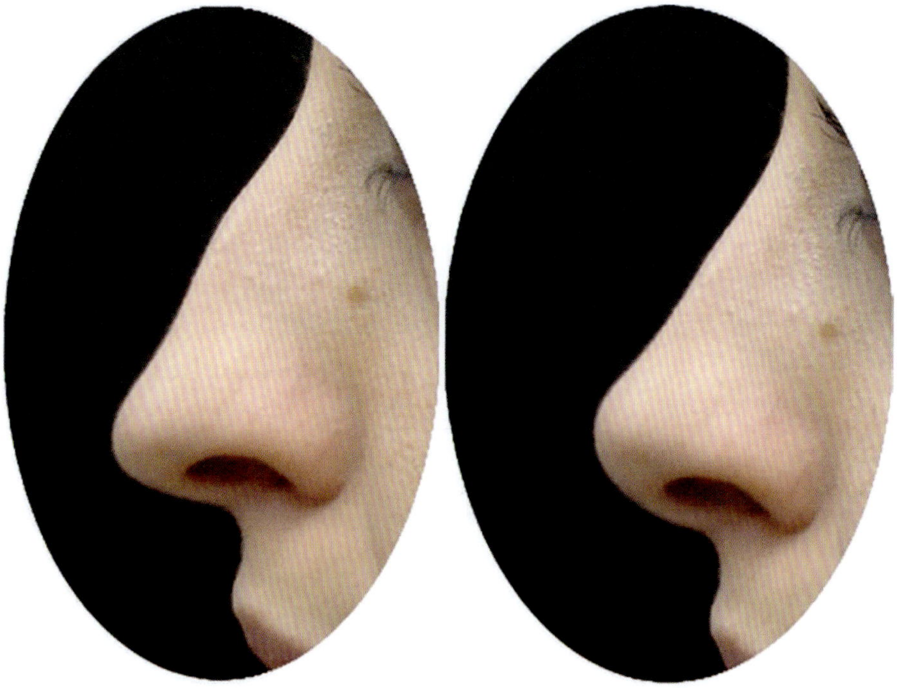

图 27.1　患者术前、术后视图。

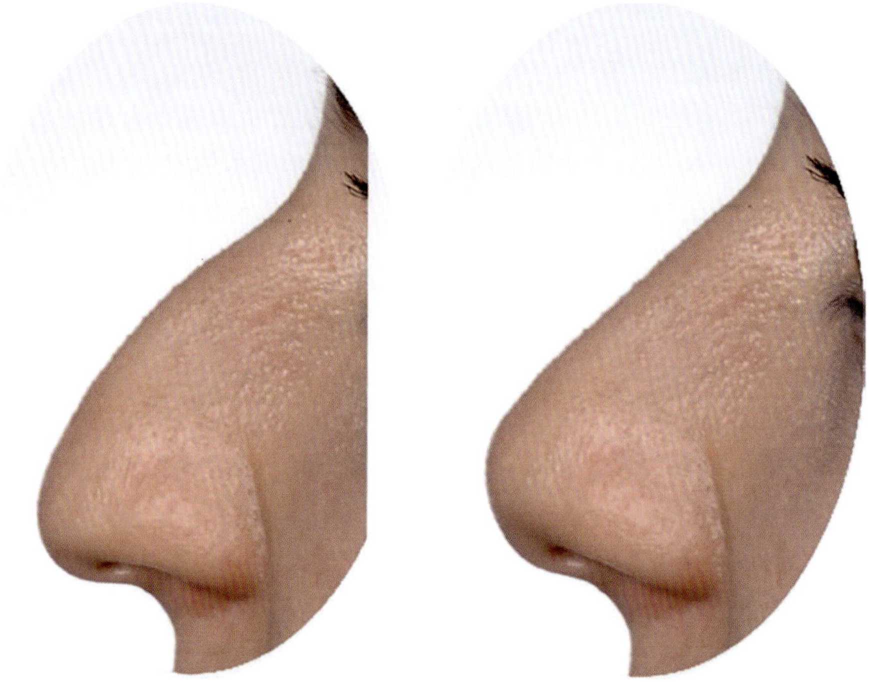

图 27.2　患者术前、术后视图。

缝线，从而不会导致鼻小柱缩回。同样，如果鼻尖伸得不够远，可以通过舌槽方式在内侧脚之间进行解剖，将鼻中隔小柱缝合线以更高的位置定位在鼻中隔上。这种方法有助于鼻尖额外突出约 1mm。这也可能对长期稳定产生有益的影响。如果鼻中隔长度过长，从尾端切除一小段，可能会削弱由鼻中隔软骨产生的反向拉力。如果目的是使下外侧软骨头侧旋转，则可能有必要进行充分游离，以允许上、下外侧软骨不受限制地独立活动[2]。

27.4 标记标准

缝线悬吊起点的位置在鼻背右侧、鼻骨与软骨交界处的正下方、距中线约 4mm 处,这是最佳进入点,因为当锚定贯通缝线穿过鼻中隔软骨时,会确保线束在鼻内的鼻腔黏膜下层[34]。

然后,在鼻外侧朝向鼻小柱的最下方的方向画一条线。

这条线将穿过鼻孔的软三角形,并向鼻小柱的最低部分延伸。通常这是“理想”鼻子中鼻小柱角度改变的位置[34]。

当画这条线时,我们必须考虑到下外侧鼻翼软骨的形状。正常情况下,这条线是直线且向下的[34]。

在鼻背软骨非常丰满和宽阔的情况下,让这条线在鼻子最宽的部位横向偏移,可以通过向内压鼻翼来确定最佳的收窄点。这可能会靠近穹隆顶,但并不会使外鼻阀变窄。明确的诊断和准确地计划缝线的走行是取得良好效果的关键。

沿中线在小柱上画一条长 3~4mm 的线标记切口,切口的位置取决于小柱抬高的方式。

在对侧也要做同样的标记[34]。

27.5 手术技巧

理想情况下,接受经皮鼻尖悬吊缝合术患者的鼻子应该比较长,并且鼻尖有曲度。皮肤类型不能过厚,皮脂腺过于旺盛及毛孔粗大的情况也不适合。这种技术对鼻子短或鼻孔宽的患者效果较差,但在其他方面也适用于不同年龄的成人[35]。

一旦选定合适的患者,进行手术前应进行拍照记录。做切口前先局部浸润麻醉,在鼻基底周围注射 1mL 的局部麻醉剂,并在双侧骨与软骨连接处注射 1mL 局部麻醉剂,在鼻额侧注射 1mL 和在鼻上外侧注射 2mL。术者应该在鼻小柱下方的鼻前庭切开,露出降鼻肌,然后用 Fournier 技术切断。鼻尖立即上升,但如果要保持这种位置,就需要进一步矫正。在鼻前庭上方和前方切开鼻尖,然后再次在额角区域、鼻骨水平处切开(也可双侧插入两个 16 号针头)。通过在鼻尖的切口插入 Wullstein 解剖器,将浅表组织与鼻软骨分离。一根 18 号的双针缝线自鼻尖进入,向上穿过鼻子左侧的鼻背软骨,使其从左鼻额角露出。将一根弯曲的法式眼针从鼻额角的右侧穿到另一侧以穿透骨膜,然后将 Prolene 缝合线穿过法式眼针的针眼,并将其拉到对侧。将双尖针的另一头插入鼻尖切口,沿右侧浅层穿过软骨,通过组织向后拉,直到鼻额角,缝合线头尾打结固定。

缝线的张力应足够大,以将鼻尖提升到所需位置,然后把结固定在皮下层[2]。

27.6 结论

整形手术在很大程度上取决于患者对手术简单化的渴望,这与较低的瘢痕风险、更快的手术速度,以及更快的恢复速度有关。许多鼻整形术的候选手术并非都需要使用经典术式,对于一些患者来说,调整鼻尖突出的方式和旋转性就足以通过缝合线而得到一个美观和平衡的手术结果。

理想情况下,接受经皮鼻尖悬吊缝合术患者的鼻子应该比较长,并且鼻尖有曲度,皮肤不应太厚或有大量皮脂腺,在符合这些条件的前提下,经皮鼻尖悬吊缝合术将是一种有用的方法。

(张汝祥 译)

参考文献

1. Tiryaki KT. Shuttle lifting of the nose: a minimally invasive approach for nose reshaping. Aesthet Surg J. 2010;30(2):176–83. https://doi.org/10.1177/1090820X10369157.
2. Cueteaux C, Shiffman M. Suture lift of the nasal tip. In: Shiffman M, Mirrafati S, Lam S, Cueteaux C, editors. Simplified facial rejuvenation. Berlin, Heidelberg: Springer; 2008.
3. Paul MD. Barbed sutures for aesthetic facial plastic surgery: indications and techniques. Clin Plast Surg. 2008;35:451–61.
4. McKinney P, Cook JQ. A critical evaluation of 200 rhinoplasties. Ann Plast Surg. 1981;7(05):357–61.

5. Pardina AJ, Vaca JF. Evaluation of the different methods used in the treatment of rhinoplastic sequelae. Aesthet Plast Surg. 1983;7(4):237–9.
6. Lee LN, Quatela O, Bhattacharyya N. The epidemiology of autologous tissue grafting in primary and revision rhinoplasty. Laryngoscope. 2019;129(7):1549–53.
7. Neaman KC, Boettcher AK, Do VH, Mulder C, Baca M, Renucci JD, VanderWoude DL. Cosmetic rhinoplasty: revision rates revisited. Aesthet Surg J. 2013;33(1):31–7.
8. Watson SW, Morales-Ryan CA, Sinn DP. Poster 14: internal midfacelift: the foundation for facial rejuvenation. J Oral Maxillofac Surg. 2003;61:88.
9. Sulamanidze MA, Paikidze TG, Sulamanidze GM, Neigel JM. Facial lifting with "APTOS" threads: featherlift. Otolaryngol Clin N Am. 2005;38:1109–17.
10. Kaminer MS, Bogart M, Choi C, Wee SA. Long-term efficacy of anchored barbed sutures in the face and neck. Dermatol Surg. 2008;34:1041–7.
11. Wu WTL. Barbed sutures in facial rejuvenation. Aesthet Surg J. 2004;24:582–7.
12. Salasche SJ, Jarchow R, Feldman BD, Devine-Rust MJ, Adnot J. The suspension suture. J Dermatol Surg Oncol. 1987;13:973–8.
13. Verpaele A, Tonnard P. Lower third of the face: indications and limitations of the minimal access cranial suspension lift. Clin Plast Surg. 2008;35:645–59.
14. Villa MT, White LE, Alam M, Yoo SS, Walton RL. Barbed sutures: a review of the literature. Plast Reconstr Surg. 2008;121:102–8.
15. Berry MG, Davies D. Platysma-SMAS plication facelift. J Plast Reconstr Aesthet Surg. 2010;63:793–800.
16. Hollander E. Cosmetic surgery. In: Joseph M, editor. Handbuch der Kosmetik. Leipzig: Verlag von Veit; 1912.
17. Miller CC. The excision of bag-like folds of skin from the region about the eye. Med Brief. 1906;34:648.
18. Kolle FS. Plastic and cosmetic surgery, vol. 54. New York: Appleton; 1911. p. 717.
19. Lexer E. Zur Geischtsplastik. Arch Klin Chir. 1910;92:749.
20. Skoog T. Plastic surgery: new methods. WB Saunders Co: Philadelphia, PA; 1974.
21. Tavares JP, Oliveira CACP, Torres RP, Bahmad F Jr. Facial thread lifting with suture suspension. Braz J Otorhinolaryngol. 2017;83(6):712–9.
22. Kaplan JL. Skin only facelift treatment & management. In: Narayan D, editor. Medscape. Updated 26 Oct 2018. https://emedicine.medscape.com/article/1294390-treatment#d13. Accessed 17 Feb 2020.
23. Joseph J. Nasenplastik und sonstige gesichtplastik. Leipzig: Curt Kabitzsch; 1931.
24. Guyuron B, Behmand R. Nasal tip sutures: Part II. The interplays. Plast Reconstr Surg. 2003;112:1130–45.
25. Daniel RK. Rhinoplasty: a simplified, three-stitch, open-tipsuture technique: Part I. Primary rhinoplasty. Plast Reconstr Surg. 1999;103:1491–502.
26. Gruber RP, Friedman GD. Suture algorithm for the broad and bulbous nasal tip. Plast Reconstr Surg. 2002;110:1752–64.
27. Gruber RP. Suture technique in rhinoplasty by use of the endonasal (closed) approach. Aesthetic Surg J. 1998;18:99–103.
28. Stal S. Nasal tip rotation. In: Gunter JP, Rohrich RJ, Adams WP, editors. Dallas rhinoplasty: nasal surgery by the masters. St. Louis, MO: Quality Medical Publishing; 2002. p. 402–9.
29. Tebbetts JB. Primary rhinoplasty: a new approach to the logical and the techniques. St. Louis, MO: Mosby; 1998.
30. Guyuron B. Discussion: securing nasal tip rotation through suspension suture technique. Plast Reconstr Surg. 2006;117:1756.
31. Guyuron B. Dynamic interplays during rhinoplasty. Clin Plast Surg. 1996;23:223–31.
32. Werther JR, Freeman JP. Changes in nasal tip projection and rotation after septorhinoplasty: a cephalometric anal-ysis. J Oral Maxillofac Surg. 1998;56:728–32.
33. Byrd SH, Andochick S, Copit S, Walton KG. Septal extension grafts: a method of controlling tip projection shape. Plast Reconstr Surg. 1997;100:999–1110.
34. Des Fernandes MB. Percutaneous suspension sutures to change the nasal tip. Published 2 Oct 2013. https://doi.org/10.5772/56249. https://www.intechopen.com/books/miniinvasive-face-and-body-lifts-closed-suture-lifts-or-barbed-thread-lifts/percutaneous-suspension-sutures-to-change-the-nasal-tip. Accessed 17 Feb 2020.
35. Hernández-Pérez E, Hernández-Pérez JE, Khawaja HA. Transcutaneous lifting of the nose. Cosmet Dermatol. 2008;21(10):547–50.

第 28 章

填充剂作为改善鼻部外观的新工具

Müge Özçelik Korkmaz, Cemal Cingi, Gyu Sik Jung

28.1 引言

随着人们生活质量的提高，无论处于什么年龄或者社会地位，追求美丽已成为他们的重要目标之一，于是微创面部整形术越来越受欢迎[1]。埋线疗法和注射神经毒素正在取代传统除皱术，而填充剂的使用逐步取代具有侵入性和根治性的传统面部手术。除了缝合技术外，还可以尝试各种填充剂来改善鼻部的美学，直接而迅速，且无明显不适，并发症少。很多耳鼻喉科，以及面部整形外科医生会开展这类工作，同时未经医学培训的人员也在开展这些微创美容技术，例如，美发师和美容师。他们将填充剂、神经毒素、维生素、顺势疗法用到的溶液或植物提取物(统称为中胚层疗法)注入脸部。

事实上，一些外科医生已经开展鼻填充整形术，而无须外科手术。鼻填充整形术是指通过使用填充物来弥补美学缺陷或改善鼻部轮廓的手术，无须进行切割。这些填充物取自自体或人工合成[2]。注射填充剂的鼻填充整形术适用于矫正不规则或不对称的鼻部外观。

28.2 方法

在全球，鼻整形是最常见的整容手术。在过去的几年里，不涉及切割的鼻整形术已成为大多数美容从业者和患者的首选。鼻填充剂可以迅速矫正缺陷，且效果佳，是最常见的选择。以前，填充剂用于治疗皮肤内表面的问题，并不是永久解决方案。如今，填充剂不仅用于去除皱纹，还可以填补缺失，并且可以针对更深的手术平面，而不局限于皮肤。

鼻部软组织由 5 层组成：皮肤、浅层脂肪层、纤维和肌肉层、深层脂肪层、骨膜或软骨膜层[1]。填充物通常被注入脂肪层，无论是深层还是浅层。GS Jung 详细介绍了同时将填充物注入浅层和深层脂肪的技术，称为“双平面技术”。选择的材料以透明质酸为主，出现并发症的可能性较小[1]。

在 20 世纪前，Corning 和 Gersuny 使用填充剂对一例鞍鼻患者进行手术，当时使用的材料是石蜡。刚开始，手术效果很好，但后来出现了严重的并发症[3,4]。随着许多不同种类的填充剂在美国获得上市许可，外科医生使用填充物来改善鼻面部的热潮不断涌现，逐渐形成鼻填充整形术[5,6]。从 20 世纪 80 年代开始，多种填充剂已在全球上市[7,25]，大多数许可适应证是鼻唇沟异常和丰唇。然而，超规范使用填充剂已变得很普遍，例如，矫正泪沟、丰盈脸颊、掩盖痤疮瘢痕，目前也可用于鼻整形术[2]。

鼻整形术通常会引起鼻部不规则。隆鼻填充物的首次使用就是为了通过手术或非手术掩饰术后缺陷或鼻部不对称[8,9]。事实上，填充剂已成为纠正较轻的面部缺陷的主要手段。

28.2.1 操作过程

填充剂只能由经过专门培训的人员注射。注射位置在 SMAS 层下方,即刚好在软骨膜或骨膜层上方;尽量保持在中线,防止出现左右不对称;缓慢注射,防止在同一位置注射太多。注射过程随时抽吸以确保针头没有进入血管,再者使用没有尖头的插管也会避免进入血管,从而使手术更安全[10,11]。注射过程需要双手操作,一手注射,一手固定鼻部,以降低危险性。

鼻填充整形术可以增强鼻部的软骨和骨性结构,是一种相对简单的手术,但在填充剂成分、操作顺序、注射方式、注射位置和填充剂体积方面各不相同[10,12,13]。无论采用何种方法,只要注意操作安全并且遵循鼻部解剖的逻辑顺序,效果都是可观的,而这对于具有鼻整形手术经验的外科医生来说更加得心应手[14]。

28.2.2 双平面技术(Jung 法)[1]

在注射填充剂前 10 分钟,使用含肾上腺素的 1%利多卡因溶液阻断滑车下神经和眶下神经内支。首先,使用 25 号 70mm 钝头套管将高弹性的透明质酸(Teosyal PureSense Ultra Deep,Teoxane Laboratories,Switzerland)注入深层脂肪组织层。用 25 号尖头针刺穿皮肤,沿着深层脂肪层逐渐推至鼻根,再将套管向前推。向前推动套管的同时,另一只手的拇指和示指捏住皮肤并将其轻轻抬高。一旦套管尖端到达鼻根水平,就可以缓慢进行填充物注射,使填充物沉积在鼻背区。然后,在同一部位插入套管并应用相同的方法在浅表脂肪层中完成注射。这次使用具有中等弹性的透明质酸作为填充剂(Teosyal PureSense Ultimate,Teoxane Laboratories,Switzerland)。最后,在鼻背皮肤上的相同部位垂直进针,仔细整复从鼻尖到鼻小柱,以及鼻与唇之间的角度。当遇到前鼻棘时,将透明质酸缓慢注射到软骨平面上,并逐步撤出套管。当套管完全抽出时停止注射。整个过程需要 0.4~1.2mL 透明质酸填充剂[1]。

28.3 适应证

填充剂(非手术)鼻整形术适用于:

- 因身体状况而不宜接受手术。
- 不接受传统鼻整形术的经济负担、手术和恢复期风险。

临床逻辑表明,填充鼻整形术的适应者类同于行软骨移植物(盾部、鼻尖、基部、嵌体或边缘)的鼻整形术的患者。从这个角度来看,填充鼻整形术同样适用于多种情况[11,15-18]。

28.4 注射部位

安全的注射部位是深层脂肪或亚 SMAS 层,其中不存在关键血管。填充剂注入血管会导致皮肤坏死或视力丧失[18]。为了保证注射安全,必须彻底了解鼻整形术的专业术语。部分术语如下。

- 解剖圆顶:位于下外侧软骨内侧和外侧脚之间的最前部区域。
- 鼻小柱:鼻底分隔鼻孔的支柱。
- 鼻背:鼻子前面的部分,以鼻尖和鼻根为界。
- 鼻尖下小叶:在鼻尖表现点和鼻小柱-小叶角之间的小叶部分。
- 下外侧软骨:位于鼻下极的双软骨,由内侧脚、中间脚和外侧脚组成。
- 鼻根:位于鼻子与前额的连接处皮肤凹陷的区域。鼻根的最低部分位于睫毛和睑板上皱襞之间的水平面,突出上眼睑前方 11~14mm。
- 鼻唇角:连接鼻孔前点和后点的假想线,以及垂直于面部自然水平线的假想面。假想线与面之间的夹角是鼻唇角。介于 90°~115°之间比较理想,男性比女性角度更小一些。
- 骨性鼻根:鼻骨与额骨相连的地方。
- 鼻缝点:位于鼻背部,骨头被软骨取代。
- 软三角:由前鼻孔、穹隆下缘,以及内侧脚和外侧脚之间的细长皮肤皱褶组成。
- 鼻下点:在正中矢状面上,鼻小柱与上唇皮肤所构成的最深点。

• 鼻尖上区：略高于鼻尖的区域，位于鼻背下方。

• 鼻尖：位于最前方的鼻小叶点。

• 鼻尖表现点：鼻尖最突出的区域，会反射外源光，体现鼻尖的形态。

• 鼻尖突出度：鼻尖向前突出的程度，与鼻颊沟的最后点做比较。在上唇最突出的地方画一条与面部自然水平面的垂直线，鼻尖突出此线 50%~60%，表示鼻尖突出度良好。

• 鼻尖扭转度：从侧面看时，以鼻翼底部为铰链点，鼻尖向上或向下移动的角度。

• 上外侧软骨：构成鼻侧壁中 1/3 的双软骨结构，位于 LLC 以上[18]。

28.4.1 鼻背和鼻根的填充

第一步是确定鼻背和鼻根应该有多高，必要时确定鼻尖上转折点的夹角。可以选择 30 号针垂直于鼻背注射，也可以选择插管深入到鼻根的 sub-SMAS 平面，但不可再深入。插管尖端斜面朝下，注射过程中逐渐退针，同时提拉皮肤以避免阻塞血管。部分操作者提倡在鼻根上方施加压力(防止填充剂向上渗出)，并加以按摩以塑造目的轮廓。通常，0.5mL 填充剂可以完全拓宽鼻根。专家建议，如果使用透明质酸填充，应该适当过度矫正鼻背，即产生肿胀效果，同时辅以按摩塑形，则效果更好(图 28.1 至图 28.3)。

28.4.2 矫正驼峰鼻

矫正驼峰鼻是可以在鼻背中线的驼峰以上和以下注射填充剂，每个点一般需要 0.2mL。在注射之前，需要评估鼻根的高度和鼻尖上转折点的构造，类似于填充鼻背时的评估[18]。

28.4.3 矫正歪鼻

嵌体和扩张器在鼻整形术中可用于矫正歪鼻。将填充物植入鼻背或鼻侧，矫正鼻中上 1/3 歪曲的外形。然而，由于鼻侧存在血管襻，因此向此处注射填充剂时需要特别注意。鼻翼沟内不宜直接注射，以防进入鼻外侧动脉。事实上，有专家建议只在中线区注射，然后通过按摩将填充物挤向两侧[18]。

28.4.4 上颌骨前壁缺陷

上颌骨前壁缺陷会导致许多外观改变：鼻翼基部不对称、鼻尖偏移、鼻翼和鼻小柱异常(例如，一

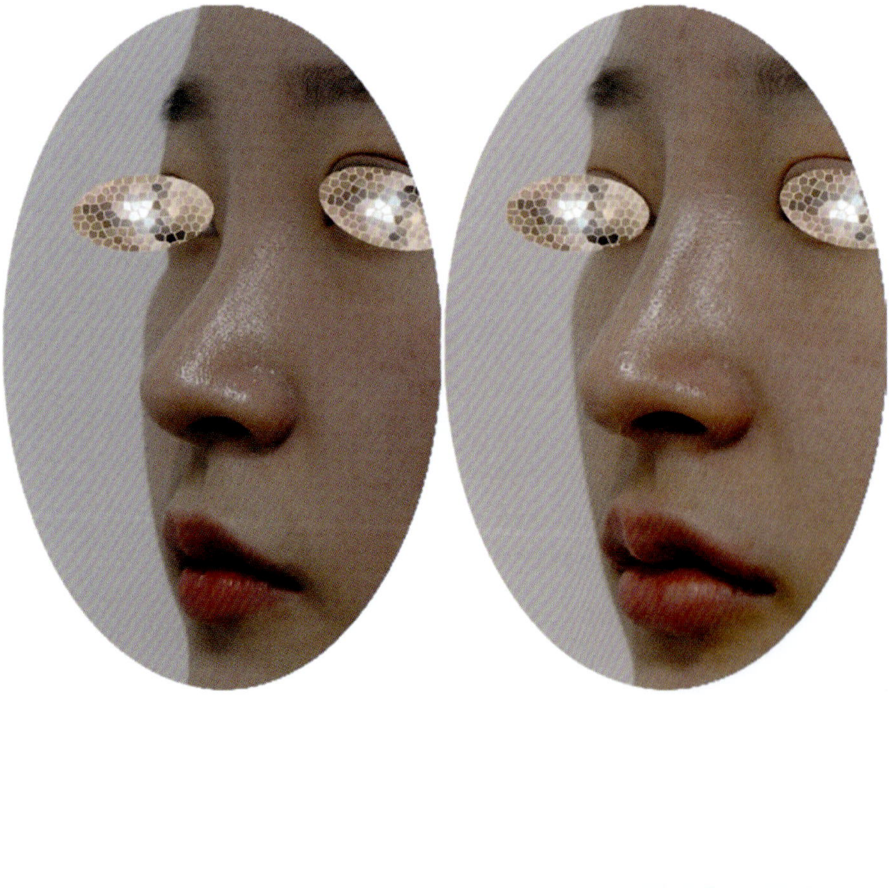

图 28.1 用填充剂矫正背根缺损。

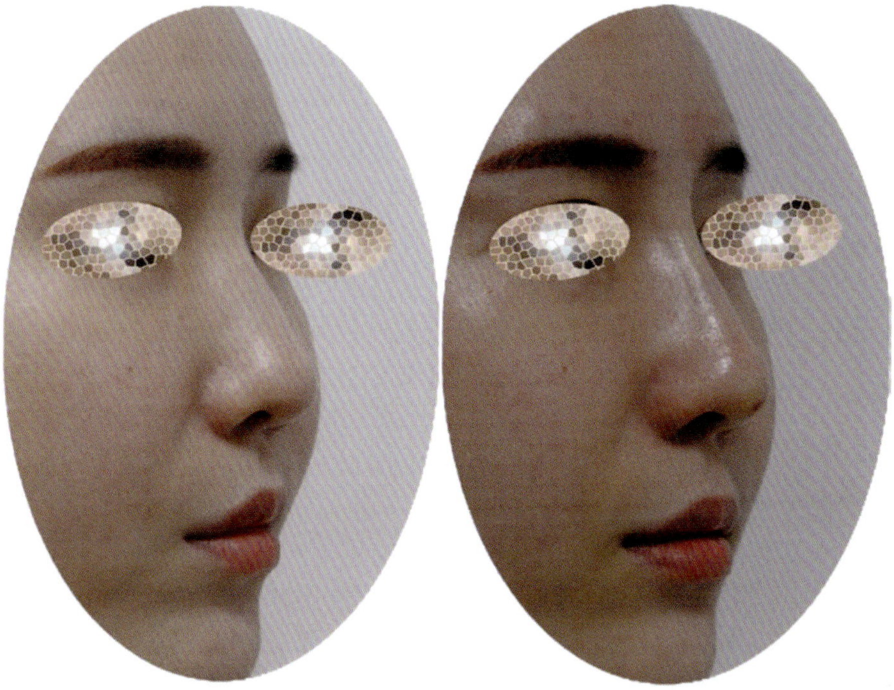

图 28.2　用填充剂垫高鼻背部。

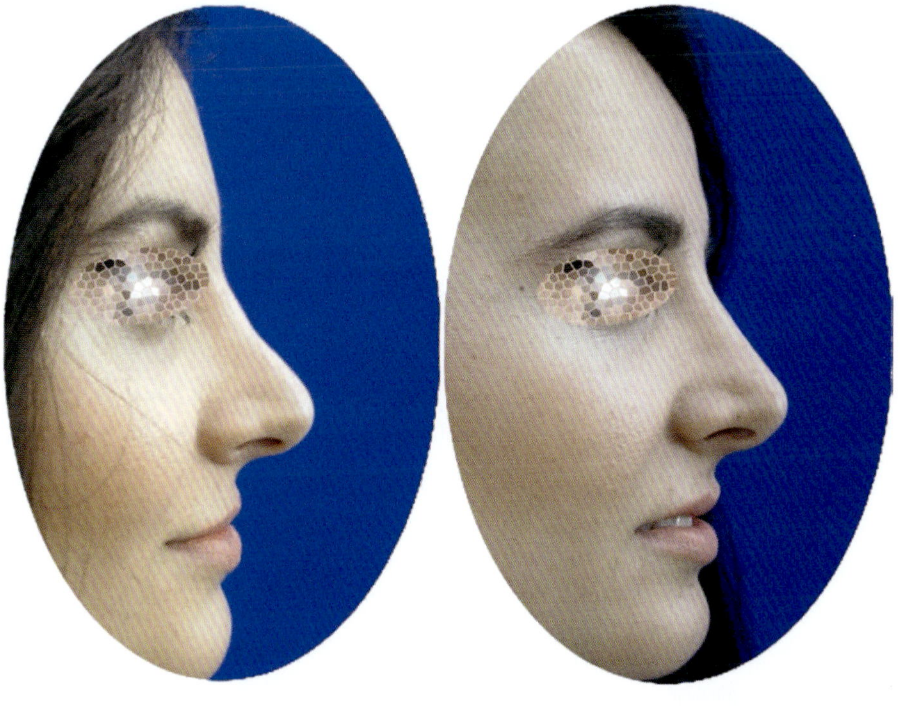

图 28.3　用填充剂矫正鼻背缺损(骨软骨连接处)。

侧鼻翼缩回)。在鼻整形术中,可行上颌骨前移,或在该区域注入填充物以矫正外观。这类鼻整形术最好使用插管,尽量深入注射填充剂并靠近中线区,防止动脉栓塞[18]。

28.4.5 改变鼻尖高度

就像多种移植物(尖形、盾形、鼻中隔尾部延长移植物等)可以增加鼻尖突出度一样,填充剂也可以达到相同效果。根据从业者对该技术的熟悉程度,可以采用鼻尖上和鼻尖下入路。事实上,在鼻尖表现点注入少量填充剂的风险最小,应注入软骨膜层。注射部位不能是鼻尖圆顶,以免填充剂分散而导致鼻尖太宽。用填充剂增大鼻尖下小叶,可以获得与盾形移植物相同的效果。鼻尖上转折点处注射填充剂也可以改善鼻尖区域。注意:每次操作最后均需要关注鼻尖上转折点,确保鼻尖向前突出合适,否则会导致后天性鸟嘴畸形[18]。

28.4.6 鼻尖扭转

通过填充剂扭转鼻尖是鼻填充整形术的高级应用,可以通过多种技术实现。第一种方法实际上是一种错觉:在鼻下沿鼻前棘放置深层填充剂来钝化鼻唇角,通常需要0.5mL填充剂。第二种方法是将填充物放置于大翼软骨内侧脚之间的深面,这样可以有效地支撑鼻小柱,从而使得安德森三脚的中间脚更长,鼻尖扭转度更大[18]。这项技术还会向前推动内侧脚,有助于改善鼻小柱坍缩。但是,鼻小柱过度突出可能导致出现朝天鼻,其情况更糟。一般需要0.2~0.3mL填充剂。注意:在注射期间,用手指挤压鼻小柱后方区域,防止填充物渗入鼻腔,导致鼻塞[18]。

28.4.7 鼻翼缘的轮廓整形

鼻翼移植物可以矫正鼻翼的轻度后缩或不对称,而在鼻翼边缘周围注射填充剂也可以达到目的。然而,在有鼻整形手术史的患者身上的操作难度较大,因为手术切口边缘的血液供应很差。

28.4.8 功能应用

如上所述,可以将填充剂注射到鼻腔、内鼻瓣、鼻翼缘和鼻侧以修复鼻瓣功能障碍。因此,填充剂的作用类似于各种功能性移植物(例如,扩张器、鼻翼板条、蝶形支柱或鼻翼边缘移植物)或植入物(例如,聚-L-乳酸)。然而,使用填充剂进行功能性鼻整形术仍然存在争议[18,19]。

28.5 其他建议

Redaelli[1]报道,在鼻额角、鼻根和鼻尖表现点注射透明质酸的效果良好。目前还没有关于这种方式作为填充剂而引起并发症的报道[20]。

作为鼻整形术后的附加治疗,透明质酸的效果良好,可解决很多遗留的鼻背美容缺陷。也有人担心,使用大量透明质酸进行初始治疗可能会导致缺血性坏死。如果填充剂体积超过0.5mL或由较大的颗粒组成,例如,Perlane(Medicis Aesthetics, Scottsdale, Arizona, USA)或Juvéderm Ultra Plus(Allergan, Irvine, California, USA)。这种大颗粒会压迫鼻部血管,导致血液供应不足[21]。

透明质酸适用于鼻整形术后鼻背或拱顶附近的任何缺陷。驼峰鼻被切除后,皮肤变薄,6个月后可能会形成硬结,当肿胀消退和皮肤收缩后会出现畸形。有证据表明,透明质酸填充剂(如Restylane)就可以掩盖畸形,从而使轮廓变得光滑,从而为Restylane带来了一定的市场优势。经验表明,少量Restylane(0.1~0.2mL)就足以一次性改善鼻背轮廓的不规则,同时效果持久。这可能是因为鼻背部受到刺激后产生胶原蛋白,从而使组织层整体变厚[20-22]。

28.6 并发症

术前需要充分知情同意。在大多数情况下,并发症都很轻微并且会自行消退。严重并发症极少,其中一些无法得到有效治疗(例如,视力丧失或脑血管意外)。偶尔会有使用皮肤填充剂后影响血液供应的并发症。填充剂的深层注射过量或通过窄孔针头注射会引起较多的并发症,这就要求操作者尽早发现并发症,并及时给予透明质酸、阿司匹林和外用硝基糊剂等,进行热敷并充分按摩。之后也可以进行高压氧治疗,可能会改善持续性缺血,有助于保护有活力的组织,但研究依据薄弱[21-24]。

28.7 结论

每种干预措施都有其自身的适应证和局限性。填充剂可用于修复轻度的鼻部原发畸形,以及术后轮廓缺陷,例如,轻度的鞍鼻、驼峰鼻、歪鼻等。应始终牢记,鼻填充剂的大剂量注射和过度干预会产生严重不良后果。

(韩晋博 张怡 译)

参考文献

1. Jung GS. Filler rhinoplasty based on anatomy: the dual plane technique. JPRAS Open. 2019;20:94–100.
2. Rivkin A. A prospective study of non-surgical primary rhinoplasty using a polymethyl methacrylate injectable implant. Dermatol Surg. 2014;40(3):305–13.
3. Glicenstein J. The first "fillers," vaseline and paraffin From miracle to disaster. Ann Chir Plast Esthet. 2007;52:157–61.
4. Feldmann H. History of injections. Pictures from the history of otorhinolaryngology highlighted by exhibits of the German History of Medicine Museum in Ingolstadt. Laryngorhinootologie. 2000;79:239–46.
5. Monreal J. Fat grafting to the nose: personal experience with 36 patients. Aesthetic Plast Surg. 2011;35:916–22.
6. Cassuto D. The use of Dermicol-P35 dermal filler for nonsurgical rhinoplasty. Aesthet Surg J. 2009;29(3 Suppl):S22–4.
7. Hanke CW, Robinson JK. Injectable collagen implants. Arch Dermatol. 1983;119:533–4.
8. Stupak HD, Moulthrop TH, Wheatley P, Tauman AV, et al. Calcium hydroxylapatite gel (Radiesse) injection for the correction of postrhinoplasty contour deficiencies and asymmetries. Arch Facial Plast Surg. 2007;9:130–6.
9. Paun SH, Nolst TG. Revision rhinoplasty: an overview of deformities and techniques. Facial Plast Surg. 2008;24:271–87.
10. Singh S. Practical tips and techniques for injection rhinoplasty. J Cutan Aesthet Surg. 2019;12(1):60–2.
11. Kontis TC. Nonsurgical rhinoplasty. JAMA Facial Plast Surg. 2017;19(5):430–1.
12. Thomas WW, Bucky L, Friedman O. Injectables in the nose: facts and controversies. Facial Plast Surg Clin North Am. 2016;24(3):379–89.
13. Bertossi D, Lanaro L, Dorelan S, Johanssen K, Nocini P. Nonsurgical rhinoplasty: nasal grid analysis and nasal injecting protocol. Plast Reconstr Surg. 2019;143(2):428–39.
14. Segreto F, Marangi GF, Cerbone V, Alessandri-Bonetti M, Caldaria E, Persichetti P. Nonsurgical rhinoplasty: a graft-based technique. Plast Reconstr Surg Glob Open. 2019;7(6):e2241.
15. Kontis TC. The art of camouflage: when can a revision rhinoplasty be nonsurgical? Facial Plast Surg. 2018;34(3):270–7.
16. Johnson ON, Kontis TC. Nonsurgical rhinoplasty. Facial Plast Surg. 2016;32(5):500–6.
17. Han SK, Shin SH, Kang HJ, Kim WK. Augmentation rhinoplasty using injectable tissue-engineered soft tissue: A pilot study. Ann Plast Surg. 2006;56:251–5.
18. Raggio BS, Asaria J. Filler rhinoplasty (liquid rhinoplasty, rapid rhinoplasty). StatPearls [Internet]. Treasure Island, FL: StatPearls Publishing; 2020.
19. Mehta U, Fridirici Z. Advanced techniques in nonsurgical rhinoplasty. Facial Plast Surg Clin North Am. 2019;27(3):355–65.
20. Redaelli A. Medical rhinoplasty with hyaluronic acid and botulinum toxin A: a very simple a quite effective technique. J Cosmet Dermatol. 2008;7:210–20.
21. Humphrey CD, Arkins JP, Dayan SH. Soft tissue fillers in the nose. Aesthet Surg J. 2009;29(6):477–84. https://doi.org/10.1016/j.asj.2009.09.002.
22. Rittié L, Kang S, Voorhees JJ, Fisher GJ. Induction of collagen by estradiol: difference between sun-protected and photodamaged human skin in vivo. Arch Dermatol. 2008;144:1129–40.
23. Wang LL, Friedman O. Update on injectables in the nose. Curr Opin Otolaryngol Head Neck Surg. 2017;25(4):307–13.
24. DeLorenzi C. Complications of injectable fillers, part 2: vascular complications. Aesthet Surg J. 2014;34(4):584–600.
25. Webster RC, Hamdan US, Gaunt JM, Fuleihan NS, et al. Rhinoplastic revisions with injectable silicone. Arch Otolaryngol Head Neck Surg. 1986;112:269–76.

第 29 章

鼻腔手术后理想的填充材料是什么？

Ali Seyed Resuli, Cemal Cingi, Jivianne T. Lee

29.1 鼻腔填塞

鼻腔填塞是耳鼻喉科手术的重要组成部分。在对鼻腔进行许多不同的外科手术后，如鼻成形术、鼻中隔成形术、鼻甲最小化术或烧灼术，鼻腔填塞在防止出血或结痂形成方面发挥着关键作用，有时有助于确保黏膜瓣或移植物正确对齐。由不同材料组成且包装各异的产品种类范围一直在稳步增长[1]。

鼻腔填塞材料需要具备以下特征：

- 在鼻出血或手术后促进止血。
- 为骨或软骨、鼻甲或其他软组织（如黏膜瓣）提供结构性支撑。
- 阻止粘连形成或狭窄形成，特别是在鼻窦手术后。这种填塞物需要在原位保持较长时间[2]。Struts[2-4]和一些别的填塞材料在这些方面特别有用。

一种填塞物应该用什么材料，以及填塞的位置和填塞物留置的时间目前仍然是悬而未决的问题[6,7]。

鼻腔填塞物是怎么起作用的？

- 填塞材料直接压在组织上止血。
- 它们可以占据鼻腔的空间以防止粘连形成。
- 它们通过覆盖黏膜来保持黏膜湿润，从而使黏膜尽早恢复正常生理状态。封闭该区域来保持水分，然后使组织恢复到非病理的生理状态。
- 它们构成了一道屏障。
- 它们有助于止血和生理性创伤修复。

29.1.1 鼻腔填塞材料

29.1.1.1 乳胶包被的海绵填塞物(GFT)

GFT 是一种能防止病原微生物穿透的乳胶包裹海绵的名称。包装制造方式的变化会影响乳胶的质量，以及固定线固定包装的牢固程度。过于光滑的线有滑脱的风险，可能会过度挤压鼻小柱或鼻翼软骨[1]。

GFT 放置简单，并且很少会造成额外损伤、出血或疼痛。可对黏膜施加从轻微到中等程度的压力[1]。

然而，有两个重要风险需要考虑[1]：

- 鼻前庭可能受到损伤，如鼻小柱和鼻翼软骨。
- 如果填塞物向后滑脱，则有可能被误吸。
- 由于它们是不可吸收的，如果没有预防性使用抗生素，也存在中毒性休克综合征的风险。
- 乳胶过敏患者应避免使用这类填塞材料。

29.1.1.2 膨胀海绵

膨胀海绵是由聚醋酸乙烯酯、黏胶和纤维素等材料制成的(Sugomed)[1]。

29.1.1.3 PVA 填塞材料(PVA–NP)

PVA 填塞材料从小尺寸开始,有几种不同类型的不同尺寸可供选择。当胶水接触血液或水时,它就会溶解,从而使材料减压并增大尺寸。这些材料的吸收能力是其原始重量的 20 倍。这种材料柔软有弹性,因此可以在鼻腔黏膜上施加轻到中度的压力。它的光滑程度和大小决定了其移动的容易程度。非常小的孔径意味着肉芽组织不会长到材料内部去,这也意味着其光滑且更容易被取出,而不会引起疼痛或出血。较小的孔径还会导致材料更密集,从而能更好地抵抗拉伸。液体被更缓慢地吸收,从而使其被吸收的液体量更少。最广为人知的 PVA–NP 是 Merocel。然而,这种材料的大孔径意味着其和类似的产品并不适合用于鼻腔填塞[1]。

一款理想的 PVA–NP 应该具有如下特点:

• 需要具有最小的孔径,这样从鼻腔拔除时患者更加舒适(VAS 0–10 5000 系列上的 3.08 和 5)[8]。

• 在外侧面(像 Merocel Laminated)上有一层由复合材料组成的涂层,这将进一步减少组织损伤。填塞材料的正面、背面、顶部和底部需要有粗大孔径的粗糙表面。

• 应对大肠杆菌、葡萄球菌、耶尔森菌、沙雷菌和枯草芽孢杆菌具有抗菌活性[1]。

29.1.1.4 Sugomed

Sugomed 有条状或板状两种形式,并且有一定延展性。它由纤维素(31.3%)和黏胶(68.7%)组成。吸收液体后,Sugomed 可以膨胀,尽管膨胀程度没有 PVA–NP 那么大。孔径比原来的 Merocel 更细,这增加了患者在取出包装时的舒适性,但表面更光滑的包装在这方面仍然更好。与 Merocel 相比,Sugomed 更受欢迎的主要原因是,这种材料可以在尺寸和形状方面进行个性化。一些外科医生可能会用一根长条同时填塞两个鼻孔,但是这样做可能会给鼻小柱带来压力[1]。

29.1.1.5 Rapid Rhino

Rapid Rhino 指的是一种鼻腔填塞包,它的内部是海绵状的。有几种类型,如 Riemann、Goodman 或 Mannheim,其长度各不相同。还有一个涂有羧甲基纤维素(CMC)的球囊。CMC 覆盖两个部分,即球囊导管和海绵内层。这种填塞材料会施加压力,并充满鼻腔中的缝隙。因此,它也是一种形式的鼻腔填塞物。虽然大家都知道血小板在 CMC 的作用下会聚集,并且这对止血有好处,但这可能只是这种填塞物发挥的一小部分作用。当 CMC 与水(而不是生理盐水)混合时,形成的凝胶具有平滑的黏稠度,有利于鼻腔黏膜的恢复。这是具有海绵状内层的填塞物如何发挥作用的关键部分,但它可能是球囊导管型填塞物如何发挥其优势的次要因素。这种填塞物中缝有尼龙线,这可能会粘在黏膜上,防止填塞物意外滑出。凝胶的好处,即封闭损伤和恢复生理稳态,可单独从 CMC 那里获得。这种产品以 Sinu–Knit 或 Stammberger 凝胶的形式被出售[1]。

Rapid Rhino 已被证明提供了很好的患者舒适感,有效地缓解了填塞和取出时患者的疼痛或鼻出血[9,10]。Rapid Rhino 对鼻出血或鼻窦手术后的患者也非常有效[9–12]。

29.1.1.6 棉质纱布条

棉质纱布条的宽度、编织物的口径,以及所用线的类型各不相同[1]。

29.1.1.7 球囊填塞/球囊导管

使用球囊填塞的唯一原因可能是后鼻腔有严重的出血。使用这种方式在这一问题上是有效和迅速的。虽然球囊填塞物不会直接阻断蝶腭动脉的分支,但它们可以隔离鼻咽腔。一旦鼻腔的前面再被填塞住,其余的鼻腔内压力就会增高,并对破裂的血管施加压力。最基本的球囊填塞就是使用一个单独的球囊。其他有两个球囊的,可以分别放置在鼻腔内和鼻咽部。然而,双球囊填塞确实存在以下风险[1]:

• 前球囊对鼻中隔和鼻甲施加压力,可能会导致坏死,而不是直接压迫破裂的动脉。球囊将鼻中隔推向另外一侧[13]。在前球囊能直接压迫出血血管的情况下,电灼或是较小侵入性的前鼻孔填塞亦可以达到类似的治疗效果。

• 鼻前庭很容易受伤,特别是(连接两个球囊的)导管太短的情况。这意味着每次填塞都需要较长的填塞物。

• 除非很难找到上颌窦的后壁,否则通常没有必要进行鼻窦手术。

• 可能存在许多动脉分支[14]。

• Simmen 认为,供应蝶窦前壁的动脉分支最常受影响。

球囊导管比 Foley 导管更复杂,但后者可以以更低的成本达到同样的效果。所有的球囊填塞包都存在导管连接不牢的问题。鼻翼的坏死也是一个问题。对于如何将这种危险降至最低,人们提出了几点建议:

• 用一个非常安全的结将填塞物固定在前面。

• 在表面涂上泡沫棉[15]。

• 切断远端并将其放置在距膨大球囊近端的 8cm 远处,并固定到位[16]。

29.1.1.8 止血/可吸收/可生物降解填塞物

患者现在期望鼻窦手术后比以前更舒适。一些耳鼻喉科临床医生已经决定术后根本不使用鼻腔填塞物,因为它们有一些风险。新的产品已经进入市场以填补这一空白,但这些产品又不能像传统鼻腔填塞物那样提供压迫和支撑。传统产品有以下缺点[1]:

• 填塞物固定好后会对鼻腔造成压力,而这可能破坏黏膜的纤毛。当放置或取出填塞物时,也可能会损伤黏膜而发生这种情况。

• 取出填塞物时可能会造成黏膜受损和出血。

• 由填塞物造成的压力可能导致患者不适。

• 还有其他更详细的风险。

在鼻中隔手术中,如果使用特定的缝合技术和夹板,鼻腔填塞是不必要的。在现代的鼻窦和鼻甲手术中(在内镜下进行),鼻腔填塞经常是不必要的。然而,积极的鼻甲切除或鼻窦根治性手术经常会导致大量出血,出血会形成填充物,因为形成填充物是唯一可以施加足够压力的方法。使用更为温和的鼻内镜手术技术不仅可以提供与传统手术相似或更好的结果,而且还可以减少创伤后结痂、瘢痕或骨刺形成等不利因素。最后一点,可以使用更舒适的鼻腔填塞物[1]。

使用各种不同方式组合的材料可以达到各自不同的目的[1]:

• 止血。

• 利用黏附性来固定组织。

• 形成分隔。

• 更好地从创伤中恢复。

• 密封黏膜表面或鼻腔空间的能力。

29.1.1.9 吸收性明胶海绵(凝胶膜、凝胶泡沫)

美国的研究人员报道了从猪皮中提取的明胶在鼻窦手术后鼻道窦口复合体或筛窦中的应用。这项手术是在放置鼻腔填塞物的同时进行的。当这种材料应用于鼻窦时,瘢痕形成增加,粘连形成,上颌窦口变窄[17-19]。

29.1.1.10 加凝血酶的牛明胶(Floseal)

Floseal 凝胶具有高黏度,有助于止血。它甚至可以黏附在粗糙或潮湿的表面上,如鼻窦,即使出血范围很广[20]。它可用于血小板缺乏或血小板活性异常的患者。Floseal 是目前评级最高的止血填塞物[5,21]。尽管如此,它也有一些缺点:

• 瘢痕和粘连的形成更为常见[22-26]。

• 可能会发生异物反应,异物可能会长到黏膜中,即使在没有损伤的地方也会如此[25,26]。

29.1.1.11 透明质酸(酯化透明质酸、具有交联剂的透明质酸聚合物、CMC 与透明质酸结合)

透明质酸(HA)是一种天然的无支链的多糖(葡糖氨基葡聚糖),由重复的双糖单元-D-葡萄糖酸钠和 N-乙酰-D-氨基葡萄糖组成。它位于细胞和软组织的基底膜中,在细胞的增殖和迁移中起着关键作用。在胎儿中,HA 是修复损伤的关键因素,而且在这一过程中几乎没有瘢痕形成[1]。

29.1.1.12 其他止血材料

纤维蛋白黏合剂已被广泛应用于鼻出血、凝血障碍性疾病、鼻中隔成形术和鼻窦手术中[27]。当用于止血时,与热灼烧、硝酸银涂抹或鼻腔填塞相比,这种黏合剂具有较低的相关水肿、结痂和萎缩性瘢痕形成。目前,其在鼻窦手术中的作用尚未得到充分评估。

29.2 鼻腔填塞中药膏的应用

通常，外科医生会使用凡士林或抗生素软膏。软膏可以使填塞物光滑地进入鼻腔并且避免形成结痂。人们认为抗生素可以预防感染，尽管这一点尚未得到试验证实。鼻中隔、鼻甲或鼻窦手术后应避免使用棉纱条，因为它们的效果不是很好[1]。

在使用鼻腔填塞物之前，可以根据临床医生的喜好混合不同的软膏。

一种可能的组合是环丙沙星、酮洛芬、盐酸麻黄碱和羊毛脂，它们具有以下优点。

29.2.1 环丙沙星

局部制剂的好处是将药物准确地输送到病变部位，并在没有相应的高全身浓度的情况下实现高的局部生物利用度。其缺点是它可能很难作用于病变，可能有局部副作用，如鼻出血或疼痛，并且还可能会偶尔进入鼻窦。然而，由于鼻腔和鼻窦通常紧密相连，因此这是一个比较受欢迎的局部治疗场所，例如，局部制剂现在经常被整合到 CRS 的治疗中。在 CRS 患者中，口服环丙沙星的黏膜浓度比外用软膏高，但代价是血浆浓度高，而凝胶被认为是环丙沙星外用制剂的最佳形式[28]。

29.2.2 酮洛芬

酮洛芬是一种非甾体抗炎药，其作用机制是抑制环氧化酶。环氧化酶是前列腺素合成的关键酶。前列腺素是一种促炎调节剂。抑制前列腺素合成有抑制炎症反应的作用。外用酮洛芬用于以下情况的止痛和抗炎：轻微挫伤、肌腱炎、远端关节骨关节炎、急性腰痛和静脉炎[29]。

外用酮洛芬制剂有乳膏、凝胶、溶液、喷雾剂和膏药等不同剂型，市场上有各种专利和仿制产品[29]。在鼻用药膏中加入酮洛芬的基本原理是缩短伤口愈合时间。

29.2.3 麻黄素

不同疾病引起的鼻塞通常都是通过使用非选择性肾上腺素能 α-激动剂来治疗的，例如，苯丙醇胺和 d-伪麻黄碱[30]。由于麻黄素和伪麻黄碱都会引起鼻腔黏膜的血管收缩，因此它们非常适合用于预防鼻塞的发生[31]。

供应鼻腔黏膜的血管丛是如何调节的，对静脉窦中的血液充血有深远的影响，这会导致黏膜肿胀，进而使通过鼻腔的空气流量减少。因此，这里的任何干扰都会导致鼻塞的感觉[10]。动脉和静脉血管网络都由作用于 α（收缩血管）和 β（扩张血管）受体的肾上腺素能纤维支配。α 受体更具优势[10]。麻黄素和伪麻黄碱通过 α 受体作用于血管丛，产生血管收缩，从而缓解鼻塞，提高了患者的生活质量。

29.2.4 羊毛脂

羊毛脂的好处在于其产生了一个光滑的表面，并能防止粘连到填塞物上。

羊毛脂本身是一种从绵羊毛中提取的淡黄色黏性液体。融化的羊毛脂呈现出一种淡黄色外观。虽然羊毛脂有时被称为羊毛脂肪或羊毛脂类，但是它并不含甘油三酯，从化学成分上来讲它不是脂肪。其主要成分是甾醇酯，因此，更恰当的名称是蜡[32]。羊毛脂形成了一种黏性物理屏障，使填塞物更容易被取出。羊毛脂过敏的患者必须避免使用。

29.3 结论

理想的鼻腔填塞材料应该具有使骨、鼻中隔和黏膜瓣保持在所需位置的强度，应该可以压迫血管，从而很好地止血，但又要足够温和，以避免填塞后的刺激和患者不适。

填塞物上的任何软膏都可以用来预防感染、水肿和结痂。如果软膏是油性的，它将在置入和取出填塞物时起到润滑剂的作用，从而使外科医生和患者都更容易使用它。

（吕勇 译）

参考文献

1. Weber RK. Nasal packing and stenting. GMS Curr Top Otorhinolaryngol Head Neck Surg. 2009;8:Doc02. https://doi.org/10.3205/cto000054. Epub 2011 Mar 10
2. Weber R, Keerl R. Einsatz moderner Bild-Datenverarbeitung in der klinisch rhinologischen Forschung. Eur Arch Otorhinolaryngol. 1996;Suppl I:271–96.
3. Weber R, Hosemann W, Draf W, Keerl R, Schick B, Schinzel S. Endonasale Stirnhöhlenchirurgie mit Langzeiteinlage eines Platzhalters. Laryngo-Rhino-Otologie. 1997;76:728–34. https://doi.org/10.1055/s-2007-997515.
4. Weber R, Mai R, Hosemann W, Draf W, Toffel PH. The success of 6-month stenting in endonasal frontal sinus surgery. ENT J. 2000;79:930–41.
5. Weitzel EK, Wormald PJ. A scientific review of middle meatal packing/stents. Am J Rhinol. 2008;22:302–7. https://doi.org/10.2500/ajr.2008.22.3171.
6. Weber R, Hochapfel F, Leuwer R, Freigang B, Draf W. Tamponaden und Platzhalter in der endonasalen Chirurgie. HNO. 2000;48:240–56.
7. Beule AG, Weber RK, Kaftan H, Hosemann W. Übersicht: Art und Wirkung geläufiger Nasentamponaden. Laryngo-Rhino-Otologie. 2004;83:534–51. https://doi.org/10.1055/s-2004-825695.
8. Bresnihan M, Mehigan A, Curran A. An evaluation of Merocel and Series 5000 nasal packs in patients following nasal surgery: a prospective randomised trial. Clin Otolaryngol. 2007;32:352–5.
9. Badran K, Malik TH, Belloso A, Timms MS. Randomized controlled trial comparing Merocel and rapid rhino packing in the management of anterior epistaxis. Clin Otolaryngol. 2005;30:333–7.
10. Singer AJ, Blanda M, Cronin K, LoGiudice-Khwaja M, Gulla J, Bradshaw J, Katz A. Comparison of nasal tampons for the treatment of epistaxis in the emergency department: a randomized controlled trial. Ann Emerg Med. 2005;45:134–9.
11. Cruise AD, Amonoo-Kuofi K, Srouji I, Kanagalingam J, Georgalas C, Patel NN, Baida L, Lund VJ. A randomized trial of rapid rhino Riemann and telfa nasal packs following endoscopic sinus surgery. Clin Otolaryngol. 2006;31:25–32.
12. Gudziol V, Mewes T, Mann WJ. Rapid Rhino: a new pneumatic nasal tamponade for posterior epistaxis. Otolaryngol Head Neck Surg. 2005;132:152–5.
13. McGarry GW, Aitken D. Intranasal balloon catheters: how do they work? Clin Otolaryngol Allied Sci. 1991;16:388–92.
14. Simmen DB, Raghavan U, Briner HR, Manestar M, Groscurth P, Jones NS. The anatomy of the sphenopalatine artery for the endoscopic sinus surgeon. Am J Rhinol. 2006;20:502–5.
15. Gehrking E, Weerda H. A modified nasal tamponade with foam rubber protection in epistaxis. Laryngo-Rhino-Otologie. 1995;74:463–4.
16. Ho EC, Mansell NJ. How we do it: a practical approach to Foley catheter posterior nasal packing. Clin Otolaryngol Allied Sci. 2004;29:754–7.
17. Catalano PJ, Roffman EJ. Evaluation of middle meatal stenting after minimally invasive sinus techniques (MIST). Otolaryngol Head Neck Surg. 2003;128:875–81.
18. Rust KR, Stringer SP, Spector B. The effect of absorbable stenting on postoperative stenosis of the surgically enlarged maxillary sinus ostia in a rabbit animal model. Arch Otolaryngol Head Neck Surg. 1996;122:1395–7.
19. Tom LW, Palasti S, Potsic WP, Handler SD, Wetmore RF. The effects of gelatin film stents in the middle meatus. Am J Rhinol. 1997;11:229–32.
20. Baumann A, Caversaccio M. Hemostasis in endoscopic sinus surgery using a specific gelatin-thrombin based agent (FloSeal). Rhinology. 2003;41:244–9.
21. Björses K, Holst J. Various local hemostatic agents with different modes of action; an in vivo comparative randomized vascular surgical experimental study. Eur J Vasc Endovasc Surg. 2007;33:363–70.
22. Chandra RK, Conley DB, Kern RC. The effect of FloSeal on mucosal healing after endoscopic sinus surgery: a comparison with thrombin-soaked gelatin foam. Am J Rhinol. 2003;17:51–5.
23. Chandra RK, Conley DB, Haines GK 3rd, Kern RC. Long-term effects of FloSeal packing after endoscopic sinus surgery. Am J Rhinol. 2005;19:240–3.
24. Shrime MG, Tabaee A, Hsu AK, Rickert S, Close LG. Synechia formation after endoscopic sinus surgery and middle turbinate medialization with and without FloSeal. Am J Rhinol. 2007;21:174–9.
25. Maccabee MS, Trune DR, Hwang PH. Effects of topically applied biomaterials on paranasal sinus mucosal healing. Am J Rhinol. 2003;17:203–7.
26. Antisdel JL, Janney CG, Long JP, Sindwani R. Hemostatic agent microporous polysaccharide hemospheres (MPH) does not affect healing or intact sinus mucosa. Laryngoscope. 2008;118:1265–9.

27. Vaiman M, Eviatar E, Shlamkovich N, Segal S. Use of fibrin glue as a hemostatic in endoscopic sinus surgery. Ann Otol Rhinol Laryngol. 2005;114:237–41.
28. Gameiro Dos Santos J, Figueirinhas R, Liberal JP, et al. On ciprofloxacin concentration in chronic rhinosinusitis. Acta Otorrinolaringol Esp. 2018;69(1):35–41. https://doi.org/10.1016/j.otorri.2017.06.008. Epub 2017 Aug 30
29. Ketoprofen topical. European Medicines Agency. https://www.ema.europa.eu/en/medicines/human/referrals/ketoprofen-topical. Accessed 20 Jan 2020.
30. Erickson CH, McLeod RL, Mingo GG, Egan RW, Pedersen OF, Hey JA. Comparative oral and topical decongestant effects of phenylpropanolamine and d-pseudoephedrine. Am J Rhinol. 2001;15(2):83–90.
31. Laccourreye O, Werner A, Giroud JP, et al. Benefits, limits and danger of ephedrine and pseudoephedrine as nasal decongestants. Eur Ann Otorhinolaryngol Head Neck Dis. 2015;132(1):31–4.
32. Lanolin Pharmaceutical Grade. https://www.fr-lanolin.com/product/products _description/Lanolin_Pharmaceutical_Grade.html. Accessed 20 Jan 2020.

第 30 章

鼻息肉的最佳手术时机

Ethem İlhan, Nuray Bayar Muluk, Jeffrey C. Bedrosian

30.1 引言

鼻息肉的常规定义是鼻腔或鼻窦黏膜层的任何部位以炎症为基础的病理性产物。多种病理过程最终都可导致息肉形成。被报道的最常见息肉是鼻腔内非恶性的半透明病变，起源于鼻或至少一个鼻窦的黏膜上，尤其是在鼻窦引流通路区域[1]。

患有持续性鼻窦炎、变应性鼻炎、囊性纤维化(CF)或变应性真菌性鼻-鼻窦炎的儿童可能伴发鼻息肉。单发息肉样肿物可能是后鼻孔息肉、良性巨大息肉或其他肿物(不论是否恶性)，例如，胶质瘤、血管瘤、乳头状瘤、青少年鼻咽纤维血管瘤、横纹肌肉瘤、淋巴瘤、神经母细胞瘤、肉瘤、脊索瘤、鼻咽癌或内翻性乳头状瘤。脑膨出也可能与鼻腔肿物表现类似。应该评估任何出现良性鼻息肉的儿童是否患有囊性纤维化或哮喘。患者必须认识到鼻息肉往往会复发，而且这个问题很可能会持续下去[1]。事实上，高达 80%的患者在内镜鼻窦手术后 40 个月内息肉会复发[2]。

30.2 病理生理学

鼻息肉形成的确切病因尚不清楚，但是肯定与持续性炎症、自主神经系统失衡和遗传因素有关。大多数学者认为息肉形成的主要因素是持续性炎症，因此，这些以慢性炎症为特征的疾病往往会导致息肉。

下列疾病易引起多发性非恶性鼻息肉[1]：

- 哮喘。20%~50%的鼻息肉患者伴发哮喘。
- CF。6%~44%的 CF 患者会并发息肉[3]。
- 变应性鼻炎。
- AFRS。85%的 AFRS 患者会并发息肉。
- CRS。
- 原发性纤毛运动障碍。
- 阿司匹林加重性呼吸系统疾病。8%~26%的鼻息肉病患者对阿司匹林不耐受。
- 乙醇不耐受。50%的鼻息肉患者对乙醇不耐受。
- 嗜酸性肉芽肿性血管炎(EGPA)。EGPA 患者中 50%会并发息肉。
- 鼻窦炎-不孕综合征(持续性鼻窦炎、鼻息肉形成、无精子症)。
- NARES。NARES 患者中 20%会并发息肉。

无论伴发何种疾病，鼻息肉的发展肯定与慢性炎症有关。儿童持续性鼻窦炎、变应性鼻炎、CF 或 AFRS 都与息肉病有关。如果息肉是单发的，病变可能是后鼻孔息肉、巨大的非恶性息肉或鼻泪管内的囊肿。下面是更完整的可能与息肉发展有关的疾病。这些病变有些是先天性的，有些是肿瘤性的(既有恶性的，也有良性的)[1]：

- 鼻泪管内囊肿。
- 脑膨出。
- 胶质瘤。

- 皮样瘤。
- 血管瘤。
- 乳头状瘤。
- 青少年鼻咽纤维血管瘤。
- 横纹肌肉瘤。
- 淋巴瘤。
- 神经母细胞瘤。
- 肉瘤。
- 鼻咽癌。
- 内翻性乳头状瘤。

30.3 治疗目标

对于大多数 CRS 患者,完全治愈仍难以实现。因此,治疗的最主要目的是提高患者的生活质量。治疗目标包括以下内容[4]:

- 控制黏膜内的炎症和水肿。
- 保持鼻窦畅通引流。
- 在息肉发生的地方根除微生物的定植及感染。
- 减少急性炎症发作的次数及频率。

CRS 的治疗模式与治疗哮喘相似:首先,对症治疗以减轻症状;然后,采用维持治疗,随时间观察疗效,并针对急性发作调整用药。黏膜重塑已经成为研究者努力寻找的 CRS 持续存在原因之一。这种重塑被认为是哮喘的特有变化。治疗能在多大程度上延缓或停止重塑尚不清楚[5]。事实上,CRS 的治疗方案也可以减轻哮喘症状,这进一步证明了哮喘和 CRS 在病理生理学方面有许多共同特征[6]。

30.4 医疗保健

鼻息肉的主要药物治疗是全身和鼻腔内的类固醇皮质激素治疗[7-9]。使用抗组胺剂、减充血剂或色氨酸细胞稳定剂也有一定的治疗效果。对于变应性鼻炎,可以采用免疫疗法进行治疗,但这通常不会使已经存在的息肉消退。当存在细菌感染时,推荐使用抗生素[1]。

因此,口服或鼻喷类固醇激素是一线治疗药物。息肉根蒂注射类固醇未获 FDA 批准。据报道,有 3 例患者在接受这种治疗后失明。然而,风险可能与特定制剂泼尼松龙的用量有关。曲安奈德的颗粒尺寸较大,因此穿过颅骨的可能性较低。确保注射药物不会渗透到血管中是至关重要的。

对鼻息肉病最有效的治疗方法是全身类固醇治疗。大多数报道推荐口服泼尼松,剂量为 30~60mg,持续 4~7 天,然后在 1~3 周内减少剂量。儿童的剂量需要调整,不超过 1mg/(kg·d)的剂量,这个疗程通常持续 5~7 天,然后在 1~3 周内减少剂量。对类固醇的治疗反应似乎与是否发生嗜酸性粒细胞增多有关。对于息肉伴发嗜酸性粒细胞增多相关疾病的患者,如变应性鼻炎和哮喘患者,通常治疗效果更好[1]。

相反,如果息肉与嗜酸性粒细胞增多无关(如发生在 CF、原发纤毛运动障碍综合征或杨氏综合征中),皮质类固醇治疗可能无效。长期的皮质类固醇治疗有许多副作用,包括生长迟缓、糖尿病、高血压、精神障碍、肠道损伤、白内障形成、青光眼、骨质疏松和股骨头无菌性坏死。相关报道建议,在鼻息肉患者的鼻腔内使用皮质类固醇,以作为全身使用类固醇或外科手术后的初始治疗或维持治疗。大多数鼻喷类固醇制剂(如氟替卡松、倍氯米松和布地奈德)都能缓解症状,临床研究(特别是有安慰剂的对照双盲研究)表明,其可以改善鼻腔气流[10]。

30.5 手术治疗

在多发、非恶性息肉或 CRS 的患儿病例中,若已经使用足够剂量的药物进行治疗但仍无法缓解症状时,手术治疗是必要的。单纯息肉切除术可以缓解鼻部相关症状,特别是在单一息肉或息肉较少的病例中效果尤为显著(参见以下示例)。然而,多发良性息肉在切除术后复发率较高[1]。

ESS 与传统治疗方法相比的优势在于:在切除鼻息肉的同时可以开放中鼻道(病变发生的主要区域)。因此,ESS 后的息肉复发率较低。不同术式手术切除的范围不同,从完全切除到只切除鼻窦引流区域以改善通气。目前,手术切除范围缺乏更详细的研究支持。在现有的少量研究中显示：完全切除手术的效果等同或优于仅改善鼻窦通气引流术的效果。有经验的外科医生可以极大程度地避免并发症的发生。微创手术的切口更小，失血更少，并为外科医生提供了更好的手术视野，因此微创外科手术可以缩短手术时间，同时减少手术风险[1]。

手术的目的是治疗术前 CT 影像检查中确定的病变区域。在某些病例中，使用激素进行保守治疗的效果不佳，如 CF、原发性纤毛运动障碍和杨式综合征，手术切除病灶后呼吸功能通常得到改善。

鼻息肉切除和修正手术可能造成鼻腔、鼻窦、眼眶和颅底重要解剖结构难以被辨认，因此，术中使用影像导航有助于关键解剖结构的辨别[1]。

在囊性纤维化病例中，6%~48%的患儿伴发鼻息肉，一旦出现症状，就需要进行手术干预。现实中这类病例往往在短短几年内因息肉复发而再次手术。许多与息肉相关的疾病都会出现术后复发的情况，因此在进行任何手术和操作前都应向患者解释和提供相应的建议[1]。

30.5.1 鼻窦手术的适应证

CRS 包括鼻腔及鼻窦黏膜的炎症。CRS 病例和健康对照组具有相同的解剖异常率（如鼻中隔偏曲）[11]，因此，大多数 CRS 患者应首选治疗方式而不应是手术干预。然而，对于一些变应性真菌性鼻窦炎的病例，可能需要手术作为其一线治疗。

功能性 ESS 可以重新开放窦口及通道，恢复鼻窦正常通气引流，从而使炎症逐渐消退。考虑到功能性 ESS 不作用于炎症本身，维持炎症不复发仍需要抗炎药物进行治疗[12]。单纯息肉切除术后复发率较高。若不使用药物维持治疗，息肉通常会在几年内复发[12,13]。

需要进行手术的情况如下[4]：

- 为了改善鼻窦正常通气引流。开放窦口及清除鼻窦内分泌物。
- 可被明确切除的鼻息肉。
- 大剂量药物治疗无效。
- 骨质破坏，或病变已经扩散至鼻窦外。

一些证据表明，在 CRS 伴发哮喘的病例中，药物治疗的长期效果优于手术治疗[6,14]。

30.5.2 内镜手术

2006 年一项荟萃分析报道了 FESS。该项技术有可接受的安全性，但是未能发现 FESS（按照作者的定义）比药物治疗的优越性[15]。该综述局限性之一是只引用了 3 项随机对照试验的研究数据。

另一项较为全面的试验研究了 120 例连续就诊患者的临床转归指标，并对其进行了平均约 1.5 年的随访[16]。整个队列显示，在最后一次随访时 CRS 症状几乎都得到了改善：85%的病例得到显著改善；13%的病例得到了轻微改善；2%的病例无任何改善。尽管有上述的结果，在试验结束时内镜检查发现 45%的病例仍存在窦腔黏膜异常。术前具有鼻息肉病的晚期特征与术后复发风险显著升高相关。随后的一项研究包括了之前研究中的 72 例患者，他们平均在 7.8 年后就诊。在这 72 例患者中，98%的患者症状得到了改善。但目前还不清楚这一发现的可靠程度，因为缺乏原研究中其他病例的追踪随访[17]。

最近，英国进行的一项队列研究分析表明，早期手术干预可减少术后用药[18]。

30.5.3 窦口扩张（球囊口扩张）

球囊口扩张术（BOD）是指用于扩大额窦、蝶骨或上颌窦的开口或引流筛漏斗的手术。BOD 也被称为“球囊导管鼻窦开放术”，还有其他术语在使用中。然而，“球囊口扩张”是美国耳鼻喉头颈外科学会的首选术语[19]。BOD 不会导致任何手术组织被切除，因此该手术适合在门诊使用，仅需要局部麻醉。为了扩大上颌窦的开口，在不做切除的情况下，球囊导管必须通过自然开口而被放置在上颌窦中。缺乏比较 BOD 和功能性 ESS 的头对头试验，因此难以评估二者疗效的差异。此外，现有的证据大多来自球囊导管公司赞助的研究[4]：

- 一项可追溯到 2011 年的荟萃分析评估了 BOD 在 CRS 管理中的作用，发现一项涉及 34 例患者的单一临床试验符合纳入标准。作者得出的结论是，在 CRS 对药物治疗无反应的情况下，没有确凿的证据表明 BOD 优于常规手术技术[19]。

• 观察接受 BOD 的个例报道指出，至少有 85%的病例是成功的，只有不到 10% 的病例需要修正手术。随访持续时间为 6 个月[20]或 2 年[21]。

• 在这些研究之后，有一项针对 92 例患者进行随机化临床试验的研究，但其具有开放标签并由制造商赞助。所有患者均罹患慢性上颌窦炎伴或不伴有前筛窦炎症。他们被分配到门诊 BOD 或功能性 ESS[22]。排除标准包括多发大量鼻息肉、AFRS、阿司匹林加重性呼吸系统疾病(AERD)、既往接受过手术或有其他并发症。主要观察指标为 6 个月后鼻腔结局测试-20(SNOT-20)评分的改善，以及手术后是否需要鼻腔清创处理。对于 BOD 和功能性 ESS 病例，SNOT-20 均有临床获益(BOD 为-1.67，功能性 ESS 为-1.6，-0.8 分被认为具有临床意义)。与功能性 ESS 相比，BOD 在术后清创以解决凝块，结痂、干痂和粘连形成的频率较低，优于功能性 ESS。这种差异具有统计学意义。通过这种方式，BOD 的非劣效性在单纯慢性鼻窦炎亚组中得到了证明。1 年后，其改善能够维持[23]。

30.5.4 鼻窦手术的医疗辅助手段

目前有许多辅助医疗手段与鼻窦手术相伴而生。

30.5.4.1 皮质类固醇洗脱鼻窦支架

FDA 已批准在功能性鼻窦手术后使用能够洗脱莫米松的支架以保持筛窦或额窦口的引流通畅[24,25]。这些由可被身体吸收的生物可降解基质组成的支架能够在 30 天内洗脱 370μg 糠酸莫米松。一系列试验和一项涉及 2 项随机对照试验、总计143 例患者、将洗脱药物的支架与非活性支架进行比较的荟萃分析表明，药物洗脱支架使患者受益[26-30]。使用药物洗脱支架后，术后干预减少了 35%，术后鼻腔粘连分离减少了 51%，口服类固醇皮质激素减少了 40%[29]。另一项试验研究了该支架对 ESS 后复发性息肉的疗效。在该研究中，支架以门诊手术的方式置入筛窦，治疗 6 个月前后对照，息肉体积明显减小，筛窦通畅性得到显著改善，鼻塞症状也有明显缓解[31]。

30.5.4.2 皮质类固醇浸润鼻腔敷料

另外一种局部皮质类固醇治疗的方法是使用浸有皮质类固醇的敷料，不过这种做法的证据基础尚不完善。一项回顾性研究观察了 21 例与对照组相匹配的病例（Frank 息肉病作为一个排除标准）。试验组将含有 20mg 曲安奈德的可吸收鼻敷料置于受试者的中鼻道[32]，对照组口服甲泼尼龙，起始剂量为 24mg 甲泼尼龙，逐天递减，总共 6 天后停止。两组患者在第 4 周和第 8 周获益相当。该试验揭示了一种提供鼻内局部类固醇的替代方法，其优点是局部浓度高，但全身类固醇水平低。然而，该操作只能由耳鼻喉专科医生完成，且目前仍需要进行更多的研究，以阐明如何优化剂量、持续多久患者获益，以及哪些情况是最适合使用该方法的。另一项研究使用了剂量为 20mg 曲安奈德的敷料，将其放置于双侧鼻腔，这相当于口服泼尼松 17mg。早期(第 2 天)出现了系统性氢化可的松抑制，到第 10 天恢复[33]。

30.5.4.3 大环内酯类抗生素

一些研究着眼于鼻窦手术后大环内酯类抗生素治疗以改善各种 CRS 的潜在益处[34,35]。2017 年的一篇荟萃分析描述了 CRS 合并鼻息肉形成的病例中术后使用大环内酯类抗生素的益处，但证据不足[36]。因此，这种治疗方式目前尚不推荐。

（权芳 译）

参考文献

1. McClay JE. Nasal polyps. In: Elluru RG, editor. Medscape. Updated 14 Dec 2017. https://emedicine.medscape.com/article/994274-overview. Accessed 31 Jan 2019
2. Wynn R, Har-El G. Recurrence rates after endoscopic sinus surgery for massive sinus polyposis. Laryngoscope. 2004;114(5):811–3.
3. Babinski D, Trawinska-Bartnicka M. Rhinosinusitis in cystic fibrosis: not a simple story. Int J Pediatr Otorhinolaryngol. 2008;72(5):619–24.

4. Hamilos DL. Chronic rhinosinusitis: management. In: Corren J, Deschler DG, Feldweg AM, editors. UpToDate. Last updated 5 Feb 2018. https://www.uptodate.com/. Accessed 31 Jan 2019.
5. Bassiouni A, Naidoo Y, Wormald PJ. Does mucosal remodeling in chronic rhinosinusitis result in irreversible mucosal disease? Laryngoscope. 2012;122:225.
6. Altın Kule Z, Deveci HS, Kule M, Tülay EH, Somay A, Ali OG. The correlation of clinical measures with the histopathological findings in nasal polyposis. ENT Updates. 2015;5(1):1–8.
7. Wongsritrang K, Ruttanaphol S. Clinical efficacy of a short course of systemic steroids in nasal polyposis. Rhinology. 2011;49(5):525–32.
8. Naclerio RM, Pinto J, Baroody F. Evidence-based approach to medical and surgical treatment of nasal polyposis. J Allergy Clin Immunol. 2013;132(6):1461–1462.e3.
9. Bachert C, Zhang L, Gevaert P. Current and future treatment options for adult chronic rhinosinusitis: focus on nasal polyposis. J Allergy Clin Immunol. 2015;136(6):1431–40; quiz 1441
10. Holmstrom M. Clinical performance of fluticasone propionate nasal drops. Allergy. 1999;54(Suppl 53):21–5.
11. Bassichis BA, Marple BF, Mabry RL, et al. Use of immunotherapy in previously treated patients with allergic fungal sinusitis. Otolaryngol Head Neck Surg. 2001;125:487.
12. Gosepath J, Pogodsky T, Mann WJ. Characteristics of recurrent chronic rhinosinusitis after previous surgical therapy. Acta Otolaryngol. 2008;128:778.
13. Li Y, Zhang GH, Liu X, et al. Clinical prognostic factors of chronic rhinosinusitis after endoscopic sinus surgery. ORL J Otorhinolaryngol Relat Spec. 2008;70:113.
14. Senior BA, Kennedy DW, Tanabodee J, et al. Long-term impact of functional endoscopic sinus surgery on asthma. Otolaryngol Head Neck Surg. 1999;121:66.
15. Khalil HS, Nunez DA. Functional endoscopic sinus surgery for chronic rhinosinusitis. Cochrane Database Syst Rev. 2006:CD004458.
16. Kennedy DW. Prognostic factors, outcomes and staging in ethmoid sinus surgery. Laryngoscope. 1992;102:1.
17. Senior BA, Kennedy DW, Tanabodee J, et al. Long-term results of functional endoscopic sinus surgery. Laryngoscope. 1998;108:151.
18. Hopkins C, Andrews P, Holy CE. Does time to endoscopic sinus surgery impact outcomes in chronic rhinosinusitis? Retrospective analysis using the UK clinical practice research data. Rhinology. 2015;53(1):18–24. https://doi.org/10.4193/Rhin14.077.PubMed.
19. Ahmed J, Pal S, Hopkins C, Jayaraj S. Functional endoscopic balloon dilation of sinus ostia for chronic rhinosinusitis. Cochrane Database Syst Rev. 2011:CD008515.
20. Stankiewicz J, Tami T, Truitt T, et al. Transantral, endoscopically guided balloon dilatation of the ostiomeatal complex for chronic rhinosinusitis under local anesthesia. Am J Rhinol Allergy. 2009;23:321.
21. Weiss RL, Church CA, Kuhn FA, et al. Long-term outcome analysis of balloon catheter sinusotomy: two-year follow-up. Otolaryngol Head Neck Surg. 2008;139:S38.
22. Cutler J, Bikhazi N, Light J, et al. Standalone balloon dilation versus sinus surgery for chronic rhinosinusitis: a prospective, multicenter, randomized, controlled trial. Am J Rhinol Allergy. 2013;27:416.
23. Bikhazi N, Light J, Truitt T, et al. Standalone balloon dilation versus sinus surgery for chronic rhinosinusitis: a prospective, multicenter, randomized, controlled trial with 1-year follow-up. Am J Rhinol Allergy. 2014;28:323.
24. US FDA approval of Propel. https://www.accessdata.fda.gov/cdrh_docs/pdf10/P100044A.pdf. Accessed 8 May 2017
25. US FDA approval of Propel mini. https://www.accessdata.fda.gov/cdrh_docs/pdf10/p100044s018a.pdf. Accessed 8 May 2017.
26. Murr AH, Smith TL, Hwang PH, et al. Safety and efficacy of a novel bioabsorbable, steroid-eluting sinus stent. Int Forum Allergy Rhinol. 2011;1:23.
27. Forwith KD, Chandra RK, Yun PT, et al. ADVANCE: a multisite trial of bioabsorbable steroid-eluting sinus implants. Laryngoscope. 2011;121:2473.
28. Marple BF, Smith TL, Han JK, et al. Advance II: a prospective, randomized study assessing safety and efficacy of bioabsorbable steroid-releasing sinus implants. Otolaryngol Head Neck Surg. 2012;146:1004.
29. Han JK, Marple BF, Smith TL, et al. Effect of steroid-releasing sinus implants on postoperative medical and surgical interventions: an efficacy meta-analysis. Int Forum Allergy Rhinol. 2012;2:271.
30. Smith TL, Singh A, Luong A, et al. Randomized controlled trial of a bioabsorbable steroid-releasing implant in the frontal sinus opening. Laryngoscope. 2016;126:2659.
31. Forwith KD, Han JK, Stolovitzky JP, et al. RESOLVE: bioabsorbable steroid-eluting sinus implants for in-office treatment of recurrent sinonasal polyposis after sinus surgery: 6-month outcomes from a randomized, controlled, blinded study. Int Forum Allergy Rhinol. 2016;6:573.
32. More Y, Willen S, Catalano P. Management of early nasal polyposis using a steroid-impregnated nasal dressing. Int Forum Allergy Rhinol. 2011;1:401.

33. Hong SD, Kim JH, Dhong HJ, et al. Systemic effects and safety of triamcinolone-impregnated nasal packing after endoscopic sinus surgery: a randomized, double-blinded, placebo-controlled study. Am J Rhinol Allergy. 2013;27:407.
34. Maniakas A, Desrosiers M. Azithromycin add-on therapy in high-risk postendoscopic sinus surgery patients failing corticosteroid irrigations: a clinical practice audit. Am J Rhinol Allergy. 2014;28:151.
35. Varvyanskaya A, Lopatin A. Efficacy of long-term low-dose macrolide therapy in preventing early recurrence of nasal polyps after endoscopic sinus surgery. Int Forum Allergy Rhinol. 2014;4:533.
36. Lasso A, Masoudian P, Quinn JG, et al. Long-term low-dose macrolides for chronic rhinosinusitis in adults—a systematic review of the literature. Clin Otolaryngol. 2017;42:637.

第 31 章

下鼻甲肥大的外科治疗

Zeynep Önerci Altunay, Hüsamettin Yaşar, Peter Catalano

31.1 引言

下鼻甲(IT)对于调节鼻腔气流和正常呼吸功能非常重要，下鼻甲前部在鼻生理中起重要作用，应当避免对下鼻甲任何部分的切除。

下鼻甲肥大是造成鼻塞的重要因素。在进行任何手术干预之前,需要评估造成下鼻甲肥大的潜在病因[1]。例如,需要进行变应原检测,并对过敏的问题进行治疗(图 31.1)。再如,鼻中隔偏曲可能会导致下鼻甲出现代偿性肥厚(图 31.2),通常在鼻中隔偏曲的凹侧。在矫正鼻中隔偏曲后,代偿肥大的下鼻甲也应该需要处理。

鼻-鼻窦炎是导致下鼻甲肥大的另一个重要原因。在进行任何外科干预之前,应注意检查鼻窦内是否存在炎症,并对鼻窦内的炎症进行治疗。如果鼻窦炎需要进行内镜手术治疗,那么鼻窦炎手术和下鼻甲手术可以同期进行。

下鼻甲由鼻甲骨、黏膜下组织和表面覆盖的黏膜构成。了解下鼻甲肥大的成因对于决定下鼻甲手术的术式非常重要[2]。CT 有助于了解下鼻甲肥大的类型,我们需要了解下鼻甲肥大主要是骨性肥大、黏膜肥厚,还是混合性肥大。任何情况的下鼻甲异常,例如,泡性下鼻甲或良性肿瘤,如纤维发育不良,都可以在 CT 上进行评估。CT 应评估下鼻甲的附着情况及其与鼻腔外侧壁的角度。这个角度非常重要,因为如果角度为 90°,也就是说,鼻甲附着与鼻腔外侧壁成直角,那么单纯对下鼻甲进行骨折外移只会处理到下鼻甲的下降部,几个月后症状就会复发[3](图 31.2 和图 31.3)。

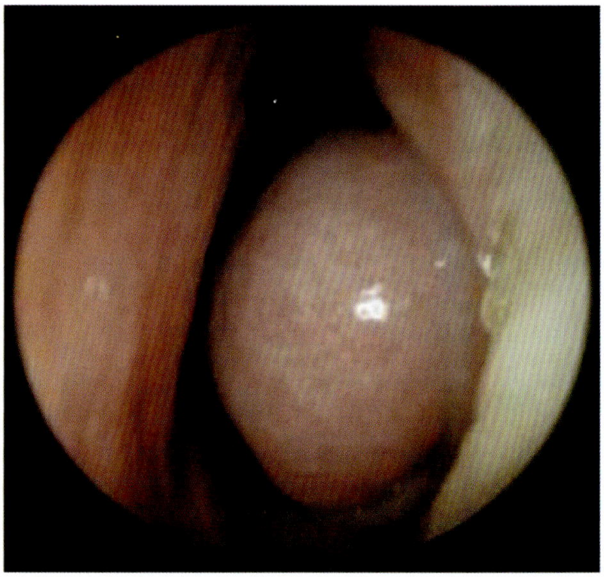

图 31.1 变应性鼻炎导致左侧下鼻甲肥大。可见下鼻甲苍白肿胀,有清水样分泌物。(Courtesy of TESAV)

目前已有多种药物及外科治疗方式来治疗下鼻甲肥大，治疗的主要目的是缩小下鼻甲的体积。尤其是对于变应性鼻炎患者,抗组胺药、鼻用皮质类固醇、鼻腔减充血剂或口服皮质类固醇可能会有帮助。当此类手段的治疗效果不理想时,就可以考虑使用外科治疗方式[4]。

31.2 外科技术

31.2.1 黏膜保留技术

31.2.1.1 下鼻甲外移术

下鼻甲骨向外侧附着于上颌骨和腭骨。能使下鼻甲骨附着角度变小的最佳策略是将下鼻甲骨外移。使用钝性器械，首先将下鼻甲骨与鼻腔外侧壁附着处向内侧和上方骨折，然后再将其向外侧和下方骨折。该术式没有缩小鼻甲的体积，如果没有联合使用鼻甲减容技术，那么手术效果将会大打折扣(图 31.4)[5]。Lee 等报道，骨折 6 个月后，下鼻甲骨及表面覆盖的代偿性肥大的软组织仍保持外移状态[6]。要保证骨折外移术的成功，下鼻甲骨与鼻腔外侧壁之间附着的角度非常重要。如果该角度是90°，那么应按照 Legler(图 31.2、图 31.3 和图 31.5)[7]的描述，用骨凿或凿子将骨性附着处从鼻腔外侧壁上切除或骨折。

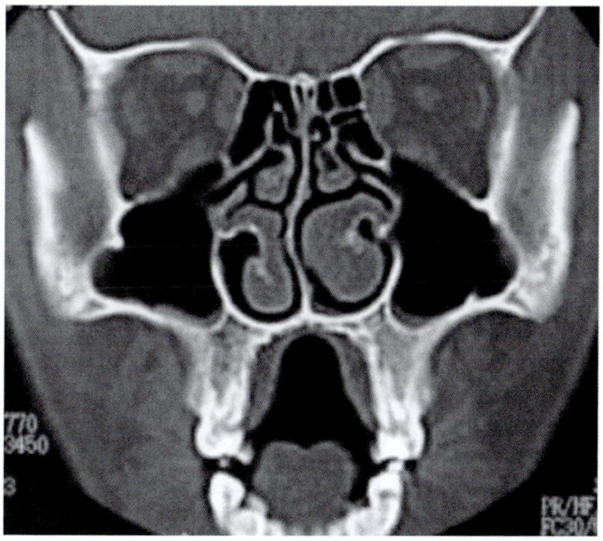

图 31.2　鼻中隔向右侧偏曲，导致左侧下鼻甲代偿性肥大。(Courtesy of TESAV)

31.2.1.2 黏膜下电灼术

单极和双极电灼术可以减轻鼻甲肥大。将针状电极插入鼻甲的软组织，电极激活后在其尖端或周围施加热能。该技术将组织加热到 400~600℃，从而使得周围组织和覆盖黏膜出现热损伤[8]。

Fradis 等发现，接受黏膜下电灼治疗的患者于术后 2 个月时鼻呼吸状态改善了 76%[9]。然而，Jones 和 Lancer 报道，这种改善不是永久性的，术前和术后 15 个月的鼻阻力没有显著差异[10]。因此，目前很少对下鼻甲进行电灼治疗。

31.2.1.3 黏膜下射频消融术

对下鼻甲组织进行射频消融是减少软组织肥大的另一种常用方法。这种技术使用高频声波将组织加热至 60~90℃，使黏膜下组织被破坏和纤维化。因此，该方法对组织的加热要明显少于黏膜下电灼法。射频消融(RFA)是一种有效、简便、安全的

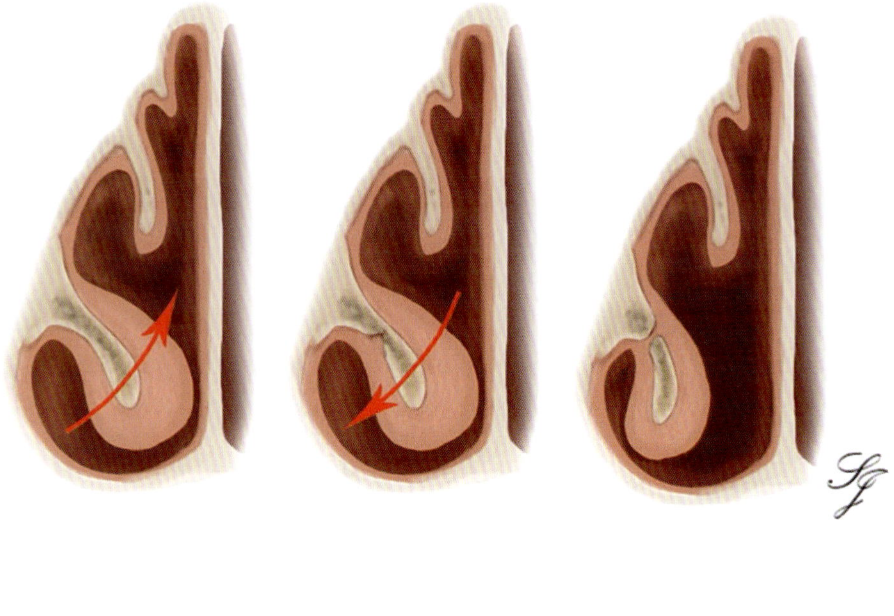

图 31.3　下鼻甲的角度与图 31.2 中的不同。(Courtesy of TESAV)

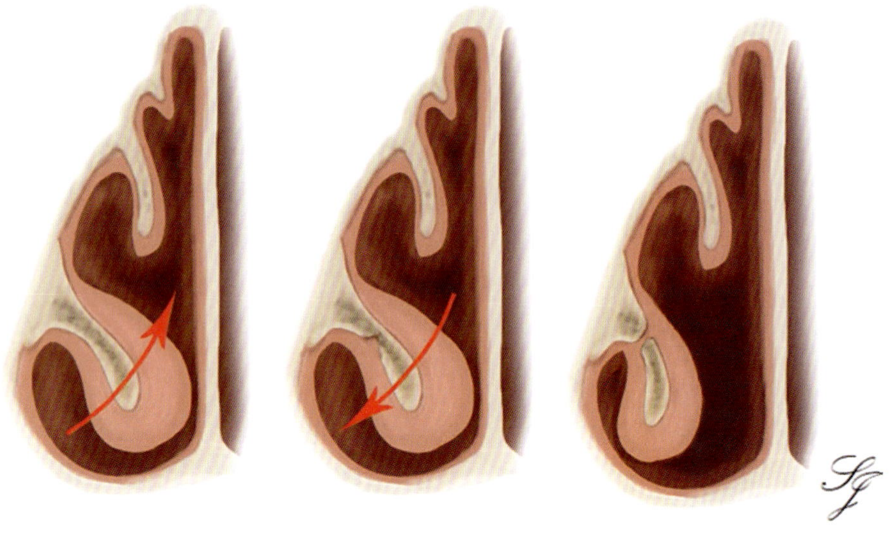

图 31.4 下鼻甲的向下骨折和向外骨折(避免青枝骨折)。(Courtesy of TESAV)

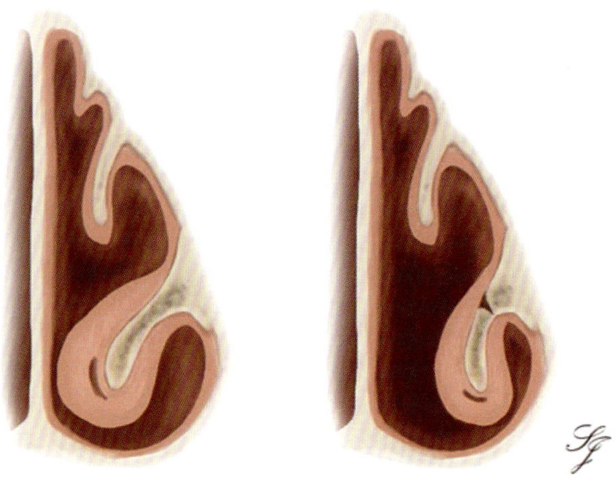

图 31.5 Legler 术式。如果该角度为 90°,那么应该用骨凿或凿子将骨性附着处从鼻腔外侧壁上切除或骨折。(Courtesy of TESAV)

黏膜保护手术技术[11]。Harsten 在短期随访(4~9 个月)中发现,患者有 82%的改善,而长期改善仅为 78%(21~30 个月)[12]。该手术的一个主要优点是,它既可以轻松地在诊室的局部麻醉条件下完成,也可以在手术室与鼻窦或鼻腔手术同期完成。

31.2.1.4 下鼻甲黏膜下动力系统减容术

动力系统可以在减少黏膜下软组织的同时保留表层黏膜组织。在下鼻甲的头端做一小切口,应用剥离子向后分离黏膜直至下鼻甲尾端,形成一个黏膜下的囊袋。将 2.0~2.9mm 的小型微切钻刀头置入黏膜囊内并逐步向后切除,保持刀口方向朝向外侧[7],在此过程中要保证黏膜瓣完整、无穿孔。在切除鼻甲后部时,可能会损伤到鼻后外侧动脉及蝶窦动脉而导致出血[13]。

2015 年的一项荟萃分析比较了射频消融术和微切钻下鼻甲减容术,发现这两种技术在改善视觉模拟量表评测的鼻塞和声学鼻腔测压结果方面都有效,中位随访时间为 6 个月,两项技术之间的结果并没有显著性差异[14]。然而,使用动力系统行下鼻甲手术在临床工作中并不是特别普及,这可能是它的一个缺点。

31.2.1.5 鼻甲骨黏膜下切除术

如果是鼻甲骨肥大或增生,那么可以将鼻甲骨切除。使用 Cottle 或 Freer 剥离子从下鼻甲骨表面向内侧分离出黏骨膜瓣,建立黏膜下隧道,然后切除鼻甲骨。也可以使用黏膜下动力微切钻技术切除一部分鼻甲骨质。

鼻甲成形术和黏膜下切除术通过去除黏膜下的组织(伴或不伴骨切除)来实现对下鼻甲的重塑,这是在不去除外黏膜层的情况下进行的,这样可以减少粘连的形成,以及鼻甲黏膜表面受体的损失[15]。

Greywode 等描述了使用超声波骨抽吸器去除下鼻甲骨。该设备使用超声波乳化骨质,同时用冲洗和微吸的方法将骨性颗粒去除,以创造一个清晰的术野。据报道,这种方法可以在不损伤周围软组织或黏膜的情况下切除下鼻甲骨[16]。

31.2.1.6 鼻甲成形术

在下鼻甲前缘做切口，将下鼻甲内表面的黏膜沿着骨膜下分起，并将骨性下鼻甲的下半部分连同下鼻甲的外侧面黏膜一起切除，之后将内侧被分起的内侧面黏膜向外侧复位。最终，所有的骨面被黏膜所覆盖，没有骨质裸露。最后，做下鼻道内的填塞支撑，以使黏膜瓣保持在合适位置(图 31.6)[3]。

31.2.2 黏膜牺牲技术

鼻腔黏膜是负责纤毛清除和免疫防御的器官，因此应尽可能地予以保护。虽然不是最优选择，但文献中也报道了一些黏膜牺牲技术。

31.2.2.1 鼻甲部分切除术

可以用下鼻甲剪做下鼻甲的部分切除，这种部分切除可以包括鼻甲的下部、后部或尾端。如果下鼻甲的后部或尾端是呈息肉样变的，那么可以用圈套器安全地将其切除。主要并发症是急性或迟发性出血。

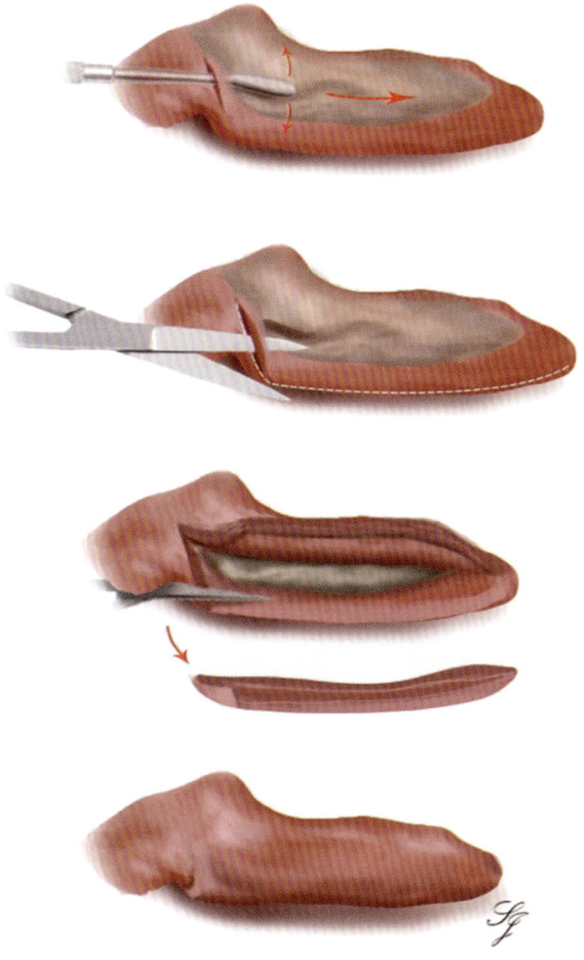

图 31.6 鼻甲成形术。(Courtesy of TESAV)

31.2.2.2 激光

激光可用于软组织肥大的治疗。已有多种类型的激光用于该技术，包括氩激光、二氧化碳激光、二极管激光、钬-钇铝石榴石激光、磷酸钛钾(KTP)激光和钕-钇铝石榴石(Nd:YAG)激光[17]。激光在软组织上工作良好，也能对任何部位的出血进行即刻的凝固止血处理。

31.2.2.3 氩等离子凝固术

离子化的氩气流能够在手柄和组织之间产生 1~2mm 的无接触热凝固，手术时将手柄头沿下鼻甲下 1/3~1/2 的全长缓慢移动，并做 3~4 条平行线。应避免器械尖端与鼻甲组织的直接接触，因为这会使手术达不到预期效果[18]。

31.2.2.4 鼻甲全部切除术

鼻甲全部切除术或“根治性”鼻甲切除术是指直接将下鼻甲从其在鼻腔外侧壁的附着处完全切除。该技术可将鼻阻力降低 50%[19]。鼻甲全部切除术可能会导致严重的黏膜干燥、瘢痕形成、恶臭的鼻分泌物、反复鼻出血和严重的长期并发症，如萎缩性鼻炎和臭鼻症(如空鼻综合征)，这种情况继发于失去下鼻甲之后，虽然客观上鼻腔通畅，但患者有阻塞感[20]。

31.3 结论

综上所述，针对下鼻甲肥大有不同的手术方法。所有的技术在改善因鼻甲肥大而对药物治疗无反应的鼻塞方面都有一定效果。一项随机临床试验比较了以下 6 种技术：鼻甲切除术、激光烧灼术、电灼术、冷冻疗法、黏膜下切除术和黏膜下切除加外移术。所有组在初期均出现显著改善($P<0.001$)。然而，改善的持续时间有所不同。对于接受电灼或冷冻治疗的患者，其鼻阻力逐渐恶化；对于接受激光烧灼治疗的患者，在 6 年的随访中发现其鼻容量减少；只有接受黏膜下切除术的患者，其黏膜纤毛转

运时间和分泌型 IgA 的浓度达到了正常值。对于接受黏膜下切除术的患者，其生活质量的评分也更好，并且在与骨折外移术相结合时，其效果最好[20]。

手术技术的选择取决于下鼻甲的解剖类型（肥大是骨性的，还是黏膜性的）、肥大的突出部位（肥大部位是在前部，还是在后部）、对此前干预措施的反应、可用的设备、成本、全身麻醉的意愿，以及外科医生的技能[21]。如果可能的话，应首选黏膜保留的技术或保守技术。然而，具体的下鼻甲手术技术还是应该根据临床情况进行个性化的选择。

（赵建辉 译）

参考文献

1. Doreyawar V, Gadag RP, Manjunath DN, Javali SB, Maradi N, Shetty D. Inferior turbinate reduction: diode laser or conventional partial turbinectomy? ENT: Ear, Nose Throat J; 2018. p. 97.
2. Leong SC, Eccles R. Inferior turbinate surgery and nasal airflow: evidence-based management. Curr Opin Otolaryngol Head Neck Surg. 2010;18(1):54–9.
3. Onerci M, Unal OF. Inferior turbinate diseases and surgery. Ankara: Matsa; 2001.
4. Batra PS, Seiden AM, Smith TL. Surgical management of adult inferior turbinate hypertrophy: a systematic review of the evidence. Laryngoscope. 2009;119(9):1819–27.
5. Jourdy D. Inferior turbinate reduction. Oper Tech Otolaryngol Head Neck Surg. 2014;25(2):160–70.
6. Lee DC, Jin SG, Kim BY, et al. Does the effect of inferior turbinate outfracture persist? Plast ReconstrSurg. 2017;139(2):386e–91e.
7. Legler U. Surgery of the turbinate bones and the piriform crest. Rhinology. 1976;14(2):65–71.
8. Brunworth J, Holmes J, Sindwani R. Inferior turbinate hypertrophy: review and graduated approach to surgical management. Am J Rhinol Allergy. 2013;27(5):411–5.
9. Fradis M, Golz A, Danino J, et al. Inferior turbinectomy versus submucosal diathermy for inferior turbinate hypertrophy. Ann Otol Rhinol Laryngol. 2000;109(11):1040–5.
10. Jones AS, Lancer JM. Does submucosal diathermy to the inferior turbinates reduce nasal resistance to airflow in the long term? J Laryngol Otol. 1987;101(5):448–51.
11. Cavaliere M, Mottola G, Iemma M. Comparison of the effectiveness and safety of radiofrequency turbinoplasty and traditional surgical technique in treatment of inferior turbinate hypertrophy. Otolaryngol Head Neck Surg. 2005;133(6):972–8.
12. Harsten G. How we do it: radiofrequencyturbinectomy for nasal obstruction symptoms. Clin Otolaryngol. 2005;30(1):64–6.
13. McClurg SW, Carrau R. Endoscopic management of posterior epistaxis: a review. ACTA Otorhinolaryngol. 2014;34(1):1.
14. Acevedo JL, Camacho M, Brietzke SE. Radiofrequency ablation turbinoplasty versus microdebrider-assisted turbinoplasty: a systematic review and meta-analysis. Otolaryngol Head Neck Surg. 2015;153(6):951–6.
15. Bhandarkar ND, Smith TL. Outcomes of surgery for inferior turbinate hypertrophy. Curr Opin Otolaryngol Head Neck Surg. 2010;18:49–53.
16. Greywoode JD, Van Abel K, Pribitkin EA. Ultrasonic bone aspirator turbinoplasty: a novel approach for management of inferior turbinate hypertrophy. Laryngoscope. 2010;120(Suppl 4):S239.
17. Bergmark RW, Gray ST. Surgical management of turbinate hypertrophy. Otolaryngol Clin N Am. 2018;51(5):919–28.
18. Scheithauer MO. Surgery of the turbinates and “empty nose” syndrome. GMS Curr Top Otorhinolaryngol Head Neck Surg. 2010;9:Doc03.
19. Wight RG, Jones AS, Beckingham E. Radical trimming of the inferior turbinates and its effect on nasal resistance to airflow. J Laryngol Otol. 1988;102(8):694–6.
20. Passali D, Passali FM, Damiani V, et al. Treatment of inferior turbinate hypertrophy: a randomized clinical trial. Ann Otol Rhinol Laryngol. 2003;112(8):683–8.
21. Roithmann R. Inferior turbinectomy: what is the best technique? Braz J Otorhinolaryngol. 2018;84(2):133–4.

第 32 章

变应性鼻炎对职业用声者的影响

Necati Enver, Michael J. Pitman

32.1 职业用声者

Titze 等将职业用声者描述为其生计部分或全部依赖其语音的个人[1]。他们不仅包括歌手和演员，还包括教师、销售人员、管理者、呼叫中心操作员、律师和医生等专业人士[1]。职业用声者占美国工作人口的 25%~35%，他们的语音问题可能会影响工作绩效，并影响雇主和员工的成本[2]。

根据对声音的依赖程度，用声者可以分为 4 类[3]：声乐表演者精英（1 级）总是需要最完美的声音表现，需要卓越的声音质量、音高、音域和音量，大多数职业歌手和演员都属于这个群体。对于 2 级职业用声者来说，语音是他们工作和生活的重要组成部分，他们主要需要长时间用声时声音的持久力和耐力，声音质量是他们的次要问题。教师、讲师、客户服务人员和健身教练都在这个群体中。不依赖语音的职业用声者（3 级）可以在轻度发音困难的情况下完成其工作，但如果他们患有中度或重度发音困难，则无法完成其专业工作，即使他们能够完成与工作相关的任务，也会缺乏专业形象所需的声音素质。律师、医生和管理者是这个群体的主要成员。不依赖语音的非职业用声者（4 级）是剩下的个人，他们的职业不依赖语音。在本章中，“职业用声者”指级别 1~2[3]。

声音障碍具有社会负面影响。一项调查迈阿密-戴德县公立学校教师嗓音障碍的经济影响的研究显示，961 名应答者每年与声音嘶哑相关的花费约为 1200 万美元，其中包括缺勤和加班相关的费用[4]。发音障碍对患者的心理影响也很大，Salturk 等发现，无论是职业用声者，还是非职业用声者，有语音功能障碍的人都会经历异常程度的焦虑和抑郁，而职业用声者的焦虑和沮丧程度更为严重[5]。其他研究也发现，压力、焦虑和抑郁在喉功能不全、肌肉紧张性发音困难和声带病变患者中很常见[6,7]。

32.2 季节性过敏对喉的直接影响

研究一再证明过敏与发音障碍之间的联系。已发现，变应性鼻炎患者发音困难的发生率高于非过敏性患者[8,9]。此外，有喉部症状的声乐演员比无嗓音症状者患变应性鼻炎的风险高 15%~25%[10]。过敏相关的嗓音症状通常归因于变应性鼻炎、鼻后滴漏、哮喘或用于治疗上、下呼吸道过敏的药物的副作用。然而，最近关于变应原直接和间接影响的研究揭示了更复杂的情况。

最近的动物研究和临床研究证明了变应原对喉部的直接炎症作用。在一项前瞻性、双盲、安慰剂对照的交叉研究中，5 例醋甲胆碱激发试验阴性的健康者接受了经口吸入剂刺激，与安慰剂吸入相比，所有患者的发音压力阈值升高，声门下压力升高，黏膜炎症间接增加[11]。最近对印度猪进行的一项动物研究表明，暴露于铁烟灰和屋尘螨变应原的组合 6 周后，猪的声门、声门下、气管的黏膜下层和上皮层的嗜酸性粒细胞增多[12]。

观察研究表明,变应原引起的气道过敏性炎症并不局限于某一特定器官。相反,类似的反应沿着整个呼吸道被触发[13]。这些反应是由于局部炎症过程,以及促炎介质通过循环系统迁移产生的全身反应。抗原对一个呼吸道部位的刺激可导致炎性细胞因子在远离刺激部位的表达,这一现象被称为炎性串扰[14]。在变应性鼻炎中,鼻内局部淋巴细胞的活化会影响骨髓中免疫细胞的活化,炎症细胞从骨髓迁移到呼吸系统,导致呼吸系统中未遇到变应原的部分发生炎症反应。这些发现表明,上下气道应被视为一个单一的功能单元,这一概念被称为同一气道,它包括鼻、鼻窦、咽、喉、气管、支气管和肺泡[15]。

32.3 职业用声者的过敏相关症状评估

全面了解病史和进行身体状况评估是任何诊疗的关键,与普通患者相比,职业用声者的过敏相关的病史和身体状况尤为重要。本节将重点讨论这些问题。

32.3.1 病史

季节性变应性鼻炎的典型症状是暴露于致病变应原后反复出现的打喷嚏、瘙痒、鼻漏、鼻塞和流泪。文献显示,鼻炎患者(变应性鼻炎或非变应性鼻炎)的发音困难患病率较高,与声音相关的生活质量下降,并具有更严重的慢性喉部症状[16]。过敏性呼吸系统疾病可通过多种方式影响发音,具体取决于受影响的器官[13]。健康的声音产生涉及 3 个主要因素:共鸣、柔韧的声带振动和肺部气流。如果这些系统中的任何一个受到过敏影响,都可能导致发音困难。

32.3.2 鼻窦的症状

鼻腔和鼻旁窦在形成声音的共鸣中起着重要作用, 其结构放大了由声带产生的声音的泛音,任何影响鼻窦腔的病理改变都会影响泛音放大和共鸣感知。例如,变应性鼻炎、感染性鼻炎、鼻窦炎或鼻息肉都会导致鼻腔和鼻窦水肿,并伴有共鸣变化。对于职业用声者来说,即使是鼻和鼻窦气道的微小变化也会导致他们的发音能力发生变化,并影响他们的舞台表演力和耐力。

32.3.3 喉的症状

职业用声者的主诉之一是鼻腔分泌物增多而引起鼻后滴漏,不论其对鼻和鼻窦的影响有多大,鼻后滴漏不仅令人讨厌,而且会将炎症介质传递到喉部和咽部,从而引起局部反应[14]。过敏患者经常有稠厚的喉部分泌物和喉部水肿或红斑[13,17],这会引起咳嗽和漱咽,从而导致机械性创伤,进而导致喉和声带发炎。声带黏膜的这种炎症增加了声带的质量,并改变了其流变学[13],从而导致声带变得更重或更硬,需要更大的声门下压力才能振动,于是对已经发炎和更脆弱的组织施加更大的剪切力,继而造成更大的创伤。这种循环导致持续增加的创伤和更重的炎症,表现为声音低沉、音高范围缩小、易疲劳、沙哑,以及说话和唱歌需要更加用力。

32.3.4 肺部的症状

变应性鼻炎患者也可能有气道高反应性疾病。文献表明,哮喘症状的严重程度与变应性鼻炎之间存在密切关系[18,19]。肺是声音的动力源,它在声带上施加声门下压力,使声带振动。哮喘患者的肺活量和肺部气流减少,从而削弱了发音动力源。这些变化导致声音的响度降低,并导致音高范围的变化,尤其是在较高音域内。患者在发音期间也会出现呼吸短促,表现为最大发音时间会缩短[20]。他们还可能抱怨容易发音疲劳,演出时需要更长的热身准备[13]。

由于变应原影响鼻、鼻窦、喉和肺,这些变化使用声者无法预测其发音功能,这在声乐表演中至关重要。此外,这些情况增加了急性和慢性声带损伤的可能性。在患者就诊期间,医生应了解变应原对发音的影响,并询问任何发音受限的情况。如果患者有上述主诉,那么重点是要了解这些情况的持续时间,是季节性的,还是常年性的,曾使用什么药物来治疗症状,以及是否有任何即将到来的活动,如排练、试镜或表演。这可能会影响治疗的紧迫性和积极性,以及可能转诊给喉亚专科医生,以便对发音功能进行更详细的评估。

32.4 检查

患有变应性鼻炎的职业用声者需要进行全面的耳、鼻、喉检查，包括嗓声检查。(与本章无关的全身体检方面将在本书的其他章节中讨论。)喉部检查可使用连续光(如卤素灯)进行内镜检查，对于有语音变化的患者或是职业用声者，检查的关键部分是频闪喉镜(VLS)。VLS 是一种先进的喉部成像工具，利用通过喉镜的同步闪光，可以观察到连续光下不可见的伪慢运动(译者注：利用闪光频率和发音音频的同步相位差，以及人眼的视觉残留现象，观察到的声带运动慢动作假象)中的声带振动。VLS 可以使检查者识别振动中的扰动，这些扰动可能会导致声音的变化，如果单独使用连续光，这些变化则不易被察觉，该工具已成为喉科医生的临床常规工具。其重要性在于使 68%的患者获得恰当的诊断，甚至改变了 15%患者的诊断和治疗[21,22]。

在诊所使用纤维内镜检查是充分评估咽喉的最佳方法，通常会发现声门有黏稠、较厚的黏液，杓区黏膜出现红斑或苍白，咽后壁出现鹅卵石样改变(图 32.1)。更严重的情况下，会出现声带水肿，VLS 下可能会看到黏膜波和振幅的改变[23]。

有过敏症的职业用声者，如果在变应性鼻炎加重期间继续表演，受伤和声带损伤的发生率会更高。该患者组的损伤包括声带出血、息肉、结节和瘢痕。此外，为克服过敏导致的发音功能障碍而继发的不良代偿行为可能会导致喉功能亢进和肌肉痉挛性发音障碍[24]。

32.5 治疗

变应性鼻炎是一种对生活质量和生产力产生负面影响的慢性疾病。对其治疗应基于患者的生活方式、工作性质和症状的严重程度。与每例患者一样，职业用声者也从个性化治疗中受益。变应性鼻炎的治疗包括 3 大类：规避变应原、药物治疗和免疫治疗。其他章节已讨论了变应性鼻炎的治疗策略，本章将着重于职业用声者所需的治疗改变。

32.5.1 规避变应原

规避变应原是治疗变应性鼻炎的一种无创且理论上有效的方法[25]。文献中提倡的大多数策略都集中于室内变应原，主要是尘螨[26]。然而，与其他群体相比，职业用声者面临不同的环境因素，例如，政治家、教师、讲师和演讲者可能会在拥挤、有时尘土飞扬的环境中工作，因此会比典型的上班族经历更多的突发事件。在戏剧和音乐表演期间，室内环境可能含有过敏性刺激物，如剧院、舞台布景、工作室、塑料面具和旧服装中的灰尘或霉菌。一些戏剧或音乐会可能在公园或体育场等露天环境中进行，从而增加了对户外刺激物的暴露，如草、花粉和真菌变应原。

这些因素会增加在声乐表演或用声要求高的工作之前、期间或之后出现与声音相关的过敏症状的可能性，为这些患者提供咨询的医生应了解患者的声音需求，以及他们独特的环境暴露。

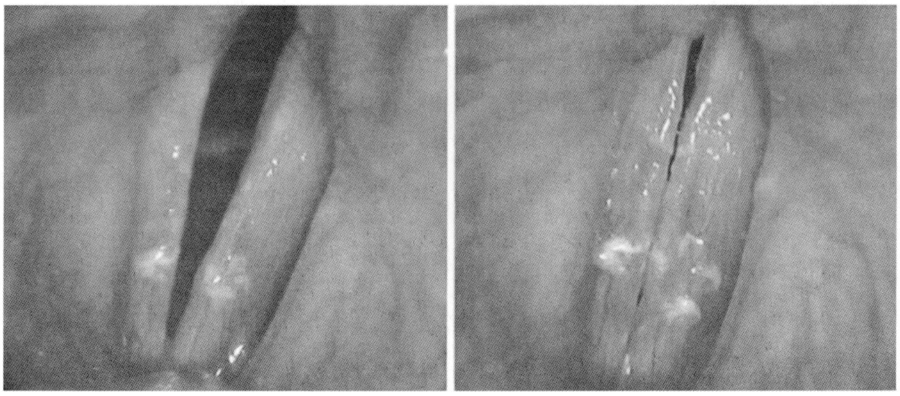

图 32.1 一例过敏性喉炎患者的频闪喉镜检查，显示声门黏液黏稠，声带边缘红斑增多。

32.5.2 药物治疗

与其他人群相比，职业用声者的药物治疗并非完全不同。然而，患者当时的发声需求和发音功能水平可能都会影响治疗计划，应考虑治疗的副作用及其对发音功能的具体影响。

32.5.3 抗组胺药物

抗组胺药物通常用作变应性鼻炎的初始治疗，有些该类药物具有不同程度的抗胆碱能和镇静副作用，这些副作用与分子的亲脂性活性直接相关。第一代抗组胺药，如马来酸氯苯那敏和苯海拉明具有镇静和抗胆碱能的副作用，不推荐使用，而第二代抗组胺药物，如氯雷他定、非索非那定和西替利嗪的副作用较少[27]。

抗组胺药的抗胆碱能副作用对职业用声者，尤其是表演者来说非常重要，主要的问题是会引起声带的干燥。这些药物还常与减充血药物，如去氧肾上腺素、伪麻黄碱或萘甲唑啉结合使用，有助于减少鼻塞和鼻后滴漏，但同时也会加重声带的干燥。

脱水对正常发音功能的负面影响众所周知[28-30]。全身补液和表面水化对于声带的正常功能都至关重要，特别是对于从事用声要求高的职业人[31-33]。脱水的患者在表演时容易出现声带损伤[34]，因此，在可能的情况下，这些患者应避免使用抗组胺药。如果必须服用，患者应意识到其副作用，并应在用药期间补充水分。必要时，应通过吸入加湿空气、直接雾化和(或)避免干燥环境来提供声带局部水化[35]。

32.5.4 白三烯抑制剂

白三烯是变应性鼻炎病理生理学中的重要分子，最常用的白三烯抑制剂是孟鲁司特钠。几项临床试验表明，孟鲁司特比安慰剂更有效，其在控制变应性鼻炎的眼部和鼻部症状方面与抗组胺药一样有效[27,36]。尽管孟鲁司特可减少黏液分泌，但尚未报道其会引起声带干燥，即使是声乐表演者精英也可安全使用孟鲁司特钠。

32.5.5 鼻用类固醇药物

鼻用类固醇药物是治疗变应性鼻炎鼻部症状最有效的药物之一，使用第一天就能起效，尽管需要大约 2 周的时间才能达到完全效果。鼻用类固醇药物对患有变应性鼻炎的职业用声者有益，它们可以作为预防措施，在花粉、树木或枯草季等过敏季前 1 周开始使用，预防鼻症状；也可以长期或间歇性地用于常年变应性鼻炎。鼻用类固醇药物本身不会对声音产生有害影响，如果治疗有效，它们还可以减少口服药物的用量及其伴随的副作用[27,37]。

32.5.6 鼻用抗组胺药和异丙托溴铵

对于未从鼻用类固醇和白三烯抑制剂中获得充分益处的患者，可加用鼻抗组胺喷雾剂。同样，异丙托溴铵鼻喷雾剂是血管运动性鼻炎和水样鼻漏的极好治疗方法。这两种药物都有一定的干燥作用，但似乎没有口服抗组胺药那么显著。患者还是应该注意到这些鼻喷雾剂可能会导致黏膜和声带干燥。

32.5.7 口服皮质类固醇

在临床实践中，耳鼻喉科医生广泛使用皮质类固醇治疗声带损伤和喉部炎症。短期高剂量口服类固醇可能有助于减轻声带皱襞的炎症，这种变化本身并不能治愈疾病，但是它有助于控制症状。最近的一项试验研究表明，与对照组相比，类固醇治疗组的抗炎细胞因子 IL-10 增加了 6.3 倍[38]。

尽管临床经验显示喉部的炎症症状减轻，但文献数据显示抗炎变化却很有限[39]。在最近的《声音嘶哑临床实践指南》中的一项建议是，在喉镜检查之前，不要为发音困难的患者使用皮质类固醇，以避免患者在只需休声治疗的情况下服用皮质类固醇，从而增加药物损害风险[40]。在职业用声者中，只有在需要控制急症和需要继续演出的情况下，在喉镜检查只看到声带炎症而没有其他伴随的损伤，如出血或声带撕裂，才可以使用口服皮质类固醇。虽然类固醇的显著副作用很少见，但还是会出现，患者和医生在考虑使用时应讨论这些可能。

32.5.8 免疫疗法

过敏测试有助于确定患者应避免哪些变应原。此外，如果明确了特定的变应原，靶向免疫治疗将是一种选择。最近，免疫治疗取得了新的进展，包括新的递呈途径、修饰抗原、变应原衍生物，以及生物制剂的联合治疗[41,42]，变应性鼻炎的免疫治疗也是如此。目前的主要治疗方案几个月的时间即可取得显著效果，而针对变应原的免疫治疗需要几年才能见效，在某些情况下，注射或舌下途径的免疫治疗需要长期维持。对于上述药物不能控制症状的严重过敏患者，对于出现副作用的患者，或者对于不想继续进行长期药物治疗的患者，应考虑进行免疫治疗。由于过敏和过敏药物对声音的影响，临床上应该更积极地对职业用声者进行免疫治疗。

传统上，免疫治疗是通过皮下注射进行的，但现在可以通过舌下途径提供。两种治疗方法对变应性鼻炎和哮喘的疗效相似[43]。对于经常出差的表演者来说，SLIT 可能是一个更好的选择，因为定期预约医生进行注射可能会很困难。

32.6 结论

变应性鼻炎可能会对依赖其声音质量、耐力和可靠性的职业用声者产生更高概率的影响。其症状是由于变应原对喉部的直接影响和对上、下气道的间接影响，最常出现的是非特异性增多且稠厚的喉黏液和声带炎症。完整的头颈病史和身体检查是准确诊断问题的必要条件，治疗职业用声者的医生应意识到过敏对发音功能的影响，在选择治疗方案时应考虑患者的特殊需求。

（程靖宁　译）

参考文献

1. Titze IR, Lemke J, Montequin D. Populations in the U.S. workforce who rely on voice as a primary tool of trade: a preliminary report. J Voice. 1997;11:254–9.
2. Vilkman E. Voice problems at work: a challenge for occupational safety and health arrangement. Folia Phoniatr Logop. 2000;52:120–5.
3. Koufman JA, Blalock PD. Vocal fatigue and dysphonia in the professional voice user: Bogart-Bacall syndrome. Laryngoscope. 1988;98:493–8.
4. Rosow DE, Szczupak M, Saint-Victor S, Gerhard JD, DuPont C, Lo K. The economic impact of vocal attrition in public school teachers in Miami-Dade County. Laryngoscope. 2016;126:665–71.
5. Salturk Z, Kumral TL, Aydoğdu I, et al. Psychological effects of dysphonia in voice professionals. Laryngoscope. 2015;125:1908–10.
6. Mirza N, Ruiz C, Baum ED, Staab JP. The prevalence of major psychiatric pathologies in patients with voice disorders. Ear Nose Throat J. 2003;82:808–14.
7. Dietrich M, Verdolini Abbott K, Gartner-Schmidt J, Rosen CA. The frequency of perceived stress, anxiety, and depression in patients with common pathologies affecting voice. J Voice. 2008;22:472–88.
8. Cohen SM. Self-reported impact of dysphonia in a primary care population: an epidemiological study. Laryngoscope. 2010;120:2022–32.
9. Roy N, Merrill RM, Thibeault S, Parsa RA, Gray SD, Smith EM. Prevalence of voice disorders in teachers and the general population. J Speech Lang Hear Res. 2004;47:281–93.
10. Campagnolo A, Benninger MS. Allergic laryngitis: chronic laryngitis and allergic sensitization. Braz J Otorhinolaryngol. 2019;85:263–6.
11. Roth DF, Abbott KV, Carroll TL, Ferguson BJ. Evidence for primary laryngeal inhalant allergy: a randomized, double-blinded crossover study. Int Forum Allergy Rhinol. 2013;3:10–8.
12. Belafsky PC, Peake J, Smiley-Jewell SM, Verma SP, Dworkin-Valenti J, Pinkerton KE. Soot and house dust mite allergen cause eosinophilic laryngitis in an animal model. Laryngoscope. 2016;126:108–12.
13. Spantideas N, Bougea A, Drosou E, Assimakopoulos D. The role of allergy in phonation. J Voice. 2019;33:811.e19–27.
14. Braunstahl GJ, Overbeek SE, Kleinjan A, Prins JB, Hoogsteden HC, Fokkens WJ. Nasal allergen provocation induces adhesion molecule expression and tissue eosinophilia in upper and lower airways. J Allergy Clin Immunol. 2001;107:469–76.
15. Krouse JH, Altman KW. Rhinogenic laryngitis, cough, and the unified airway. Otolaryngol Clin N Am. 2010;43:111–21. ix
16. Turley R, Cohen SM, Becker A, Ebert CS. Role of rhinitis in laryngitis: another dimension of the unified airway. Ann Otol Rhinol Laryngol. 2011;120:505–10.
17. Sala E, Hytönen M, Tupasela O, Estlander T. Occupational laryngitis with immediate allergic or immediate type specific chemical hypersensitivity. Clin Otolaryngol Allied Sci. 1996;21:42–8.

18. Simons FE. Allergic rhinobronchitis: the asthma-allergic rhinitis link. J Allergy Clin Immunol. 1999;104:534–40.
19. Leynaert B, Neukirch F, Demoly P, Bousquet J. Epidemiologic evidence for asthma and rhinitis comorbidity. J Allergy Clin Immunol. 2000;106:S201–5.
20. Koç EA, Koç B, Erbek S. Comparison of acoustic and stroboscopic findings and voice handicap index between allergic rhinitis patients and controls. Balkan Med J. 2014;31:340–4.
21. Casiano RR, Zaveri V, Lundy DS. Efficacy of Videostroboscopy in the diagnosis of voice disorders. Otolaryngol Head Neck Surg. 1992;107:95–100.
22. Remacle M. The contribution of videostroboscopy in daily ENT practice. Acta Otorhinolaryngol Belg. 1996;50:265–81.
23. Naito K, Baba R, Ishii G, Yokoyama N, Ibata K. Laryngeal allergy: a commentary. Eur Arch Otorhinolaryngol. 1999;256:455–7.
24. Franco RA, Andrus JG. Common diagnoses and treatments in professional voice users. Otolaryngol Clin N Am. 2007;40:1025–61. vii
25. Brown T. Diagnosis and management of allergic rhinitis in children. Pediatr Ann. 2019;48:e485–8.
26. Miller JD. The role of dust mites in allergy. Clin Rev Allergy Immunol. 2019;57:312–29.
27. Klimek L, Sperl A, Becker S, Mösges R, Tomazic PV. Current therapeutical strategies for allergic rhinitis. Expert Opin Pharmacother. 2019;20:83–9.
28. Verdolini K, Min Y, Titze IR, et al. Biological mechanisms underlying voice changes due to dehydration. J Speech Lang Hear Res. 2002;45:268–81.
29. Verdolini K, Titze IR, Fennell A. Dependence of phonatory effort on hydration level. J Speech Hear Res. 1994;37:1001–7.
30. Sivasankar M, Erickson E, Schneider S, Hawes A. Phonatory effects of airway dehydration: preliminary evidence for impaired compensation to oral breathing in individuals with a history of vocal fatigue. J Speech Lang Hear Res. 2008;51:1494–506.
31. Solomon NP, DiMattia MS. Effects of a vocally fatiguing task and systemic hydration on phonation threshold pressure. J Voice. 2000;14:341–62.
32. van Wyk L, Cloete M, Hattingh D, van der Linde J, Geertsema S. The effect of hydration on the voice quality of future professional vocal performers. J Voice. 2017;31:111.e29–36.
33. Santana ÉR, Masson MLV, Araújo TM. The effect of surface hydration on teachers' voice quality: an intervention study. J Voice. 2017;31:383.e5–383.e11.
34. Alves M, Krüger E, Pillay B, van Lierde K, van der Linde J. The effect of hydration on voice quality in adults: a systematic review. J Voice. 2019;33:125.e13–28.
35. Sivasankar M, Leydon C. The role of hydration in vocal fold physiology. Curr Opin Otolaryngol Head Neck Surg. 2010;18:171–5.
36. Cobanoğlu B, Toskala E, Ural A, Cingi C. Role of leukotriene antagonists and antihistamines in the treatment of allergic rhinitis. Curr Allergy Asthma Rep. 2013;13:203–8.
37. Sur DK, Plesa ML. Treatment of allergic rhinitis. Am Fam Physician. 2015;92:985–92.
38. Ingle JW, Helou LB, Li NY, Hebda PA, Rosen CA, Abbott KV. Role of steroids in acute phonotrauma: a basic science investigation. Laryngoscope. 2014;124:921–7.
39. Amin MR, Achlatis S, Gherson S, et al. The role of oral steroids in the treatment of phonotraumatic vocal fold lesions in women. Otolaryngol Head Neck Surg. 2019;160:512–8.
40. Stachler RJ, Francis DO, Schwartz SR, et al. Clinical practice guideline: hoarseness (dysphonia) (update). Otolaryngol Head Neck Surg. 2018;158:S1–S42.
41. Durham SR, Penagos M. Sublingual or subcutaneous immunotherapy for allergic rhinitis. J Allergy Clin Immunol. 2016;137:339–349.e10.
42. Cox LS. Allergy immunotherapy: are we making progress or just standing still. Immunol Allergy Clin North Am. 2020;40:xiii–xiv.
43. Saporta D. Efficacy of sublingual immunotherapy versus subcutaneous injection immunotherapy in allergic patients. J Environ Public Health. 2012;2012:492405.

第 33 章

理想的鼻科手术麻醉

Ferda Yaman, Birgül Büyükkıdan, Sacit Güleç

33.1 引言

耳鼻喉科手术对麻醉医生提出了特别的挑战，因为外科医生和麻醉医生都需要接触患者的气道。在麻醉诱导过程中保证气道的安全是至关重要的，但随后在气道上进行的手术操作可能会威胁到气道安全，这也是麻醉医生所关心的问题。当行气管拔管时，由于气道的水肿、棉条的放置，以及出血导致的气道阻塞或刺激，可能使保持气道通畅变得很困难。因此，耳鼻喉科手术的麻醉结束期与常规的模式不同，在这种情况下的保障麻醉安全需要丰富的知识和经验。

鼻部手术是耳鼻喉科手术的一个重要组成部分。鼻部及其邻近结构的手术可以有多种目的：美学的、功能性的、治愈或缓解症状的。鼻子在保持呼吸道通畅方面起着关键作用。气道的鼻部首先与咽部相连，然后通过喉部和气管，再分成两侧进入肺部。咽部由口咽和鼻咽两部分组成。在对鼻子进行手术时，鼻腔通道至少会部分阻塞，这种情况会在手术后持续一段时间。当鼻腔气道被阻塞时，用面罩为这些患者通气可能会有困难。另一个问题是鼻部手术会导致血液顺着鼻咽部进入喉部。患者在接受鼻腔手术后出现焦虑症是很常见的。

本章涵盖了用于鼻部手术患者的麻醉技术，包括从术前到术后的整个时期，并讨论了可采用的最佳麻醉方法。虽然鼻部手术有 3 种麻醉方式：局部麻醉、镇静麻醉或全身麻醉，但理想的麻醉技术需要既便宜又无创，同时为患者和耳鼻喉科医生开展工作提供最佳舒适度[1,2]。

33.2 患者的术前评估和准备

绝大部分鼻部手术患者的麻醉工作与其他手术患者没有什么区别。麻醉医生对麻醉技术的选择主要取决于手术的目的和术式。麻醉医生和外科医生之间需要进行高质量的沟通，以便讨论使用的麻醉方法，同时牢记患者的临床特征和所进行的手术。麻醉医生应询问患者的病史和用药史，并进行系统性回顾[3]。如果患者有任何获得性或先天性异常出血倾向，应及时发现并处理。

对于任何准备接受手术的成年患者，都应该仔细询问和筛查以识别所有潜在的 OSA 病例，并在术前、术中和术后通过适当的步骤管理以降低麻醉风险[4]。在美国，OSA 是一种具有重要临床意义的疾病[5]，在 2%~45%的人口中被发现。未经治疗的 OSA 会增加循环系统疾病的风险，如高血压和心力衰竭。研究表明，合并 OSA 高风险的患者术中并发症的发生率也更高[6]。

ASA-PS（表 33.1）的评分与手术时的发病率和死亡风险相关。ASA-PS 的分级与患者并发症的复杂程度、用药史的复杂程度，以及各种疾病的风险相匹配。这个量表可用于评估患者风险，特别是用于评估术后预后较差的可能性，以及患者长期

表 33.1 ASA-PS 分级

分级	定义	示例
ASA Ⅰ	一名健康的患者	健康、不吸烟、不饮酒或极少量饮酒
ASA Ⅱ	患有轻度系统性疾病的患者	只有轻度疾病,没有实质性的功能受限。目前吸烟者、社交饮酒者、妊娠、肥胖(30<BMI<40)、控制良好的 DM/HTN、轻度肺病
ASA Ⅲ	患有严重系统性疾病的患者	实质性功能受限;一种或多种中至重度疾病。控制不佳的 DM 或 HTN、COPD、病态肥胖(BMI≥40)、活动性肝炎、酒精依赖或滥用、植入起搏器、射血分数中度降低、定期透析的 ESRD、早产儿 PCA<60 周、MI 病史、CVA、TIA 或 CAD/支架病史(>3 个月)
ASA Ⅳ	患有严重系统性疾病的患者,对生命构成持续威胁	近期(<3 个月)MI、CVA、TIA 或 CAD/支架,持续性心脏缺血或严重瓣膜功能障碍,射血分数严重降低,休克,败血症,DIC,ARD 或 ESRD 未接受定期透析
ASA Ⅴ	如果不做手术,就无法生存的垂危患者	腹部/胸部主动脉瘤破裂、大面积创伤、颅内出血伴占位效应、肠缺血伴随明显心脏病或多器官/系统功能障碍
ASA Ⅵ	宣布为脑死亡的患者,作为器官的捐赠者	

注:BMI,身体质量指数;DM,糖尿病;HTN,高血压;COPD,慢性阻塞性肺疾病;ESRD,终末期肾病;PCA,校正胎龄;CVA,脑血管意外;TIA,短暂性脑缺血发作;CAD,冠心病;ARD,急性肾病;DIC,弥散性血管内凝血。

住院或再次入院的风险[7]。

在手术前,可以为患者提供药物来缓解恐惧和焦虑,并减少过多的气道分泌物和疼痛。一般选择的药物是苯二氮䓬类、抗组胺药和质子泵抑制剂。必须告诉患者,在手术前至少 6 小时内不要进食任何固体或液体食物[8]。

对于计划进行鼻息肉切除术的患者,要详细检查可能存在的过敏证据。尽管鼻息肉的确切发病机制尚不清楚,但可能涉及许多因素。已发现鼻息肉与哮喘、囊性纤维化、原发性纤毛肌运动障碍和阿司匹林不耐受之间存在着关联。目前认为,这种关联影响了 0.2%~4%的普通人群,但在哮喘患者中出现的频率很高(高达 15%)。此外,在接近 45%的患者中,鼻息肉预示着哮喘[9]。

术后恶心和呕吐(PONV)可能是由于鼻部手术时分泌物和血液聚集在下咽部。应常规评估患者 PONV 的风险,危险因素包括女性、不吸烟、术后接受阿片类药物镇痛,以及以前有过 PONV 或晕车。如果患者有可能出现 PONV 问题(高风险或低耐受能力),可以采取止吐措施[10]。

近来,加速康复外科(ERAS)已开始取代传统的术后护理。ERAS 包括手术前的患者教育、采用适当麻醉技术、适当使用镇痛药物、正确的手术策略和术后集中康复治疗[11]。

33.3 麻醉方法

33.3.1 局部麻醉

对于某些接受鼻窦手术的患者来说,局部浸润麻醉是一个合理的选择。这样做的好处是可以提供手术镇痛而不需要气道插管或使用正压通气。一些权威专家提出,ESS 在局部麻醉下更安全,因为患者意识清醒,如果手术操作不慎触及眼窝,患者会主诉疼痛并提示手术医生[12]。

单纯使用局部麻醉也可以进行鼻中隔成形术,局部麻醉技术在快速手术中具有明显的优势。采用这种技术时,手术医生在所有患者的护理中承担着核心作用。最初的关键步骤是正确诊断并确定合适的手术患者[13]。当手术医生为患者手术提供合适的局部麻醉时，在某些情况下可能会缩短手术时间[12]。

33.3.2 镇静镇痛

在镇静镇痛(SDA)中，镇静不至于明显抑制自主呼吸，而且患者仍然可以配合手术。最常使用的药物是阿片类药物和苯二氮䓬类药物。如果适当减少剂量，其他一些麻醉药物也是合适的，如硫喷妥钠、氯胺酮、丙泊酚和右美托咪定。重要的是切记，随着药物数量和剂量的增加，气道的安全性就不那么确定。

镇静镇痛的优点是手术操作可能更快，失血更少，而且不需要麻醉设备。与全身麻醉相比，其缺点是在紧急情况下不能保证呼吸道的安全，患者有可能会误吸，而且需要患者的合作[14]。误吸所带来的危险是麻醉医生倾向于在鼻部手术中使用全身麻醉的主要原因。然而，熟练的止血操作可以减少误吸的机会。对于使用 SDA 的鼻窦手术来说，患者服从指令是非常重要的，麻醉医生可以密切监测这一点。虽然能够要求患者在手术中做特定的事情是一个优势，但清醒患者的意外移动可能会增加外科医生的困难[1]。

33.3.3 全身麻醉

大多数的鼻部手术都涉及全身麻醉(GA)。GA 能最大限度地控制气道，有助于确保血流动力学稳定，并能更容易地进行深层结构的手术。由于患者的反射消失，手术更容易进行。声门上气道(喉罩)现在在许多手术中被用来代替气管插管。喉罩气道是在喉部开口处形成一个罩子。与气管内插管相比，它对防止血液和分泌物进入上呼吸道提供了更好的保护。然而，研究表明，声门上气道对下呼吸道的保护不如气管内插管[15]。

麻醉诱导可以通过静脉注射实现，然后由吸入性麻醉药物维持，或者通过全静脉麻醉(TIVA，即仅使用静脉注射催眠剂和镇痛剂进行麻醉诱导和维持)进行维持。如果患者以前患有恶性高热，TIVA 是必要的，而且对于 PONV 高风险的患者来说，TIVA 也是可取的。随着靶控输液(TCI)设备的发明，TIVA 已被更广泛地采用，它使麻醉诱导期和维持期之间的转换变得更加容易[16]。

指南支持 TIVA 在创造手术条件和促进手术后恢复方面具有优势的观点。TIVA 可能特别适合于某些患者群体，其中包括接受鼻部手术的患者[17]。一种流行的麻醉药物组合是瑞芬太尼和丙泊酚的组合。值得深思的是，患者报告术中知晓事件在使用 TIVA 时更为常见，尽管大多数这样的事件都是可以避免的[16]。建议麻醉医生不断检查麻醉深度。瑞芬太尼对 m-阿片类受体具有高度选择性，在该受体上具有激动剂活性。它起效和停效都很迅速，对心血管系统的影响是可以控制的，并且适合用于剂量滴定。在 TIVA 中的应用来自其快速起效、剂量反应性的循环效应和镇痛作用。尽管有这些优点，但也有报道称瑞芬太尼会导致低血压、心动过缓和手术后对阿片类药物需求的增加。越来越多的研究将瑞芬太尼与右美托咪定进行比较[16]。

与对照组比较，接受右美托咪定的患者体内可观察到炎症细胞因子的滴度较低。右美托咪定通过作用于位于蓝斑和脊髓的 α_2 肾上腺素能受体而产生镇痛作用。该药物的常见副作用包括恶心、呕吐、镇静、低血压和心动过缓[18]。

33.3.4 控制性低血压

目前已经评估了许多不同的技术来减少手术中的失血。一种非药物方法是将患者置于头高足低位。尝试的药物技术有术前使用皮质类固醇，术前在黏膜表面注射肾上腺素，静脉注射或局部使用氨甲环酸，以及术中局部使用肾上腺素浸泡的棉球[19]。当在术中使用这些药物时，麻醉医生需要特别注意，因为吸入麻醉剂可以增强肾上腺素诱发心律失常的风险。

有人提出，在鼻部手术中有意降低血压可能会减少出血并使手术更容易。为了达到这个目的，可以降低全身血管阻力(SVR)或心输出量(CO)中的一个或二者一起降低。平均动脉压是 SVR×CO。

可以通过血管扩张剂(如硝普钠)来降低 SVR，但这也会通过同样的机制增加失血量。事实证明，在手术中给予艾司洛尔(一种作用时间较短的 β 受体拮抗剂)比给予硝普钠更好。使用艾司洛尔可获得的最佳手术条件是使舒张压略低于 65mmHg，即适度降低舒张压。

输注镁可通过降低 CO 和 SVR 来促进低血压。使用这种药物可以改善手术条件,但缺点是麻醉时间较长,手术后镇静和神经肌肉阻滞的作用增强[20]。瑞芬太尼的作用时间非常短暂,也能改善手术条件,这可能是由于它对心率、心输出量和血管张力的影响。事实上,瑞芬太尼在降低血压方面与硝普钠和艾司洛尔的疗效相当。

通过使用对 α_2 肾上腺素能受体起激动作用的降压药物,如右美托咪定或可乐定,也有可能在术中产生低血压状态。然而,麻醉医生应该意识到由于低血压缺血而引起器官衰竭的风险约为 0.6%[19]。

33.4 手术后护理和镇痛

在手术后,通常可以通过使用局部麻醉剂,以及在术前、术中使用对乙酰氨基酚和 COX-2 抑制剂来实现充分镇痛[21]。

目前,使用周围神经阻滞镇痛的趋势越来越明显。对于接受鼻部手术的患者,全身麻醉加上两侧眶下神经的阻滞,足以缓解术后疼痛,并意味着需要更少的额外止痛药[22]。

蝶腭神经节可以通过翼腭窝的经腭浸润麻醉来阻断。这种技术为后鼻中隔、中鼻甲、蝶窦和后组筛窦手术提供麻醉。局部浸润麻醉加上鼻腔填塞的药物释放可以缓解术后疼痛。可获得的镇痛程度与局部麻醉剂的浓度、剂量和药物选择有关[23]。

局部麻醉剂的作用时间长短不一。它们可以分为短效或长效两类。短效药物的作用时间最长达 4 小时,如普鲁卡因、氯普鲁卡因、丁卡因、利多卡因、甲哌卡因、丙胺卡因和曲马朵。长效药物的作用时间超过 4 小时,如丁哌卡因、左旋丁哌卡因和罗哌卡因[23]。

33.5 结论

麻醉医生对接受鼻部手术患者的麻醉管理目标是使患者放松、呼吸道无污染、术后充分镇痛、减少恶心,并使患者尽快恢复而出院。为了减少手术并发症,可以采取一些方法减少失血量,并为手术提供理想的条件。

(李卫霞 赵晶 译)

参考文献

1. Daşkaya H, Yazıcı H, Doğan S, et al. Septoplasty: under general or sedation anesthesia. Which is more efficacious? Eur Arch Otorhinolaryngol. 2014;271(9):2433–6.
2. Fornadley JA, Kennedy KS, Wilson JF, et al. Anesthetic choice for functional endoscopic sinus surgery. Am J Rhinol. 1992;6:1–4.
3. Ramachandran R, Singh PM, Batra M, et al. Anaesthesia for endoscopic endonasal surgery. Trends Anaes Crit Care. 2011;1(2):79–83.
4. Ip MS, Lam B, Ng MM, et al. Obstructive sleep apnea is independently associated with insülin resistance. Am J Respir Crit Care Med. 2002;165:670–6.
5. Mickelson SA. Nasal surgery for obstructive sleep apnea syndrome. Otolaryngol Clin N Am. 2016;49(6):1373–81.
6. Chung F, Memtsoudis SG, Ramachandran SK, et al. Society of anesthesia and sleep medicine guidelines on preoperative screening and assessment of adult patients with obstructive sleep apnea. Anesth Analg. 2016;123(2):452.
7. Hackett NJ, De Oliveira GS, Jain UK, et al. ASA class is a reliable independent predictor of medical complications and mortality following surgery. Int J Surg. 2015;18:184–90.
8. Practice guidelines for preoperative fasting and the use of pharmacologic agents to reduce the risk of pulmonary aspiration: application to healthy patients undergoing elective procedures: an updated report by the American Society of Anesthesiologists Task Force on Preoperative Fasting and the Use of Pharmacologic Agents to Reduce the Risk of Pulmonary Aspiration. Anesthesiology. 2017;126(3):376–93. https://doi.org/10.1097/ALN.0000000000001452.
9. Dessouky O, Hopkins C. Surgical versus medical interventions in CRS and nasal polyps: comparative evidence between medical and surgical efficacy. Curr Allergy Asthma Rep. 2015;15(11):66.
10. Dewinter G, Staelens W, Veef E, et al. Simplified algorithm for the prevention of postoperative nausea and vomiting: a before-and-after study. Br J Anaesth. 2018;120(1):156–63.
11. Gao Y, Wang C, Wang G, et al. Benefits of enhanced recovery after surgery in patients undergoing endoscopic sinus surgery. Am J Rhinol Allergy. 2019;34:280–9.

12. Fedok FG, Ferraro RE, Kingsley CP, et al. Operative times, postanesthesia recovery times, and complications during sinonasal surgery using general anesthesia and local anesthesia with sedation. Otolaryngol Head Neck Surg. 2000;122(4):560–6.
13. Obradovic B. Septoplasty under local anesthesia. J Craniof Surg. 2019;30(2):e142–3.
14. Danielsen A, Gravningsbråten R, Olofsson J. Anaesthesia in endoscopic sinus surgery. Eur Arch Otorhinolaryngol. 2003;260(9):481–6.
15. Kaplan A, Crosby GJ, Bhattacharyya N. Airway protection and the laryngeal mask airway in sinus and nasal surgery. Laryngoscope. 2004;114(4):652–5.
16. Brunner JP, Levy JM, Ada ML, et al. Total intravenous anesthesia improves intraoperative visualization during surgery for high-grade chronic rhinosinusitis: a double-blind randomized controlled trial. Int Forum Allergy Rhinol. 2018;8(10):1114–22.
17. Rosenfeld RM, Piccirillo JF, Chandrasekhar SS, et al. Clinical practice guideline (update): adult sinusitis executive summary. Otolaryngol Head Neck Surg. 2015;152:598–609.
18. Lee HS, Yoon HY, Jin HJ, et al. Can dexmedetomidine influence recovery profiles from general anesthesia in nasal surgery? Otolaryngol Head Neck Surg. 2018;158(1):43–53.
19. Escamilla Y, Cardesín A, Samara L, et al. Randomized clinical trial to compare the efficacy to improve the quality of surgical field of hypotensive anesthesia with clonidine or dexmedetomidine during functional endoscopic sinus surgery. Eur Arch Otorhinolaryngol. 2019;276(11):3095–104.
20. Baker AR, Baker AB. Anaesthesia for endoscopic sinus surgery. Acta Anaesthesiol Scand. 2010;54(7):795–803.
21. Tolvi M, Lehtonen L, Tuominen-Salo H, et al. Overstay and readmission in ear, nose, and throat day surgery—factors affecting postanesthesia course. Ear Nose Throat J. 2019. https://doi.org/10.1177/0145561319872165.
22. Cekic B, Geze S, Erturk E, et al. A comparison of levobupivacaine and levobupivacaine-tramadol combination in bilateral infraorbital nerve block for postoperative analgesia after nasal surgery. Ann Plast Surg. 2013;70(2):131–4.
23. Fujiwara T, Kuriyama A, Kato Y, et al. Perioperative local anaesthesia for reducing pain following septal surgery. Cochrane Database Syst Rev. 2018;8. https://doi.org/10.1002/14651858.CD012047.pub2.

第 34 章

抗真菌治疗对鼻-鼻窦炎是否有效？

Semih Ak, Nuray Bayar Muluk, Desiderio Passali

34.1 引言

鼻窦的炎症总是伴有鼻腔的炎症，因此当前对CRS更准确地命名是鼻-鼻窦炎[1-3]。尽管如此，FDA发布的鼻窦炎药物研发的指南（草案）中强调，除抗生素外，治疗鼻窦炎的药物应分别针对鼻窦和鼻腔炎症[4]。换言之，CRS的药物应对鼻窦炎有明显的特异性作用，而不单是对鼻炎有效。然而，根据实验室结果及临床数据构建的CRS严重程度分级体系都具有低的可靠性、敏感性和特异性，无法准确评估特异性治疗的效果[5]。

由于鼻窦炎致病机制复杂，对鼻窦黏膜炎症发病机制的了解尚且不足，使得目前对如何定义CRS产生了诸多争论。引起CRS可能的机制包括细菌感染（进而产生生物膜并分泌超毒素）、病毒感染、对真菌的过敏反应（变应性真菌性鼻窦炎）、真菌感染（侵袭性真菌性鼻窦炎）、对环境中非致病性真菌的免疫功能障碍、体液免疫缺陷，以及变应性和非变应性鼻炎。由于CRS包含了多种致病机制，缺乏可用于临床试验招募的准确入组标准，再加上对该疾病的发病机制了解不足，从而导致临床医生只能依据循证级别较低的证据制订患者的治疗方案[5]。

真菌孢子无处不在，通过吸入的空气定植在鼻腔中。虽然不能确定真菌在每种类型的CRS中的致病性，但有数据表明真菌在一部分CRS的疾病发展中发挥作用。而抗真菌治疗通过破坏真菌孢子抑制其发育，可局部（即经鼻）或全身（口服）给药[6]。

CRS同时累及鼻黏膜和鼻窦。自20世纪90年代末首次提出真菌致病学说以来，关于在CRS中使用抗真菌药物的争论一直很激烈。目前已经证实真菌会诱发一部分变应性真菌性鼻窦炎（AFS）患者的免疫反应，但真菌导致CRS，以及抗真菌治疗的有效性仍不确定[7]。

对CRS的病理生理学研究使人们认识到，真菌可以促进嗜酸性粒细胞脱颗粒[8]。从CRS患者和健康人的鼻腔分泌物中均可分离出真菌[8]。另一项研究表明，在CRS患者外周血单核白细胞中可见由Th2细胞介导的异常免疫反应[9]。

34.2 CRS的抗真菌治疗

真菌和CRS之间的确切关系一直是研究人员争论不休的话题[10]。根据Ponikau等的研究[11]，在伴和不伴有息肉病的CRS中，定植真菌均可能触发慢性炎症反应。96%的CRS患者病程中存在真菌感染。然而，值得注意的是，在健康对照组中总是（100%）发现真菌定植。另一项研究发现，在接触空气中常见的真菌后，CRS患者的免疫细胞可以分泌介导嗜酸性粒细胞活化的白细胞介素 13 和 5[12]。梅奥诊所的研究人员在体外试验中发现，链格孢菌的存在会刺激嗜酸性粒细胞脱颗粒[13]。该研究得出结论，某些环境中的真菌在加重哮喘和特应性炎症反应方面发挥着关键作用。真菌与 CRS 炎症反应有关的假设使许多学者提议局部或全身使用抗微生物治疗来对抗 CRS[13]。

一些研究人员甚至提出，大多数 CRS 与鼻窦真菌感染有关[8]。Ponikau 等是这种观点的拥护者，并支持在 CRS 中使用局部抗真菌药[8]。而保守派指出，真菌的定植在 CRS 患者和健康患者中都非常普遍[14]。围绕这个问题，鼻科界一直争论不断，局部及全身使用抗真菌药物的支持者和反对者也是各执一词[15]。

虽然有高质量的循证医学证据表明，真菌在 CRS 的免疫反应中发挥作用[16]，但这并不意味着抗真菌药物必然对 CRS 治疗有效。可以想象，免疫系统的异常反应导致 CRS，而真菌微生物只是“旁观者”，结果成了免疫反应的目标。值得注意的是，真菌实际上普遍存在于环境和人类鼻窦中[14]。

那些支持在 CRS 和 AFS 中使用抗真菌药物的学者指出，鼻腔和鼻窦黏膜内的真菌会诱发免疫系统的炎症反应，从而导致以嗜酸性粒细胞为主的炎症。因此，通过抗真菌治疗可以破坏真菌这一诱发因素[8]。迄今为止，局部抗真菌药物尚未显示出对 CRS 的明显益处。在进行的 5 项此类试验中仅有 1 项得出影像学和内镜评分改善的阳性结果，但并未看到使用抗真菌治疗可缓解症状[17]。由于受试者的临床表现各异且 CRS 包含多种病理类型，这些研究的终点观测指标差异很大。在一项临床试验中，在 CRS 相关的症状评分和生活质量提高方面，对照组表现更好[18-29]。当汇总所有研究结果时，安慰剂组在统计显著性水平上表现更好。

34.2.1 CRS 的鼻用抗真菌药物

最近，一项随机、双盲和安慰剂对照临床试验纳入了 64 例不伴息肉的 CRS 患者[19]。这是首次在不伴鼻息肉病的 CRS 患者中使用抗真菌药物。纳入标准为有 12 周的鼻部相关症状，鼻内镜检查可见黏膜水肿或有黏脓涕，以及鼻窦炎影像学表现。其主要排除标准是鼻息肉，使用的药物是两性霉素 B 溶液。两性霉素必须保存在冰箱中。安慰剂是一种具有相同黄色外观的液体。两性霉素的剂量为 20mg/4mL 水作为溶酶，持续用药 4 周。禁止受试者口服其他抗菌药物、抗真菌药物、类固醇或组胺阻滞剂。并于入组 2 周和 4 周时采用鼻-鼻窦炎效果评估 31 量表(CRSOM-31)和鼻内镜检查量表(Lund 系统)进行效果评估。作者在该文章的统计分析中并未报告其功效计算。治疗组的 CRSOM-31 评分在 2 周时显著低于安慰剂组，但这一差异在 4 周时并未维持。两组的内镜评分相同。在治疗前收集鼻腔灌洗液，发现 66% 的标本真菌培养呈阳性。然而，在治疗组中，55%的患者在接受局部抗真菌治疗后，灌洗液中仍培养出真菌，这意味着两性霉素 B 未真正消除真菌[19]。

在关于 CRS 患者使用鼻内两性霉素 B 的效果研究中，最大的一项研究纳入了 116 例 CRS 患者(伴有和不伴有鼻息肉)，此研究采用双盲、安慰剂对照的多中心 RCT 的形式[20]。纳入标准包括受试者必须年满 18 周岁，有 CRS 的症状和体征，鼻内镜检查证实有 CRS 表现(伴或不伴鼻息肉)，鼻窦 CT 的 Lund-Mackay 量表得分高于 5，并且以前进行过功能性鼻内镜手术。该研究剔除了 AFS 病例，然而作者没有说明 AFS 诊断是如何实施的。研究过程中允许受试者使用鼻用皮质类固醇和抗生素(根据需要)，以及除 CRS 以外其他适应证使用的口服激素。两性霉素 B 以每天 10mg 的剂量给药，分为两次溶于 25mL 含 2.5% 葡萄糖的灭菌水中。使用 Emcur 鼻腔冲洗装置。每月制备溶液，并且安慰剂具有相同的外观。通过使用症状视觉模拟量表和鼻黏膜鼻内镜评分来评估终点效果。研究使用了 RSOM-31 和 SF-36 标准化问卷。该研究以发现治疗组和安慰剂组在量表评估结果中的 25% 分数差异作为检验效能。受试者的完成率为 83%。在结果评估方面，两组没有显著差异。虽然不到 20% 的受试者在试验期间服用了抗生素或口服激素，但该情况在两组之间是平均分布的，无明显差异[20]。

一项随机、对照和双盲的临床试验招募了 24 例患者，其接受两性霉素 B 鼻内用药或外观相仿的安慰剂治疗。该试验为期 6 个月[21]。与接受安慰剂的患者相比，接受两性霉素 B 的患者的黏膜厚度减少更多，内镜评分更好。然而，当比较症状评分（使用 SNOT-20 评估）时，两组之间没有显著差异。嗜酸性粒细胞源性神经毒素（EDN）水平在接受两性霉素 B 的患者中较低，但在白细胞介素 5 中没有观察到差异。两组的链格孢菌定植程度相同。该研究的主要意义在于发现两性霉素 B 可以改善鼻窦影像学表现（客观结果测量），使 EDN 水平下降，并且两性霉素溶液可以顺畅地被输送到鼻窦。然而，由于症状评分没有改善、没有对药物一致性进行系统评估，且事实上，经治疗，链格孢菌的数量并未减少，因此需要谨慎接受这一研究所得的结论[21]。

另一项抗真菌药物临床试验在 8 周内对 78 例 CRS 患者进行了研究。通过鼻内喷雾装置给予 4.8mg/d 的剂量（每天喷 8 次，每次 100 μL，两性霉素 B 的浓度为 3mg/mL）[22]。采用这种鼻腔输送系统是为了避免因鼻腔灌洗引起的混杂影响，因为鼻腔冲洗本身就具有潜在的益处。以能发现治疗前后鼻窦 CT 评分的 50% 差异确定样本量。这是研究的主要观察结果，而患者的生活质量和鼻内镜评估是次要结果。还进行了真菌培养和聚合酶链式反应（PCR）。该研究发现，两组之间的影像评分和患者的生活质量评分没有显著差异。此外，给予两性霉素 B 的治疗组的症状评分更差，这一结果具有统计学意义。而将参与者分为 4 个亚组（治疗前后均无真菌组、仅治疗前有真菌组、仅治疗后有真菌组、治疗前后均无真菌组）以评估两性霉素 B 的效果。影像学评分、患者的生活质量和鼻内镜评估在 4 组间均显示无统计学差异[22]。

Weschta 等[23]进行了一项研究，以评估两性霉素 B 鼻内用药在伴有鼻息肉的 CRS 患者中的有效性。该治疗持续 8 周。接受两性霉素 B 的治疗组的症状评分较对照组更差。

Hashemian 等[24]将 54 例未通过常规药物治疗的 CRS 患者纳入了一项随机、双盲和对照临床试验。受试者被随机分配到接受 0.2%的氟康唑滴鼻剂组和对照组，平行接受持续 8 周的标准治疗。鼻-鼻窦结果测试 20 量表（SNOT-20）、鼻内镜评分和放射学（CT）评分作为终点指标。不论是在接受两性霉素 B 的治疗组，还是安慰剂组，SNOT-20 评分（P=0.201），鼻内镜评分（P=0.283），以及 CT 评分（P=0.212）在治疗前和治疗后的两组之间没有显著的统计学差异。正如其他几项类似试验中的结论，该试验结果也不支持对 CRS 患者使用局部抗真菌治疗。

34.2.2 CRS 的大剂量口服抗真菌治疗

2005 年，在一项纳入 53 例成人患者的双盲-对照临床试验中，探索了在 CRS 患者中使用全身抗真菌药物的效果[25]。治疗组的药物为特比萘芬，治疗持续 6 周。要求受试者具有 CRS 症状且有鼻窦 CT 证据。CT 混浊评分的改变被视为主要结果。次要结果是临床医生的总体印象和 RSDI 的总分。对每名参与者进行真菌培养，并对从鼻黏膜采集一定数量的样本进行评估，以量化特比萘芬的浓度。该研究没有提供检验效能以计算所需样本量。两组在总混浊评分、根除真菌的程度、RSDI 或临床医生对病例的整体评分方面没有差异。虽然研究结果表明口服特比萘芬不是治疗 CRS 的有用药物，但在得出任何结论时需要谨慎行事，因为这只是一项初步研究，并且存在一些局限性[25]。

口服的伊曲康唑被用于变应性支气管肺曲霉菌病（ABPA）的辅助治疗。有研究表明，伊曲康唑可使某些伴鼻息肉的 CRS 患者获益。伊曲康唑在 ABPA 中的益处是减少患者对激素的依赖，降低 IgE 滴度，同时增强肺功能，提高运动耐量和改善症状。口服抗真菌药物治疗被认为适用于 AFS[26-28]，以及非变应性真菌性鼻窦炎[27]的特定患者。这两种疾病在某些方面都类似于 ABPA。也有研究表明，患有 Samter 三联征（严重鼻息肉、哮喘和对阿司匹林过敏）的个体也可能从伊曲康唑中获益[10]。

34.3 抗真菌治疗剂量

与 200μg/mL 或 300μg/mL 的剂量相比，体外试验证实浓度为 100μg/mL 的两性霉素 B 不能抑制真菌的进一步生长[24,29]。

不同的研究使用了不同浓度的抗真菌药，这可能会影响药物的作用，因为如果两性霉素 B 的浓度为 200μg/mL 或 300μg/mL,真菌就无法生长,但如果浓度仅为 100μg/mL,则真菌会继续生长。在其中两项研究中,两性霉素 B 仅达到 100μg/mL 的水平[20,30]。目前,关于理想剂量和如何给药存在争议,这可能会影响临床疗效。在影像学评估结果中,安慰剂并不优于治疗组。事实上,真菌在环境中无处不在,在健康的鼻窦中也是如此,但在某些特定情况下,CRS 发病的局部环境使鼻窦样本中更容易培养出真菌,并且这种情况可能会影响抗真菌药物的实际效果。那么,真菌可能是引起 CRS 的主因,而不仅仅是一个次要因素,在这种情况下就需要进行抗菌治疗[7]。

目前,尚无充分证据表明,抗真菌药物可用于伴或不伴鼻息肉病的 CRS。

(陈忠岩 译)

参考文献

1. Slavin RG, Spector SL, Bernstein IL. The diagnosis and management of sinusitis: a practice parameter update. J Allergy Clin Immunol. 2005;116:S13–47.
2. Meltzer EO, Hamilos DL, Hadley JA, et al. Rhinosinusitis: establishing definitions for clinical research and patient care. J Allergy Clin Immunol. 2004;114:S155–212.
3. Scadding GK, Durham DR, Mirakian R, et al. BSACI guidelines for the management of rhinosinusitis and nasal polyposis. Clin Exp Allergy. 2007;38:260–75. A recent and concise summary of diagnostic and treatment issues concerning chronic sinusitis and nasal polyps
4. Sinusitis: designing clinical development programs of nonantimicrobial drugs for treatment. U.S. Department of Health and Human Services Food and Drug Administration; Nov 2006. Guidance for industry. An important document that describes key clinical trial components and endpoints specifically related to sinusitis trials. http://www.fda.gov/cder/guidance/7316dft.htm. Accessed 15 May 2008.
5. Rank MA, Adolphson CR, Kita H. Antifungal therapy for chronic rhinosinusitis: the controversy persists. Curr Opin Allergy Clin Immunol. 2009 Feb;9(1):67–72. https://doi.org/10.1097/ACI.0b013e328320d279.
6. Head K, Sharp S, Chong LY, Hopkins C, Philpott C. Topical and systemic antifungal therapy for chronic rhinosinusitis. Cochrane Database Syst Rev. 2018;9:CD012453. https://doi.org/10.1002/14651858.CD012453.pub2.
7. Sacks PL 4th, Harvey RJ, Rimmer J, Gallagher RM, Sacks R. Antifungal therapy in the treatment of chronic rhinosinusitis: a meta-analysis. Am J Rhinol Allergy. 2012;26(2):141–7. https://doi.org/10.2500/ajra.2012.26.3710.
8. Ponikau JU, Sherris DA, Kern EB, et al. The diagnosis and incidence of allergic fungal sinusitis. Mayo Clin Proc. 1999;74:877–84.
9. Shin SH, Ponikau JU, Sherris DA, et al. Chronic rhinosinusitis: an enhanced immune response to ubiquitous airborne fungi. J Allergy Clin Immunol. 2004;114:1369–75.
10. Suh JD, Kennedy DW. Treatment options for chronic rhinosinusitis. Proc Am Thorac Soc. 2011;8(1):132–40. https://doi.org/10.1513/pats.201003-028RN.
11. Ponikau JU, Sherris DA, Kern EB, Homburger HA, Frigas E, Gaffey TA, Roberts GD. The diagnosis and incidence of allergic fungal sinusitis. Mayo Clin Proc. 1999;74:877–84.
12. Shin SH, Ponikau JU, Sherris DA, Congdon D, Frigas E, Homburger HA, Swanson MC, Gleich GJ, Kita H. Rhinosinusitis: an enhanced immune response to ubiquitous airborne fungi. J Allergy Clin Immunol. 2004;114:1369–75.
13. Inoue Y, Matsuwaki Y, Shin SH, Ponikau JU, Kita H. Nonpathogenic, environmental fungi induce activation and degranulation of human eosinophils. J Immunol. 2005;175:5439–47.
14. Lackner A, Stammberger H, Buzina W, et al. Fungi: a normal content of human nasal mucus. Am J Rhinol. 2005;19:125–9.
15. Ebbens FA, Georgalas C, Rinia AB, et al. The fungal debate: where do we stand today? Rhinology. 2007;45:178–89.
16. Ponikau JU, Sherris DA, Kita H. The role of ubiquitous airborne fungi in chronic rhinosinusitis. Clin Allergy Immunol. 2007;20:177–84.
17. Ponikau JU, Sherris DA, Weaver A, Kita H. Treatment of chronic rhinosinusitis with intranasal amphotericin B: a randomized, placebo-controlled, double-blind pilot trial. J Allergy Clin Immunol. 2005;115:125–31.
18. Beule A, Athanasiadis T, Athanasiadis E, et al. Efficacy of different techniques of sinonasal irrigation after modified Lothrop procedure. Am J Rhinol Allergy. 2009;23:85–90.
19. Liang KL, Su MC, Shiao JY, et al. Amphotericin B irrigation for the treatment of chronic rhinosinusitis without nasal polyps: a randomized, placebo-controlled, double-blind study. Am J Rhinol. 2008;22:52–8. The most recent controlled amphotericin trial demonstrating some

symptom improvement in CRS patients without nasal polyps
20. Ebbens FA, Scadding GK, Badia L, et al. Amphotericin B nasal lavages: not a solution for patients with chronic rhinosinusitis. J Allergy Clin Immunol. 2006;118:1149–56.
21. Ponikau JU, Sherris DA, Weaver A, Kita H. Treatment of chronic rhinosinusitis with intranasal amphotericin B: a randomized, placebo-controlled, double-blind pilot trial. J Allergy Clin Immunol. 2005;15:125–31.
22. Weschta M, Rimek D, Fromanek M, et al. Topical antifungal treatment of chronic rhinosinusitis with nasal polyps: a randomized, double-blind clinical trial. J Allergy Clin Immunol. 2004;113:1122–8.
23. Weschta M, Rimek D, Formanek M, Polzehl D, Podbielski A, Riechelmann H. Topical antifungal treatment of chronic rhinosinusitis with nasal polyps: a randomized, double-blind clinical trial. J Allergy Clin Immunol. 2004;113:1122–8.
24. Hashemian F, Hashemian F, Molaali N, Rouini M, Roohi E, Torabian S. Clinical effects of topical antifungal therapy in chronic rhinosinusitis: a randomized, double-blind, placebo-controlled trial of intranasal fluconazole. EXCLI J. 2016;15:95–102. https://doi.org/10.17179/excli2015-678. eCollection 2016
25. Kennedy DW, Kuhn FA, Hamilos DL, et al. Treatment of chronic rhinosinusitis with high-dose oral terbinafine: a double blind, placebo-controlled study. Laryngoscope. 2005;115:1793–9.
26. Chan KO, Genoway KA, Javer AR. Effectiveness of itraconazole in the management of refractory allergic fungal rhinosinusitis. J Otolaryngol Head Neck Surg. 2008;37:870–4.
27. Seiberling K, Wormald PJ. The role of itraconazole in recalcitrant fungal sinusitis. Am J Rhinol Allergy. 2009;23:303–6.
28. Rains BM III, Mineck CW. Treatment of allergic fungal sinusitis with high-dose itraconazole. Am J Rhinol. 2003;17:1–8.
29. Shirazi MA, Stankiewicz JA, Kammeyer P. Activity of nasal amphotericin B irrigation against fungal organisms in vitro. Am J Rhinol. 2008;22:381–9.
30. Gerlinger I, Fittler A, Fonai F, et al. Postoperative application of amphotericin B nasal spray in chronic rhinosinusitis with nasal polyposis, with a review of the antifungal therapy. Eur Arch Otorhinolaryngol. 2009;266:847–55.

第 35 章

鼻息肉的形成与免疫调节作用有何关系？

Fazilet Altın, Cemal Cingi, Sanna Toppila-Salmi

35.1 引言

CRS 是一种常见病。研究显示，人群中基于症状的 CRS 总体发病率为 5.5%~28%[1]。CRS 分为 CRSwNP 和 CRSsNP 两种表型[1]。鼻息肉是一种具有多种组织学表现的良性黏膜肿胀。“Polyp”一词源于希腊语“poly”（意为“多”）和“pous”（意为“脚”）。CRSwNP 的患病率在普通人群中为 1%~4%。CRSwNP 没有显示出任何特定的种族优势。CRSwNP 发病的典型年龄为成年中期。发病高峰年龄为 42 岁[2]。

鼻息肉有蒂，表面光滑，质地呈果冻状，是成年人最常见的鼻内肿块，通常是双侧的。大多数是良性的。事实上，对于单侧鼻息肉，需要考虑恶性肿瘤、鼻神经胶质瘤、颅内恶性病变、血管纤维瘤、内翻性乳头状瘤、上颌和筛窦恶性病变或鼻咽癌的可能。对于儿童鼻息肉患者，临床医生需要意识到囊性纤维化和原发性纤毛运动障碍等罕见疾病的可能性[3,4]。

CRSwNP 是与多种因素有关的黏膜炎症反应。CRSwNP 进展的发病机制可能与上呼吸道屏障中宿主基因组异常及与环境的交互作用有关[1]。CRSwNP 的特征是上皮细胞破坏、黏膜水肿和大量的炎症细胞浸润[5]。虽然 CRSwNP 存在着不同的内在型，但其最常见的内在型病理特征是先天免疫功能障碍，包括黏膜纤毛清除功能障碍、抗微生物连接和识别蛋白功能障碍、免疫细胞激活、黏膜渗透性增加、白细胞浸润和炎症介质增加。此外，异常适应性免疫反应、上皮-间质转化、菌群失调和异常微生物上皮交互作用可能导致炎症的加重和迁延[5]。

鼻息肉通常发生于筛窦并突出到中鼻道，这是鼻腔鼻窦引流的重要功能和解剖区域[1]。中鼻道的黏膜炎症、水肿和骨炎可导致慢性炎症加重或急性感染加重和进展。白细胞浸润、炎症介质释放、上皮细胞破坏和功能障碍（如组织重塑）都会导致水肿形成和慢性炎症加重。

CRSwNP 的诊断基于临床病史和检查。典型症状包括鼻塞、嗅觉减退或丧失，以及黏液涕。少部分 CRSwNP 患者会出现面部疼痛或压迫感，这在 CRSsNP 患者中更常见[6]。体格检查需要评估与 CRSwNP 类似或共同存在的疾病。眼球突出或复视可能意味着炎症从鼻窦扩散到眼眶或累及中枢神经系统。与前鼻镜相比，鼻内镜可以更好地观察鼻腔，因此其是 CRSwNP 的诊断金标准。当怀疑出现并发症或考虑进行手术时，需要进行鼻窦 CT 检查，对儿童患者也需进行检查[1]。此外，如果进行足量的药物治疗后症状仍然持续，或怀疑病变起源于或扩散到邻近器官（如眼眶、颅内或口腔），也需要考虑进行鼻窦 CT 检查[7]。

CRSwNP 的组织病理学诊断需要排除其他病理学诊断，并评估组织嗜酸性粒细胞增多情况，因为研究表明，其与 CRSwNP 的复发率相关[1]。还可以根据特殊情况进行其他客观检查，包括变应原检测、嗅觉评估、菌群评估和鼻功能检测[1]。目前有研究正在对组织、体液、血液或尿液样本中的蛋白进行评估，生物标志物在未来可能会被应用于严重 CRSwNP 的治疗规划和随访。

35.2 鼻息肉的病理生理学

在正常的宿主防御下，1、2 和 3 型反应及其组合分别能消除病毒、寄生虫、细菌/真菌[1]。在 CRSwNP 中，环境因素借助病理性 1、2 和 3 型通路导致疾病迁延成慢性，以及产生使大量特异性药物反应不佳的多克隆反应[1]。根据 1、2 或 3 型细胞因子的主导，CRSwNP 可进一步细分成不同的内在型。亚洲 CRSwNP 患者的 2 型细胞因子表达水平往往低于西方国家的患者[1]。西方国家的鼻息肉患者主要为 2 型炎症，以嗜酸性粒细胞、T 辅助(Th)2 型细胞，以及与这些细胞相关的细胞因子(如 IL-4、IL-5、IL-13、嗜酸性粒细胞趋化因子和嗜酸性粒细胞阳离子蛋白)为主[8-10]。2 型细胞因子负责募集肥大细胞、嗜碱性粒细胞和嗜酸性粒细胞，参与病理性免疫反应。能够抑制这些细胞因子合成或抑制其作用的新型药剂已经被开发或正在研发，可能会为 CRSwNP 提供进一步的治疗方法。

嗜酸性粒细胞 CRS(eCRS)是 CRS 的一种亚型。eCRS 已被定义为≥10 个嗜酸性粒细胞/高倍视野，通过使用显微镜的 400 倍放大率进行量化(EPOS2020)。目前正在积极调查研究在不同人群中 eCRS 的患病率及其危险因素。当嗜酸性粒细胞占组织中炎症细胞的 11%时，鼻息肉被定义为嗜酸性粒细胞过敏型。以该数值作为判定值，意味着 62.7%的鼻息肉属于嗜酸性粒细胞致敏亚型[10]。与健康上皮或其他形式的 CRS 相比，鼻息肉是更能提示嗜酸性粒细胞受累(嗜酸性粒细胞本身、嗜酸性粒细胞趋化因子和嗜酸性粒细胞阳离子蛋白)的指标。eCRS 已被证明与肿胀程度更高和病情更严重相关[11]。

共生可能在鼻黏膜的健康发育和稳态中发挥重要作用[1]。已经有假说认为微生物失衡(如菌群失调)，特别是金黄色葡萄球菌的存在是 CRSwNP 的发病机制之一[1]。此外，其他细菌和病毒可能也起到了一定的作用，其中包括散发病例中的真菌。有证据表明，CRSwNP 的发生或加重与鼻腔鼻窦生物膜的形成有关。该生物膜由菌落和细胞外基质组成，能够抵抗环境、宿主防御和治疗[1]。许多细菌，如流感嗜血杆菌、肺炎链球菌、铜绿假单胞菌、卡他莫拉菌和金黄色葡萄球菌等，均可形成鼻腔鼻窦生物膜。金黄色葡萄球菌占比为 20%~30%，而这一比例在 eCRS 和 CRSwNP 伴哮喘患者中更高[1]。金黄色葡萄球菌定植通常与其肠毒素和 2 型细胞因子谱相关。2 型炎症可能会促进金黄色葡萄球菌定植。金黄色葡萄球菌也可能通过其分泌超抗原毒素促进 2 型炎症。已经有研究表明，超抗原毒素可直接触发息肉中多克隆 IgE 的合成[1]。这种反应不同于过敏反应[12]。然而，这种对细菌致病性攻击的初始适应性反应，可能导致基底膜上的自身抗原暴露，进而刺激过敏性自身免疫反应[13]。一项研究表明，IL-5 和金黄色葡萄球菌肠毒素特异性 IgE 阳性的 CRSwNP 患者患哮喘的可能性更大[14]。哮喘患者鼻息肉组织中含有金黄色葡萄球菌肠毒素特异性 IgE 的风险是非哮喘患者鼻息肉组织的 6 倍[14,15]。因此，葡萄球菌超抗原似乎在气道疾病的加重中发挥作用。

过去有几种理论被用来阐述鼻息肉的病理学和发展。息肉曾被认为代表一系列不同的病变损伤：腺瘤、纤维瘤、黏膜渗出、排泄管囊肿形成或继发于淋巴或腺体收缩形成的组织水肿。与之相竞争的理论认为，反复感染会导致淋巴管炎或腺体增生。Tos 等[16]提出的理论是上皮细胞紊乱并发生坏死，随后固有层突出、上皮重建。较新的分子研究表明，CRSwNP 有多种内在型，可通过分泌细胞因子的方式进行区分。如果确实如此，表明息肉的形成是存在多种发病机制的[17,18]。

重塑被定义为受损组织的异常恢复，包括纤维化、基底膜增厚、杯状细胞增生、上皮屏障异常、骨炎和血管生成等，这些改变在 CRS 中都可以被检测到。非嗜酸性粒细胞 CRS(non-eCRS)的特征是大量的腺体增生和严重的胶原沉积[11]。尽管嗜酸性粒细胞增多和水肿是 CRSwNP 的主要特性，但在 CRSsNP 中则是纤维化和胶原沉积[11]。在息肉组织中可以检测到腺体数量减少，以及现有管腺延伸[19]。总之，CRS 的特征包括腺体活性增加、黏液分泌过多和杯状细胞数量增加[19,20]。

正常上皮细胞的更新和修复是通过与成纤维细胞的相互作用进行的，被称为上皮-间质转化(EMT)[1]。在一些 CRS 病例中可以检测到 EMT，可导致棘皮病、棘皮溶解和屏障渗漏[1]。CRSwNP 的另一个特征是胶原减少和细胞外基质降解，这可能与金属蛋白酶调节失调有关[1]。研究小组对息肉进行了微阵列基因表达综合数据库搜索，检测到鼻息肉组织中Ⅹ、Ⅵ、Ⅷ型胶原 mRNA 转录物及核心蛋白多糖信息(Lumican)显著增加[21]。基质金属蛋白酶(MMP)通过降解胶原、弹性蛋白、纤维连接蛋白等细胞外基质成分来调节组织组成[22-24]。MMP-9 基因的单核苷酸多态性可能会导致 CRS 的发生和发展[22]。检测结果显示，MMP 的降解作用可能在 CRSwNP 假性囊肿的形成中至关重要[19,20]。

Meng[25]对具有完整柄蒂的中鼻甲早期息肉(ESP)和发育完全的筛窦息肉(LSP)进行活检发现，ESP 中存在更多的上皮缺陷，而 LSP 则表现为连接蛋白缺陷，尤其是 E-钙黏蛋白、闭锁连接蛋白-1 和咬合蛋白缺陷。ESP 的 TGF-β 表达水平更高，波形蛋白染色更强，活化的肌成纤维细胞更丰富。后者对 α-平滑肌肌动蛋白(αSMA)的染色呈阳性，表明 EMT 增加，修复尝试仍在继续。ESP 含有更多的 M2 巨噬细胞，纤维连接蛋白更显著，表明存在着广泛的 2 型炎性反应。ESP 的柄茎中含有大量的胶原蛋白沉积，这反映了成纤维细胞在息肉形成第一阶段具有更积极的作用[25]。

Takabayashi 等[26,27]的研究表明，组织因子诱发微管渗漏和凝血酶激活，同时血浆纤维蛋白原裂解。也会看到由 M2 组织细胞分泌的凝血因子ⅩⅢa 诱发纤维蛋白网交联。由于息肉上皮细胞组织纤溶酶原激活物(tPA)低表达，纤维蛋白无法分解[26,27]。他们的研究还表明，息肉中 IL-13 的增加会导致 tPA 减少和产生凝血因子ⅩⅢa 的 M2 组织细胞增加，这都可以部分地解释 CRSwNP 的发生。

Hulse 等[28]对 CRS 中的细胞因子表达进行了详细研究，提示 2 型细胞因子、IL-5 和 IL-13 在息肉发生中起重要作用。2 型细胞因子可由 2 型先天性淋巴细胞、Th2 淋巴细胞、肥大细胞或嗜碱性粒细胞合成[29]。Bachert 等[30]已经证明，IL-5 及 IL-4、IL-13 受体 α 链的靶向抗体会使息肉缩小。Gevaert 等[31]认为，IL-13 会诱导毛细血管内皮细胞合成 VCAM-1，从而促进淋巴细胞、嗜酸性粒细胞、嗜碱性粒细胞渗出。IL-13 还会促进 C-C 基序趋化因子受体 3 特异性趋化因子在上皮表达，诱导肥大细胞、嗜酸性粒细胞和嗜碱性粒细胞进入息肉组织。其他有意义的分子还包括 C-C 基序趋化因子配体 13(MCP-4/CCL13)和嗜酸性粒细胞趋化因子-1、2、3[21]。IL-5 可以促进组织内嗜酸性粒细胞的持续存在和活化[32]。当肥大细胞开始发挥作用时，其会导致杯状细胞释放黏液，腺体分泌浆液。IL-13 作用于单核细胞，使其转化为活化的 M2 组织细胞型。嗜酸性粒细胞合成 C-C 趋化因子配体 23(CCL23)，该分子在息肉组织中显著增加[33]。CCL23 附着于 CCR1 并协助 M2 组织细胞活化。如上所述，IL-13 抑制 tPA 的产生，在纤维蛋白网的形成中发挥作用。只有发生 2 型炎症的鼻息肉才可能表现出 M2 组织细胞活化、纤维蛋白网形成和 IgE 活性增加[34]。

B 细胞活化并伴局部大量的抗体生成是 CRSwNP 的特征[1]。息肉表达 B 细胞激活因子(BAFF)诱导机体产生抗体，IgE 和 IgA 进行同型分类转换，产生自身免疫性免疫球蛋白[1]。Tan 等[35]检测到鼻息肉中抗 dsDNA IgG 和 IgA 自身抗体增加，提示在严重的 CRSwNP 中自身免疫机制的意义。该研究采用 ELISA 法研究类交换自身抗体在息肉组织和鼻腔其他部位(下鼻甲和钩突)的表达。研究人员推断鼻息肉中存在 IgG 和 IgA 型自身抗体，与多种试验抗原都会产生抗原抗体反应，尤其是前者。Kato 等[36]的研究显示，细胞核内基因表位的自身抗体占优势(抗 dsDNA)。抗 dsDNA 自身抗体在许多自身免疫性疾病，如系统性红斑狼疮(SLE)的发病机制中起关键作用。但是抗 dsDNA 抗体水平升高并未反映为 IgG 血清水平升高。这种自身反应性免疫球蛋白仅在鼻息肉中被发现，在鼻的其他部位，包括在 CRSwNP 患者的下鼻甲组织中均未被发现。

在息肉周围的中鼻甲组织附近检测到组织细胞数量增加，这表明 CRSwNP 的发展过程中可能存在着异常宿主防御[25]。可以观察到的纤维化意味着含有胶原蛋白的条带形成，其会抑制细菌扩散，同时防止更广泛的水肿性炎性反应的发展[25]。就病理发展过程的顺序而言，这些过程似乎是同时发生的，而不是相继发生的。总之，CRSwNP 具有多种炎性过程的特征，如上皮损伤、修复尝试、嗜酸性粒细胞和巨噬细胞聚集、纤维连接蛋白的重塑和产生，这些过程可能与菌群失调或其他环境损伤一起导致了息肉的发生[37,38]。

35.3 鼻息肉的新型免疫调节剂和治疗

鼻息肉形成的病理生理学机制主要取决于鼻腔鼻窦屏障和免疫系统之间复杂的相互作用，而这直接导致慢性炎症过程。这些炎性因子是寻找 CRSwNP 新疗法的重要切入点[39]。

2 型炎性反应有许多共同特征，包括嗜酸性粒细胞和 2 型免疫调节剂(如由 Th2 淋巴细胞及 ILC2 细胞产生的 IL-4、IL-5、IL-9 和 IL-13)的表达。这些调节剂在息肉组织和外周血中均存在[40]。其他可诱发或维持 2 型炎症的调节剂包括 IL-25、IL-31 和 IL-33，以及由上皮细胞产生的胸腺淋巴细胞生成素(TSLP)[41,42]。CRSwNP 的基本治疗方法是应用鼻内糖皮质激素。对于严重的 CRSwNP 患者，还可以考虑短期应用全身性糖皮质激素，但是这可能会导致副作用产生[43]。糖皮质激素可减少嗜酸性粒细胞的参与，改善屏障功能。一个研究小组的小鼠模型体外研究结果显示，丙酸氟替卡松可以阻止 IL-4 破坏鼻上皮细胞屏障功能，以及变应原导致的黏膜通透性增加[44]。

在基础药物治疗 CRSwNP 失败后，可以考虑进行手术治疗。ESS 的目标是切除鼻息肉，以改善鼻内糖皮质激素的渗透作用。ESS 的目的还包括拓宽鼻窦的自然开口来恢复窦口鼻道的功能。ESS 可减少鼻塞、面部疼痛和流涕，但对于嗅觉恢复效果欠佳[21,45]。据估计，CRSwNP 患者 ESS 术后 12 年复发的比例可高达 80%，并且有 37%的患者接受了二次 ESS 手术治疗[46]。因此，对于重度和复发性 CRSwNP 患者，仍然缺乏有效的治疗手段。

单克隆抗体是治疗哮喘和(或)CRSwNP 的生物治疗方法。这些药物通常针对 2 型炎症分子：奥马珠单抗(抗 IgE)、美泊利单抗和瑞替珠单抗(抗 IL-5)、贝纳利珠单抗(抗 IL-5 受体)，以及度普利尤单抗(抗 IL-4 受体)。奥马利珠单抗是一种靶向针对 IgE 的新型生物制剂，是一种重组的人源化单克隆免疫球蛋白(mAb)。其以 IgE 为靶点，并阻止与某些细胞类型上的高亲和力 FcεRI 受体结合，特别是肥大细胞、嗜酸性粒细胞、嗜碱性粒细胞和树突抗原呈递细胞(DAPC)[47-49]。其通过与 IgE 结合，使之不再能激发受体。因此，不但循环中的 IgE 减少，而且 FcεRI 受体在细胞膜上的表达也减少。IgE 与高亲和力受体之间的相互作用降至最低，促炎信号的释放下降。从长期来看，肥大细胞、嗜碱性粒细胞和 DAPC 上的 FcεRI 受体表达会大大降低[48,50]，随后效应细胞也会出现类似的下调。已证明奥马珠单抗可改善 CRSwNP 和哮喘患者的近端和远端气道症状。根据内镜评估结果，鼻息肉也有所减少，并且减少了后续的药物治疗或手术干预[51,52]。Pinto 等[53]对持续性鼻窦炎(通常伴有鼻息肉)患者应用奥马珠单抗与安慰剂，进行了对照研究，结果显示联合用药没有限制，因此奥马珠单抗可以作为辅助治疗用药。通过 CT 影像学评估，活性药物组患者的鼻窦炎症显著减少，而安慰剂组没有类似的变化。然而，变化大小的组间差异无统计学意义。Gevaert 等[54]研究了 CRS 合并哮喘患者的内镜息肉评分的变化。根据皮肤点刺试验结果，将患者分为特应性组和非特应性组。禁止使用其他药物(包括口服和局部糖皮质激素、局部减充血剂、抗生素和白三烯受体拮抗剂)。特应性组的鼻息肉内镜评分明显好转，差异具有统计学意义，并且这些改善通过 CT 影像得到证实。令人惊讶的是，这种改善也发生在非特应性组中。其对奥马利单抗的不良反应也同时进行了研究，注射后过敏反应的发生率为 0.09%[55]。目前在安全性和有效性检测方面，有几种候选的抗 IgE 生物疗法。有两种正在开发的药物：利格利珠单抗[56]——一种针对 IgE 的单克隆抗体，其结合亲和力甚至高于奥马珠单抗，以及奎立珠单抗[57]——一种攻击膜结合 IgE 上 M1 表位的单克隆抗体。

新型治疗药物的另一个主要靶点是 IL-5。该细胞因子是 2 型（嗜酸性）炎性反应发生的重要介质。以 IL-5 为靶点的药物可能有利于治疗上气道慢性疾病。IL-5 在骨髓和气道中均可以协调嗜酸性粒细胞的产生、发展和浸润[58]。美泊利单抗[59]和瑞替珠单抗[60]这两种靶向 IL-5 的单克隆人源化重组抗体，被证明可以应用于鼻内息肉患者，其安全性和耐药性是可以接受的。当停用这些药物时，会观察到嗜酸性粒细胞反跳性增多，但并没有显示其会导致症状显著加重[57]。尽管如此，为了在临床实践中确定理想的给药方案，仍需要对更多患者进行更长时间的治疗和随访[60]。人源化单克隆重组抗体贝那利珠单抗靶向嗜酸性粒细胞上的丰富的 IL-5 受体（IL-5Rα），已经证明其对重度哮喘有效[61]，但尚未在 CRSwNP 中进行评估。

另外两个潜在的靶点是 IL-4 和 IL-13，二者在 IgE 和 2 型炎性反应的合成中起关键作用。这两种介质都作用于同一受体——IL-4Rα[62]。现在已经有了针对该受体的完全人单克隆抗体——度普利尤单抗[63]。关于重度 CRSwNP 患者的 3 期试验表明，度普利尤单抗可使息肉缩小、改善鼻塞和减少口服糖皮质激素剂量[64]。与安慰剂组相比，度普利尤单抗组的不良反应更少[64]。

35.4 结论和未来需求

尽管进行了许多研究，但 CRSwNP 的发病机制仍尚未明确。CRSwNP 是环境应激源、遗传易感性和屏障通透性升高的共同作用结果。可能通过 1 型、2 型、3 型通路导致慢性炎性反应。大多数西方国家的 CRSwNP 患者表现出 2 型细胞因子（如 IL-4、IL-5、IL-13）和嗜酸性粒细胞增多。虽然已经提出包括金黄色葡萄球菌在内的一些常见鼻部细菌可以导致 CRSwNP 的宿主免疫反应，但我们对于抗原触发 CRSwNP 的认识仍然有限。对于口服糖皮质激素和（或）内镜鼻窦手术等常规治疗无效或存在禁忌证的 CRSwNP 患者，生物治疗是一种治疗重度和进展性 CRSwNP 的新方法。生物治疗学的挑战包括其高开发和生产成本，这会反映在高昂的治疗费用上。尽管如此，仍有几种新的生物疗法正在研究中或已被应用于 CRSwNP 的治疗。

最近的分析表明，即使需要再次手术，ESS 也比使用目前获得许可的生物制剂度普利尤单抗费用更低。ESS 的手术成本为 50 436.99 美元，产出 9.80 质量调整生命年（QALY）；使用度普利尤单抗的成本为 536 420.22 美元，产出 8.95 QALY。如果度普利尤单抗的价格高于每年 855 美元，那么 ESS 更具成本效益[65]。

ESS 的手术成本为 50 436.99 美元，产出 9.80 QALY；度普利尤单抗的成本为 536 420.22 美元，产出 8.95 QALY。由于度普利尤单抗治疗的成本比 ESS 更高且疗效更低，因此对于基础病例，首选 ESS 治疗。单因素敏感性分析显示，无论复发性手术的频率如何，只要度普利尤单抗的年费用超过 855 美元，ESS 就比度普利尤单抗更具成本效益。

未来的需求是寻找更具成本效益的 CRSwNP 内在型生物标志物，以进行个体化管理。比较 CRSwNP 的不同治疗方法，探索哪些患者更适合生物治疗也是未来的需求。越来越多的 CRSwNP 的循证知识已被纳入 EPOS 2020 的新治疗共识。然而，对患者的选择、时机和治疗细节（包括手术）达成共识仍是未来的一种挑战。最后，目前的方案很少能够使 CRSwNP 的症状完全缓解。因此，仍需对 CRSwNP 的发展进行更深入的了解，这可能为未来 CRSwNP 新的治疗靶点和早期预防提供可能。

（邰旭辉　译）

参考文献

1. Fokkens WJ, Lund VJ, Hopkins C, Hellings PW, Kern R, Reitsma S, et al. European position paper on rhinosinusitis and nasal polyps 2020. Rhinology. 2020;58(Suppl S29):1–464. https://doi.org/10.4193/Rhin20.600.
2. Klossek JM, Neukirch F, Pribil C, Jankowski R, Serrano E, Chanal I, et al. Prevalence of nasal polyposis in France: a cross-sectional, case–control study. Allergy. 2005;60:233–7.
3. Tritt S, McMains KC, Kountakis SE. Unilateral nasal polyposis: clinical presentation and

pathology. Am J Otolaryngol. 2008;29:230–2.
4. Mainz JG, Koitschev A. Pathogenesis and management of nasal polyposis in cystic fibrosis. Curr Allergy Asthma Rep. 2012;12:163–74.
5. Kitapçı F, Muluk NB, Atasoy P, Koç C. Nazal polipler. Van Tıp Dergisi. 2005;12(3): 212–22.
6. Hanif T, Laulajainen-Hongisto A, Luukkainen A, et al. Hierarchical clustering in evaluating inflammatory upper airway phenotypes; increased symptoms in adults with allergic multimorbidity. Asian Pac J Allergy Immunol. 2019. [published online ahead of print, 2019 Jun 4]. https://doi.org/10.12932/AP-170818-0395
7. Bachert C, Pawankar R, Zhang L, et al. ICON: chronic rhinosinusitis. World Allergy Organ J. 2014;7(1):25. Published 2014 Oct 27. https://doi.org/10.1186/1939-4551-7-25.
8. Mygind N, Dahl R, Bachert C. Nasal polyposis, eosinophil dominated inflammation, and allergy. Thorax. 2000;55(Suppl 2):S79–83.
9. Petersen BC, Lukacs NW. IL-17A and IL-25: therapeutic targets for allergic and exacerbated asthmatic disease. Future Med Chem. 2012;4:833–6.
10. Jeong W-J, Lee CH, Cho S-H, Rhee C-S. Eosinophilic allergic polyp: a clinically oriented concept of nasal polyp. Otolaryngol Head Neck Surg. 2011;144:241–6.
11. Kountakis SE, Arango P, Bradley D, Wade ZK, Borish L. Molecular and cellular staging for the severity of chronic rhinosinusitis. Laryngoscope. 2004;114(11):1895–905.
12. Pongsakorn T, Chaweewan B, Zhang N, Claus B. Staphylococcus aureus superantigens and their role in eosinophilic nasal polyp disease. Asian Pac J Allergy Immunol. 2012;30: 171–6.
13. Chaplin DD. Overview of the immune response. J Allergy Clin Immunol. 2010;125(2 Suppl 2):S3–S23. https://doi.org/10.1016/j.jaci.2009.12.980.
14. Macri GF, Greco A, Marinelli C, Gallo A, Fusconi M, De Virgilio A, De Vincentiis M. Evidence and role of autoantibodies in chronic rhinosinusitis with nasal polyps. Int J Immunopathol Pharmacol. 2014;27(2):155–61.
15. Van Crombruggen K, Zhang N, Gevaert P, Tomassen P, Bachert C. Pathogenesis of chronic rhinosinusitis: inflammation. J Allergy Clin Immunol. 2011;128:728–32.
16. Tos M, Larsen PL, Larsen K, Caye-Thomasen P. Pathogenesis and pathophysiology of nasal polyps. In: Onerci TM, Ferguson BJ, editors. Nasal polyposis. Berlin: Springer-Verlag; 2010. p. 53–63.
17. Akdis CA, Bachert C, Cingi C, Dykewicz MS, Hellings PW, et al. Endotypes and phenotypes of chronic rhinosinusitis: a PRACTALL document of the European Academy of Allergy and Clinical Immunology and the American Academy of Allergy, Asthma & Immunology. J Allergy Clin Immunol. 2013;131(6):1479–90.
18. Tomassen P, Vandeplas G, Van Zele T, Cardell LO, Arebro J, et al. Inflammatory endotypes of chronic rhinosinusitis based on cluster analysis of biomarkers. J Allergy Clin Immunol. 2016;137(5):1449–56.
19. Kim DK, Jin HR, Eun KM, Mutusamy S, Cho SH, et al. Non-eosinophilic nasal polyps shows increased epithelial proliferation and localized disease pattern in the early stage. PLoS One. 2015;10(10):e0139945.
20. Watelet JB, Bachert C, Claeys C, Van Cauwenberge P. Matrix metalloproteinases MMP-7, MMP-9 and their tissue inhibitor TIMP-1: expression in chronic sinusitis versus nasal polyposis. Allergy. 2004;59(1):54–60.
21. Schleimer RP. Immunopathogenesis of chronic rhinosinusitis and nasal polyposis. Annu Rev Pathol. 2017;12:331–57. https://doi.org/10.1146/annurev-pathol-052016-100401.
22. Wang LF, Chien CY, Tai CF, Kuo WR, Hsi E, et al. Matrix metalloproteinase-9 gene polymorphisms in nasal polyposis. BMC Med Genet. 2010;11:85.
23. Eyibilen A, Cayli S, Aladag I, Koc S, Gurbuzler L, et al. Distribution of matrix metalloproteinases MMP-1, MMP-2, MMP-8 and tissue inhibitor of matrix metalloproteinases-2 in nasal polyposis and chronic rhinosinusitis. Histol Histopathol. 2011;26(5):615–21.
24. Kostamo K, Tervahartiala T, Sorsa T, Richardson M, Toskala E. Metalloproteinase function in chronic rhinosinusitis with nasal polyposis. Laryngoscope. 2007;117(4):638–43.
25. Meng J, Zhou P, Liu Y, Liu F, Yi X, et al. The development of nasal polyp disease involves early nasal mucosal inflammation and remodelling. PLoS One. 2013;8(12):e82373.
26. Takabayashi T, Kato A, Peters AT, Hulse KE, Suh LA, et al. Excessive fibrin deposition in nasal polyps caused by fibrinolytic impairment through reduction of tissue plasminogen activator expression. Am J Respir Crit Care Med. 2013;187(1):49–57.
27. Takabayashi T, Kato A, Peters AT, Hulse KE, Suh LA, et al. Increased expression of factor XIII-A in patients with chronic rhinosinusitis with nasal polyps. J Allergy Clin Immunol. 2013;132(3):584–92.
28. Hulse KE, Stevens WW, Tan BK, Schleimer RP. Pathogenesis of nasal polyposis. Clin Exp Allergy. 2015;45(2):328–46.
29. Cavagnero K, Doherty TA. Cytokine and lipid mediator regulation of group 2 innate lymphoid cells (ILC2s) in human allergic airway disease. J Cytokine Biol. 2017;2(2):116. https://doi.org/10.4172/2576-3881.1000116.

30. Bachert C, Mannent L, Naclerio RM, Mullol J, Ferguson BJ, et al. Effect of subcutaneous dupilumab on nasal polyp burden in patients with chronic sinusitis and nasal polyposis: a randomized clinical trial. JAMA. 2016;315(5):469–79.
31. Gevaert P, Van Bruaene N, Cattaert T, Van Steen K, Van Zele T, et al. Mepolizumab, a humanized anti-IL-5 mAb, as a treatment option for severe nasal polyposis. J Allergy Clin Immunol. 2011;128(5):989–95.
32. Bochner BS, Schleimer RP. Mast cells, basophils, and eosinophils: distinct but overlapping pathways for recruitment. Immunol Rev. 2001;179:5–15.
33. Poposki JA, Uzzaman A, Nagarkar DR, Chustz RT, Peters AT, et al. Increased expression of the chemokine CCL23 in eosinophilic chronic rhinosinusitis with nasal polyps. J Allergy Clin Immunol. 2011;128(1):73–81.
34. Cao PP, Zhang YN, Liao B, Ma J, Wang BF, et al. Increased local IgE production induced by common aeroallergens and phenotypic alteration of mast cells in Chinese eosinophilic, but not noneosinophilic, chronic rhinosinusitis with nasal polyps. Clin Exp Allergy. 2014;44(5):690–700.
35. Tan BK, Li QZ, Suh L, Kato A, et al. Evidence for intranasal antinuclear autoantibodies in patients with chronic rhinosinusitis with nasal polyps. J Allergy Clin Immunol. 2011;128:1198–206.
36. Kato A, Peters A, Suh L, et al. Evidence of a role for B cell-activating factor ofthe TNF family in the pathogenesis of chronic rhinosinusitis with nasal polyps. J Allergy Clin Immunol. 2008;121:1385–92.
37. Yang Y, Zhang N, Van Crombruggen K, Lan F, Hu G, Hong S, et al. Inflammation and remodelling patterns in early stage chronic rhinosinusitis. Clin Exp Allergy. 2012;42:883–90.
38. El Banhawy O, Al Abri R, Khalil Y, Shafy IA, Fayaz F. Update of pathogenesis and management of nasal polyposis. Menoufia Med J. 2016;29:469–77.
39. Stevens WW, Schleimer RP, Chandra RK, Peters AT. Biology of nasal polyposis. J Allergy Clin Immunol. 2014;133(5):1503–1503.e15034. https://doi.org/10.1016/j.jaci.2014.03.022.
40. Hammad H, Lambrecht BN. Barrier epithelial cells and the control of type 2 immunity. Immunity. 2015;43(1):29–40.
41. Divekar R, Kita H. Recent advances in epithelium-derived cytokines (IL33, IL-25, and thymic stromal lymphopoietin) and allergic infammation. Curr Opin Allergy Clin Immunol. 2015;15(1):98–103.
42. De Greve G, Hellings PW, Fokkens WJ, Pugin B, Steelant B, Seys SF. Endotype-driven treatment in chronic upper airway diseases. Clin Transl Allergy. 2017;7:22. Published 2017 Jul 12. https://doi.org/10.1186/s13601-017-0157-8.
43. Hox V, Lourijsen E, Jordens A, et al. Benefits and harm of systemic steroids for short- and long-term use in rhinitis and rhinosinusitis: an EAACI position paper. Clin Transl Allergy. 2020;10:1. Published 2020 Jan 3. https://doi.org/10.1186/s13601-019-0303-6.
44. Steelant B, Farré R, Wawrzyniak P, Belmans J, Dekimpe E, Vanheel H, et al. Impaired barrier function in patients with house dust mite-induced allergic rhinitis is accompanied by decreased occludin and zonula occludens-1 expression. J Allergy Clin Immunol. 2016;137(4):1043–1053.e1041–1045.
45. Senior BA, Kennedy DW, Tanabodee J, Kroger H, Hassab M, et al. Long-term results of functional endoscopic sinus surgery. Laryngoscope. 1998;108(2):151–7.
46. Bachert C, Holtappels G. Pathophysiology of chronic rhinosinusitis, pharmaceutical therapy options. GMS Curr Top Otorhinolaryngol Head Neck Surg. 2015;14:Doc09.
47. MacGlashan DW, Bochner BS, Adelman DC, Jardieu PM, Togias A, McKenzie-White J, et al. Down-regulation of fc(epsilon)RI expression on human basophils during in vivo treatment of atopic patients with anti-IgE antibody. J Immunol. 1997;158(3):1438–45.
48. Prussin C, Griffith DT, Boesel KM, Lin H, Foster B, Casale TB. Omalizumab treatment downregulates dendritic cell FcepsilonRI expression. J Allergy Clin Immunol. 2003;112(6):1147–54. https://doi.org/10.1016/j.jaci.2003.10.003.
49. Lin H, Boesel KM, Griffith DT, Prussin C, Foster B, Romero FA, et al. Omalizumab rapidly decreases nasal allergic response and FcepsilonRI on basophils. J Allergy Clin Immunol. 2004;113(2):297–302. https://doi.org/10.1016/j.jaci.2003.11.044.
50. D'Amato G, Stanziola A, Sanduzzi A, et al. Treating severe allergic asthma with anti-IgE monoclonal antibody (omalizumab): a review. Multidiscip Respir Med. 2014;9(1):23.
51. Vennera MC, Picado C, Mullol J, Alobid I, Bernal-Sprekelsen M. Efficacy of omalizumab in the treatment of nasal polyps. Thorax. 2011;66(9):824–5. https://doi.org/10.1136/thx.2010.152835.
52. Penn R, Mikula S. The role of anti-IgE immunoglobulin therapy in nasal polyposis: a pilot study. Am J Rhinol. 2007;21(4):428–32. https://doi.org/10.2500/ajr.2007.21.3060.
53. Pinto JM, Mehta N, DiTineo M, et al. A randomized, double-blind, placebocontrolled trial of anti-IgE for chronic rhinosinusitis. Rhinology. 2010;48(3):318–24.
54. Gevaert P, Calus L, Van Zele T, et al. Omalizumab is effective in allergic and nonallergic patients with nasal polyps and asthma. J Allergy Clin Immunol. 2013;131(1):110–6.e1.
55. Cox L, Platts-Mills TA, Finegold I, et al. American Academy of Allergy, Asthma &

Immunology/American College of Allergy, Asthma and Immunology Joint Task Force Report on omalizumab-associated anaphylaxis. J Allergy Clin Immunol. 2007;120(6):1373–7.
56. Arm JP, Bottoli I, Skerjanec A, Floch D, Groenewegen A, Maahs S, et al. Pharmacokinetics, pharmacodynamics and safety of QGE031 (ligelizumab), a novel high-afnity anti-IgE antibody, in atopic subjects. Clin Exp Allergy. 2014;44(11):1371–85.
57. Gauvreau GM, Harris JM, Boulet LP, Scheerens H, Fitzgerald JM, Putnam WS, et al. Targeting membrane-expressed IgE B cell receptor with an antibody to the M1 prime epitope reduces IgE production. Sci Transl Med. 2014;6(243):243–85.
58. Bachert C, Wagenmann M, Hauser U, Rudack C. IL-5 synthesis is upregulated in human nasal polyp tissue. J Allergy Clin Immunol. 1997;99(6 Pt 1):837–42. https://doi.org/10.1016/S0091-6749(97)80019-X.
59. Gevaert P, Lang-Loidolt D, Lackner A, Stammberger H, Staudinger H, Van Zele T, et al. Nasal IL-5 levels determine the response to antiIL-5 treatment in patients with nasal polyps. J Allergy Clin Immunol. 2006;118(5):1133–41.
60. Gevaert P, Van Bruaene N, Cattaert T, Van Steen K, Van Zele T, Acke F, et al. Mepolizumab, a humanized anti-IL-5 mAb, as a treatment option for severe nasal polyposis. J Allergy Clin Immunol. 2011;128(5):989–995.e981–988.
61. Bleecker ER, FitzGerald JM, Chanez P, Papi A, Weinstein SF, Barker P, et al. Efficacy and safety of benralizumab for patients with severe asthma uncontrolled with high-dosage inhaled corticosteroids and long-acting β2-agonists (SIROCCO): a randomised, multicentre, placebo-controlled phase 3 trial. Lancet. 2016;388(10056):2115–27.
62. Willson TJ, Naclerio RM, Lee SE. Monoclonal antibodies for the treatment of nasal polyps. Immunol Allergy Clin N Am. 2017;37(2):357–67. https://doi.org/10.1016/j.iac.2017.01.008.
63. Bachert C, Mannent L, Naclerio RM, et al. Effect of subcutaneous dupilumab on nasal polyp burden in patients with chronic sinusitis and nasal polyposis: a randomized clinical trial. JAMA. 2016;315(5):469–79.
64. Bachert C, Han JK, Desrosiers M, Hellings PW, Amin N, Lee SE, et al. Efficacy and safety of dupilumab in patients with severe chronic rhinosinusitis with nasal polyps (LIBERTY NP SINUS-24 and LIBERTY NP SINUS-52): results from two multicentre, randomised, double-blind, placebo-controlled, parallel-group phase 3 trials. Lancet. 2019;394(10209):1638–50. https://doi.org/10.1016/S0140-6736(19)31881-1.
65. Scangas GA, Wu AW, Ting JY, et al. Cost utility analysis of dupilumab vs endoscopic sinus surgery for chronic rhinosinusitis with nasal polyps. Laryngoscope; 2020. https://doi.org/10.1002/lary.28648. Online ahead of print.

第 36 章

IgE 与抗 IgE 治疗的重要性

Hakan Güvenir, Cemal Cingi, Ljiljana Jovancevic, Glenis K. Scadding

36.1 引言

免疫球蛋白 E(IgE)是过敏性哮喘等过敏性疾病发病的关键[1]。鉴于其这一核心地位,多年来,调控与 IgE 功能相关的免疫元素一直是治疗哮喘和其他过敏性疾病的理想目标[2]。

各年龄段的大多数过敏性哮喘患者的血清 IgE 水平都会升高[3]。当吸入性变应原,如室内尘螨、花粉、动物皮屑、真菌或蟑螂等[1]在机体内诱导产生特异性 IgE(sIgE)时,患者会对该变应原产生过敏反应。食物性变应原也可能与此相关,尤其是在儿童中。

B 细胞在两个相似的信号分子 IL-4 和 IL-13 的影响下合成了 IgE。这两种细胞因子是由多种类型的细胞合成的,其中包括 Th2 细胞,其是与特应性疾病有关的辅助性 T 细胞变体[4,5]。特应性体质是诱发过敏性哮喘的最高风险因素[3,6,7]。在美国或其他发达国家,皮肤点刺试验检测到至少 1 种变应原阳性,特异性 IgE 的血清学检测方法发现,近 80% 的哮喘患者会发生过敏反应[2,8,9]。

36.2 IgE 在 IgE 介导的变态反应性疾病中有多重要?

过敏性疾病存在复杂的发病机制。临床上,过敏性疾病分为两类:IgE 介导的疾病和通过其他先天性免疫机制发生的疾病。特应性疾病涉及细胞炎症机制(肥大细胞和嗜碱性粒细胞等)和分子炎症机制,如细胞因子(如 IL-4)和包括组胺在内的可溶性介质[10]。IgE 是一种哺乳动物特有的免疫球蛋白,具有仅在同类中存在的特征,是 IgE 介导的过敏性疾病的关键成分。IgE 是一种通常在人体内保持最低浓度的免疫球蛋白。健康人体循环中的 IgE 水平约为 150ng/mL,而 IgG 水平远高于 10mg/mL[11]。体循环中 IgE 的半衰期约为 3 天,但当与细胞结合时,半衰期可能长达 6 周。体循环中 IgG 的半衰期为 20 天[11]。

当暴露于相应的变应原时,sIgE 水平会增加。IgE 以两种形式存在:一种是由浆细胞合成的游离型 IgE, 另一种是 B 淋巴细胞膜上表达的结合型 IgE[12,13]。IgE 具有与其他同类免疫球蛋白相似的构成,有两条相同的重链和两条相同的轻链。IgE 重链 ε 决定簇上有一个 IgG 中没有的额外结构域。IgE 具有 Cε3 和 Cε4 结构域,与 IgG 上发现的 Cγ2 和 Cγ3 结构域具有序列同源性和结构相似性。在 IgE 中,两个 Cε2 结构域取代了 IgG 的柔性铰链区,这是 IgE 与其他免疫球蛋白的主要结构差异[14-16]。蛋白分子的 Cε2 区可以自行扭转,接触 Cε3 和 Cε4 区。通过这种方式,Cε2 结构域可以在 IgE 的 Fab(抗原结合片段)臂和 Fc(可结晶片段)之间提供空间。当 Cε2 区自身发生折叠时,其赋予 IgE 形成各种构象的能力[13]。

IgE 是过敏性疾病发生和进展的核心因素。IgE

通过与肥大细胞和嗜碱性粒细胞上的相应受体结合而发挥作用。IgE 在抵抗寄生虫(寄生物种)方面也发挥一定作用，并协助处理进入人体的外来物质,如毒物、毒素、刺激性物质和异种生物[17]。当第一次与抗原接触时，由来自 B 淋巴细胞的浆细胞合成的免疫球蛋白 IgM 被替换为 IgG，然后又被 IgE 取代[10]。B 淋巴细胞产生 IgE 后通过释放游离型 IgE 到血浆中，与 IgE 高亲和力受体 FcεRⅠ结合,FcεRⅠ是一种由肥大细胞和嗜碱性粒细胞产生的与特异性 IgE 具有高亲和力的受体[18]。这一机制导致致敏状态，当机体再次接触相同变应原时，变应原与锚定在肥大细胞和嗜碱粒细胞表面的 IgE 结合，活化肥大细胞和嗜碱粒细胞脱颗粒,产生和分泌参与过敏反应的多种炎性因子(如组胺、白三烯、血小板活性因子)[19]。

抗 IgE 治疗可导致效应细胞膜上 IgE 受体数量减少。高水平的 IgE 会增加高亲和力受体 FcεRⅠ及低亲和力受体 FcεRⅡ的表达，然而通过治疗降低了 IgE 意味着受体也会减少[20,21]。结合型 IgE 可以刺激产生 CD79A+和 CD79B（又称为 Igα 和 Igβ)分子,从而导致 B 淋巴细胞增殖并分化形成浆细胞[22]。

36.3 过敏性疾病的 IgE 靶向治疗

通过安全、有效、便捷的技术或药物实现调节 IgE 相关分子通路治疗特应性疾病,对于许多研究人员来说是一个极具有吸引力的发展前景[12]。IgE 本身就是特应性疾病药物治疗中的一个关键靶点。主要方法是结合在体循环的游离 IgE,从而阻止效应细胞上 IgE 受体的激活。这种方法意味着可以预防过敏反应的早期和晚期阶段[12]。

36.3.1 抗 IgE 治疗:奥马珠单抗

奥马珠单抗是诺华制药公司研制的抗 IgE 的重组人源化单克隆抗体[23]。其作用方式是与游离 IgE 重链 Fc 片段的 Cε3 区特异性结合,导致游离 IgE 显著减少[24]。奥马珠单抗和 IgE 结合的位点与 IgE 受体的 α 链 IgE 结合的位点是同一结构域。通过这种方式,IgE 不能再与 FcεRⅠ结合,因此,肥大细胞或嗜碱性粒细胞不会发生脱颗粒,从而阻断了炎症级联反应[25]。当 IgE 与 B 淋巴细胞膜上的FcεRⅡ结合时,还可诱导产生 Th2 细胞参与炎症反应。因此，奥马珠单抗不仅能阻止 IgE 与受体结合,还能阻止协调炎症的 Th2 细胞募集来发挥作用[26]。

但是,奥马珠单抗的治疗也不完美。该药物能逐步降低 IgE 水平,因此需要长达数周的持续治疗[27]。FDA 认为,长期使用奥马珠单抗会增加动脉内血栓形成的可能性,对心脏和脑血管供血产生不良影响[28]。由于长期使用奥马珠单抗的费用较高，该药主要被用于治疗严重哮喘患者[29]。持续性自发性荨麻疹患者经过 12 周的奥马珠单抗治疗,其体循环中 FcεRⅠ分子和嗜碱性粒细胞上的 sIgE 数量迅速减少,从而获益[30]。

36.3.1.1 奥马珠单抗治疗哮喘

奥马珠单抗是一种由人 IgG1 重组的单克隆抗体。其对 IgE 具有高特异性,因此被用于过敏性疾病的治疗[31-34]。目前唯一获准用于哮喘抗 IgE 治疗的药物是奥马珠单抗[2]。

应用奥马珠单抗的适应证包括以下情况[35,36]。

- 患者必须年满 6 岁。
- 在美国,中至重度持续性过敏性哮喘患者。
- 吸入类固醇治疗未能控制症状(在英国,尽管使用大剂量吸入性类固醇,患者仍有症状)。
- 成人总 IgE 的血清学滴度必须>30IU/mL 且<700IU/mL,在 6~11 岁的儿童中,必须<1300IU/mL(在欧洲,为 1500IU/mL)。这些范围涵盖了奥马珠单抗将 IgE 降至临床获益水平的浓度,前提是患者的体重在目标范围内。
- 有证据表明，患者对常年性变应原过敏,如皮肤点刺试验或 sIgE 血清学检测阳性。这些变应原包括室内尘螨、动物皮屑、真菌或蟑螂等。

作用机制

奥马珠单抗与 IgE 结合位通常是肥大细胞、嗜碱性粒细胞和其他细胞上的 FcεRⅠ和 FcεRⅡ与 IgE 结合的位点，即 Cε3,重链 Fc 片段的第三个恒定区。因此,血清中 IgE 不能与其受体结合。奥马珠单抗和 sIgE 之间形成的复合物可从网状内皮系统内的循环中去除。奥马珠单抗对 IgE 具有特异性,不能与其他同种型免疫球蛋白(G 和 M)相互作用。该药物在药理学机制上具有一个关键特征,即其对 IgE 受体没有亲和力,也不能靶向已经与受体结合的 IgE。因此,已经与细胞膜结合的 IgE 不受影响,同时肥大细胞/嗜碱性粒细胞也不会被意外激活[2,37]。

疗效

与安慰剂相比,奥马珠单抗已被证明在降低哮喘加重的频率和减少中至重度哮喘病例的类固醇需求(通过吸入或口服)方面具有更好的疗效[38–41]。到目前为止,还没有试验将奥马珠单抗与其他治疗哮喘的方法进行一对一的对照研究,如吸入性类固醇加长效 β 激动剂、白三烯拮抗剂或变应原特异性免疫疗法[2]。

规范用法

奥马珠单抗的规范给药途径是皮下注射。早期临床试验表明,吸入性奥马珠单抗在应对变应原攻击时没有保护作用,也没有改变系统的 IgE 水平[42]。

36.3.1.2 奥马珠单抗治疗慢性荨麻疹

随机试验证明,应用奥马珠单抗治疗依据指南规范治疗失败后的自发性荨麻疹和某些变异的诱导性荨麻疹有效。该药物于 2014 年在美国获得许可,用于治疗使用 H_1 阻滞剂后,仍有症状的成人和青少年持续性自发性荨麻疹患者。英国国家卫生与临床优化研究所(NICE)制定了非常严格的适用范畴:

- 奥马珠单抗被推荐作为治疗成人和 12 岁及以上青少年重度慢性自发性荨麻疹的附加疗法,其前提如下。
- 客观评估病情的严重程度,例如,荨麻疹活动性评分为 28 分或以上。
- 患者对 H_1 抗组胺药和白三烯受体拮抗剂的标准治疗没有反应。
- 如果病情没有好转,则在第 4 次给药时或之前停止使用奥马珠单抗。
- 如果患者病情有好转,奥马珠单抗应在 1 个疗程(6 剂)结束时停止使用,以确定病情是否已进入缓解期,只有在病情复发时才可以重新开始给药。
- 奥马珠单抗应该在皮肤科、免疫学科或变态反应科的二级护理专家管理下给药。
- 药品公司应按照患者准入计划中商定的折扣价格提供奥马珠单抗。

与哮喘患者不同,该药的注射剂量为每月 1 次皮下注射 150mg 或 300mg,无须考虑血循环中的 IgE 滴度或体重[2]。

36.3.1.3 奥马珠单抗治疗其他过敏性疾病

有报道表明,奥马珠单抗能治疗食物过敏、鼻息肉形成、严重过敏反应、变应性鼻炎、毒物过敏、过敏性湿疹和其他过敏性疾病[2]。

目前已开展了关于奥马珠单抗和类似抗 IgE 药物的试验,用于治疗食物过敏(包括口服药免疫治疗的儿科病例)、鼻息肉形成、大疱性天疱疮、与嗜酸性肉芽肿伴多血管炎相关的哮喘(以往称之为 Churg–Strauss 综合征)和过敏性支气管肺曲霉菌病[43–51]。在这些疾病的治疗中使用奥马珠单抗可能超出许可剂量范围,因为这些疾病患者的 IgE 滴度可能异常升高,超出了计算许可剂量的范围[2]。

奥马珠单抗治疗变应性鼻炎

体外试验证明,应用抗 IgE 治疗的变应性鼻炎患者接触变应原后体循环中白细胞分泌白三烯水平较低,表明在接受抗 IgE 治疗后,效应细胞分泌的炎症介质明显减少[52]。当以鼻分泌物中类胰蛋白酶水平作为衡量肥大细胞激活的指标时发现,接受抗 IgE 治疗的个体比接受安慰剂治疗的个体释放的类胰酶减少[53]。在接触花粉变应原后,应用奥马珠单抗治疗变应性鼻炎患者,其体循环内嗜酸性粒细胞和鼻分泌物中嗜酸粒细胞的数量明显少于应用安慰剂的患者。体循环和局部嗜酸性粒细胞数量与血浆中未结合 IgE 滴度显著相关[54]。对这种情况的部分解释是,奥玛珠单抗抑制肥大细胞反应的募集和某些炎性因子(如 IL–5)的分泌,从而削弱嗜酸性粒细胞在鼻腔中的趋化作用[55,56]。

为了将未结合的 IgE 抑制到难以检测的水平,奥玛珠单抗的使用剂量需要高于已结合和未结合的 IgE 的剂量 15 倍。这就是为什么需要根据治疗开始时血清 IgE 总滴度和体重计算给药量和间隔时间的原因。无论采取皮下注射还是静脉注射,奥马珠单抗通常都在注射后 14~28 天达到其稳定浓度。皮下注射或静脉注射奥马珠单抗后,药物缓慢清除,平均半衰期为 2.9 周。血清中的药物浓度最高。该药既不在特定器官沉积,也检测不到抗奥马珠单抗的抗体[55,57]。

Ädelroth 等的研究[58]收集了 251 例对桦树花粉过敏的变应性鼻炎患者。在白桦树花粉播散期,为患者注射奥马珠单抗或安慰剂。剂量依据 Casale 等[59]的建议:如果治疗前血清 IgE 滴度≤150IU/mL,则给予 300mg 皮下注射,1 个月内 2 次, 若治疗前滴度>150IU/mL,则给药 3 次,每次间隔 3 周。治疗组患者每天鼻部症状严重程度平均得分优于安慰剂组患者,患者需要与奥马珠单抗一起使用的药物更少,而且治疗组患者与鼻炎相关的生活质量也高于安慰剂组患者。治疗组患者的血清游离 IgE 滴度显著低于安慰剂组患者,并且该滴度与临床疗效的标志物相关。奥马珠单抗在使用过程中没有产生耐受性问题,也没有检测到该药物的抗体。遗憾的是,在此研究开始时,桦树花粉已经通过空气传播,因此在给予第一剂(或之前)时其就存在于环境中。与应用鼻用皮质类固醇治疗相比,这可能掩盖了奥马珠单抗治疗[55]的一些实际效果。奥马珠单抗的需治疗人数(需要额外 1 例患者接受治疗才能从中受益的平均人数,NNT)为 12.4,而鼻用皮质类固醇的 NNT 为 4.4[60]。

奥马珠单抗治疗鼻息肉

试验研究表明, 带有 sIgE 的嗜碱性粒细胞在接触肠毒素 B 时会发生脱颗粒[61]。因此,息肉内部肥大细胞上的 sIgE 与肠毒素的结合可能通过导致脱颗粒而在息肉病中发挥作用, 类似 sIgE 与吸入性变应原结合。鉴于有如此多的克隆,鼻息肉中可能有数百种抗原导致肥大细胞持续变化。这是抗 IgE 治疗持续性或复发性鼻息肉或重度非过敏性哮喘的理论基础,即通过针对依赖于 IgE 的途径来抑制炎症的发展。Penn 和 Mikula[46]分析了两组过敏性哮喘合并鼻息肉的患者,这些患者接受了鼻内镜手术治疗。研究人员评估了对 4 例患者术后使用奥马珠单抗的益处,并与 4 例未使用奥马珠单抗的对照组进行了比较。通过鼻窦 CT 影像和鼻内镜表现评估,两组的 CT 评分相同,但应用奥马珠单抗组患者在鼻息肉评估方面的得分更高。在 8 例患者中,IgE 的血清滴度与鼻息肉的严重程度相关[46]。

对这些结果可能需要谨慎地进行解释,因为选择患者的方法可能会影响结果。与变应性鼻炎不同,息肉中 IgE 水平升高不会反映在皮肤过敏试验阳性中。息肉内局部的 IgE 浓度通常与血清中 IgE 浓度不一致,这一事实使筛选患者如何被纳入试验变得复杂。事实上,某一个解剖部位的 sIgE 浓度可能会显著升高(>1000KIU/L),因此很难达到有效的抗 IgE 药物浓度,相反体循环中的 sIgE 水平可能很低,临床医生按照常规剂量计算奥马珠单抗剂量可能导致应用剂量不足。只要获得一定疗效,抗 IgE 对鼻息肉有益的基本原则将得到认可,奥马珠单抗可被用于治疗鼻息肉形成和重度的潜在非过敏性哮喘[55]。关于鼻息肉中抗 IgE 的更多细节参见第 35 章。

36.3.1.4 奥马珠单抗的不良反应

抗 IgE 超敏反应可能表现为注射部位出现过敏反应、荨麻疹或炎症。对奥马珠单抗或其任何成分过敏都是使用抗 IgE 的禁忌证[2]。对癌症或寄生虫感染患者用药需谨慎。抗 IgE 治疗不应在妊娠期或哺乳期使用,因为其既可以穿过胎盘,也可进入母乳。

过敏或类过敏反应的发生频率似乎与奥玛珠单抗的使用有关,每 1000 例服用该药物的患者中有 1~2 例患者出现[62-65]。在给药的任何时候都可能发生过敏反应。一项回顾 124 例发生过敏反应患者的研究发现,39%发生在初次给药后,19%发生在第二次给药后。约 68%的过敏反应在第三次给药后才发生[62]。据报道,约 70%的过敏反应显示,给药后 2 小时是过敏发生的窗口期,但也有其他报道给出的窗口期可延迟到给药后 4 天内,有时过敏反应会持续 1~2 天[66,67]。

进行皮肤点刺试验以评估与奥玛珠单抗相关的过敏反应的可能性是可行的,但尚不清楚该试验对反应的预测程度。皮肤点刺试验可以使用药物原液,但当药物溶解在生理盐水中时,皮内试验可能更好。已知 1:100 000(1.2μg/mL)的浓度不会引起局部刺激[68]。

36.3.2 成本效益分析

日本的一项研究发现,使用奥玛珠单抗导致治疗成本效益比(ICER)增加,与其他标准治疗方法相比,患者每个 QALY 平均增加 755 200 美元费用[95%置信区间(CI)为 614 200~1 298 500 美元)。应答亚组的 ICER 降低了 22%[69]。在美国,也发现奥马珠单抗不具有良好的成本效益价值,即使以急性事件发生率 5 倍的花费作为阈值对比,每例患者在每个 QALY 的 ICER 也为 491 000 美元[70]。

在使用非常昂贵的单克隆抗体治疗呼吸道疾病之前,临床医生必须考虑选择其他所有治疗方式的可能。此类疗法应对病情严重的、其他治疗无效、严重影响生活质量或危及生命的患者进行。

36.3.3 其他降低 IgE 的疗法

36.3.3.1 更高亲和力的抗 IgE 药物:利格利珠单抗(QGE031)

利格利珠单抗与奥马珠单抗一样,都是诺华公司开发的一种人源化单克隆免疫球蛋白,对 IgE 的第三个恒定结构域具有抗原特异性[71]。与奥马珠单抗类似,利格利珠单抗可阻断 IgE 附着于肥大细胞或嗜碱性粒细胞。通过这种方式,其可以抑制与 IgE 相关的炎症通路,并有效控制与 IgE 功能相关的特应性疾病。在 2 期临床试验中,对利格利珠单抗的药效学、药代动力学特性及安全性进行了研究,利格利珠单抗在降低 IgE 浓度方面表现出比奥马珠单抗更好的效果。其通过阻断 IgE 与 FcεR Ⅰ 受体的结合来发挥作用。当使用皮肤反应测试作为结果衡量标准时,也获得了更好的结果[72,73]。因此,预计利格利珠单抗未来将成为治疗特应性疾病的有价值的药物。利格利珠单抗的优越性源于其与 IgE 的结合亲和力是奥马珠单抗的 50 倍[73,74]。

关于哮喘患者的田野调查未能证明利格利珠单抗优于奥马珠单抗;因此,不再对该药剂进行哮喘治疗的适应证测试。然而,其作为一种治疗持续性自发性荨麻疹的药物仍在接受评估[2]。

奎利珠单抗[75]是一种攻击细胞膜结合 IgE 的 M1 位点的单克隆抗体,其作为减少 IgE 生成的手段,也正处于研究阶段。

(田昊 译)

参考文献

1. Corry DB, Kheradmand F. Induction and regulation of the IgE response. Nature. 1999;402:B18.
2. Stokes J, Casale TB. Anti-IgE therapy. In: Barnes PJ, Feldweg AM, ediors. UpToDate. Last updated: Aug 9, 2018.
3. Burrows B, Martinez FD, Halonen M, et al. Association of asthma with serum IgE levels and skin-test reactivity to allergens. N Engl J Med. 1989;320(5):271.
4. Gauchat JF, Lebman DA, Coffman RL, et al. Structure and expression of germline epsilon transcripts in human B cells induced by interleukin 4 to switch to IgE production. J Exp Med. 1990;172:463.
5. de Vries JE, Carballido JM, Aversa G. Receptors and cytokines involved in allergic TH2 cell responses. J Allergy Clin Immunol. 1999;103:S492.
6. Weinmayr G, Weiland SK, Björkstén B, et al. Atopic sensitization and the international variation of asthma symptom prevalence in children. Am J Respir Crit Care Med. 2007;176:565.
7. Sears MR, Burrows B, Flannery EM, et al. Relation between airway responsiveness and serum IgE in children with asthma and in apparently normal children. N Engl J Med. 1991;325:1067.
8. Arbes SJ Jr, Gergen PJ, Vaughn B, Zeldin DC. Asthma cases attributable to atopy: results from the Third National Health and Nutrition Examination Survey. J Allergy Clin Immunol. 2007;120:1139.
9. Heymann PW, Carper HT, Murphy DD, et al. Viral infections in relation to age, atopy, and season of admission among children hospitalized for wheezing. J Allergy Clin Immunol. 2004;114:239.
10. Navines-Ferrer A, Serrano-Candelas E, Molina-Molina GJ, Martin M. IgE related chronic diseases and anti-IgE-based treatments. J Immunol Res. 2016;2016:8163803.
11. King CL, Poindexter RW, Ragunathan J, Fleisher TA, Ottesen EA, Nutman TB. Frequency analysis of IgE-secreting B lymphocytes in persons with normal or elevated serum IgE levels. J Immunol. 1991;146:1478–83.
12. Hu J, Chen J, Ye L, Cai Z, Sun J, Ji K. Anti-IgE therapy for IgE-mediated allergic diseases: from neutralizing IgE antibodies to eliminating IgE+ B cells. Clin Transl Allergy. 2018;8:27.

https://doi.org/10.1186/s13601-018-0213-z. eCollection 2018
13. McCoy KD, Harris NL, Diener P, Hatak S, Odermatt B, Hangartner L, et al. Natural IgE production in the absence of MHC Class II cognate help. Immunity. 2006;24:329–39.
14. Zheng Y, Shopes B, Holowka D, Baird B. Conformations of IgE bound to its receptor Fc epsilon RI and in solution. Biochemistry. 1991;30:9125–32.
15. Zheng Y, Shopes B, Holowka D, Baird B. Dynamic conformations compared for IgE and IgG1 in solution and bound to receptors. Biochemistry. 1992;31:7446–56.
16. Wan T, Beavil RL, Fabiane SM, Beavil AJ, Sohi MK, Keown M, et al. The crystal structure of IgE Fc reveals an asymmetrically bent conformation. Nat Immunol. 2002;3:681–6.
17. Sanjuan MA, Sagar D, Kolbeck R. Role of IgE in autoimmunity. J Allergy Clin Immunol. 2016;137:1651–61.
18. Henault J, Riggs JM, Karnell JL, Liarski VM, Li J, Shirinian L, et al. Self-reactive IgE exacerbates interferon responses associated with autoimmunity. Nat Immunol. 2016;17:196–203.
19. Bang LM, Plosker GL. Spotlight on omalizumab in allergic asthma. BioDrugs. 2004;18(6):415–8.
20. MacGlashan DW Jr, Bochner BS, Adelman DC, Jardieu PM, Togias A, McKenzie-White J, et al. Down-regulation of Fc(epsilon)RI expression on human basophils during in vivo treatment of atopic patients with anti-IgE antibody. J Immunol. 1997;158:1438–45.
21. Arock M, Le Goff L, Becherel PA, Dugas B, Debre P, Mossalayi MD. Involvement of Fc epsilon RII/CD23 and l-arginine dependent pathway in IgE-mediated activation of human eosinophils. Biochem Biophys Res Commun. 1994;203:265–71.
22. Davis RE, Ngo VN, Lenz G, Tolar P, Young RM, Romesser PB, et al. Chronic active B-cell-receptor signalling in diffuse large B-cell lymphoma. Nature. 2010;463:88–92.
23. Presta LG, Lahr SJ, Shields RL, Porter JP, Gorman CM, Fendly BM, et al. Humanization of an antibody directed against IgE. J Immunol. 1993;151:2623–32.
24. Zheng L, Li B, Qian W, Zhao L, Cao Z, Shi S, et al. Fine epitope mapping of humanized anti-IgE monoclonal antibody omalizumab. Biochem Biophys Res Commun. 2008;375:619–22.
25. Eggel A, Baravalle G, Hobi G, Kim B, Buschor P, Forrer P, et al. Accelerated dissociation of IgE-FcepsilonRI complexes by disruptive inhibitors actively desensitizes allergic effector cells. J Allergy Clin Immunol. 2014;133:1709–19.e1708.
26. Chang TW, Wu PC, Hsu CL, Hung AF. Anti-IgE antibodies for the treatment of IgE-mediated allergic diseases. Adv Immunol. 2007;93:63–119.
27. Holgate SBJ, Wenzel S. Efficacy of omalizumab, all anti-immunoglobulin E antibody, in patients with allergic asthma at high risk of serious asthma-related morbidity and mortality. Curr Med Res Opin. 2001;17(4):233–40.
28. USFaDA. FDA Drug Safety Communication: FDA approves label changes for asthma drug Xolair (omalizumab), including describing slightly higher risk of heart and brain adverse events. http://www.fda.gov/drugs/drugsafety/ucm414911.htm. Accessed 29 Sept 2014.
29. Holgate STCA, Hebeft J. Efficacy and safety of a recombinant anti-immunoglobulin E antibody (omalizumab) in severe allergic asthma. Clin Exp Allergy J Br Soc Allergy Clin Immunol. 2004;34(4):632–8.
30. Metz M, Staubach P, Bauer A, Brehler R, Gericke J, Kangas M, et al. Clinical efficacy of omalizumab in chronic spontaneous urticaria is associated with a reduction of FcepsilonRI-positive cells in the skin. Theranostics. 2017;7:1266–76.
31. Presta LG, Lahr SJ, Shields RL, et al. Humanization of an antibody directed against IgE. J Immunol. 1993;151:2623.
32. Fick RB Jr. Anti-IgE as novel therapy for the treatment of asthma. Curr Opin Pulm Med. 1999;5:76.
33. Haselden BM, Kay AB, Larché M. Peptide-mediated immune responses in specific immunotherapy. Int Arch Allergy Immunol. 2000;122:229.
34. Buhl R. Anti-IgE antibodies for the treatment of asthma. Curr Opin Pulm Med. 2005;11:27.
35. The Pink Sheet. FDC Reports. Chevy Chase, MD. 2003; 65:26.
36. Omalizumab (Xolair): an anti-IgE antibody for asthma. Med Lett Drugs Ther. 2003;45:67.
37. Easthope S, Jarvis B. Omalizumab. Drugs. 2001;61:253.
38. Solèr M, Matz J, Townley R, et al. The anti-IgE antibody omalizumab reduces exacerbations and steroid requirement in allergic asthmatics. Eur Respir J. 2001;18:254.
39. Busse W, Corren J, Lanier BQ, et al. Omalizumab, anti-IgE recombinant humanized monoclonal antibody, for the treatment of severe allergic asthma. J Allergy Clin Immunol. 2001;108:184.
40. Holgate ST, Chuchalin AG, Hébert J, et al. Efficacy and safety of a recombinant anti-immunoglobulin E antibody (omalizumab) in severe allergic asthma. Clin Exp Allergy. 2004;34:632.
41. Lanier B, Bridges T, Kulus M, et al. Omalizumab for the treatment of exacerbations in children with inadequately controlled allergic (IgE-mediated) asthma. J Allergy Clin Immunol. 2009;124:1210.
42. Fahy JV, Cockcroft DW, Boulet LP, et al. Effect of aerosolized anti-IgE (E25) on airway responses to inhaled allergen in asthmatic subjects. Am J Respir Crit Care Med. 1999;160:1023.

43. Leung DY, Sampson HA, Yunginger JW, et al. Effect of anti-IgE therapy in patients with peanut allergy. N Engl J Med. 2003;348:986.
44. Andorf S, Purington N, Block WM, et al. Anti-IgE treatment with oral immunotherapy in multifood allergic participants: a double-blind, randomised, controlled trial. Lancet Gastroenterol Hepatol. 2018;3:85.
45. Giavina-Bianchi P, Giavina-Bianchi M, Agondi R, Kalil J. Three months' administration of anti-IgE to a patient with Churg-Strauss syndrome. J Allergy Clin Immunol. 2007;119:1279; author reply 1279
46. Penn R, Mikula S. The role of anti-IgE immunoglobulin therapy in nasal polyposis: a pilot study. Am J Rhinol. 2007;21:428.
47. Fairley JA, Baum CL, Brandt DS, Messingham KA. Pathogenicity of IgE in autoimmunity: successful treatment of bullous pemphigoid with omalizumab. J Allergy Clin Immunol. 2009;123:704.
48. Pérez-de-Llano LA, Vennera MC, Parra A, et al. Effects of omalizumab in Aspergillus-associated airway disease. Thorax. 2011;66:539.
49. Sampson HA, Leung DY, Burks AW, et al. A phase II, randomized, double-blind, parallel-group, placebo-controlled oral food challenge trial of Xolair (omalizumab) in peanut allergy. J Allergy Clin Immunol. 2011;127:1309.
50. Lehmann S, Pfannenstiel C, Friedrichs F, et al. Omalizumab: a new treatment option for allergic bronchopulmonary aspergillosis in patients with cystic fibrosis. Ther Adv Respir Dis. 2014;8:141.
51. Jat KR, Walia DK, Khairwa A. Anti-IgE therapy for allergic bronchopulmonary aspergillosis in people with cystic fibrosis. Cochrane Database Syst Rev. 2018;3:CD010288.
52. Kopp MV, Brauburger J, Riedinger F, Beischer D, Ihorst G, Kamin W, Zielen S, Bez C, Friedrichs F, Von Berg A, Gerhold K, Hamelmann E, Hultsch T, Kuehr J. The effect of anti-IgE treatment on in vitro leukotriene release in children with seasonal allergic rhinitis. J Allergy Clin Immunol. 2002;110:728–35.
53. Bez C, Schubert R, Kopp M, Ersfeld Y, Rosewich M, Kuehr J, Kamin W, Berg AV, Wahn U, Zielen S. Effect of anti-immunoglobulin E on nasal inflammation in patients with seasonal allergic rhinoconjunctivitis. Clin Exp Allergy. 2004;34:1079–85.
54. Plewako H, Arvidsson M, Petruson K, Oancea I, Holmberg K, Ädelroth E, Gustafsson H, Sandström T, Rak S. The effect of omalizumab on nasal allergic inflammation. J Allergy Clin Immunol. 2002;110:68–71.
55. Verbruggen K, Van Cauwenberge P, Bachert C. Anti-IgE for the treatment of allergic rhinitis—and eventually nasal polyps? Int Arch Allergy Immunol. 2009;148(2):87–98. https://doi.org/10.1159/000155739. Epub 2008 Sep 18
56. Holgate S, Casale T, Wenzel S, Bousquet J, Deniz Y, Reisner C. The anti-inflammatory effects of omalizumab confirm the central role of IgE in allergic inflammation. J Allergy Clin Immunol. 2005;115:459–65.
57. Casale TB, Bernstein IL, Busse WW, LaForce CF, Tinkelman DG, Stoltz RR, Dockhorn RJ, Reimann J, Su JQ, Fick RB, Adelman DC. Use of anti-IgE humanized monoclonal antibody in ragweed-induced allergic rhinitis. J Allergy Clin Immunol. 1997;100:110–21.
58. Ädelroth E, Rak S, Haahtela T, Aasand G, Rosenhall L, Zetterstrom O, Byrne A, Champain K, Thirlwell J, Della Cioppa G, Sandström T. Recombinant humanized mAb-E25, an anti-IgE mAb, in birch pollen-induced seasonal allergic rhinitis. J Allergy Clin Immunol. 2000;106:253–9.
59. Casale TB, Condemi J, LaForce C, Nayak A, Rowe M, Watrous M, McAlary M, Fowler-Taylor A, Racine A, Gupta N, Fick R, Della Cioppa G. Effect of omalizumab on symptoms of seasonal allergic rhinitis. A randomized controlled trial. JAMA. 2001;286:2956–67.
60. Portnoy JM, Van Osdol T, Brock WP. Evidence-based strategies for treatment of allergic rhinitis. Curr Allergy Asthma Rep. 2004;4:439–46.
61. Leung DY, Harbeck R, Bina P, Reiser RF, Yang E, Norris DA, Hanifin JM, Sampson HA. Presence of IgE antibodies to staphylococcal exotoxins on the skin of patients with atopic dermatitis. Evidence for a new group of allergens. J Clin Invest. 1993;92:1374–80.
62. Lin RY, Rodriguez-Baez G, Bhargave GA. Omalizumab-associated anaphylactic reactions reported between January 2007 and June 2008. Ann Allergy Asthma Immunol. 2009;103:442.
63. Corren J, Casale TB, Lanier B, et al. Safety and tolerability of omalizumab. Clin Exp Allergy. 2009;39:788.
64. Cox L, Platts-Mills TA, Finegold I, et al. American Academy of Allergy, Asthma & Immunology/American College of Allergy, Asthma and Immunology Joint Task Force Report on omalizumab-associated anaphylaxis. J Allergy Clin Immunol. 2007;120:1373.
65. Cox L, Lieberman P, Wallace D, et al. American Academy of Allergy, Asthma & Immunology/American College of Allergy, Asthma & Immunology Omalizumab-Associated Anaphylaxis Joint Task Force follow-up report. J Allergy Clin Immunol. 2011;128:210.
66. United States Food and Drug Administration. Safety alerts for drug, biologics, medical devices, and dietary supplements. 2007. www.fda.gov/medwatch/safety/2007/safety07.htm#Xolair. Accessed 29 Jan 2008.

67. Limb SL, Starke PR, Lee CE, Chowdhury BA. Delayed onset and protracted progression of anaphylaxis after omalizumab administration in patients with asthma. J Allergy Clin Immunol. 2007;120:1378.
68. Lieberman P, Rahmaoui A, Wong DA. The safety and interpretability of skin tests with omalizumab. Ann Allergy Asthma Immunol. 2010;105:493.
69. Morishima T, Ikai H, Imanaka Y. Cost-effectiveness analysis of omalizumab for the treatment of severe asthma in Japan and the value of responder prediction methods based on a multinational trial. Value Health Reg Issues. 2013;2(1):29–36.
70. Wu AC, et al. Cost-effectiveness of omalizumab in adults with severe asthma: results from the Asthma Policy Model. J Allergy Clin Immunol. 2007;120(5):1146–52.
71. Gauvreau GM, Arm JP, Boulet LP, Leigh R, Cockcroft DW, Davis BE, et al. Efficacy and safety of multiple doses of QGE031 (ligelizumab) versus omalizumab and placebo in inhibiting allergen-induced early asthmatic responses. J Allergy Clin Immunol. 2016;138(4):1051–9.
72. Arm JP, Bottoli I, Skerjanec A, Floch D, Groenewegen A, Maahs S, et al. Pharmacokinetics, pharmacodynamics and safety of QGE031 (ligelizumab), a novel high-affinity anti-IgE antibody, in atopic subjects. Clin Exp Allergy J Br Soc Allergy Clin Immunol. 2014;44:1371–85.
73. Arm JP, Bottoli I, Skerjanec A, et al. Pharmacokinetics, pharmacodynamics and safety of QGE031 (ligelizumab), a novel high-affinity anti-IgE antibody, in atopic subjects. Clin Exp Allergy. 2014;44:1371–85.
74. https://www.novartis.com/our-work/research-development/clinical-pipeline. Accessed 25 Oct 2016.
75. Gauvreau GM, Harris JM, Boulet LP, Scheerens H, Fitzgerald JM, Putnam WS, et al. Targeting membrane-expressed IgE B cell receptor with an antibody to the M1 prime epitope reduces IgE production. Sci Transl Med. 2014;6(243):243–85.

第 37 章

何时使用生物制剂治疗鼻科疾病?

Pınar Tunçbilek Özmanevra, Füsun Yıldız, Sarah K. Wise

37.1 生物制剂

生物制剂是一类特殊的药物。世界卫生组织将其定义为“可使个体收益,用来调节或检查机体生理系统或病理状态的物质或产品”。一方面,“药物”一词指的是药物中具有生物活性的纯化学物质,或者是来源于动物或植物、含有标准剂量活性物质的天然混合物[1-3]。药物通常具有明确的化学结构,可通过分析来确定其成分[4]。与传统的化学合成药物不同,生物制剂是从微生物、人体、植物或动物等生物系统中生产或提取的,含有葡萄糖、蛋白质、核酸或其组合,有时还含有活细胞或组织。生物制品通常由复杂的大分子组成,也可以复制已存在的结构(如抗体或激素)[5-7]。

化学合成的药物不易被污染,易于与污染源隔离。保证生物制剂的最终产品无菌也同样重要,将其提纯到可接受的水平,不存在朊病毒、病毒、细菌、宿主源蛋白质、DNA/RNA 或细胞残留物等生物结构[8]。

“免疫原性”一词的定义是一种物质(如蛋白质或变应原)触发免疫反应的能力,包括需要的反应(如疫苗)、不需要的反应(如单克隆抗体)或意料之外的免疫反应,是生物技术和生物类似药物最重要的安全性标准。一般而言,生物制剂通过其庞大而复杂的结构诱导机体产生免疫反应,由于产品无法控制的结构偏差或产品在生产、储存和运输过程中纯度和无菌性的退化,其还可能在宿主(被治疗者)器官中引起免疫反应[6,9-14]。

生物制剂具有免疫原性,即使其是完全人源化单克隆抗体。抗药抗体可能降低生物制剂的活性和(或)引起副作用。此外,可能引起细胞因子释放综合征、免疫复合物超敏反应、血清病、自身免疫性溶血、肥大细胞活化和严重的过敏反应等[15,16]。

优化治疗方案(药物剂量、给药频率和免疫抑制剪接)可以最大限度地减少抗药抗体的产生,使我们能够有效应对生物药物的免疫原性[17](表 37.1)。

37.2 生物制剂分类

1987—2003 年,FDA 生物制品评估和研究中心(CBER)负责治疗性生物制剂的评估和监管。然而,在 2003 年,一组生物制剂转由药物评估和研究中心(CDER)负责[23,24]。

在 CBER 的指导下,生物制剂被分为血液和血液制品、组织和组织制品、疫苗、变应原提取物(如变应原测试、免疫治疗)、异种移植,以及细胞和基因治疗产品[5,23-25]。

生物技术方法生产的生物制剂也由 CDER 负责,被分为[根据 FDC 法案和(或)PHS 法案,视情况而定]单克隆抗体、细胞因子、生长因子、免疫调节剂和酶[5,23,24,26]。

表 37.1 化学药物和生物制剂的比较

	小分子药物(以化合物为基础)	生物制剂(以蛋白质为基础)
举例	阿司匹林	奥马珠单抗
分子量	180Da[18]	140 000Da[19]
结构	简单而明确[9]	复杂(大型且为三维结构)[13]
合成	可控和可预测的化学合成[13]	在活细胞系中生产(在生产过程中使用多级分离和纯化等多种方法)
		基于其固有的多样性、异质性、随机性和免疫原性等,导致产品具有不可预测性[8,13,20]
表征	可通过分析方法完全表征[9,21]	很难通过分析方法完全表征
稳定性	稳定	不稳定
	在生产、后期处理、运输和储存过程中不受搅拌、混合、加热、干燥等环境变化的影响[9,22]	生物制剂的稳定性和完整性在贮存和运输过程中受到环境条件的影响。在储存条件下,对高温和微生物污染更敏感[6,9,22]
免疫原性	不常见或意料之外	极有可能,在研发过程中需进行测试

参见参考文献[6-9,13,18-22]。

37.3 生物制剂的历史发展过程

生物制剂的开发和使用始于 20 世纪 70 年代基因的发现和分离,并在出现重组 DNA 技术后得到快速推进,首个产品优泌林在 1982 年获得 FDA 批准[27]。首个治疗性抗体被开发为人源化嵌合蛋白,以鼠源性蛋白为主,也包含其他异种生物成分,其疗效、耐受性和安全性均得到了提升[28]。

在优泌林之后,共有 91 种基于重组蛋白的新分子结构获得 FDA 的批准用于治疗。这些生物制剂大体可分为单克隆抗体、调节剂或酶和受体的替代品[27]。其中,FDA 首先批准的单克隆抗体是莫罗莫那 CD3(muromonab CD3,Ortho,1982),首先获批的受体调节剂是重组人胰岛素(Eli Lilly,1982),脱氧核糖核酸酶(Genentech,1993)是 FDA 首先批准的酶调节剂。

1982—2013 年,共有 91 种生物制剂(31 种受体调节剂、34 种单克隆抗体、26 种酶调节剂)和 777 种小分子药物获批。小分子药物的审批周期为 8.5 年,生物制剂为 7.4 年。生物制剂中单克隆抗体的审批周期为 7.8 年,酶调节剂为 5.9 年,受体调节剂为 8.3 年。由于安全问题,对 3.3%的小分子药物的批准被撤回,生物制剂的撤回比例为 2.2%。比较小分子药物和生物制剂的研究表明,生物制剂的开发和审批周期更短,而且通常更安全。生物制剂的目标疾病是代谢性、心血管和感染性疾病,特别是肿瘤和自身免疫性/炎症性疾病[27]。

随着对过敏和免疫性疾病的病理生理机制中关键分子、炎症通路和调节途径等相关信息的了解不断深入,生物制剂将会被更多、更有效地用于治疗此类疾病[29]。

生物制剂被用于治疗过敏性疾病主要源于对哮喘的研究[30]。生物制剂通过阻断 IgE、IL-4、IL-5 和 IL-13 等细胞因子来调节 2 型炎症。这些拮抗剂可能对特定的 2 型炎症也有效,如 CRS 伴息肉、严重特应性皮炎、慢性荨麻疹和嗜酸性粒细胞增多综合征。研究表明,合理、知情地使用生物制剂是安全有效的,可治疗对现有治疗方案无反应的患者,并可降低副作用的发生风险[31-34]。

37.4 治疗鼻科疾病的生物制剂

37.4.1 变应性鼻炎

变应性鼻炎是以鼻黏膜接触变应原后发生免疫介导炎症(主要是 IgE 介导的 I 型超敏反应)并引起临床症状为特征的一种疾病[35]。

37.4.1.1 奥马珠单抗

奥马珠单抗（Omalizumab）是一种皮下注射的重组人单克隆抗 IgE 抗体。其通过与外周血 IgE 抗体的 Fc 部分结合来降低游离 IgE 水平，以减少其与高亲和力 IgE 受体结合。其还可降低肥大细胞和嗜碱性粒细胞上高亲和力 IgE 受体的表达，并且显著减少呼吸道组织中嗜酸性粒细胞、淋巴细胞和其他炎症细胞的数量[36–38]。

奥马珠单抗在 2003 年被 FDA 批准，在 2005 年被欧洲药品管理局批准用于治疗严重过敏性哮喘。目前 FDA 还没有批准将其用于单发 AR 的治疗。

一项荟萃分析报道了对常规治疗无法控制的中至重度 AR 患者使用奥马珠单抗治疗，可显著降低患者的症状评分和对其他药物治疗的需求，同时改善其生活质量[39]。在同时使用奥马珠单抗和变应原免疫治疗季节性 AR 患者的研究中，患者的症状评分和使用急救药物的需求均下降[40]。

在变应原免疫治疗前 9 周开始奥马珠单抗治疗，可显著减少免疫治疗相关的严重副作用和严重过敏反应事件发生[41]。其可能通过降低外周血游离 IgE 水平来提高患者对免疫治疗的耐受性[42]。虽然在免疫治疗的第 1 年联合使用奥马珠单抗可降低患者的症状评分，并减少其使用其他对症药物的需求，但治疗效果并不能长期维持。根据目前的数据，奥马珠单抗被认为是一种新的治疗方法，适用于对变应原特异性抗体阳性且对常规药物治疗无反应的中至重度 AR 患者。此外，奥马珠单抗可能对变应性鼻炎伴哮喘患者有效，然而，FDA 并没有批准将该药物用于单发 AR 的治疗，治疗费用是一个非常重要的因素。奥马珠单抗治疗通常耐受性良好，很少有严重的不良反应发生。据报道，其不良反应有注射部位的局部反应、病毒感染、鼻窦炎、头痛、咽炎，罕见不良反应包括荨麻疹、严重过敏反应和类过敏反应、血小板减少和脱发。对照性研究显示，接受和未接受奥马珠单抗治疗的组间恶性肿瘤发病率没有差异[44]。

ARIA 指南建议将奥马珠单抗用于治疗有明显 IgE 依赖的过敏反应，尽管采用最佳药物治疗和适当的变应原回避，仍无法控制变应性鼻炎伴哮喘患者的症状。不建议对不伴哮喘的 AR 患者进行抗 IgE 治疗[45]。

37.4.2 CRS

在一些 CRS 伴鼻息肉（CRSwNP）患者中观察到 Th2 极化，明显的嗜酸性粒细胞浸润和 IL-5、IgE 高分泌，而在 CRSsNP 患者中观察到 Th1 极化，γ-干扰素、β-转化生长因子通常占主导地位[46,47]。

37.4.2.1 奥马珠单抗

2001 年，Bachert 报道了局部嗜酸性粒细胞浸润[48]，Gevaert 也在组织中发现了局部 IgE 合成，由此推测奥马珠单抗可被用于 CRSwNP 患者的治疗[49]。关于奥马珠单抗治疗慢性鼻窦炎的首个病例报道和病例系列报道均来自正在接受奥马珠单抗治疗的哮喘伴 CRSwNP 患者[50–52]。一些研究显示了奥马珠单抗治疗慢性鼻窦炎的有效性和实用性，而另一些研究则显示了相反的结果。一项哮喘伴慢性鼻窦炎（伴或不伴息肉）患者接受奥马珠单抗治疗的研究显示，奥马珠单抗的疗效与安慰剂无显著差异[53]。而另一项研究纳入存在或不存在过敏因素的鼻息肉伴哮喘患者，接受奥马珠单抗治疗 16 周后，观察到患者的鼻息肉内镜评分和鼻部症状评分均下降，疾病相关生活质量评分显著提高[54]。此外，Long 等进行了一项有效性研究，其指出，接受奥马珠单抗治疗患者在 5 年随访中发生恶性肿瘤的风险与安慰剂组无显著差异[55]。

在奥马珠单抗治疗的初始阶段，由于形成了生物灭活 IgE 抗体复合物，IgE 水平反而增加。在治疗 16 周后，血清药效学变化达到可检测水平，并且观察到新合成 IgE 水平下降 50%[56]。

总之，奥马珠单抗可有效改善或至少稳定 CRSwNP 伴难治性严重哮喘患者的疾病进程。奥马珠单抗已被证明对伴有或不伴有过敏因素的 CRSwNP 伴哮喘患者均有效，这被认为可能是由于局部 IgE 在病理生理学机制中发挥作用[54]，不伴有过敏因素的 CRSwNP 伴哮喘患者也可能从治疗中获益[57]。CRSwNP 合并哮喘患者的局部 IgE 水平高于不伴哮喘的 CRSwNP 患者[58]。由于治疗费用高昂且可能发生严重过敏反应，在对不伴哮喘的 CRSwNP 患者进行奥马珠单抗治疗之前应进行评估[54,59,60]。

37.4.2.2 瑞替珠单抗

瑞替珠单抗（Reslizumab）是一种人源化抗 IL-5 抗体，通过与循环中的 IL-5 结合来防止其与嗜酸性粒细胞表面的受体结合[57]。Gevaert 于 2006 年主持了首个临床研究，以获得瑞替珠单抗的药代动力学和安全性信息。在这项研究中，给予受试者单次剂量的瑞替珠单抗（3mg/kg 或 1mg/kg），并监测外周血嗜酸性粒细胞和嗜酸性粒细胞阳离子蛋白（ECP）浓度，共 8 周。受试者对单剂量瑞替珠单抗耐受性良好，未见重大不良事件发生。根据总鼻息肉（NP）评分，将患者分为对治疗有反应组和无反应组，仅有一半病例的鼻息肉内镜评分得到改善。在研究中止时发现，对瑞替珠单抗有反应组患者鼻腔分泌物中的 IL-5 浓度更高。将鼻黏膜分泌物中的 IL-5 浓度截断值定为 40pg /mL，用来预测瑞替珠单抗治疗的反应。在该研究中，瑞替珠单抗的治疗效果在 CRSwNP 合并哮喘组中优于单纯哮喘组[61]，从抗 IL-5 治疗中获益最大的亚组是那些具有高 IL-5 水平的 CRSwNP 患者[62]。

37.4.2.3 美泊利珠单抗

IL-5 是一种促炎细胞因子，可调节嗜酸性粒细胞的活化、成熟、存活和募集。IL-5 可以由多种细胞合成，如嗜酸性粒细胞、肥大细胞、CD34+ T 祖细胞、Th2、恒定自然杀伤细胞和 2 型固有淋巴细胞。美泊利珠单抗（Mepolizumab）是一种人源化抗 IL-5 抗体。与瑞替珠单抗不同的是，鼻黏膜分泌物中局部 IL-5 的浓度对其治疗效果没有预测作用。Geveart 等给予受试者 750mg 美泊利珠单抗静脉注射，每天 2 次，持续 8 周。8 周后评估鼻息肉评分、CT 评分和鼻峰值吸气流量（100mg SC 被批准用于嗜酸性粒细胞性哮喘）。大多数患者的鼻息肉体积减小。该剂量美泊利珠单抗的耐受性良好[63]。

Bachert 等对有手术指征的难治性严重 CRPwNP 患者应用 750mg 美泊利珠单抗（4 周内 6 次，同时给予鼻喷激素）。25 周后，30%的患者不需要手术。尽管给药剂量很大，但耐受性良好。VAS 评分、SNOT-22 评分和内镜下息肉评分均有所改善[64]。

37.4.2.4 度普利尤单抗

度普利尤单抗（Dupilumab）是一种完全人源化的抗体，结合 IL-4 受体的 α 亚基。IL-4α 受体也能被 IL-13 识别。度普利尤单抗通过 Th2 炎症通路调节信号。在 Bachert 等的研究中，CRSwNP 患者接受 16 周局部鼻用激素（糠酸莫米松）和度普利尤单抗治疗。研究结果显示，内镜下息肉评分、Lund-MacKay CT 评分和临床症状均显著改善[65,66]。他们发现，患者的血清 IgE 水平、血清胸腺活化调节趋化因子（TARC）和血浆人嗜酸性粒细胞趋化因子 3 水平显著降低。靶向在 Th2 炎症通路中起关键作用的 IL-4 和 IL-13 可影响上、下气道病理过程[67]。度普利尤单抗已于 2019 年获得 FDA 批准，被用于哮喘、特应性皮炎和 CRSwNP 的治疗[68]。

在每日常规鼻喷激素治疗的基础上加入度普利尤单抗，可显著减少全身使用激素和手术的必要，为缺少有效治疗方案的严重 CRSwNP 合并哮喘患者提供了有效的治疗[69,70]。

37.5 结论

生物治疗费用高昂，而且与变应原免疫治疗不同，生物治疗不会改变疾病的自然进程，需要持续应用，这意味着生物治疗的使用必须有所限制。限制的程度将取决于几个因素，一是患者的富裕程度，另一个是有其他更便宜但有效的治疗方法。在许多国家，生物制剂应仅被用于危及生命的情况，如对嗜酸性粒细胞微肉芽肿性动脉炎（EGPA）患者使用美泊利珠单抗可减少口服激素的需求[71]，或应用于不可控制的严重哮喘。

除少数临床试验人群以外，我们还需要收集和分析生物制剂在真实世界的有效性数据。

（夏文 译）

参考文献

1. Kayaalp O. Akılcıl Tedavi Yönünden Tıbbi Farmakoloji. Ankara: Pelikan Tıp TeknikYayıncılık; 2018.
2. Wikipedia. Drug. 16 December 2019. https://en.wikipedia.org/wiki/Drug. Accessed 23 Dec 2019.
3. FDA. Drugs@FDA Frequently Asked Questions (FAQ). 2019. https://www.accessdata.fda.gov/scripts/cder/daf/index.cfm?event=glossary.page. Accessed 28 Nov 2019.
4. Biotechnology Innovation Organization. Drugs versus Biologics. 2019. https://archive.bio.org/articles/how-do-drugs-and-biologics-differ. Accessed 28 Nov 2019.
5. FDA. FDA 101: Regulating Biological Products. 2008. https://www.fda.gov/consumers/consumer-updates/fda-101-regulating-biological-products.Accessed 28 Nov 2019.
6. International Alliance of Patients' Organizations. Fact Sheet 1: Introduction to Biologics. 2017. https://www.iapo.org.uk/sites/default/files/files/factsheet1.pdf. Accessed 28 Nov 2019.
7. Wikipedia. Biopharmaceutical. 2019. https://en.wikipedia.org/wiki/Biopharmaceutical. Accessed 28 Nov 2019.
8. Rader RA. (Re)defining biopharmaceutical. Nat Biotechnol. 2008;26(7):743–51.
9. Declerck PJ, Darendeliler F, Góth M, Kolouskova S, Micle I, Noordam C, et al. Biosimilars: controversies as illustrated by rhGH. Curr Med Res Opin. 2010;26(5):1219–29.
10. Chaker AM. Biologics in rhinology—forthcoming personalized concepts the future starts today. Laryngo-Rhino-Otologie. 2018;97:164–84.
11. Türkiye Biyoteknolojik İlaç Platformu. İmmünojenisitenin Değerlendirilmesi. 2019. http://www.biopharma.org.tr/sayfa.php?Id=WdCgWRtiEcQGvrlA_rIag4AUKeZMcjjHQ2Cg0v-svbU. Accessed 28 Nov 2019.
12. IFPMA. Benzer Biyoterapötik Ürünler: Bilimsel ve Ruhsatlandırma ile İlgili Hususlar. 2016. https://www.ifpma.org/wp-content/uploads/2016/01/IFPMA_BiosimilarTurkishWEB.pdf. Accessed 28 Nov 2019.
13. Crommelin D, Bermejo T, Bissig M, Damiaans J, Krämer I, Rambourg P, et al. Pharmaceutical evaluation of biosimilars: important differences from generic low-molecular-weight pharmaceuticals. Eur J Hospital Pharm Sci. 2005;11(1):11–7.
14. Wikipedia. Immunogenicity. 2019. https://en.wikipedia.org/wiki/Immunogenicity. Accessed 28 Nov 2019.
15. Patel SV, Khan DA. Adverse reactions to biologic therapy. Immunol Allergy Clin N Am. 2017;37(2):397–412.
16. Vultaggio A, Nencini F, Pratesi S, Petroni G, Maggi E, Matucci A. Manifestations of anti-drug antibodies response: hypersensitivity and infusion reactions. J Interf Cytokine Res. 2014;34(12):946–52.
17. Yavuz S, Birtane M, Taştekin N. Biologic agents and immunogenicity. Turkiye Klinikleri J PM&R-Special Topics. 2014;7(4):102–6.
18. FDA. Aspirin. 2019. https://www.accessdata.fda.gov/drugsatfda_docs/label/2015/200671s000lbl.pdf. Accessed 28 Nov 2019.
19. FDA. Omalizumab. 2019. https://www.accessdata.fda.gov/drugsatfda_docs/label/2003/omalgen062003LB.pdf. Accessed 28 Nov 2019.
20. Morrow T, Felcone LH. Defining the difference: what makes biologics unique. Biotechnol Healthc 2014;1(4):24–26, 28–29.
21. Crommelin DJA, Storm G, Verrijk R, de Leede L, Jiskoot W, Hennink WE. Shifting paradigms: biopharmaceuticals versus low molecular weight drugs. Int J Pharm. 2003;266(1–2):3–16.
22. FDA. Biologics, CBER. 2018. https://www.fda.gov/about-fda/center-biologics-evaluation-and-research-cber/what-are-biologics-questions-and-answers. Accessed 28 Nov 2019.
23. FDA. Transfer of Therapeutic Products to the Center for Drug Evaluation and Research (CDER). 2018. https://www.fda.gov/about-fda/center-biologics-evaluation-and-research-cber/transfer-therapeutic-products-center-drug-evaluation-and-research-cder. Accessed 28 Nov 2019.
24. Wikipedia. Center for Biologics Evaluation and Research. 2019. https://en.wikipedia.org/wiki/Center_for_Biologics_Evaluation_and_Research. Accessed 28 Nov 2019.
25. FDA. Biologics Product Categories. 2018. https://www.fda.gov/about-fda/center-biologics-evaluation-and-research-cber/biologics-regulated-products. Accessed 28 Nov 2019.
26. FDA. Frequently Asked Questions About Therapeutic Biological Products. 2015. https://www.fda.gov/drugs/therapeutic-biologics-applications-bla/frequently-asked-questions-about-therapeutic-biological-products. Accessed 28 Nov 2019.
27. Kinch MS. An overview of FDA-approved biologics medicines. Drug Discov Today. 2015;20(4):393–8.
28. Parren P, Carter PJ, Pluckthun A. Changes to international nonproprietary names for antibody therapeutics 2017 and beyond: of mice, men and more. MAbs. 2017;9:898–906.

29. Busse WW. Are biotherapeutics revolutionizing treatment of "allergic" diseases? J Allergy Clin Immunol Pract. 2017;5:1517–8.
30. Darveaux J, Busse WW. Biologics in asthma—the next step toward personalized treatment. J Allergy Clin Immunol Pract. 2015;3(2):152–60.
31. Pavord ID, Korn S, Howarth P, Bleecker ER, Buhl R, Keene ON, et al. Mepolizumab for severe eosinophilic asthma (DREAM): a multicentre, double-blind, placebo-controlled trial. Lancet. 2012;380(9842):651–9.
32. Castro M, Zangrilli J, Wechsler ME, Bateman ED, Brusselle GG, Bardin P, et al. Reslizumab for inadequately controlled asthma with elevated blood eosinophil counts: results from two multicentre, parallel, double-blind, randomised, placebo-controlled, phase 3 trials. Lancet Respir Med. 2015;3(5):355–66.
33. FitzGerald M, Bleecker ER, Nair P, Korn S, Ohta K, Lommatzsch M, et al. Benralizumab, an anti-interleukin-5 receptor α monoclonal antibody, as add-on treatment for patients with severe, uncontrolled, eosinophilic asthma (CALIMA): a randomised, double-blind, placebo-controlled phase 3 trial. Lancet. 2016;388(10056):2128–41.
34. Maurer M, Rosén K, Hsieh HJ, Saini S, Grattan C, Gimenéz-Arnau A, et al. Omalizumab for the treatment of chronic idiopathic or spontaneous urticaria. N Engl J Med. 2013;368:924–35.
35. Brożek JL, Bousquet J, Baena-Cagnani E, Bonini S, Canonica WG, Casale TB, et al. Allergic Rhinitis and its Impact on Asthma (ARIA). Allergic Rhinitis and Its Impact on Asthma Guidelines. 2010; V. 9/8/2010: p. 1–153.
36. Baena-Cagnani CE, Gómez RM. Current status of therapy with omalizumab in children. Curr Opin Allergy Clin Immunol. 2014;14(2):149–54.
37. MacGlashan DWJ, Bochner BS, Adelman DC, Jardieu PM, Togias A, McKenzie-White J, et al. Down-regulation of Fc(epsilon)RI expression on human basophils during in vivo treatment of atopic patients with anti-IgE antibody. J Immunol. 1997;158:1438–45.
38. Presta LG, Lahr SJ, Shields RL, Porter JP, Gorman CM, Fendly BM, et al. Humanization of an antibody directed against IgE. J Immunol. 1993;151:2623–32.
39. Tsabouri S, Tseretopoulou X, Priftis K, Ntzani EE. Omalizumab for the treatment of inadequately controlled allergic rhinitis: a systematic review and meta-analysis of randomized clinical trials. J Allergy Clin Immunol Pract. 2014;2(3):332–40.
40. Kuehr J, Brauburger J, Zielen S, Schauer U, Kamin W, Von Berg A, et al. Efficacy of combination treatment with anti-IgE plus specific immunotherapy in polysensitized children and adolescents with seasonal allergic rhinitis. J Allergy Clin Immunol. 2002;109(2):274–80.
41. Casale TB, Busse WW, Kline JN, Ballas ZK, Moss MH, Townley RG, Immune Tolerance Network Group, et al. Omalizumab pretreatment decreases acute reactions after rush immunotherapy for ragweed-induced seasonal allergic rhinitis. J Allergy Clin Immunol. 2006;117(1):134–40.
42. Ciprandi G, Marseglia GL, Castagnoli R, Valsecchi C, Tagliacarne C, Caimmi S, et al. From IgE to clinical trials of allergic rhinitis. Expert Rev Clin Immunol. 2015;11(12):1321–33.
43. Kopp MV, Hamelmann E, Bendiks M, Zielen S, Kamin W, Bergmann KC, et al. Transient impact of omalizumab in pollen allergic patients undergoing specific immunotherapy. Pediatr Allergy Immunol. 2013;24(5):427–33.
44. Vashisht P, Casale T. Omalizumab for treatment of allergic rhinitis. Expert Opin Biol Ther. 2013;13(6):933–45.
45. Brozek JL, Bousquet J, Baena-Cagnani CE, Bonini S, Canonica WG, Casale TB, et al. Allergic rhinitis and its impact on asthma (ARIA) guidelines: 2010 revision. J Allergy Clin Immunol. 2010;126(3):466–76.
46. Van Zele T, Claeys S, Gevaert P, Van Maele G, Holtappels G, Van Cauwenberge P, et al. Differentiation of chronic sinus diseases by measurement of inflammatory mediators. Allergy. 2006;61:1280–9.
47. Zhang N, Van Zele T, Perez-Novo C, Van Bruaene N, Holtappels G, DeRuyck N, et al. Different types of T-effector cells orchestrate mucosal inflammation in chronic sinus disease. J Allergy Clin Immunol. 2008;122:961–8.
48. Bachert C, Gevaert P, Holtappels G, Johansson SGO, Van Cauwenberge P. Total and specific IgE in nasal polyps is related to local eosinophilic inflammation. J Allergy Clin Immunol. 2001;107:607–14.
49. Gevaert P, Holtappels G, Johansson SGO, Cuvelier C, Van Cauwenberge P, Bachert C. Organization of secondary lymphoid tissue and local IgE formation to Staphylococcus aureus enterotoxins in nasal polyp tissue. Allergy. 2005;60:71–9.
50. Penn R, Mikula S. The role of anti-IgE immunoglobulin therapy in nasal polyposis: a pilot study. Am J Rhinol. 2007;21:428–32.
51. Guglielmo M, Gulotta C, Mancini F, Sacchi M, Tarantini F. Recalcitrant nasal polyposis: achievement of total remission following treatment with omalizumab. J Investig Allergol Clin Immunol. 2009;19:158–9.
52. Vennera Mdel C, Picado C, Mullol J, Alobid I, Bernal-Sprekelsen M. Efficacy of omalizumab in the treatment of nasal polyps. Thorax. 2011;66:824–5.

53. Pinto JM, Mehta N, DiTineo M, Wang J, Baroody FM. A randomized, double-blind, placebo-controlled trial of anti-IgE for chronic rhinosinusitis. Rhinology. 2010;48:318–24.
54. Gevaert P, Calus L, Van Zele T. Omalizumab is effective in allergic and nonallergic patients with nasal polyps and asthma. J Allergy Clin Immunol. 2013;131:110–6.
55. Long A, Rahmaoui A, Rothman KJ, Guinan E, Eisner M, Bradley MS, et al. Incidence of malignancy in patients with moderate-to-severe asthma treated with or without omalizumab. J Allergy Clin Immunol. 2014;134:560–7.
56. Lowe PJ, Renard D. Omalizumab decreases IgE production in patients with allergic (IgE-mediated) asthma; PKPD analysis of a biomarker, total IgE. Br J Clin Pharmacol. 2011;72:306–20.
57. Chiarella SE, Sy H, Peters AT. Monoclonal antibody therapy in sinonasal disease. Am J Rhinol Allergy. 2017;31:93–5.
58. Bachert C, Zhang N, Holtappels G, et al. Presence of IL-5 protein and IgE antibodies to staphylococcal enterotoxins in nasal polyps is as. J Allergy Clin Immunol. 2010;126:962–8.
59. Chipps BE, Figliomeni M, Spector S. Omalizumab: an update on efficacy and safety in moderate-to-severe allergic asthma. Allergy Asthma Proc. 2012;33:377–85.
60. Bachert C, Zhang N. Chronic rhinosinusitis and asthma: novel understanding of the role of IgE 'above atopy'. J Intern Med. 2012;272:133–43.
61. Castro M, Zangrilli J, Wechsler ME, Bateman ED, Brusselle GG, Bardin P. Reslizumab for poorly controlled, eosinophilic asthma: a randomized, placebo-controlled study. Am J Respir Crit Care Med. 2011;184:1125–32.
62. Gevaert P, Lang-Loidolt D, Lackner A, et al. Nasal IL-5 levels determine the response to anti-IL-5 treatment in patients with nasal polyps. J Allergy Clin Immunol. 2006;118:1133–41.
63. Gevaert P, Van Bruaene N, Cattaert T, Van Steen K, Van Zele T, Acke F, et al. Mepolizumab, a humanized anti–IL-5 mAb, as a treatment option for severe nasal polyposis. J Allergy Clin Immunol. 2011;128(5):989–95.
64. Bachert C, Sousa A, Lund V, Scadding G, Gevaert P, Nasser S, et al. Reduced need for surgery in severe nasal polyposis with mepolizumab: randomized trial. J Allergy Clin Immunol. 2017 October;140(4):1024–31.
65. Casale T. Biologics and biomarkers for asthma, urticaria, and nasal polyposis. J Allergy Clin Immunol. 2017;139:1411–21.
66. Bachert C, Mannent L, Nacleria RM, Mullol J, Ferguson BJ, Gevaert P, et al. Effect of subcutaneous dupilumab on nasal polyp burden in patients with chronic sinusitis and nasal polyposis a randomized clinical trial. JAMA. 2016;315(5):469–79.
67. Takatsu K, Nakajima H. IL-5 and eosinophilia. Curr Opin Immunol. 2008;20:288–94.
68. Agache I, Cojanu C, Laculiceanu A, Rogozea L. Critical points on the use of biologicals in allergic diseases and asthma. Allergy Asthma Immunol Res. 2020;12(1):24–41.
69. Bachert C, Han JK, Desrosiers M, Hellings PW, Amin N, Lee SE, et al. Efficacy and safety of dupilumab in patients with severe chronic rhinosinusitis with nasal polyps (LIBERTY NP SINUS-24 and LIBERTY NP SINUS-52): results from two multicentre, randomised, double-blind, placebo-controlled, parallel-group phase 3 trials. Lancet. 2019;394(10209):1638–50.
70. Tsetsos N, Goudakos JK, Daskalakis D, Konstantinidis I, Markou K. Monoclonal antibodies for the treatment of chronic rhinosinusitis with nasal polyposis: a systematic review. Rhinology. 2018;56(1):11–21.
71. Wechsler ME, Akuthota P, Jayne D, Khoury P, Klion A, Langford CA, et al. Mepolizumab or placebo for eosinophilic granulomatosis with polyangiitis. N Engl J Med. 2017;376:1921–32.

第 38 章

嗅觉功能障碍治疗和康复的最新进展

Ali Bayram, Cemal Cingi, Philippe Rombaux

38.1 引言

嗅觉是人类的一种重要的感官，在日常生活中发挥着多种功能，如监测环境、警告危险情况（如火灾、食物腐烂、天然气泄漏）、社交功能，以及参与味觉感受。嗅觉始于鼻腔对气味的转运，对气味的感知始于嗅上皮，然后在中枢神经系统进行分析。气味分子和嗅上皮之间的任何障碍或涉及神经处理及其中枢投射的任何退化都可能导致嗅觉功能障碍。本章着重于对嗅觉功能障碍最佳治疗进行持续探索，并介绍当前治疗模式取得的最新进展。

38.2 嗅觉障碍

嗅觉功能障碍是嗅觉减退或丧失的病理状态，会严重损害患者的生活质量。在普通人群中，功能性嗅觉缺失的发病率约为5%，而嗅觉功能下降的发病率估计高达15%，这与正常的老龄化有显著关系[1,2]。嗅觉功能障碍的诊断基于与患者的充分面谈和嗅觉心理物理测试。电生理学测试，如嗅电图（EOG）、脑电图和嗅觉事件相关电位，以及包括CT和MRI在内的成像研究，可以提供有关病因和预后的更多信息。功能成像模式（PET和功能性MRI）通过检测气味刺激后大脑血流变化/血液氧合变化来绘制大脑活动变化图[3]。嗅觉功能障碍通常根据嗅觉丧失的病因进行分类（表38.1）。对嗅觉功能障碍还可以进行定量（嗅觉减退、嗅觉亢进、嗅觉丧失）或定性（嗅觉倒错和幻觉）分类[2]。嗅觉功能障碍可能有200多种原因（表38.2）；然而，绝大多数病例都是由鼻腔鼻窦疾病、感染和创伤引起的。

尽管嗅觉功能障碍没有得到医学界应有的重视，但临床诊断需要更多地关注潜在的病理学机制和新的治疗策略。潜在的病因是嗅觉功能障碍预后的主要预测因素。众所周知，与感觉神经性和中枢性嗅觉功能障碍相比，传导性嗅觉功能障碍经适当处理后预后良好。此外，残余嗅觉功能、年龄、吸烟和嗅觉倒错也是与预后相关的常见因素。嗅觉功能障碍的治疗包括药物治疗、手术和嗅觉训练（OT），而药物治疗是目前最受欢迎的治疗方式。全身和（或）局部应用类固醇在嗅觉功能障碍的药物治疗中起关键作用，尤其是针对由CRS引起的嗅觉功能障碍。此前的一项欧洲调查显示，无论病因如何，89%的临床医生都会为嗅觉功能障

表 38.1 嗅觉功能障碍的病理部位分类

传导性	到达嗅上皮的气流受阻
感觉神经性	嗅上皮或神经受损
中枢性	嗅觉处理通路受损

表 38.2 嗅觉功能障碍的病因

鼻腔鼻窦疾病	毒物
	吸烟
	工作相关毒素(酸、苯、镉)
感染后	药物
	局部麻醉药(可卡因、普鲁卡因、丁卡因)
	抗生素(链霉素、大环内酯类)
	抗高血压药(硝苯地平)
	抗甲状腺药(丙硫氧嘧啶)
	抗抑郁药(阿米替林)
	化学治疗
	α 受体拮抗剂
创伤后	先天性
神经系统疾病	其他
癫痫	肿瘤
肌无力	中隔手术
重症	内分泌紊乱 (Addison 病、Turner 综合征或甲状腺功能减退)
脑卒中	代谢紊乱(糖尿病、高血压)
帕金森病	偏头痛
阿尔茨海默病	放疗

碍患者局部使用鼻用类固醇[4]。关于嗅觉功能障碍的外科治疗，内镜鼻窦手术对由伴或不伴鼻息肉的慢性鼻窦炎引起的嗅觉功能障碍具有良好的疗效，而手术治疗非 CRS 引起的嗅觉功能障碍的疗效仍不清楚[5,6]。研究人员致力于研发一种对长期嗅觉功能障碍疗果安全、有效且价廉的药物。因此，最近在嗅觉功能障碍的治疗方面取得了进展，如 OT、磷酸二酯酶抑制剂和鼻内钙缓冲液，结果良好。

38.3 治疗和康复的最新进展

38.3.1 嗅觉训练

近年来，OT 被认为是嗅觉功能障碍患者的一种有吸引力的治疗选择，因为其安全、简单且成本低廉[2]。嗅上皮含有具有神经再生能力的基底细胞，这种基底细胞能发育为嗅觉系统，已有研究表明，反复暴露于不同气味可以促进上皮细胞再生[7,8]。虽然其确切的机制尚未阐明，但 OT 旨在通过重复和结构化地嗅闻气味来提高嗅觉神经元的再生能力。在经典的治疗方案中，要求患者长期嗅闻 4 种不同气味(花香、果香、辛辣味、树脂味，每天两次)。

评估 OT 对嗅觉功能障碍疗效的研究显示了令人满意的结果。2009 年，Hummel 等进行了一项前瞻性对照研究，调查 OT 在嗅觉功能障碍患者中的益处[9]。要求患者在 12 周内暴露于 4 种强烈气味，每天两次，并在训练前后用 Sniffin Sticks 测试评估嗅觉的改善情况。研究表明，虽然存在不同的病因，包括感染、创伤或特发性，但经过嗅觉训练，患者的嗅觉功能均显著改善。Konstantinidis 等报道了 OT 对 72 例感染后和创伤后嗅觉功能障碍患者的获益[10]。除了感染后和创伤后嗅觉功能障碍者，OT 也被证明是帕金森病的有效治疗方式，其中嗅觉功能障碍是该病的早期特征[11]。2017 年，Sorokowska 等报道了一项荟萃分析，旨在探讨 OT 对 3 种不同嗅觉能力，即气味识别、辨别和气味觉察阈值进行定量评估[12]。荟萃分析显示，OT 对这 3 种嗅觉能力均具有积极的显著影响，并得出结论，OT 是现有嗅觉治疗方法的补充或替代。同样，Hummel 等建议将 OT 用于嗅觉丧失患者，尽管需要进一步评估，以确定其对鼻窦疾病引起嗅觉功能障碍的治疗效果[2]。

尽管有研究证明了 OT 的有效性，但对其确切的治疗期和所用气味剂的类型、数量和浓度等特征而言，最佳治疗方案尚未完全阐明。根据相关研究，治疗方案的持续周期为 12~56 周。2014 年，据 Geissler 等报道，与 12 周治疗方案相比，32 周的训练时间似乎提升了治疗效果[13]。Konstantinidis 等比较了感染后嗅觉功能障碍患者长期(56 周)和短期(16 周)OT 治疗后的嗅觉改善情况，根据 Sniffin Sticks 测试，长期组的结果更好[14]。然而，笔者还注意到，第 56 周时，长期训练组患者的嗅觉仍得到相对可持续的改善。Altundağ等报道，为了获得令人满意的结果，OT 应持续至少 24 周，同时他们还通过在训练方案中添加了更多气味来获得更好的疗效[15]。在一项随机对照多中心研究中，Damm等证明了较高浓度的 OT 有助于改善感染后持续性嗅觉功能障碍[16]。研究作者还指出，OT尤其适用于嗅觉功能障碍发生后12个月内开始治疗的患者。在最近的一项研究中，Oleszkiewicz等研究了OT的最佳方案，特别关注使用气味的数量和性质，并报道了训练方案不会显著影响OT的结果[17]。

目前OT后改善嗅觉的起源是在外周还是中枢仍不确定。功能性MRI发现，OT改变了嗅觉功能障碍患者的化学感受处理网络。Kollndorfer等[18]利用功能性MRI证实了OT能够诱导神经重组进程，从而发挥其神经可塑性效应。因此，Kollndorfer等[19]的后续研究发现，感染后嗅觉缺失患者接受OT后，其嗅觉网络（尾状核）、整合网络（岛叶皮层）和躯体感觉网络（边缘上回）的功能连接性增加。OT引起的改变可以同时通过心理物理测试和功能性MRI检查评估[20]。Pellegrino等通过Sniffin Sticks测试调查了创伤导致嗅觉缺失（n=23）和嗅觉减退（n=14）患者接受OT后的嗅觉改善情况。此外，在开展OT前后进行功能性MRI检查，以确定功能网络和嗅球改变。在这项研究中，嗅觉减退患者接受OT后的功能性MRI显示伴有同侧语义处理区域（包括左角回、布罗卡区和左额上回）激活增加者的气味识别能力更好。此外，嗅觉缺失患者表现出对2-苯基乙醇的嗅觉阈值改善，伴有右额上回激活，但是所有患者均未表现出嗅球体积改变。Al Aïn等[21]利用一系列嗅觉测试和功能性MRI研究了为期6周的强化嗅觉研究对嗅觉功能和大脑神经可塑性的影响，并报道了与对照组相比，OT组的嗅觉功能改善。此外，功能性MRI显示，接受训练的患者的右侧额下回、双侧梭状回和右侧内嗅皮层的皮质厚度增加，研究者得出结论，强化OT可以通过改变大脑嗅觉处理区域的结构来改善嗅觉功能。尽管大多数相关研究表明，训练诱导的嗅觉功能改善发生在嗅觉系统的中枢而非外周，但也有研究证明了刺激诱导的可塑性对嗅上皮水平的作用[22,23]。在最近的一项研究中，Hummel等测量了开展OT前后嗅觉功能障碍患者对愉悦的玫瑰气味和不愉悦的气味（臭鸡蛋）的电生理EOG反应，并将结果与健康对照进行了比较[23]。研究结果表明，OT与EOG反应的增加相关，提示刺激诱导的可塑性始于嗅上皮水平。因此，研究者得出结论，OT可能在中枢水平影响嗅觉加工，也可能在嗅上皮水平影响嗅觉加工。

嗅觉处理系统与三叉神经系统有着密切联系。在嗅觉过程中，嗅觉系统用于气味性质感知，而三叉神经系统有助于传递疼痛、温度或灼热等感觉[24]。功能成像研究已经在大脑层面上证实嗅觉和三叉神经系统之间的关联，因为三叉神经刺激激活了疼痛处理区域，包括初级躯体感觉皮层、岛叶或前扣带皮层，以及嗅觉相关区域，如眶额皮层[25,26]。Kollndorfer等报道，嗅觉功能障碍患者仍然存在有功能的三叉神经系统，并推测有功能的三叉神经通路可能触发嗅觉功能恢复，在OT治疗后观察到这一现象[19]。

总之，OT在治疗嗅觉功能障碍方面是有益的，未来需要进一步明确获益的潜在机制，这可能有助于评估最佳训练方案，特别是在治疗的持续周期、频率和所用气味剂的组成方面。

38.3.2 磷酸二酯酶抑制剂

当气味分子到达嗅上皮时，会触发一系列分子事件，从而将化学能转化为神经信号。嗅觉受体神经元受气味刺激后，通过G蛋白介导Ⅲ型腺苷酸环化酶的细胞内激活，这导致环磷酸腺苷（cAMP）的细胞内积聚。细胞内cAMP增加会导致钙内流，从而导致神经元去极化。在嗅上皮中，cAMP由钙/钙调素依赖性磷酸二酯酶（PDE）代谢[27]。利用磷酸二酯酶抑制剂（己酮可可碱、茶碱）治疗嗅觉功能障碍的理论考虑基于通过抑制PDE来增加细胞内cAMP浓度。

Gudziol和Hummel发表了第一篇研究己酮可可碱对嗅觉功能影响的文章，发现己酮可可碱给药后，嗅觉敏感性增加[28]。Henkin等评估了茶碱在312例嗅觉减退患者中的疗效，并报道了口服茶碱有助于改善嗅觉功能障碍[29]。在对19例先天性失嗅患者进行的一项研究中，63%的患者在口服茶碱治疗后开始出现嗅觉功能[30]。然而，为了提供足够的鼻内黏液cAMP水平，所需口服茶碱剂量存在诱发不良影响的风险，如胃肠道不适、烦躁不安、睡眠困难和心动过速。因此，口服茶碱治疗需要定期检测血液中茶碱的水平，以确定药物的充分吸收而且无毒性作用[31]。因此,研究人员旨在评估鼻内给药的疗效,以克服口服茶碱治疗的缺点。在一项试验研究中,通过局部给药的茶碱进入体外培养小鼠的嗅上皮,并诱导 EOG 振幅降低 25%,从而对嗅觉信号转导产生影响[32]。Henkin 等[31]的研究证明,在改善嗅觉减退和味觉减退方面,鼻内茶碱治疗比口服茶碱更安全有效。然而,与上述关于磷酸二酯酶抑制剂在嗅觉功能障碍治疗中获益的研究相反,在最近的一项试点研究中,Whitcroft 等报道了短期口服己酮可可碱似乎对创伤后嗅觉功能障碍无效[33]。因此,使用磷酸二酯酶抑制剂治疗嗅觉功能障碍仍需要从随机对照临床试验中获得进一步数据。

38.3.3 鼻内钙缓冲液

在嗅觉转导过程中,细胞内增加的 cAMP 能够诱导嗅觉受体神经元表面膜上的环核苷酸门控(CNG)通道打开,阳离子通过 CNG 通道流入导致轴突放电。最近的研究已经确定了钙离子在嗅觉过程中的负反馈作用,因为钙离子降低了 CNG 通道对 cAMP 的敏感性[34]。因此,黏膜内钙离子水平升高会引起负反馈,且其在嗅觉反应对长时间刺激暴露的适应中发挥作用。在治疗嗅觉减退时,鼻内注射柠檬酸钠作为钙螯合剂可以减少黏液游离钙离子,因此理论上认为其可以减少负反馈,从而改善嗅觉[35]。

Panagiotopoulos 等[35]对 31 例嗅觉功能障碍患者的嗅裂施用柠檬酸钠缓冲液,发现大多数患者的嗅觉功能得到改善。Whitcroft 等设计了一项前瞻性单盲安慰剂对照试验,研究鼻内枸橼酸钠对感染后嗅觉功能障碍患者的疗效。作者在治疗前后应用 Sniffin Sticks 测试嗅觉功能(气味阈值和识别)发现,柠檬酸钠治疗后嗅觉改善具有统计学意义[36]。此外,在一项随机对照试验中,与无菌水相比,柠檬酸钠喷雾可增强 55 例非传导性嗅觉障碍患者的嗅觉[37]。然而,文献中对柠檬酸钠鼻内治疗嗅觉功能障碍的研究仍然有限,需要进一步的工作来确定这种治疗的临床效用。

38.3.4 其他治疗

中国传统针灸疗法是最古老的治疗方式之一,已经进行了数千年。针灸疗法因其对微循环的调节作用而被建议用于嗅觉治疗。2010 年,Vent 等通过 Sniffin Sticks 测试对 15 例病毒感染后嗅觉功能障碍患者进行为期 10 周、每次 30 分钟的针灸治疗的获益进行了评估,并与接受维生素 B 复合物治疗 12 周的类似患者的嗅觉改善情况进行了比较[38]。研究者发现,针灸的疗效明显优于维生素 B 治疗,并将针灸治疗作为病毒后嗅觉功能障碍的新治疗方案。Dai 等研究了针灸对类固醇和维生素 B 治疗无反应的病毒后嗅觉功能障碍患者的影响[39]。据研究者报道,针灸显著改善了嗅觉功能,并可能有益于药物治疗无效的病毒感染后嗅觉功能障碍患者。然而,关于针灸治疗嗅觉功能障碍的获益,仍缺乏足够的安慰剂对照、大样本研究。

米诺环素是四环素类抗生素中的一种,由于其具有抗炎和神经保护特性,已被用于治疗亨廷顿舞蹈症和其他各种神经疾病。一项动物研究表明,米诺环素可延迟嗅觉神经元的死亡,并建议将米诺环碱作为嗅觉功能障碍的治疗选择[40]。Siopi 等报道了米诺环素可作为一种有前途的药物治疗创伤性脑损伤引起的嗅球障碍[41]。然而,尽管在动物研究中,米诺环素被认为是一个有前途的靶点,但 Reden 等在一项随机前瞻性双盲和安慰剂对照研究中发现,米诺环素对 55 例感染后嗅觉功能障碍患者的治疗并没有显示获益[42]。

维 A 酸是一种维生素 A 代谢产物,通常存在于嗅上皮中,在嗅觉受体神经元再生中起着关键作用。然而,补充维生素 A 治疗嗅觉功能障碍的效果显示出不同的结果。Reden 等[43]评估了感染后和创伤后嗅觉功能障碍患者每天接受 10 000IU 的维生素 A、治疗 3 个月的效果;然而,与安慰剂相比,维生素 A 没有提供任何显著的改善效果。Kartal 等[44]发现,全身注射异维 A 酸(维生素 A 的合成类似物)可以改善嗅觉。在最近的一项研究中,Hummel 等[45]报道了包括鼻内维生素 A 和 OT 在内的联合治疗可能有助于治疗感染后嗅觉丧失，并建议进一步进行前瞻性安慰剂对照研究，以确认鼻内治疗在嗅觉功能障碍中的应用效果。

38.4 结论

嗅觉功能障碍是耳鼻喉科临床工作中，患者和医生面临的最具挑战的病理状况之一。迄今为止，只有用于治疗 CRS 伴或不伴鼻息肉的药物，还没有有效的药物专门用于治疗嗅觉功能障碍。然而，在最近的治疗选择中，OT 似乎为感染后和创伤后嗅觉功能障碍提供了有希望的结果，需要未来更大规模的随机对照研究来明确精准的训练方案。

致谢：我们要感谢托马斯·胡梅尔博士的贡献。

（刘剑锋 译）

参考文献

1. Vennemann MM, Hummel T, Berger K. The association between smoking and smell and taste impairment in the general population. J Neurol. 2008;255:1121–6.
2. Hummel T, Whitcroft KL, Andrews P, et al. Position paper on olfactory dysfunction. Rhinol Suppl. 2017;54:1–30.
3. Lundstrom JN, Boesveldt S, Albrecht J. Central processing of the chemical senses. An overview. ACS Chem Neurosci. 2011;2:5–16.
4. Damm M, Temmel A, Welge-Lussen A, et al. Olfactory dysfunctions. Epidemiology and therapy in Germany, Austria and Switzerland. HNO. 2004;52:112–20. Article in German
5. Kohli P, Naik AN, Farhood Z, et al. Olfactory outcomes after endoscopic sinus surgery for chronic rhinosinusitis: a meta-analysis. Otolaryngol Head Neck Surg. 2016;155:936–48.
6. Rombaux P, Huart C, Levie P, Cingi C, Hummel T. Olfaction in chronic rhinosinusitis. Curr Allergy Asthma Rep. 2016;16:41.
7. Youngentob SL, Kent PF. Enhancement of odorant-induced mucosal activity patterns in rats trained on an odorant identification task. Brain Res. 1995;670:82–8.
8. Hudson R, Distel H. Induced peripheral sensitivity in the developing vertebrate olfactory system. Ann N Y Acad Sci. 1998;855:109–15.
9. Hummel T, Rissom K, Reden J, Hähner A, Weidenbecher M, Hüttenbrink KB. Effects of olfactory training in patients with olfactory loss. Laryngoscope. 2009;119:496–9.
10. Konstantinidis I, Tsakiropoulou E, Bekiaridou P, et al. Use of olfactory training in posttraumatic and postinfectious olfactory dysfunction. Laryngoscope. 2013;123:85–90.
11. Haehner A, Tosch C, Wolz M, et al. Olfactory training in patients with Parkinson's disease. PLoS One. 2013;8:e61680.
12. Sorokowska A, Drechsler E, Karwowski M, Hummel T. Effects of olfactory training: a meta-analysis. Rhinology. 2017;55:17–26.
13. Geissler K, Reimann H, Gudziol H, et al. Olfactory training for patients with olfactory loss after upper respiratory tract infections. Eur Arch Otorhinolaryngol. 2014;271:1557–62.
14. Konstantinidis I, Tsakiropoulou E, Constantinidis J. Long term effects of olfactory training in patients with postinfectious olfactory loss. Rhinology. 2016;54:170–5.
15. Altundag A, Cayonu M, Kayabasoglu G, et al. Modified olfactory training in patients with postinfectious olfactory loss. Laryngoscope. 2015;125:1763–6.
16. Damm M, Pikart LK, Reimann H, et al. Olfactory training is helpful in postinfectious olfactory loss: a randomized, controlled, multicenter study. Laryngoscope. 2014;124:826–31.
17. Oleszkiewicz A, Hanf S, Whitcroft KL, Haehner A, Hummel T. Examination of olfactory training effectiveness in relation to its complexity and the cause of olfactory loss. Laryngoscope. 2018;128:1518–22.
18. Kollndorfer K, Kowalczyk K, Hoche E, et al. Recovery of olfactory function induces neuroplasticity effects in patients with smell loss. Neural Plast. 2014;2014:140419.
19. Kollndorfer K, Fischmeister FPS, Kowalczyk K, et al. Olfactory training induces changes in regional functional connectivity in patients with long-term smell loss. Neuroimage Clin. 2015;9:401–10.
20. Pellegrino R, Han P, Reither N, Hummel T. Effectiveness of olfactory training on different severities of posttraumatic loss of smell. Laryngoscope. 2019;129:1737–43. https://doi.org/10.1002/lary.27832. [Epub ahead of print]
21. Al Aïn S, Poupon D, Hétu S, Mercier N, Steffener J, Frasnelli J. Smell training improves olfactory function and alters brain structure. NeuroImage. 2019;189:45–54.
22. Wang L, Chen L, Jacob T. Evidence for peripheral plasticity in human odour response. J Physiol. 2004;554:236–44.
23. Hummel T, Stupka G, Haehner A, Poletti SC. Olfactory training changes electrophysiological responses at the level of the olfactory epithelium. Rhinology. 2018;56:330–5.

24. Hummel T, Futschik T, Frasnelli J, Hüttenbrink KB. Effects of olfactory function, age, and gender on trigeminally mediated sensations: a study based on the lateralization of chemosensory stimuli. Toxicol Lett. 2003;140–141:273–80.
25. Albrecht J, Kopietz R, Frasnelli J, Wiesmann M, Hummel T, Lundström JN. The neuronal correlates of intranasal trigeminal function-an ALE meta-analysis of human functional brain imaging data. Brain Res Rev. 2010;62:183–96.
26. Bensafi M, Iannilli E, Gerber J, Hummel T. Neural coding of stimulus concentration in the human olfactory and intranasal trigeminal systems. Neuroscience. 2008;154:832–8.
27. Nakamura T. Cellular and molecular constituents of olfactory sensation in vertebrates. Comp Biochem Physiol A Mol Integr Physiol. 2000;126:17–32.
28. Gudziol V, Hummel T. Effects of pentoxifylline on olfactory sensitivity. Arch Otolaryngol Head Neck Surg. 2009;135:291–5.
29. Henkin RI, Velicu I, Schmidt L. An open-label controlled trial of theophylline for treatment of patients with hyposmia. Am J Med Sci. 2009;337:396–406.
30. Henkin RI, Abdelmeguid M, Knöppel AB. Initiation of smell function in patients with congenital hyposmia. Am J Otolaryngol. 2016;37:175–81.
31. Henkin RI, Schultz M, Minnick-Poppe L. Intranasal theophylline treatment of hyposmia and hypogeusia. Arch Otolaryngol Head Neck Surg. 2012;138:1064–70.
32. Gudziol V, Pietsch J, Witt M, Hummel T. Theophylline induces changes in the electro-olfactogram of the mouse. Eur Arch Otorhinolaryngol. 2010;267:239–43.
33. Whitcroft KL, Gudziol V, Hummel T. Short-course pentoxifylline is not effective in post-traumatic smell loss: a pilot study. Ear Nose Throat J. 2019;23:145561319840888. https://doi.org/10.1177/0145561319840888. [Epub ahead of print]
34. Kleene SJ. Both external and internal calcium reduce the sensitivity of the olfactory cyclic-nucleotide-gated channel to CAMP. J Neurophysiol. 1999;81:2675–82.
35. Panagiotopoulos G, Naxakis S, Papavasiliou A, et al. Decreasing nasal mucus Ca++ improves hyposmia. Rhinology. 2005;43:130–4.
36. Whitcroft KL, Ezzat M, Cuevas M, Andrews P, Hummel T. The effect of intranasal sodium citrate on olfaction in post-infectious loss: results from a prospective, placebo-controlled trial in 49 patients. Clin Otolaryngol. 2017;42:557–63.
37. Philpott CM, Erskine SE, Clark A, et al. A randomised controlled trial of sodium citrate spray for non-conductive olfactory disorders. Clin Otolaryngol. 2017;42:1295–302.
38. Vent J, Wang DW, Damm M. Effects of traditional Chinese acupuncture in post-viral olfactory dysfunction. Otolaryngol Head Neck Surg. 2010;142:505–9.
39. Dai Q, Pang Z, Yu H. Recovery of olfactory function in postviral olfactory dysfunction patients after acupuncture treatment. Evid Based Complement Alternat Med. 2016;2016:4986034.
40. Kern RC, Conley DB, Haines GK 3rd, Robinson AM. Treatment of olfactory dysfunction, II: studies with minocycline. Laryngoscope. 2004;14:2200–4.
41. Siopi E, Calabria S, Plotkine M, Marchand-Leroux C, Jafarian-Tehrani M. Minocycline restores olfactory bulb volume and olfactory behavior after traumatic brain injury in mice. J Neurotrauma. 2012;29:354–61.
42. Reden J, Herting B, Lill K, Kern R, Hummel T. Treatment of postinfectious olfactory disorders with minocycline: a double-blind, placebo-controlled study. Laryngoscope. 2011;121:679–82.
43. Reden J, Lill K, Zahnert T, Haehner A, Hummel T. Olfactory function in patients with postinfectious and posttraumatic smell disorders before and after treatment with vitamin A: a double-blind, placebo-controlled, randomized clinical trial. Laryngoscope. 2012;122:1906–9.
44. Kartal D, Yaşar M, Kartal L, Özcan I, Borlu M. Effects of isotretinoin on the olfactory function in patients with acne. An Bras Dermatol. 2017;92:191–5.
45. Hummel T, Whitcroft KL, Rueter G, Haehner A. Intranasal vitamin A is beneficial in post-infectious olfactory loss. Eur Arch Otorhinolaryngol. 2017;274:2819–25.

第 39 章

鼻部疾病会引起头痛吗?

Hasan Kazaz, Nuray Bayar Muluk, Barry L. Wenig

39.1 引言

由鼻-鼻窦炎引起的头痛(也称为"鼻窦炎性头痛")并不常见。对于鼻窦炎患者,当病毒或细菌侵袭鼻窦时,会引起鼻腔分泌物黏稠、变色,嗅觉减退或丧失,面部疼痛或闷胀感,有时也会有发热表现。面部疼痛及闷胀感通常在感染后 1 周内好转。若出现持续性疼痛,需要进一步就诊以明确诊断[1]。

国际头痛分类标准可以帮助我们区分不同类型的头痛。鼻窦炎所致的头痛主要表现为面部疼痛、面部闷胀感及鼻塞。此外,还有可能出现类似于偏头痛的症状,如头晕、对光线及噪声的耐受度减弱、中至重度头痛、随活动加重的搏动性头痛及头部抽痛[1]。

尽管"鼻窦炎性头痛"一词在广告和媒体宣传中被患者及全科医生广泛应用,但耳鼻喉科、过敏专科及神经科医生都不赞成使用这个术语,因为其不够精确,可能使患者接受不适合的治疗[2]。鼻窦炎头痛通常指由鼻窦疾病导致的面部疼痛或胀痛。其有一个更准确的说法,即鼻源性头痛,鼻源性头痛指有证据支持的由鼻部疾病引起的头痛。鼻窦炎头痛被患者及全科医生广泛应用,而鼻源性头痛多被鼻科学和神经学医生用于招募患者进行临床试验时应用。鼻窦炎的诊断标准由美国耳鼻喉头颈外科学会(AAO-HNS),鼻-鼻窦炎工作组制定[3,4]。值得注意的是,虽然面部胀痛是鼻窦炎的重要症状,但其已不是诊断鼻窦炎的充分条件[5]。

39.2 由鼻部或鼻窦疾病引起头痛的疾病分类

根据 ICHD-3β 分类标准,由鼻部或鼻窦疾病引起的头痛主要分为以下两类[6,7]。

- 由急性鼻-鼻窦炎引发的头痛。
- 由慢性或持续性鼻-鼻窦炎引发的头痛。

39.3 鼻窦源性面部疼痛或头痛

除面部疼痛外,急性鼻窦炎还表现为鼻塞、流脓涕及嗅觉减退,内镜下可观察到鼻腔脓性分泌物、鼻腔黏膜肿胀及炎性反应[8,9]。

研究结果表明,鼻窦炎所引起头痛的严重程度同其影像学表现的严重程度并不相关[10]。

Jones 的研究对 679 例具有鼻窦炎症状的患者进行检查,结果显示有 18%(119 例)的患者的主要表现为头痛,在这些表现为头痛的患者中,1/4 的患者行鼻窦 CT 或者鼻内镜检查后没有发现鼻窦炎的表现[11]。

急性鼻窦炎的治疗方法主要有抗生素、局部或全身减充血剂、止痛药及补液治疗。如果患者的症状不严重,如体温<38℃或轻至中度疼痛,鼻喷糖皮质激素的疗效要优于抗生素[12]。临床上常用的抗生素为阿莫西林或大环内酯类抗生素,疗程一般为 10~

14 天。如果常用抗生素治疗效果不佳或慢性鼻窦炎急性发作，我们可以采用二线抗生素进行治疗，如阿莫西林/克拉维酸、第二代或第三代头孢类抗生素或者克林霉素[13]。

如果药物治疗效果不佳，则需要考虑行内镜鼻窦手术。56%~77%的患者表示，在接受鼻窦手术后，面部疼痛及闷胀感减轻。一些研究结果也表明，一些非鼻窦疾病所引起的头痛患者在接受鼻窦手术后，面部疼痛情况有所减轻。尽管如此，大部分患者在 9 个月内会再次出现面部疼痛[13,14]。

根据国际头痛协会(IHS)的诊断标准，鼻窦炎头痛主要表现为以下几个方面[15]。

• 头痛主要发生在前额区域，同时伴有以下至少一个部位的疼痛：面部、耳朵及牙齿。

• 可以通过临床表现、鼻内镜检查、影像学检查或实验室检查诊断为急性或慢性鼻-鼻窦炎。

• 头痛或者面部疼痛的时间同鼻-鼻窦炎开始或加重的时间一致。

• 头痛或面部疼痛在鼻窦炎痊愈后 1 周消失。

在大多数情况下，鼻源性头痛的位置并不明确，疼痛特点为稍有波动感的深部疼痛。疼痛的部位提示了鼻窦炎受累的鼻窦。以下为常发生疼痛的区域[16]。

• 额窦炎常引起前额、头顶及眼睛后部疼痛。

• 上颌窦炎常引起面颊及上颌区牙齿疼痛。

• 筛窦炎常引起鼻根、眼睛后部及太阳穴区疼痛。

• 蝶窦炎常引起头顶、枕后部、前额及眼睛后部疼痛。

39.3.1 鼻-鼻窦炎

2015 年，AAO-HNS 更新了有关成人鼻-鼻窦炎的治疗指南，指南强烈建议将由细菌感染引起的急性鼻-鼻窦炎同继发于病毒引起上呼吸道感染的急性鼻-鼻窦炎及非感染性急性鼻窦炎区分开来。指南指出，从鼻腔及鼻窦收集感染的客观证据很有必要。以下为指南相关建议[17]。

• 对于无并发症的成人急性鼻-鼻窦炎患者，可以观察是否需使用抗生素治疗或使用一线抗生素进行试验性治疗。

• 当使用抗生素进行试验性治疗时，多选用阿莫西林或阿莫西林克拉维酸钾治疗 5~10 天。

• 仔细回顾病史，需排除其他原因引起的鼻窦炎。若鼻-鼻窦炎持续时间超过 1 周或治疗后未缓解，则考虑为复杂性鼻-鼻窦炎。

• 我们一方面需要区分 CRS 及反复发作的急性鼻-鼻窦炎。另一方面也需区分急性细菌性鼻-鼻窦炎及其他病因引起的鼻部及鼻窦疾病。

• 对于 CRS 或反复发作的急性鼻-鼻窦炎，我们需要寻找可能的诱因，如哮喘、囊性纤维化、免疫缺陷疾病或纤毛运动障碍。

• 对于慢性鼻窦炎患者，需考虑其是否伴有鼻息肉。

• 对于慢性鼻窦炎患者，可行盐水洗鼻或鼻喷激素治疗，以上治疗方法均可缓解鼻窦炎的症状。

39.3.1.1 鼻窦症状

尽管鼻窦炎是医生及患者的常见诊断，但鼻窦炎很少引起反复头痛[18-20]。

由鼻部或鼻窦疾病引起的头痛通常不以影像学表现为诊断标准，鼻内镜检查就足以诊断。若考虑患者有颅内并发症，则需进行头颅平扫 MRI 或增强 MRI[21]。

三叉神经自主神经性头痛常见于丛集性头痛和偏头痛，患者可出现鼻塞、脓涕、流泪、皮肤潮红、发热及瞳孔大小的变化[22]。

由于鼻窦相关症状发生频率高，一些偏头痛或紧张性头痛可能被误诊为鼻窦炎头痛。一项观察性研究纳入了 2991 例被医生诊断或自我诊断为鼻窦性头痛的患者，其中 88%的患者符合偏头痛的诊断标准，8%的患者符合紧张性头痛的诊断标准。文献回顾显示，在偏头痛患者中，除常见剧烈头痛，对活动、噪声、强光敏感性增加等经典症状外，面部疼痛和闷胀感也是其常见症状[22]。

鼻窦疾病引起的头痛的一些特征可以帮助我们将其同偏头痛区分开来[2,23]。鼻窦炎头痛通常为钝痛。这些头痛通常发生于面部两侧或局限于眼部周围。在鼻中隔偏曲、中下鼻甲肥大或单侧鼻窦受累的患者中，疼痛多发生于一侧。鼻窦炎所致头痛多伴有鼻塞，持续数天，无恶心、呕吐、对声光敏感性增加等症状[21]。

鼻窦炎疼痛的严重程度、发生部位及累及区域大小与鼻窦炎影像学所显示严重程度无关[23]。

一般来说,鼻-鼻窦炎所引起的头痛的严重程度及发生部位具有以下特点[2,24,25]。

- 反复发作且影响生活的规律性头痛多为偏头痛。
- 反复出现的伴有鼻部症状,但可自发缓解的头痛,也有可能是偏头痛。
- 若鼻部症状为主要症状,头痛仅为其中一个症状,则应考虑为耳鼻喉疾病所引起的头痛。
- 若头痛伴有发热及流脓涕,则极有可能为鼻源性头痛。

39.3.1.2 CRS 和头痛

根据 AAO-HNS 的定义,CRS 的病程最少持续 12 周,且包含以下至少 2 个特征:流涕、鼻塞、面部疼痛及闷胀感、嗅觉减退及炎性反应证据。鼻内镜检查可见鼻腔内脓性分泌物、黏膜肿胀及息肉形成。影像学检查可见鼻窦炎性形成[26]。近期研究显示,近年来经 IHS 标准诊断为鼻源性头痛的病例有所增加。根据国际头痛分类标准 3[7,27,28],鼻窦炎不是头痛发生的主要原因。事实上,鼻窦炎使持续性头痛的发生风险增加了 9 倍[27]。一项对 3 年内 CRS 所致头痛病例的回顾性研究结果显示,以下治疗方法可促进恢复:鼻窦手术、鼻喷激素治疗、停止头痛过度治疗和其他非必要治疗[27]。

39.4 鼻窦炎与偏头痛

偏头痛主要与供应脑膜、三叉神经、第 V 对脑神经的尾核、丘脑、下丘脑及脑干中一些区域的血管病变相关。刺激以上区域达到阈值即可引发偏头痛症状。上述区域多以正反馈回路方式连接。研究发现,经常出现偏头痛的人群对感觉刺激反应更加强烈,这种现象被称为超兴奋性。鼻窦炎头痛主要经三叉神经传播。筛前神经起源于第 V 对脑神经的眼部分支(V1),主要掌控上鼻甲的感觉。第 V 对脑神经上颌支(V2)的痛觉感受纤维经蝶腭神经结汇入腭神经后,分布于口腔顶部,同时汇入鼻腭神经,分布于鼻甲及鼻咽后部。眶下神经起源于三叉神经第二支,主要分布于鼻前部及鼻翼。蝶腭神经节(SPG)是关联鼻窦症状及偏头痛的重要结构[29]。

蝶腭神经结主要由副交感神经纤维组成,来源于第 V 对脑神经的上颌支。鼻腭神经主要是口腔顶部、鼻甲及鼻咽后部的感觉神经。鼻腭神经的神经突触在蝶腭神经节交汇。蝶腭神经节还连接脑膜中神经,脑膜中神经为中颅窝硬脑膜和部分眶周区域的感觉神经。蝶腭神经节还包含自主神经系统成分。来自脑桥上唾液核的副交感神经主要调控三叉神经功能[6,30]。副交感神经经膝状神经节在蝶腭神经节换元后,与面神经伴行[31]。

依据上文中对鼻窦和其周围复杂的神经结构解剖的描述,偏头痛主要由第 V 对脑神经过度兴奋所致,第 V 对脑神经过度兴奋可能激活鼻腔及鼻窦内痛觉感觉纤维,同时激发三叉神经及相关神经核的自我觉醒。三叉神经的过度兴奋会引起面部上颌窦区疼痛和流泪。三叉神经兴奋还会引起眼部发红、面部水肿及眼周肿胀等症状。鼻窦感染及解剖结构异常会引起鼻窦炎,其可激活三叉神经血管复合体。三叉神经血管复合体影响三叉神经的神经功能,同时刺激脑膜,进而引发头痛和偏头痛症状,如恶心、对噪声和光敏感性增加,伴或不伴呕吐。这些症状在已经有偏头痛倾向的患者中尤为突出[32,33]。

39.5 鼻窦囊肿[32,33]

鼻窦囊肿,又称为黏液潴留囊肿,是一种慢性渐进性病变。随着囊肿不断增大,会压迫窦腔周围骨壁。上颌窦囊肿可阻塞上颌窦窦口而诱发鼻窦炎。临床中最常见的为额筛窦黏液囊肿,其可引起额部头痛及眼周疼痛。蝶筛窦囊肿会引起枕后、头顶及鼻腔深部疼痛。鼻窦囊肿可通过内镜鼻窦手术治疗[34-36]。

39.6 接触性头痛

另一个引起鼻源性头痛的原因可能是接触鼻腔黏膜特定触发点。此类疼痛的诊断可通过观察接触鼻腔黏膜触发点引起鼻腔黏膜血管收缩是否能减轻头痛。对于鼻腔黏膜特定触发点可引起头痛的理论仍存在一些争议。一些研究结果显示，这种现象的发生率在伴或不伴面部疼痛的患者中相同[38]。与之相反，也有其他研究者证明，修复鼻腔黏膜疼痛触发点可减少面部疼痛的发生。

（王艺贝　译）

参考文献

1. Hutchinson S. "Sinus" Headaches or Migraine. American Migraine Foundation. http://www.nvhi.net/docs/Sinus.pdf. Accessed online at 24 Feb 2019.
2. Cady RJ, Dodick DW, Levine HL, et al. Sinus headache: a neurology, otolaryngology, allergy and primary care consensus on diagnosis and treatment. Mayo Clin Proc. 2005;80:908–16.
3. Lanza DC, Kennedy DW. Adult rhinosinusitis defined. Otolaryngol Head Neck Surg. 1997;117:S1–7.
4. Benninger MS, Ferguson BJ, Hadley JA, et al. Adult chronic rhinosinusitis: definitions, diagnosis, epidemiology, and pathophysiology. Otolaryngol Head Neck Surg. 2003;129:S1–S32.
5. Patel ZM, Kennedy DW, Setzen M, Poetker DM, DelGaudio JM. "Sinus headache": rhinogenic headache or migraine? An evidence-based guide to diagnosis and treatment. Int Forum Allergy Rhinol. 2013;3(3):221–30. https://doi.org/10.1002/alr.21095. Epub 2012 Nov 5
6. Charleston L 4th, Strabbing R, Cooper W. Is sinus disease the cause of my headaches? An update on sinus disease and headache. Curr Pain Headache Rep. 2014 Jun;18(6):418. https://doi.org/10.1007/s11916-014-0418-3.
7. International Classification of Headache. Disorders-3 Beta. Cephalalgia. 2013;33:629–808.
8. Fahy C, Jones NS. Nasal polyposis and facial pain. Clin Otolaryngol Allied Sci. 2001;26(6):510–3.
9. Hughes RG, Jones NS. The role of nasal endoscopy in outpatient management. Clin Otolaryngol Allied Sci. 1998;23(3):224–6.
10. Shields G, Seikaly H, LeBoeuf M, Guinto F, LeBoeuf H, Pincus T, et al. Correlation between facial pain or headache and computed tomography in rhinosinusitis in Canadian and U.S. subjects. Laryngoscope. 2003;113(6):943–5.
11. West B, Jones NS. Endoscopy-negative, computed tomography-negative facial pain in a nasal clinic. Laryngoscope. 2001;111(4 Pt 1):581–6.
12. Meltzer EO, et al. Treating acute rhinosinusitis: Comparing efficacy and safety of mometasone furoate nasal spray, amoxicillin, and placebo. J Allergy Clin Immunol. 2005;116(6):1289–95.
13. Raval T. Facial pain and headache. In: Meyers AD (ed.). Medscape. Updated: Jan 11 2019. https://emedicine.medscape.com/article/1048596-overview#a6. Accessed online at 24 Feb 2019.
14. Jones NS. Sinogenic facial pain: diagnosis and management. Otolaryngol Clin N Am. 2005;38(6):1311–25. x–xi
15. The Headache Classification Committee of the International Headache Society. Classification and diagnostic criteria for headache disorders, cranial neuralgia and facial pain; 2nd edition. Cephalalgia. 2004;24(suppl 1):24–136.
16. Rebeiz EE, Rastani K. Sinonasal facial pain. Otolaryngol Clin N Am. 2003;36(6):1119–26.
17. Rosenfeld RM, Piccirillo JF, Chandrasekhar SS, et al. Clinical practice guideline (update): adult sinusitis. Otolaryngol Head Neck Surg. 2015;152(2 Suppl):S1–S39.
18. Cady RK, Schreiber CP. Sinus headache or migraine? Considerations in making a differential diagnosis. Neurology. 2002;58:S10.
19. Mehle ME. What do we know about rhinogenic headache? The otolaryngologist's challenge. Otolaryngol Clin North Am. 2014;47:255.
20. Eross E, Dodick D, Eross M. The sinus, allergy and migraine study (SAMS). Headache. 2007;47:213.
21. Bajwa ZH, Wootton RJ, Wippold II FJ. Evaluation of headache in adults. In: Swanson JW, Jarvik JG, Dashe JF, Lee SI (eds.). UpToDate. Last updated Oct 26, 2018.
22. Schreiber CP, Hutchinson S, Webster CJ, et al. Prevalence of migraine in patients with a history of self-reported or physician-diagnosed "sinus" headache. Arch Intern Med. 2004;164:1769.
23. Tarabichi M. Characteristics of sinus-related pain. Otolaryngol Head Neck Surg. 2000;122:842.
24. Levine HL, Setzen M, Cady RK, et al. An otolaryngology, neurology, allergy, and primary care consensus on diagnosis and treatment of sinus headache. Otolaryngol Head Neck Surg. 2006;134:516.
25. Marmura MJ, Silberstein SD. Headaches caused by nasal and paranasal sinus disease. Neurol Clin. 2014;32:507.
26. Rosenfeld RM, Andes D, Bhattacharyya N, et al. Clinical practice guideline: adult sinusitis. Otolaryngol Head Neck Surg. 2007;137(Suppl 3):S1–31.
27. Aaseth K, Grande RB, Kvaerner K, et al. Chronic rhinosinusitis gives a ninefold increased risk of chronic headache. The Akershus study of chronic headache. Cephalalgia. 2010;30:152–60.

28. Aaseth K, Grande RB, Benth JS, et al. 3-year follow-up of secondary chronic headaches: the Akershus study of chronic headache. Eur J Pain. 2011;15:186–92.
29. Piagkou M, Demesticha T, Troupis T, Konstantinos V, Skandalakis P, Makri A, et al. The pterygopalatine ganglion and its role in various pain syndromes: from anatomy to clinical practice. Pain Pract. 2011;12:399–412.
30. Knight YE, Classey JD, Lasalandra MP. Patterns of fos expression in the rostral medulla and caudal pons evoked by noxious craniovascular stimulation and periaqueductal gray stimulation in the cat. Brain Res. 2005;1045:1–11.
31. Spencer SE, Sawyer WB, Wada H, et al. CNS projections to the pterygopalatine parasympathetic preganglionic neurons in the rat: a retrograde transneuronal viral cell body labeling study. Brain Res. 1990;534:149–69.
32. Hansen JM, Sitarz J, Birk S, Rahmann AM, Oturai PS, Fahrenkrug J. Vasoactive intestinal polypeptide evokes only a minimal headache in healthy volunteers. Cephalalgia. 2006;26:992–1003.
33. Schytz HW, Birk S, Wienecke T, Kruuse C, Olessen J, Ashina M. PACAP38 induces migraine-like attacks in patients with migraine without aura. Brain. 2009;132:16–25.
34. Cummings CW, Haughey BH, Thomas JR, Harker LA, Flint PW. Otolaryngology: head and neck surgery. 4th ed. Philadelphia: Mosby; 2005.
35. Cummings CW. Otolaryngology: head and neck surgery. 4th ed. Philadelphia, PA: Mosby; 2005.
36. Yüce S, Akal A, Doğan M, et al. Results of endoscopic endonasal dacryocystorhinostomy. J Craniofac Surg. 2013;24:e11–2.
37. De Corso E, Kar M, Cantone E, Lucidi D, Settimi S, Mele D, Salvati A, Muluk NB, Paludetti G, Cingi C. Facial pain: sinus or not? Acta Otorhinolaryngol Ital. 2018;38(6):485–96. https://doi.org/10.14639/0392-100X-1721.
38. Abu-Bakra M, Jones NS. Prevalence of nasal mucosal contact points in patients with facial pain compared with patients without facial pain. J Laryngol Otol. 2001;115(8):629–32.
39. Parsons DS, Batra PS. Functional endoscopic sinus surgical outcomes for contact point headaches. Laryngoscope. 1998;108(5):696–702.

第 40 章

上、下气道的相互作用：联合气道疾病的概念是否是真实且重要的？

Alev Ketenci, A. Fuat Kalyoncu, Stefano Del Giacco

40.1 引言

过敏性疾病可表现为过敏性哮喘或变应性鼻炎，二者常常同时发生。儿童时期伴有 AR 的患者极易在成年后发展为哮喘。这种过敏性气道疾病受遗传因素和环境因素的双重影响。清晰地了解过敏性气道疾病的危险因素，以及气道各部分间的相互作用对于进一步制订合理的治疗方案是非常必要的。通常认为在 AR 和哮喘中，上气道和下气道可以通过多种方式相互影响。哮喘患者的鼻部病理生理学特征会影响下气道功能，这一结论已被研究证实。导致上、下气道相互作用的原因可能是人体经鼻吸入了某种物质，也可能是神经反射的结果，尚缺乏有力的证据支持。目前大部分证据均支持同一观点，即通过外周血的相关因子和骨髓将上、下气道连成同一个病理生理系统。患者的血清中白细胞介素-5 水平和嗜酸性粒细胞数量增加，局部抗原相互作用导致黏附作用增强[1]。

同时合并哮喘和鼻炎患者的病情往往更加严重，治疗费用也更多。联合气道模式对于制订哮喘和鼻炎的治疗、预防和管理方案具有重要意义[2,3]。AR 的发生常与哮喘相关或发生在哮喘之前，在世界卫生组织(WHO)的支持下，AR 及其对哮喘的影响(ARIA)指南主张：对于患有 AR 的人群，要将 AR 视为预测哮喘发生风险和完善支气管疾病相关检查的指标[4,5]。

鼻腔黏膜与支气管黏膜有许多共同的特点。黏膜间相互联系的关键点是功能互补，鼻腔对肺部具有一定的保护作用[6]，而不仅仅是空气进入肺部之前的过滤器[7]。

从形态和功能两方面来看，气道的上、下两部分可以被定义为一个统一的整体。多年来，通过对健康人和患者进行观察，越来越多的证据支持这一结论[8,9]。

40.2 流行病学

80%以上的过敏性哮喘患者同时伴有鼻炎，其中约 76%的患者的鼻炎症状早于哮喘发生[10]。气道高反应性(BHR)患者的 AR 持续时间更长[11]，症状也更严重[12]。此外，AR 患者发展为哮喘的风险是健康人的 3 倍[13-15]。在大多数病例中，AR 的发生要早于哮喘，且 AR 的严重程度预示着哮喘病情的恶化[1]。

许多流行病学研究关注 AR 和哮喘之间的关系，结论证实二者常同时存在[16]。19%~38%的 AR 患者合并哮喘，而 30%~80%的哮喘患者同时有

AR。然而，以上这些数据可能低估了真实的发病率，最新研究显示，98.9%的过敏性哮喘的患者合并AR，而78.4%的非过敏性哮喘患者合并AR[17]。此外，即使AR患者不伴有哮喘，也常合并BHR[18]。约30%的病例的BHR发生与乙酰胆碱或组胺的释放有关[6,7,9,19]。

因此，如果已经证实80%以上的哮喘患者合并鼻炎，而10%~40%的鼻炎患者同时伴有哮喘，那么我们就有理由认同以下结论："同一气道，同一疾病。"

AR被公认为哮喘发生和发展的危险因素[6]，即AR的发生要早于哮喘症状出现，如气促、气短、胸闷、咳嗽和不同程度的呼气性气流受限[7,18]。NAR患者更倾向于发展为非过敏性哮喘。NAR的特点是发病比AR晚，由一群不同的疾病组成[7,20]。

40.3 病理生理学

上气道是变应原或理化刺激物进入人体后，与人体相互作用的第一道门户。如果变应原引发的过敏反应比较温和，可能下气道不会受到影响[7,21]。

鼻腔的正常生理功能包括调节气流、过滤空气中的微小颗粒、嗅觉功能和免疫防御功能，如喷嚏反射、黏液纤毛运动和免疫系统信号分子的产生[22]。AR患者鼻腔的生理功能受损，也会影响到下气道的功能[1]。研究表明，鼻毛对花粉等变应原具有过滤作用，不仅起到保护的功能，也降低了季节性AR患者发生哮喘的风险[23]。此外，由于眼与鼻紧密相连，结膜也可能是联合气道中的一部分[24]。

呼吸道的上、下两部分是连续的，体现在宏观和微观解剖存在许多相似之处，共同的目的是将空气吸入和排出肺部[9]。鼻腔黏膜覆盖于骨骼表面且富含血管，而支气管黏膜是由平滑肌包绕的[7,25]。人体吸入空气中的变应原后激活肥大细胞或嗜碱性粒细胞，这些细胞表面携带免疫球蛋白IgE受体，与受体结合后导致超敏反应发生，从而引发气道过敏性疾病。IgE受体对特定的抗原表位具有特异性。IgE诱发交联反应，使致敏细胞脱颗粒，释放组胺和胰蛋白酶，同时释放由膜脂前体分子（白三烯）和细胞因子合成的免疫分子[26,27]。

当抗原通过细胞膜上的IgE受体与抗原提呈细胞相互作用时，免疫系统会被激活。当辅助T细胞识别到由主要组织相容性复合体（MHC）Ⅱ类分子提呈的抗原肽片段时就会被激活。识别特定抗原的Th2细胞与CD154一同合成IL-4和IL-13，进而启动IgE的类别转换过程[7,28,29]。

导致上、下气道联合反应的病理学机制是由初始阶段局部的免疫反应在激活骨髓内免疫细胞后转变为系统反应，进而扩展到呼吸道的多个部位。此外，促炎因子也可以通过鼻后滴漏或血液途径到达气道远端[28]。对于不合并哮喘的变应性疾病或AR患者，其下气道黏膜的基底膜增厚，这一现象同样是哮喘患者发生下气道重塑的典型特征。以上研究结果再次证实了联合气道反应这一学说[27,30]。

当具有多个表位的抗原被IgE识别后，激活人体内的FcΣR1分子，引起速发型超敏反应。这种类型的过敏反应是AR和哮喘发病的关键[28]。在速发型超敏反应中，由于体内潴留和快速产生的化学介质分泌，导致皮肤红肿、瘙痒，打喷嚏和流涕一系列上气道症状，同时伴随咳嗽、支气管痉挛、黏膜肿胀和黏液形成等表现，提示超敏反应也涉及下气道的一系列病理变化[28]。

解释这种气道反应发生的理论有很多。其中一种是鼻支气管反射，其由传入神经，即第Ⅴ对脑神经的鼻部感觉支和传出神经，即第Ⅹ对脑神经的气道平滑肌支组成。这一理论在很早之前已被证实[7,21]。

急性鼻炎、鼻-鼻窦炎、支气管炎和肺炎均由细菌或病毒感染所致。感染会导致COPD或哮喘病情加重[31]。吸烟、空气污染，以及与空气污染相关的职业暴露都会损害气道上皮。这种损伤会引发慢性炎症，导致慢性支气管炎或上、下气道出现肿瘤样病变（始于上皮化生）。吸烟不仅是COPD，以及喉和支气管恶性肿瘤的高危因素，同时也是鼻炎的危险因素之一[32,33]。

哮喘相关的研究显示，鼻腔吸入寒冷干燥的空气后会导致呼吸道末梢气流阻力增加[34,35]。另一项研究发现，哮喘患者在AR季节性发作时症状进一步恶化，变应原刺激鼻腔后导致气道高反应性增加[36]。

40.4 危险因素

过敏反应的家族遗传性已得到证实,遗传因素在过敏体质的形成过程中发挥着重要的作用。哮喘的遗传概率为 35%~95%,AR 的遗传概率为 33%~91%[37]。最近一项研究[38]发现,哮喘和 AR 患者在 TNFSF4 和 FAM167A-BLK 基因中均存在单核苷酸多态性,Zhao 等[25,37]发现,位于 6p21.3 哮喘易感基因 PBX2 与 AR 加重和哮喘的发生均相关。子宫内的表观遗传学修饰(与饮食、营养消耗,尤其是维生素 D[39,40]、接触烟草等有毒物质、空气污染、微生物感染相关)可以影响遗传易感性的表达,直接或间接地影响器官发育和免疫功能[25,41]。

AR 和哮喘的一个共同特点是过敏反应主要由空气中广泛存在的变应原导致[25,42]。

AR 患者出现鼻塞症状时常经口呼吸,这反而降低了鼻腔调节气流和过滤有害颗粒的功能。在这种情况下,患者可能出现炎症反应,也可能发生 BHR[43]。哮喘患者吸入冷空气后会诱发支气管收缩反应。经鼻吸入冷空气时并不会影响 FEV_1 值,但经口吸入冷空气会严重影响 FEV_1 值[44]。

当鼻腔分泌物被咽下或误吸后,可以在整个肠道中找到痕迹。鼻后滴漏引起的咳嗽可能由咽喉部感受器的激活引起[45]。对于有意识障碍和呼吸受抑制(例如,接受人工辅助通气)的患者而言,误吸鼻腔分泌物是有一定风险的[46]。然而,在非疾病状态下,误吸并不会诱发鼻-支气管的相互作用[47]。

空气进入呼吸道后,在很大程度上通过支气管黏膜(而非鼻腔)进入血液,一方面是由于肺部黏膜的表面积大于鼻腔黏膜,另一方面是由于肺部血管较密集。多项研究显示,鼻-支气管的相互作用是由体液介导的。与对照者相比,AR 患者的鼻腔和支气管受到抗原刺激后,IL-5 和嗜酸性粒细胞水平均升高[48,49]。Wang 等[50]证实了嗜酸性粒细胞向呼吸道聚集是由 IL-5 介导的。IL-5 在骨髓生成嗜酸性粒细胞的过程中也起着关键作用。Saito 等在实验诱导的鼻炎动物模型中,对鼻腔黏膜进行抗原刺激后评估鼻黏膜和骨髓的炎症反应,发现嗜酸性前体细胞水平升高[51]。

40.5 AR 与哮喘之间的关联

AR 与哮喘的炎症反应有相似之处,均以嗜酸性粒细胞和 T 淋巴细胞的增殖为特征。早在 19 世纪晚期,德国病理学家 Weber 就观察到鼻腔的组织病理学特征与支气管非常相似[52]。

AR 的常见临床表现有打喷嚏、流涕和鼻塞,除此之外,可能还伴随其他方面的问题:生活质量降低、睡眠障碍、情感问题及社交活动减少等[53-55]。哮喘被定义为一种发作性气道梗阻的疾病,其诊断主要依靠肺功能异常和支气管高反应性这两大表现。哮喘患者主要表现为干咳、呼气时气喘、胸闷和气短,这些症状常在接触变应原或刺激物,以及感染因素时发作[56]。

19%~38%的 AR 患者伴有哮喘,而 30%~80%的哮喘患者同时伴有 AR。然而,以上这些数据很可能低估了真实的发病率,最新研究显示,98.9%的过敏性哮喘患者同时合并 AR,而约 78.4%的非过敏性哮喘患者合并 AR[17,54]。AR 常与哮喘并存,且发病早于 BHR[4]。

AR 和哮喘患者的气道全长均有炎症反应,这一现象既可以解释为变应原刺激整个气道而引发,也可以解释为鼻腔与支气管间的相互作用使鼻腔的过敏反应影响了支气管黏膜的状态。一项研究[57]观察了 9 例花粉过敏的 AR 患者和 9 名健康对照者被给予变应原刺激后的变化,发现致敏后,AR 患者的鼻部和支气管症状均有所加重。此外,AR 患者的呼气流量峰值低于对照组。AR 患者支气管黏膜中的嗜酸性粒细胞数量增加,血管细胞黏附分子-1(VCAM-1)的表达增加。当再次利用变应原刺激支气管段时,则出现了与试验早期阶段相反的结果,这也再次证实了鼻-支气管双向作用的特性[48]。

伴有哮喘的花粉症患者在被给予安慰剂后仍可观察到下气道的炎症反应,痰液中的嗜酸性粒细胞数量增多。应用鼻喷皮质类固醇(丙酸氟替卡松)治疗后,可减少嗜酸性粒细胞数量,但其仍高于基线水平。与鼻喷方式相比,经口吸入皮质类固醇能更有效地降低痰液中的嗜酸性粒细胞水平,联合使用两种方式能够更加有效地减少嗜酸性粒细胞的数量并控制哮喘的症状。为了验证以上结论，今后仍需要扩大样本量、增加随访时间，并综合其他相关因素（如哮喘发病时间）进一步深入分析，以提供更为有利的证据支持[1]。

40.6 鼻-鼻窦炎与哮喘之间的关联

针对儿童这一群体，鼻窦病变是下气道疾病的危险因素，如鼻-鼻窦炎和哮喘被认为是具有相同的病理学机制而表型不同的疾病[58]。研究者最近发现，炎症是解释这类疾病的病理生理学机制的关键因素。此外，影响上气道（鼻腔、鼻窦、咽部、喉部和气管）和下气道（支气管和肺部）间相互作用的其他因素也同样具有重要的意义[59]。鼻窦炎合并哮喘反映了一种表观连锁现象[60]。34%~50%的哮喘患者合并鼻-鼻窦炎[61]。

鼻-鼻窦炎与哮喘之间的关联可能与以下因素有关：鼻-支气管反射或咽-支气管反射、鼻后滴漏且被吸入下气道、冷热空气刺激或空气污染或者其他共同存在于两种疾病中的潜在病理因素[62]。临床医生评估哮喘患者的支气管炎症的指标同样与鼻窦炎的严重程度密切相关[63,64]。

两种疾病均以气道黏膜炎症为特征，并伴有嗜酸性粒细胞显著增多。嗜酸性粒细胞分泌的细胞因子和其他免疫信号分子会损伤黏膜组织。黏膜损伤后会分泌更多的细胞因子和趋化因子，导致嗜酸性粒细胞聚集。上述情况会形成炎症不断加重的恶性循环[63,65]。对于服用 NSAID 后加重呼吸道疾病（N-ERD）的患者，一旦服用这类药物后会同时加重鼻-鼻窦炎和哮喘的症状，该现象更加支持“同一气道”这一观点[66]。

40.7 结论

联合气道这一概念是合理且正确的，尤其是对于 AR 和哮喘这两种疾病而言。眼、耳和喉部等其他器官也可能会受到类似的影响。因此，针对每一例呼吸道疾病患者，应详细了解病史并全面评估上、下气道的功能。

（刘佳 译）

参考文献

1. Braunstahl GJ. United airways concept: what does it teach us about systemic inflammation in airways disease? Proc Am Thorac Soc. 2009;6(8):652–4. https://doi.org/10.1513/pats.200906-052DP.
2. Yawn BP, Yunginger JW, Wollan PC, et al. Allergic rhinitis in Rochester, Minnesota, residents with asthma: frequency and impact on health care charges. J Allergy Clin Immunol. 1999;103:54–9.
3. Kocevar VS, Bisgaard H, Johsson L, et al. Variations in pediatric asthma hospitalization rates and costs between and within Nordic countries. Chest. 2004;125:1680–4.
4. Compalati E, Ridolo E, Passalacqua G, Braido F, Villa E, Canonica GW. The link between allergic rhinitis and asthma: the united airways disease. Expert Rev Clin Immunol. 2010;6(3):413–23. https://doi.org/10.1586/eci.10.15.
5. Bousquet J, van Cauwenberge P. ARIA. Allergic Rhinitis and its Impact on Asthma. Position paper in cooperation with WHO. J Allergy Clin Immunol. 2001;108(Suppl. 5):S23–35.
6. Bousquet J, Khaltaev N, Cruz AA, et al. Allergic rhinitis and its impact on asthma (ARIA) 2008. Allergy. 2008;63(Suppl 86):8–160.
7. Giavina-Bianchi P, Aun MV, Takejima P, Kalil J, Agondi RC. United airway disease: current perspectives. J Asthma Allergy. 2016;9:93–100.
8. Bousquet J, van Cauwenberge P, Khaltaev N. Allergic rhinitis and its impact on asthma. J Allergy Clin Immunol. 2001;108(5 Suppl):S147–334.
9. Cingi C, Muluk NB, Cobanoglu B, Çatli T, Dikici O. Nasobronchial interaction. World J Clin Cases. 2015;3(6):499–503.
10. Leynaert B, Neukirch C, Kony S, Guenegou A, Bousquet J, Aubier M, Neukirch F. Association between asthma and rhinitis according to atopic sensitization in a population-based study. J Allergy Clin Immunol. 2004;113:86–93.
11. Cirillo I, Pistorio A, Tosca M, Ciprandi G. Impact of allergic rhinitis on asthma: effects on bronchial hyperreactivity. Allergy. 2009;64:439–44.
12. Ciprandi G, Cirillo I, Vizzaccaro A, Milanese M, Tosca MA. Airway function and nasal inflammation in seasonal allergic rhinitis and asthma. Clin Exp Allergy. 2004;34:891–6.
13. Burgess JA, Walters EH, Byrnes GB, Matheson MC, Jenkins MA, Wharton CL, Johns DP,

Abramson MJ, Hopper JL, Dharmage SC. Childhood allergic rhinitis predicts asthma incidence and persistence to middle age: a longitudinal study. J Allergy Clin Immunol. 2007;120:863–9.
14. Guerra S, Sherrill DL, Martinez FD, Barbee RA. Rhinitis as an independent risk factor for adult-onset asthma. J Allergy Clin Immunol. 2002;109:419–25.
15. Shaaban R, Zureik M, Soussan D, Neukirch C, Heinrich J, Sunyer J, Wjst M, Cerveri I, Pin I, Bousquet J, et al. Rhinitis and onset of asthma: a longitudinal population-based study. Lancet. 2008;372:1049–57.
16. The International Study of Asthma and Allergies in Childhood (ISAAC). Worldwide variation in prevalence of symptoms of asthma, allergic rhinoconjunctivitis and atopic eczema. Lancet. 1998;351:1225–32.
17. Simons FER. Allergic rhinobronchitis: the asthma–allergic rhinitis link. J Allergy Clin Immunol. 1994;104:534–40.
18. Braman SS, Barrows AA, De Cotiis BA, et al. Airways hyperresponsiveness in allergic rhinitis. A risk factor for asthma. Chest. 1987;91:671–4.
19. Crapo RO, Casaburi R, Coates AL, et al. Guidelines for methacholine and exercise challenge testing—1999. Am J Respir Crit Care Med. 2000;161(1):309–29.
20. Lieberman P, Pattanaik D. Nonallergic rhinitis. Curr Allergy Asthma Rep. 2014;14(6):439.
21. Togias A. Mechanisms of nose-lung interaction. Allergy. 1999;54(Suppl 57):94–105.
22. Proctor DF, Adams GK III. Physiology and pharmacology of nasal function and mucus secretion. Pharmacol Ther B. 1976;2:493–509.
23. Ozturk AB, Damadoglu E, Karakaya G, Kalyoncu AF. Nasal hair (vibrissae) density affect the risk of developing asthma in patients with seasonal rhinitis? Int Arch Allergy Immunol. 2011;156(1):75–80.
24. Comert S, Karakaya G, Kalyoncu AF. Wraparound eyeglasses improve symptoms and quality of life in patients with seasonal allergic rhinoconjunctivitis. Int Forum Allergy Rhinol. 2016;6(7):722–30.
25. Okano M, Kariya S, Ohta N, Imoto Y, Fujieda S, Nishizaki K. Association and management of eosinophilic inflammation in upper and lower airways. Allergol Int. 2015;64(2):131–8.
26. Lin YT, Chen YC, Gau SS, Yeh TH, Fan HY, Hwang YY, et al. Associations between allergic diseases and attention deficit hyperactivity/oppositional defiant disorders in children. Pediatr Res. 2016;80:480–5. https://doi.org/10.1038/pr.2016.111.
27. Licari A, Castagnoli R, Denicolò CF, Rossini L, Marseglia A, Marseglia GL. The nose and the lung: united airway disease? Front Pediatr. 2017;5:44. eCollection 2017. https://doi.org/10.3389/fped.2017.00044.
28. Stone KD, Prussin C, Metcalfe DD. IgE, mast cells, basophils, and eosinophils. J Allergy Clin Immunol. 2010;125(2 Suppl 2):S73–80.
29. Lambrecht BN, Hammad H. The immunology of asthma. Nat Immunol. 2015;16(1):45–56.
30. Bousquet J, Jacot W, Vignola AM, Bachert C, Van Cauwenberge P. Allergic rhinitis: a disease remodeling the upper airways? J Allergy Clin Immunol. 2004;113:43–9. https://doi.org/10.1016/j.jaci.2003.09.047.
31. Johnston SL, Pattemore PK, Sanderson G, Smith S, Lampe F, Josephs L, Symington P, O'Toole S, Myint SH, Tyrrell DA, Holgate ST. Community study of role of viral infections in exacerbations of asthma in 9–11 year old children. BMJ. 1995;310:1225–9.
32. Buist AS. Risk factors for COPD. Eur Respir Rev. 1996;6:253–8.
33. Kauffmann F, Neukirch F, Annesi I, Korobaeff M, Doré MF, Lellouch J. Relation of perceived nasal and bronchial hyperresponsiveness to FEV1, basophil counts, and methacholine response. Thorax. 1988;43:456–61.
34. Fontanari P, Burnet H, Zattara-Hartmann MC, Jammes Y. Changes in airway resistance induced by nasal inhalation of cold dry, dry, or moist air in normal individuals. J Appl Physiol (1985). 1996;81(4):1739–43.
35. Fontanari P, Zattara-Hartmann MC, Burnet H, Jammes Y. Nasal eupnoeic inhalation of cold, dry air increases airway resistance in asthmatic patients. Eur Respir J. 1997;10(10):2250–4.
36. Corren J, Adinoff AD, Irvin CG. Changes in bronchial responsiveness following nasal provocation with allergen. J Allergy Clin Immunol. 1992;89(2):611–8.
37. Lockett GA, Huoman J, Holloway JW. Does allergy begin in utero? Pediatr Allergy Immunol. 2015;26:394–402. https://doi.org/10.1111/pai.12408.
38. Liu Y, Ke X, Kang HY, Wang XQ, Shen Y, Hong SL. Genetic risk of TNFSF4 and FAM167A-BLK polymorphisms in children with asthma and allergic rhinitis in a Han Chinese population. J Asthma. 2016;53:567–75. https://doi.org/10.3109/02770903.2015.1108437.
39. Zhao Y, Zhang Y, Zhang L. Variant of PBX2 gene in the 6p21.3 asthma susceptibility locus is associated with allergic rhinitis in Chinese subjects. Int Forum Allergy Rhinol. 2016;6:537–43. https://doi.org/10.1002/alr.21725.
40. Gough H, Grabenhenrich L, Reich A, Eckers N, Nitsche O, Schramm D, et al. Allergic multimorbidity of asthma, rhinitis and eczema over 20 years in the German birth cohort MAS. Pediatr Allergy Immunol. 2015;26:431–7. https://doi.org/10.1111/pai.12410.
41. Kim YH, Kim KW, Kim MJ, Sol IS, Yoon SH, Ahn HS, et al. Vitamin D levels in allergic rhinitis: a systematic review and meta-analysis. Pediatr Allergy Immunol. 2016;27:580–90. https://

doi.org/10.1111/pai.12599.
42. Constantino Gde T, Mello JF Jr. Remodeling of the lower and upper airways. Braz J Otorhinolaryngol. 2009;75:151–6. https://doi.org/10.1016/S1808-8694(15)30847-8.
43. Alvarez MJ, Olaguibel JM, Garcia BE, Tabar AI, Urbiola E. Comparison of allergen-induced changes in bronchial hyperresponsiveness and airway inflammation between mildly allergic asthma patients and allergic rhinitis patients. Allergy. 2000;55:531–9. (in process citation)
44. McLane ML, Nelson JA, Lenner KA, Hejal R, Kotaru C, Skowronski M, Coreno A, Lane E, McFadden ER Jr. Integrated response of the upper and lower respiratory tract of asthmatic subjects to frigid air. J Appl Physiol. 2000;88:1043–50.
45. Undem BJ, McAlexander M, Hunter DD. Neurobiology of the upper and lower airways. Allergy. 1999;54:81–93.
46. Huxley EJ, Viroslav J, Gray WR, Pierce AK. Pharyngeal aspiration in normal adults and patients with depressed consciousness. Am J Med. 1978;64:564–8.
47. Bardin PG, Van Heerden BB, Joubert JR. Absence of pulmonary aspiration of sinus contents in patients with asthma and sinusitis. J Allergy Clin Immunol. 1990;86:82–8.
48. Braunstahl GJ, Kleinjan A, Overbeek SE, Prins JB, Hoogsteden HC, Fokkens WJ. Segmental bronchial provocation induces nasal inflammation in allergic rhinitis patients. Am J Respir Crit Care Med. 2000;161:2051–7.
49. Beeh KM, Beier J, Kornmann O, Meier C, Taeumer T, Buhl R. A single nasal allergen challenge increases induced sputum inflammatory markers in non-asthmatic subjects with seasonal allergic rhinitis: correlation with plasma interleukin-5. Clin Exp Allergy. 2003;33:475–82.
50. Wang J, Palmer K, Lotvall J, Milan S, Lei XF, Matthaei KI, Gauldie J, Inman MD, Jordana M, Xing Z. Circulating, but not local lung, il-5 is required for the development of antigen-induced airways eosinophilia. J Clin Invest. 1998;102:1132–41.
51. Saito H, Matsumoto K, Denburg AE, Crawford L, Ellis R, Inman MD, Sehmi R, Takatsu K, Matthaei KI, Denburg JA. Pathogenesis of murine experimental allergic rhinitis: a study of local and systemic consequences of il-5 deficiency. J Immunol. 2002;168:3017–23.
52. Schultz W. Asthma bronchiale: Ergebnisse der gesamten Medizin. Berlin: Urban & Schwartzenberg; 1924. p. 557–99.
53. Bousquet J, Neukirch F, Bousquet PJ, Gehano P, Klossek JM, Le Gal M, et al. Severity and impairment of allergic rhinitis in patients consulting in primary care. J Allergy Clin Immunol. 2006;117:158–62.
54. Caimmi D, Marseglia A, Pieri G, Benzo S, Bosa L, Caimmi S. Nose and lungs: one way, one disease. Ital J Pediatr. 2012;38:60. https://doi.org/10.1186/1824-7288-38-60.
55. Miraglia Del Giudice M, Marseglia A, Leonardi S, La Rosa M, Salpietro C, Brunese FP, et al. Allergic rhinitis and quality of life in children. Int J Immunopathol Pharmacol. 2011;24(Suppl 4):25–8.
56. Tosca MA, Riccio AM, Marseglia GL, Caligo G, Pallestrini E, Ameli F, et al. Nasal endoscopy in asthmatic children: assessment of rhinosinusitis and adenoiditis incidence, correlations with cytology and microbiology. Clin Exp Allergy. 2001;31:609–15.
57. Braunstahl GJ, Overbeek SE, Kleinjan A, Prins JB, Hoogsteden HC, Fokkens WJ. Nasal allergen provocation induces adhesion molecule expression and tissue eosinophilia in upper and lower airways. J Allergy Clin Immunol. 2001;107:469–76.
58. Staikunienė J, Vaitkus S, Marija L, Ryskiene S. Association of chronic rhinosinusitis with nasal polyps and asthma: clinical and radiological features, allergy and inflammation markers. Medicina (Kaunas). 2008;44:257–65.
59. Peroni DG, Piacentini GL, Ceravolo R, Boner AL. Difficult asthma: possible association with rhinosinusitis. Pediatr Allergy Immunol. 2007;18:S25–7.
60. Jani AL, Hamilos DL. Current thinking on the relationship between rhinosinusitis and asthma. J Asthma. 2005;42:1–7.
61. Bresciani M, Paradis L, Des Roches A, Vernhet H, Vachier I, Godard P, et al. Rhinosinusitis in severe asthma. J Allergy Clin Immunol. 2001;107:73–80.
62. Barbi E, Longo G. Chronic and recurrent cough, sinusitis and asthma. Much ado about nothing. Pediatr Allergy Immunol. 2007;18(Suppl 18):22–4.
63. Ciprandi G, Caimmi D, Miraglia Del Giudice M, La Rosa M, Salpietro C, Marseglia GL. Recent developments in united airways disease. Allergy Asthma Immunol Res. 2012;4(4):171–7. https://doi.org/10.4168/aair.2012.4.4.171. Epub 2012 Feb 8
64. ten Brinke A, Grootendorst DC, Schmidt JT, De Bruïne FT, van Buchem MA, Sterk PJ, Rabe KF, Bel EH. Chronic sinusitis in severe asthma is related to sputum eosinophilia. J Allergy Clin Immunol. 2002;109:621–6.
65. Staikūniene J, Vaitkus S, Japertiene LM, Ryskiene S. Association of chronic rhinosinusitis with nasal polyps and asthma: clinical and radiological features, allergy and inflammation markers. Medicina (Kaunas). 2008;44(4):257–65.
66. Kowalski ML, Agache I, Bavbek S, Bakirtas A, Blanca M, Bochenek G, Bonini M, Heffler E, Klimek L, Laidlaw TM, Mullol J, Niżankowska-Mogilnicka E, Park HS, Sanak M, Sanchez-Borges M, Sanchez-Garcia S, Scadding G, Taniguchi M, Torres MJ, White AA, Wardzyńska A. Diagnosis and management of NSAID-Exacerbated Respiratory Disease (N-ERD)-a EAACI position paper. Allergy. 2019;74(1):28–39.

第 41 章

变应性鼻炎的药物治疗是否有助于控制合并的哮喘?

Funda Çelik Şenel, Arzu Yorgancıoğlu, Alvaro A. Cruz

41.1 引言

AR 是最常见的慢性疾病之一,不同国家的发病率为 3%~19%[1]。AR 具有异质性,包括季节性 AR(SAR)和常年性 AR(PAR)。研究结果表明,约 10%的人群患有 SAR,而 10%~20%的人群患有 PAR[1]。这些评估结果甚至有些保守,如 Meltzer[2]认为,AR 患者占人群总数的 25%, 而多达 40%的儿童可能曾有 AR 发作。

哮喘同样具有异质性。Wenzel[3]认为哮喘是一系列临床表现有重叠的综合征,并且其非常复杂,因此很难准确地定义哮喘。定义哮喘的主要方法依赖于反映肺功能不全和有复发倾向的症状组合(喘息、呼吸短促)。如果可能的话,应同时考虑该病的可治疗性(如对皮质类固醇的反应)[3]。哮喘在总人群中的发病率为 4%~11%[4]。加拿大的一项研究表明,哮喘的治疗并不容易,未能将病情控制在建议的水平的情况仍然很常见[5,6]。

文献表明,越来越多的医生认识到哮喘与 AR 是相关的。非过敏性哮喘和非 AR 在此不做讨论,但要注意的是,有非过敏性哮喘的患者也常有非 AR,甚至合并鼻-鼻窦炎。尽管两者之间的相关性不如过敏性哮喘和 AR 之间的相关性强,但其确实存在[6]。

从鼻孔到肺部最深处的支气管是一个连续、没有中断的通道,认为不同节段的各方面有很多相似性是很自然的。例如,在大多数情况下,使用皮质类固醇吸入器和 β_2 激动剂支气管扩张剂可以充分控制哮喘,但如全球哮喘防治倡议(GINA)[7]所示,在特定情况下,患者可能会受益于免疫疗法或新的生物治疗。下文逐一讨论流行病学、病理生理学和治疗方面。治疗气道疾病的药物有很多种,如在大多数情况下,使用吸入性皮质类固醇和 β_2 激动剂这一类支气管扩张剂就可以充分控制哮喘。GINA[7]也指出,部分特殊的患者可能会受益于免疫疗法或新的生物治疗。

41.2 AR 伴哮喘

哮喘通常以支气管和更远端气道的气道黏膜的慢性炎症为特征, 表现为不同程度的气流受限(通常是可治愈的)、支气管反应性升高和呼吸困难的周期性发作。喘息、咳嗽伴咳痰、呼吸短促和胸闷是其最常见的症状[7,8]。AR 是由鼻黏膜与变应原接触后引发的由 sIgE 介导的炎症反应。AR 可能与过敏性结膜炎一起发作,影响喉以上的气道。患者表现为鼻痒、打喷嚏、流涕和鼻塞[8,9]。如果 AR 或哮喘是慢性的,或者在激发试验中气道黏膜接触到变应原,气道的两个区域都存在类似的炎症模式。在这两种情况下都有全身的炎症反应，可能引起整个气道的嗜酸性粒细胞炎症。哮喘和AR经常同时出现[9,10]，因此AR是预测哮喘的强因素[11]。

流行病学研究已多次证明，哮喘与AR同时发生。早期的研究表明，哮喘可见于40%的AR病例，而AR可见于30%~80%的哮喘病例。Simons认为较早期的研究得出的发病率过低。使用了能够提高敏感性的调查技术后，较新的研究表明，特应性哮喘患者的AR发病率为98.9%，非特应性哮喘患者的AR发病率为78.4%[12]。Leynaert及其同事[13]对许多研究进行了综述，这些研究表明，AR与哮喘密切相关，无论患者是否为特应性过敏。

过去几十年，在西欧和盎格鲁人群中，AR和哮喘的病例数都大幅增加[4]。例如，在加拿大总人群中，发病率从1995—1996年的6.4%稳步上升到2000—2001年的8.4%。这种增长在女性中尤为明显。1995—1996年，6.7%的女性患有哮喘，但到2001年，哮喘的发病率为9.9%[14]。许多研究也发现了类似的情况，AR的发病率不断升高[15]。

41.3 病理生理学

鼻内和支气管内的正常黏膜有许多共同的组织学特点。产生角蛋白的鼻前孔，以及具有复层鳞状细胞结构的鼻咽黏膜和喉黏膜对于气道来说是例外。在气道的其他部位，黏膜的结构为假复层上皮细胞的下方是网状基底膜，以及相邻的固有层。上皮层由带有纤毛的柱状细胞组成，杯状细胞点缀在柱状细胞之间[16]，而在上皮下层有血管、成纤维细胞、神经组织、分泌黏液的腺体组织和免疫系统的细胞成分。鼻黏膜与支气管黏膜的不同之处在于其黏膜下层具有更丰富的毛细血管，并且具有可以充满静脉血液的血窦。而在支气管周围有环状的平滑肌[16,17]。

当变应原与鼻黏膜接触后出现炎症反应，并在某些条件下和在特定的患者中，速发相反应逐步进展为迟发相反应。变应原与sIgE接触后，sIgE交联肥大细胞表面的IgE受体，之前已经被sIgE致敏的肥大细胞出现脱颗粒反应，释放促炎分子，如组胺、前列腺素D_2、半胱氨酸白三烯和中性蛋白酶[9,18]。这些信号激活感觉神经元，从而导致毛细血管渗漏并产生症状，如鼻痒、打喷嚏、流涕和鼻塞。参与过敏反应的其他细胞成分有朗格汉斯细胞和Th2等树突状抗原提呈细胞，其作用是促进sIgE的合成。随着炎症细胞（嗜酸性粒细胞、嗜碱性粒细胞和T淋巴细胞）被越来越多地募集和激活，更多的组胺与白三烯、促炎细胞因子和趋化因子一起被释放，抗原引起的过敏反应一直持续并在典型的速发相出现6~9小时后，进展为迟发相反应[19,20]。

哮喘患者的气管和支气管内包含了炎症和显微解剖改变（"重塑"）的证据。通常认为，重塑只在涉及嗜酸性粒细胞的持续炎症后发生。动物模型为这一理论提供了依据[21]。但在人体中，重塑是出现在持续性炎症之前还是之后这一问题尚未得到解决[22-25]。然而，这个先后顺序是决定进行干预措施时机的必要先决条件，从而有效预防哮喘患者的炎症和重塑进展。这种方法还有望分辨出哪些在幼儿园阶段出现喘息的儿童会继续发展为哮喘[26]。值得注意的是，在部分不可逆气道梗阻的重度哮喘患者中，成人发病哮喘的报道越来越多，表明其重塑改变已经比较明显[26]。

对于呼吸功能参数在正常范围内但存在哮喘相关症状的病例，也可观察到其气道内的炎症改变[27]。因此，FEV_1并不能用来准确评估目前或将来的气道炎症改变。另一方面，对于根据临床表现诊断为哮喘（例如，表现为可逆的气道梗阻）的婴儿，可能既无支气管嗜酸性粒细胞浸润的证据，也无结构改变[23]。在中位年龄为10岁的重度哮喘患儿中，由于这两种病理特征已经达到很严重的程度，说明这一改变过程实际上出现得更早[22]。近期研究证据表明，1~3岁的患儿就已经出现嗜酸性粒细胞的组织浸润，以及网状基底膜增厚的病理生理改变[25]。

AR和过敏性哮喘最明显的相似之处是这两种疾病都涉及对特定抗原的免疫反应。免疫系统的这种反应通常被称为"过敏"，在这种情况下，抗原被标记为"变应原"。Kay[19]观察到，1906年Clemens von Pirquet使用"过敏"一词的原本含义是描述对抗原的一种免疫反应，无论是有害的（如保护性反应）还是无害的（如病理性反应）。而后一种类型，即现在使用的"过敏"一词所指的1型超敏反应。

当遇到空气传播的变应原时，可能会形成针对变应原的免疫球蛋白（抗体）。人体能很敏感地合成针对特定变应原的过量免疫球蛋白（尤其是 IgE），遗传因素在这一过程中发挥了作用。当这种情况发生时，就会发生对变应原的致敏，从而合成针对性的 sIgE，并与黏膜内肥大细胞质膜处的 IgE 受体结合[2]。

在 AR 与哮喘患者中，炎症发生的方式有相似之处。这与气道中类似的组织学特征有关——假复层纤毛柱状上皮中散布着杯状细胞[12]。同样，这两种疾病的基本病理生理学都涉及促炎信号的局部分泌，以及嗜酸性粒细胞迁移至该反应部位的全身反应。一开始，AR 通常会导致初期的打喷嚏、流涕和结膜充血等症状，而哮喘会导致喘息、咳嗽和呼吸困难症状，并伴有可以客观评估的通气受限。这两种疾病的速发相和迟发相都遵循相似的顺序和时机。变应原暴露后约 60 分钟，AR 症状最明显。同时，哮喘患者的呼吸功能迅速恶化，体现在 FEV_1 的变化上。此时，迟发相过敏反应也同时出现，AR 患者出现持续性鼻塞，而哮喘患者出现肺功能持续下降。中断接触变应原后，这两种疾病的症状都会在 12~24 小时内缓解，但持续的炎症和高反应性可能仍然存在[7]。

在过敏性哮喘中，经支气管吸入的气源性变应原可能经过上皮细胞紧密连接处穿过上皮细胞，也可能被上皮细胞主动吞噬。与鼻部过敏反应相同，哮喘的速发相和迟发相可以被区分。过敏性表位的结合导致与肥大细胞膜结合的 sIgE 产生交联，随后释放储存的组胺和类胰蛋白酶，激活花生四烯酸代谢，产生前列腺素和白三烯，导致毛细血管渗漏性增加，炎症细胞迁移到该区域并分泌更多的信号因子，促使进一步的炎症反应发生[26]。

参与促进哮喘持续炎症反应的主要细胞类型是 CD4 + Th 细胞（合成细胞因子调节分子）、白细胞介素-5 和白细胞介素-4（IL-4、IL-5）。血清 IL-5 是从骨髓募集嗜酸性粒细胞的因素之一。嗜酸性粒细胞与支气管毛细血管上表达的黏附分子结合，造成肿瘤坏死因子 α（TNF-α）和 IL-4 释放。随后，上皮本身和免疫系统释放的趋化分子诱导嗜酸性粒细胞进入上皮，并移行到气管腔表面。经过活化的嗜酸性粒细胞以颗粒形式分泌细胞毒性化合物。这些化合物削弱上皮细胞间的连接。在气管腔内，这些受损的上皮细胞出现在嗜酸性粒细胞和黏蛋白水平高的部位[26]。虽然 CD4+ Th 细胞代表适应性免疫和典型的特异性过敏反应，但最近人们认识到，在哮喘患者中，刺激 IL-5 产生和随后的嗜酸性粒细胞炎症也可能导致黏膜固有免疫激活，释放“警报素”（TSLP、IL-33 和 IL-25），以及 2 型固有淋巴样细胞激活[27,28]。

41.4 哮喘与 AR 的相互作用

许多研究人员用两种不同的方式来看待 AR 和过敏性哮喘，但慢性过敏性呼吸综合征可能是其共同的潜在疾病[29,30]。这两种疾病具有共性这一观点已有很强的流行病学证据予以支持[31]。此外，还需注意 AR 患者尽管明显没有哮喘症状，通常也存在支气管气道高反应或小气道梗阻的体征[31]。鼻部的过敏反应刺激可诱导此类患者出现支气管炎症改变[32]。而没有 AR 症状的哮喘患者也可能出现鼻嗜酸性粒细胞增多的情况[29,30]。对于有 AR 但没有哮喘的患者，在鼻部出现炎症反应后，支气管的一段也会有过敏性反应变化[33,34]。尽管已有这些试验证据，但哮喘并不总是在 AR 病例中出现，而哮喘病例也并非一定合并 AR。这些例外的情况具有遗传学基础。例如，最近发现位于 7 号染色体上的 GPR154 基因位点存在特定的单倍体型时就会出现这种情况。这些单倍型会导致人体易患 AR，但是不容易患哮喘[35]。

有多种机制可以解释 AR 为何会在更远端的气道中引起疾病改变。其中一种机制是，通常由鼻负责的吸入空气的调节功能缺失。另一种机制是，出现了由连接上下呼吸道的神经系统介导的反射。鼻腔分泌物也可能被吸入呼吸道下方并刺激下气道。最后，一部分气道炎症可能以不需要体液因素和骨髓系统参与的方式，引起全身炎症反应，最终累及气道的其他部分。这被称为“系统性串扰”[29,32,36]。

41.5 AR 和哮喘的治疗方法

AR 和哮喘有许多共同特征,表明其属于同一种综合征。哮喘和 AR 的病理生理学基础相似,其症状差异可以通过受影响器官的解剖学差异来解释。两种疾病的炎症以相似的方式发展,鼻和支气管的黏膜都表现出嗜酸性粒细胞增多。这两种疾病的发作越来越频繁,在很大程度上影响患者的生活质量并导致严重的并发症。AR 常出现于哮喘之前。哮喘和 AR 对个人和社会层面上的经济影响不容忽视[7]。

哮喘和 AR 都可以相似的方式治疗,这也说明了两种疾病之间具有相似性。基于以上原因,诊疗指南建议对哮喘患者进行 AR 评估,反之亦然。药物治疗方案的目标是同时治疗这两种疾病,以最大限度地控制病情,并减少治疗所需的药物数量[34]。治疗指南最终可能会提出以同时治疗整个呼吸系统作为目标。这将为个性化整体管理上、下气道的包容性观点奠定基础[7]。

近期一篇综述证明,对 AR 相关炎症有益的药物有以下几种:鼻用皮质类固醇、组胺阻滞剂和孟鲁司特[白三烯受体拮抗剂(LTRA)][37]。

吸入性皮质类固醇(ICS)常被用于哮喘治疗。在数日至数周短期使用后,其会抑制支气管的炎症反应,而在长期使用(超过 1 年)后,网状基底膜的厚度会变薄[38]。孟鲁司特可以降低血清和痰液中的嗜酸性粒细胞水平[39]。使用普仑司特(另一种 LTRA)治疗 4 周后,支气管内炎症可以在组织学水平降低[40]。经体外试验证实,白三烯可促进平滑肌细胞的生长及迁移。而 LTRA 可以减少白三烯的这部分作用[41-43]。

20 世纪 90 年代早期进行的研究表明,吸入性皮质类固醇可改善哮喘的临床症状[44,45]。芬兰的哮喘控制计划始于 1994 年,是一项旨在减轻芬兰患者哮喘疾病负担的倡议。治疗的重点是通过哮喘专家、家庭医生、护士和药剂师的治疗来控制炎症。10 余年来,这一举措降低了哮喘相关的住院率和死亡率[46],这主要获益于更早期地使用针对性药物治疗,以控制炎症[26]。巴西的一项全市性治疗规划也获得了相似的受益[47]。

加拿大鼻炎工作组和 AR 及其对哮喘的影响(ARIA)倡议研讨会提出了临床管理 AR 和哮喘的指南[8,48]。Van Cauwenberge 等发表了一份共识,强调有必要将 AR 与其他可能共存的疾病区分开来[15]。如果已经确定了变应原,避免接触变应原是管理的第一步。Platts-Mills[49]的观点固然是正确的,但避免接触变应原看似容易,实际上很困难。同时患有哮喘和 AR 的可能性,以及二者的临床症状有重叠均提示临床工作中应同时评估这两种疾病。实际上,为了达到基于理性的临床管理策略目标,认同 AR 和哮喘有共同的病理生理学基础很重要。

黏膜的过敏反应会产生促炎性介质,拮抗炎性介质的作用是药物治疗和干预的主要目的。关于促炎性物质组胺的研究是最多的。虽然抗组胺药通常在减轻症状方面具有显著的疗效,但其对鼻塞的作用却令人失望[15]。为了更好地处理这个问题,给予抗组胺药物的同时,可以谨慎地给予几天口服减充血剂(如伪麻黄碱)。

减少 AR 相关鼻塞的另一种方法是使用局部鼻用激素。干粉式或湿式鼻喷制剂均可以选用。其可以通过阻断细胞因子和趋化因子的分泌并减少炎症细胞向上皮的募集而起到有效的抗炎作用[15]。Minshall 等[50]评估了糠酸莫米松鼻喷剂对鼻黏膜的影响。组织学评估表明,炎症有所减轻,而且即使长时间治疗,也没有发生药物相关的组织学异常改变。ICS 治疗还具有逆转哮喘患者支气管缩窄的功效。

一项荟萃分析观察到孟鲁司特可以在白天明显减轻鼻相关的症状。根据平均花粉暴露量将纳入研究的患者分为 3 组,结论是孟鲁司特对每组患者有不同程度的疗效。在暴露最少组中,与安慰剂相比,孟鲁司特没有带来额外的益处,但中高水平暴露组确实有显著受益[49,51]。Mucha 等[51]对季节性 AR 受试者进行了 2 周(发病期内)的对照研究,分别在早晨给予 10mg 的孟鲁司特(LTRA)和 240mg 的伪麻黄碱(减充血剂)。两组患者的 AR 症状均有所减轻、患者的生活质量和鼻腔通气情况改善。这方面的数据说明,孟鲁司特在缓解季节性 AR 患者的鼻塞方面很有效,尤其是在变应原暴露高峰期。

LTRA 已被证实对哮喘有效。Barnes 等[52]研究了孟鲁司特在轻度慢性哮喘病例中的疗效，得出的结论是患者用药后可获益（例如，FEV_1 较基线改善 7%~8%）。对于经 ICS 控制稳定的哮喘患者，孟鲁司特可以进一步减轻炎症，并提高其生活质量[53]。Barnes 等[54]还在全国范围内进行了一项关于如何常规使用孟鲁司特的调查。轻至中度的哮喘患者的用药获益最大。一项调查结果表明，孟鲁司特在同时具有疗效和高度耐受性的药物中脱颖而出。

Meltzer[2]对扎鲁司特和孟鲁司特治疗哮喘的研究进行了综述，比较了 LTRA 在哮喘治疗中的有效性，还研究了 LTRA 在 AR 中的应用，并提供了表明孟鲁司特在治疗 AR 方面具有益处的证据。

其他研究着眼于 LTRA 在 AR 合并哮喘病例中的疗效。Piatti 等[55]在变应原暴露期间观察了 AR 和哮喘病例。他们发现扎鲁司特使两种疾病的症状均显著减轻（$P\leq0.05$），这意味着在 AR 和哮喘治疗中，LTRA 均有作用。

Philip 等[4]的进一步研究评估了孟鲁司特在花粉季节有 AR 症状及哮喘症状的患者中的疗效。这项研究于 2003 年春季和秋季在美国和欧洲的 52 个地点进行，是一项随机双盲双模拟平行研究。两组分别接受孟鲁司特（n=415）或安慰剂（n=416）治疗，初始磨合时间为 3~5 天，采用单盲法。随后进行为期 2 周的晚间孟鲁司特治疗。每天对试验参与者的症状进行评估并嘱其写日记。主要结局指标是每天鼻炎症状评分，日间和夜间症状均包含在内。对季节性 AR 并伴有活动性哮喘症状的患者来说，孟鲁司特在控制 AR 症状方面具有显著疗效。主要结局测量结果显示，孟鲁司特优于安慰剂，这一结果具有统计学意义（$P\leq0.001$）。然而，安慰剂确实有很大的影响。孟鲁司特的优越性在日间和夜间症状中都有体现。此外，当进行亚组分析时，以研究开始时的哮喘状态为鉴别因素，使用 ICS 对于患者 AR 症状的改善最明显。这些患者的哮喘症状每周至少出现 2 次，FEV_1 值低于预测值的 80%，试验开始时 β_2 受体激动剂产生的气流限制可逆性至少为 12%[4]。这些数据被解释为孟鲁司特在哮喘症状更严重的患者中的疗效最显著。

CysLT 是体液免疫反应的一个组成部分，旨在确定 AR 和哮喘症状缓解目标的研究集中于此。已经证明，阻断 CysLT 可提供改善症状和功能的益处。皮质类固醇和抗组胺药都不能拮抗白三烯，但孟鲁司特可以做到这一点。孟鲁司特不仅能改善 AR 症状，还拥有与口服抗组胺药和减充血剂相当的作用。当变应原暴露最普遍或哮喘症状最严重时，孟鲁司特具有明显的疗效。因此，建议使用孟鲁司特治疗 AR 和哮喘，尤其是轻度哮喘病例[7]。

AR 伴哮喘的患者可能通过治疗 AR 更好地控制哮喘[9]。如前所述，管理 AR 可以减少患者因哮喘而入院，并降低急诊的就诊率[31,56]。孟鲁司特可以改善 AR 患者的肺功能[57,58]和 AR 症状评分。医生和患者对哮喘的总体认知随着孟鲁司特的使用也得到了提高[59]。

世界过敏组织和 WHO 发布了《预防过敏和过敏性哮喘指南》，着重强调了一级、二级和三级预防策略[60,61]。该指南包含管理近端气道疾病（特别是 AR）以阻止哮喘进展的建议。大部分关于该策略在实践中有效的确凿证据并不存在。然而，一些数据确实表明，旨在治疗季节性鼻结膜炎的花粉免疫疗法可以降低小儿哮喘的可能性[62]，但即使这样也不能直接证实“过敏性历程”是可预防的。世界过敏组织/WHO 指南中概述的三级预防是指预防哮喘发作和恶化，其重点是解决哮喘核心炎症问题[26]。

人们逐渐意识到炎症与哮喘的重塑有关，所以在治疗这些疾病时会更加关注炎症问题。对于有明显哮喘症状的患者，需要尽快评估其潜在的炎症过程和重塑改变。这样，无论炎症何时出现，无论严重程度如何，治疗措施都可以解决炎症。一线治疗是对轻度哮喘患者使用抗炎药，如 ICS 或 LTRA，当病情更严重时使用 ICS。通常，可以根据需要辅助使用短效 β_2 受体激动剂。当疾病发展为中度或重度时，对成人和 5 岁以上的儿童应常规联合使用长效 β_2 受体激动剂（LABA）和 ICS。联合使用 LTRA 和 ICS 的策略具有治疗整个气道症状的优势，但在控制哮喘的症状和改善肺功能方面可能不如联合使用 LABA 和 ICS。鉴于 AR 和哮喘的病理生理学共性，采取全面的治疗措施来管理和治疗气道（在某些病例中还包括皮肤），才能获得最佳的治疗效果[26]。

（查洋　译）

参考文献

1. Skoner DP. Allergic rhinitis: definition, epidemiology, pathophysiology, detection, and diagnosis. J Allergy Clin Immunol. 2001;108(1 Suppl):S2–8.
2. Meltzer EO. Role for cysteinyl leukotriene receptor antagonist therapy in asthma and their potential role in allergic rhinitis based on the concept of "one linked airway disease". Ann Allergy Asthma Immunol. 2000;84:176–85.
3. Wenzel S. Severe asthma in adults. Am J Respir Crit Care Med. 2005;172:149–60.
4. To T, Stanojevic S, Moores G, Gershon AS, Bateman ED, Cruz AA, Boulet LP. Global asthma prevalence in adults: findings from the cross-sectional world health survey. BMC Public Health. 2012;12:204. https://doi.org/10.1186/1471-2458-12-204.
5. Chapman KR, Ernst P, Grenville A, Dewland P, Zimmerman S. Control of asthma in Canada: Failure to achieve guideline targets. Can Respir J. 2001;8(Suppl A):35A–40A.
6. Cruz AA, Popov T, Pawankar R, Annesi-Maesano I, Fokkens W, et al. Common characteristics of upper and lower airways in rhinitis and asthma: ARIA update, in collaboration with GA(2) LEN. Allergy. 2007;62(Suppl 84):1–41.
7. Reddel HK, FitzGerald JM, Bateman ED, Bacharier LB, Becker A. GINA 2019: a fundamental change in asthma management: Treatment of asthma with short-acting bronchodilators alone is no longer recommended for adults and adolescents. Eur Respir J. 2019;53(6). pii: 1901046 https://doi.org/10.1183/13993003.01046-2019.
8. Bousquet J, Khaltaev N, Cruz AA, Denburg J, Fokkens WJ. Allergic Rhinitis and its Impact on Asthma (ARIA) 2008 update (in collaboration with the World Health Organization, GA(2)LEN and AllerGen). Allergy. 2008;63(Suppl 86):8–160. https://doi.org/10.1111/j.1398-9995.2007.01620.x.
9. Bousquet J, Van Cauwenberge P, Khaltaev N. Allergic rhinitis and its impact on asthma. J Allergy Clin Immunol. 2001;108:S147–334. https://doi.org/10.1067/mai.2001.118891.
10. Linneberg A, Henrik Nielsen N, Frolund L, Madsen F, Dirksen A, Jorgensen T. The link between allergic rhinitis and allergic asthma: a prospective population-based study. The Copenhagen Allergy Study. Allergy. 2002;57:1048–52. https://doi.org/10.1034/j.1398-9995.2002.23664.x.
11. Guerra S, Sherrill DL, Martinez FD, Barbee RA. Rhinitis as an independent risk factor for adult-onset asthma. J Allergy Clin Immunol. 2002;109:419–25. https://doi.org/10.1067/mai.2002.121701.
12. Simons FE. Allergic rhinobronchitis: the asthma-allergic rhinitis link. J Allergy Clin Immunol. 1999;104:534–40.
13. Leynaert B, Neukirch F, Demoly P, Bousquet J. Epidemiologic evidence for asthma and rhinitis comorbidity. J Allergy Clin Immunol. 2000;106(5 Suppl):S201–5.
14. Statistics Canada Persons with asthma, by age and sex (number of persons). http://www40.statcan.ca/l01/cst01/health49a.htm?sdi=asthma (Version current at November 30, 2007).
15. van Cauwenberge P, Bachert C, Passalacqua G, et al. Consensus statement on the treatment of allergic rhinitis. European Academy of Allergology and Clinical Immunology. Allergy. 2000;55:116–34.
16. Bousquet J, Jacot W, Vignola AM, Bachert C, Van Cauwenberge P. Allergic rhinitis: a disease remodeling the upper airways? J Allergy Clin Immunol. 2004;113:43–9. https://doi.org/10.1016/j.jaci.2003.09.047.
17. Jeffery PK. Structural, immunologic, and neural elements of the normal human airway wall. In: Busse W, Holgate ST, editors. Asthma and rhinitis. Oxford: Blackwell Scientific Publications; 1995. p. 80–106.
18. Naclerio RM. Allergic rhinitis. N Engl J Med. 1991;325:860–9.
19. Kay AB. Allergy and allergic diseases. First of two parts. N Engl J Med. 2001;344:30–7.
20. Howarth PH, Salagean M, Dokic D. Allergic rhinitis: not purely a histamine-related disease. Allergy. 2000;55:7–16. https://doi.org/10.1034/j.1398-9995.2000.00802.x.
21. Humbles AA, Lloyd CM, McMillan SJ, Friend DS, Xanthou G, McKenna EE, Ghiran S, Gerard NP, Yu C, Orkin SH, et al. A critical role for eosinophils in allergic airways remodeling. Science. 2004;305:1776–9. https://doi.org/10.1126/science.1100283.
22. Payne DN, Rogers AV, Adelroth E, Bandi V, Guntupalli KK, Bush A, Jeffery PK. Early thickening of the reticular basement membrane in children with difficult asthma. Am J Respir Crit Care Med. 2003;167:78–82. https://doi.org/10.1164/rccm.200205-414OC.
23. Saglani S, Malmstrom K, Pelkonen AS, Malmberg LP, Lindahl H, Kajosaari M, Turpeinen M, Rogers AV, Payne DN, Bush A, et al. Airway remodeling and inflammation in symptomatic infants with reversible airflow obstruction. Am J Respir Crit Care Med. 2005;171:722–7. https://doi.org/10.1164/rccm.200410-1404OC.
24. Barbato A, Turato G, Baraldo S, Bazzan E, Calabrese F, Tura M, Zuin R, Beghe B, Maestrelli P, Fabbri LM, et al. Airway inflammation in childhood asthma. Am J Respir Crit Care Med. 2003;168:798–803. https://doi.org/10.1164/rccm.200305-650OC.

25. Saglani S, Payne DN, Nicholson AG, Jeffery PK, Bush A. Thickening of the epithelial reticular basement membrane in pre-school children with troublesome wheeze (abstract) American Thoracic Society International Conference; 2005, San Diego, CA; 2005. p. A515. http://www.abstracts2view.com/ats05/
26. Cruz AA, Riley JH, Bansal AT, et al. Asthma similarities across ProAR (Brazil) and U-BIOPRED (Europe) adult cohorts of contrasting locations, ethnicity and socioeconomic status. Respir Med. 2020;161:105817. https://doi.org/10.1016/j.rmed.2019.105817. Epub 2019 Nov 26
27. Robinson D, Humbert M, Buhl R, Cruz AA, Inoue H. Revisiting Type 2-high and Type 2-low airway inflammation in asthma: current knowledge and therapeutic implications. Clin Exp Allergy. 2017;47(2):161–75. https://doi.org/10.1111/cea.12880.
28. Jeffery PK. Remodeling and inflammation of bronchi in asthma and chronic obstructive pulmonary disease. Proc Am Thorac Soc. 2004;1:176–83. https://doi.org/10.1513/pats.200402-009MS.
29. Togias A. Rhinitis and asthma: evidence for respiratory system integration. J Allergy Clin Immunol. 2003;111:1171–83. https://doi.org/10.1067/mai.2003.1592.
30. Gaga M, Lambrou P, Papageorgiou N, Koulouris NG, Kosmas E, Fragakis S, Sofios C, Rasidakis A, Jordanoglou J. Eosinophils are a feature of upper and lower airway pathology in non-atopic asthma, irrespective of the presence of rhinitis. Clin Exp Allergy. 2000;30:663–9. https://doi.org/10.1046/j.1365-2222.2000.00804.x.
31. Thomas M. Allergic rhinitis: evidence for impact on asthma. BMC Pulm Med. 2006;6:S4.
32. Bonay M, Neukirch C, Grandsaigne M, Lecon-Malas V, Ravaud P, Dehoux M, Aubier M. Changes in airway inflammation following nasal allergic challenge in patients with seasonal rhinitis. Allergy. 2006;61:111–8.
33. Braunstahl GJ, Kleinjan A, Overbeek SE, Prins JB, Hoogsteden HC, Fokkens WJ. Segmental bronchial provocation induces nasal inflammation in allergic rhinitis patients. Am J Respir Crit Care Med. 2000;161:2051–7.
34. Braunstahl GJ, Overbeek SE, Fokkens WJ, Kleinjan A, McEuen AR, Walls AF, Hoogsteden HC, Prins JB. Segmental bronchoprovocation in allergic rhinitis patients affects mast cell and basophil numbers in nasal and bronchial mucosa. Am J Respir Crit Care Med. 2001;164:858–65.
35. Melen E, Bruce S, Doekes G, Kabesch M, Laitinen T, Lauener R, Lindgren CM, Riedler J, Scheynius A, van Hage-Hamsten M, et al. Haplotypes of G protein-coupled receptor 154 are associated with childhood allergy and asthma. Am J Respir Crit Care Med. 2005;171:1089–95. https://doi.org/10.1164/rccm.200410-1317OC.
36. Togias A. Systemic effects of local allergic disease. J Allergy Clin Immunol. 2004;113:S8–S14. https://doi.org/10.1016/j.jaci.2003.09.051.
37. Frieri M. Inflammatory issues in allergic rhinitis and asthma. Allergy Asthma Proc. 2005;26:163–9.
38. Ward C, Pais M, Bish R, Reid D, Feltis B, Johns D, Walters EH. Airway inflammation, basement membrane thickening and bronchial hyperresponsiveness in asthma. Thorax. 2002;57:309–16. https://doi.org/10.1136/thorax.57.4.309.
39. Pizzichini E, Leff JA, Reiss TF, Hendeles L, Boulet LP, Wei LX, Efthimiadis AE, Zhang J, Hargreave FE. Montelukast reduces airway eosinophilic inflammation in asthma: a randomized, controlled trial. Eur Respir J. 1999;14:12–8. https://doi.org/10.1034/j.1399-3003.1999.14a04.x.
40. Nakamura Y, Hoshino M, Sim JJ, Ishii K, Hosaka K, Sakamoto T. Effect of the leukotriene receptor antagonist pranlukast on cellular infiltration in the bronchial mucosa of patients with asthma. Thorax. 1998;53:835–41.
41. Jeffery PK. The roles of leukotrienes and the effects of leukotriene receptor antagonists in the inflammatory response and remodelling of allergic asthma. Clin Exp Allergy Rev. 2001;1:148–53. https://doi.org/10.1046/j.1472-9725.2001.00028.x.
42. Panettieri RA, Tan EM, Ciocca V, Luttmann MA, Leonard TB, Hay DW. Effects of LTD4 on human airway smooth muscle cell proliferation, matrix expression, and contraction in vitro: differential sensitivity to cysteinyl leukotriene receptor antagonists. Am J Respir Cell Mol Biol. 1998;19:453–61.
43. Parameswaran K, Cox G, Radford K, Janssen LJ, Sehmi R, O'Byrne PM. Cysteinyl leukotrienes promote human airway smooth muscle migration. Am J Respir Crit Care Med. 2002;166:738–42. https://doi.org/10.1164/rccm.200204-291OC.
44. Haahtela T, Jarvinen M, Kava T, Kiviranta K, Koskinen S, Lehtonen K, Nikander K, Persson T, Reinikainen K, Selroos O, et al. Comparison of a beta 2-agonist, terbutaline, with an inhaled corticosteroid, budesonide, in newly detected asthma. N Engl J Med. 1991;325:388–92.
45. Haahtela T, Jarvinen M, Kava T, Kiviranta K, Koskinen S, Lehtonen K, Nikander K, Persson T, Selroos O, Sovijarvi A, et al. Effects of reducing or discontinuing inhaled budesonide in patients with mild asthma. N Engl J Med. 1994;331:700–5. https://doi.org/10.1056/NEJM199409153311103.
46. Haahtela T, Tuomisto LE, Pietinalho A, Klaukka T, Erhola M, Kaila M, Nieminen MM, Kontula E, Laitinen LA. A 10 asthma programme in Finland: major change for the better. Thorax. 2006;61:663–70. https://doi.org/10.1136/thx.2005.055699.

47. Souza-Machado C, Souza-Machado A, Franco R, Ponte EV, Barreto ML, Rodrigues LC, Bousquet J, Cruz AA. Rapid reduction in hospitalisations after an intervention to manage severe asthma. Eur Respir J. 2010;35(3):515–21. https://doi.org/10.1183/09031936.00101009. Epub 2009 Jul 30
48. Kaiko GE, Horvat JC, Beagley KW, Hansbro PM. Immunological decision-making: how does the immune system decide to mount a helper T-cell response? Immunology. 2008;123:326–38.
49. Platts-Mills TA. Allergen avoidance in the treatment of asthma and rhinitis. N Engl J Med. 2003;349:207–8.
50. Minshall E, Ghaffar O, Cameron L, et al. Assessment by nasal biopsy of long-term use of mometasone furoate aqueous nasal spray (Nasonex) in the treatment of perennial rhinitis. Otolaryngol Head Neck Surg. 1998;118:648–54.
51. Mucha SM. deTineo M, Naclerio RM, Baroody FM. Comparison of montelukast and pseudoephedrine in the treatment of allergic rhinitis. Arch Otolaryngol Head Neck Surg. 2006;132:164–72.
52. Barnes N, Wei LX, Reiss TF, et al. Analysis of montelukast in mild persistent asthmatic patients with near-normal lung function. Respir Med. 2001;95:379–86.
53. Biernacki WA, Kharitonov SA, Biernacka HM, Barnes PJ. Effect of montelukast on exhaled leukotrienes and quality of life in asthmatic patients. Chest. 2005;128:1958–63.
54. Barnes N, Thomas M, Price D, Tate H. The national montelukast survey. J Allergy Clin Immunol. 2005;115:47–54.
55. Piatti G, Ceriotti L, Cavallaro G, et al. Effects of zafirlukast on bronchial asthma and allergic rhinitis. Pharmacol Res. 2003;47:541–7.
56. Crystal-Peters J, Neslusan C, Crown WH, Torres A. Treating allergic rhinitis in patients with comorbid asthma: the risk of asthma-related hospitalizations and emergency department visits. J Allergy Clin Immunol. 2002;109:57–62. https://doi.org/10.1067/mai.2002.120554.
57. Price DB, Hernandez D, Magyar P, Fiterman J, Beeh KM, James IG, Konstantopoulos S, Rojas R, van Noord JA, Pons M, et al. Randomised controlled trial of montelukast plus inhaled budesonide versus double dose inhaled budesonide in adult patients with asthma. Thorax. 2003;58:211–6. https://doi.org/10.1136/thorax.58.3.211.
58. Price DB, Swern A, Tozzi CA, Philip G, Polos P. Effect of montelukast on lung function in asthma patients with allergic rhinitis: analysis from the COMPACT trial. Allergy. 2006;61:737–42. https://doi.org/10.1111/j.1398-9995.2006.01007.x.
59. Philip G, Nayak AS, Berger WE, Leynadier F, Vrijens F, Dass SB, Reiss TF. The effect of montelukast on rhinitis symptoms in patients with asthma and seasonal allergic rhinitis. Curr Med Res Opin. 2004;20:1549–58. https://doi.org/10.1185/030079904X3348.
60. World Health Organization. Based on the WHO/WAO Meeting on the Prevention of Allergy and Allergic Asthma; 8–9 January 2002; Geneva. Geneva; 2003. Prevention of allergy and allergic asthma. http://www.worldallergy.org/professional/who_paa2003.pdf
61. Johansson SG, Haahtela T. World allergy organization guidelines for prevention of allergy and allergic asthma. Condensed Version. Int Arch Allergy Immunol. 2004;135:83–92. https://doi.org/10.1159/000080524.
62. Möller C, Dreborg S, Ferdousi HA, Halken S, Host A, Jacobsen L, Koivikko A, Koller DY, Niggemann B, Norberg LA, et al. Pollen immunotherapy reduces the development of asthma in children with seasonal rhinoconjunctivitis (the PAT-study). J Allergy Clin Immunol. 2002;109:251–6. https://doi.org/10.1067/mai.2002.121317.

第 42 章

慢性咳嗽：发病机制、病因及鼻炎/鼻-鼻窦炎的作用

Hilal Boyacı, Bilun Gemicioğlu, Guy Scadding

42.1 引言

慢性咳嗽通常是指持续 8 周以上的咳嗽。在本章中，我们认为患者的胸部 X 线检查和肺功能均正常，这些是咳嗽的首选检查。正如 Irwin 及其同事所提出的，我们也假设患者没有其他异常，如咳血、体重减轻、发热、声音嘶哑、严重的呼吸困难、吸烟史（每年吸烟 30 包以上），目前正在吸烟并有新发的咳嗽/声音变化、吞咽困难、复发性肺炎等危险信号[Irwin R，French C，Chang A，Altman K，et al. Classification of cough as a symptom in adults and management algorithms. CHEST Guideline Expert Panel Report CHEST. 2018：153（1）：196–209]。

尽管对咳嗽病理生理学的认知已经取得了一定的进展，但是治疗持续性咳嗽仍然具有挑战性。对于患者而言，慢性咳嗽可能导致严重不适和生活质量下降[1]。如果用药物治疗咳嗽没有效果，临床医生可能会错误地认为咳嗽是功能性的，即心理性的。以下几个因素使得咳嗽的治疗具有挑战性。治疗问题可能源自部分患者没有得到充分全面的诊断性检查，临床医生没有充分注意肺内外的病因[2,3]，还有可能是药物治疗的剂量太低或疗程太短。有证据表明慢性咳嗽会导致咳嗽反射敏感性增强，导致咳嗽反应过度，即咳嗽超敏反应综合征（CHS）。

Irwin 等开创性地进行了咳嗽评估和治疗方面的工作[4]，他们提倡采取一种逐步评估咳嗽病因的方法，这种方法能在 98%的病例中找到病因。慢性咳嗽最常见的病因是上气道咳嗽综合征（UACS），其主要原因是鼻后滴漏综合征（PNDS）、哮喘和胃食管反流病（GERD）；其他原因包括嗜酸性支气管炎（EB）和药物副作用，尤其是 ACE 抑制剂诱发的咳嗽[4][Alan G. Kaplan，Pulm Ther（2019）5：11–21]。同一批研究人员[5,6]和其他医院的工作人员[7,8]发现这种方法具有持续有效性。逐步评估的方法没有改变，其现在是美国胸科医师学会提供的咳嗽治疗推荐的一部分[9]。

虽然人们普遍认为，逐步诊断的方法可以有效评估肺内和肺外的病因，但一些研究人员仍然质疑咳嗽变异性哮喘（CVA）、PNDS 和 GERD 这 3 类病因能否解释所有的持续性咳嗽[10,11]。据报道，对于 12%~42%的持续性咳嗽，即使采用此种方法也无法进行诊断或治疗[12–14]。未诊断的持续性咳嗽被解释为 CHS（可能相当于特发性咳嗽[14]），或者认为是患者的治疗周期不达标或药物剂量不足导致的结果[15,16]。

42.2 发病机制

咳嗽受反射控制，传入部分由咳嗽受体、感觉

神经纤维、位于脑干的咳嗽中枢和传出(效应)通路组成。传入部分主要包括迷走神经、三叉神经和舌咽神经;传出部分包括迷走神经、膈神经和脊髓运动神经。反射弧上的任一点都可以被调节,因此深入了解咳嗽反射的生理病理学是进行有效治疗的关键。构成传入通路的纤维具有一定的动态性,某些纤维在对特定刺激(如气道炎症)的敏感性升高后变得活跃,这被称为"可塑性"[17]。虽然病毒感染是引起咳嗽的一个关键原因,并且在慢性咳嗽(病毒感染后慢性咳嗽)的病例中经常被提及,但我们并不完全了解病毒如何影响咳嗽反射的敏感性。大鼠感染呼吸道合胞病毒后,肺组织中的速激肽和作为P物质受体的神经激肽-1(NK1)水平较高[18]。慢性咳嗽还可能导致脑干咳嗽中枢的改变,进一步加剧咳嗽超敏反应。

男性和女性在气道的神经免疫功能方面存在着明显的差异。研究表明,无论是在健康[19,20]还是在疾病状态[21],女性更容易触发咳嗽反射。这些与性别有关的差异在成年之前无法被发现,这可能提示性激素在调节咳嗽方面的作用[22]。

42.3 咳嗽的原因包括鼻-鼻窦炎

前瞻性研究已经表明,在胸部X线检查正常的非吸烟患者中,92%~100%的持续性咳嗽可归因于3种情况[23]。按发生顺序排列如下[24]。

- UACS,包括PNDS。
- 哮喘。
- GERD。

42.3.1 上气道咳嗽综合征

UACS包括感觉鼻腔鼻窦分泌物滴入咽部,伴有鼻漏,需要不断清喉。通常依据有相应症状的病史做出诊断,很少有确定的体格检查结果。20%的UACS病例发生在对鼻后滴漏缺乏认识的人群中,他们不会把鼻后滴漏与咳嗽关联起来[25]。发现口咽部有黏液附着或鹅卵石样外观可提示UACS,该发现虽然敏感性高,但缺乏特异性[23]。

PNDS的概念在UACS的定义中得到了扩展,其现在包括可能引起咳嗽的各种鼻窦或鼻腔问题,举例如下[23]。

- PNDS。
- 急性细菌性鼻窦炎。
- 变应性真菌性鼻窦炎。
- AR。
- CRS。
- NAR。
  - NARES。
  - 职业性鼻炎。
  - 病毒感染后鼻炎。
  - 解剖异常导致的鼻炎。
  - 物理或化学刺激激发的鼻炎。
  - 药物性鼻炎。
  - 妊娠期鼻炎。
  - 血管运动性鼻炎。

尽管有上述情况,但需要注意的是,在耳鼻喉科门诊和(或)过敏门诊就诊的绝大多数患者没有慢性咳嗽的症状;相反,他们有与这些症状相关的鼻腔和鼻窦症状。

42.4 治疗方法

尽管一些专家认为咳嗽的特征对于诊断没有明确价值[26],但从临床角度来看,与上呼吸道问题(见下文)一致的症状或提示GERD的症状应引起对鼻炎/鼻-鼻窦炎或反流病药物治疗的重视[27]。理想的药物使用剂量和治疗周期仍然不清楚,这点在与GERD有关的咳嗽治疗中尤为明显。虽然反酸、胃灼热通常会在短时间内消退,但预防咳嗽所需的持续时间明显更长,而且有效性的证据支持也更少[28,29]。一般而言,质子泵抑制剂的经验性疗程为6~8周,并考虑加入多潘立酮或甲氧氯普胺等促胃肠动力药。还建议采取改善生活方式和饮食调整,包括抬高床头,睡前3小时内避免进食。对于小部分患者,如果经过足够时间和足够剂量的抗酸治疗还没有解决反流问题,可能需要进行外科手术[16,30]。虽然经验性治疗方法在有反流症状的患者中是合理的,但是如果患者对这些治疗措施没有反应或没有典型症状,则应该使用双通道24小时pH值探针监测和(或)食管阻抗监测来尝试明确诊断。

目前研究的一个热点领域是“非酸性反流”。Irwin 等[30]对 8 例慢性咳嗽并且几乎完全通过质子泵抑制剂、促胃肠动力药和旨在减少反流的饮食来控制胃酸反流的病例进行了研究（口服奥美拉唑 20~80mg/d，口服西沙必利 40~80mg/d）。该研究发现，抗反流手术在改善药物治疗无效的咳嗽方面有一定作用。他们指出，手术获得了持续的益处。由于非酸性反流可能实际上解释了某些患者咳嗽的原因（即含有胃酶、胆盐等的容量反流），对于咳嗽和 GERD 的病例，胃酸反流病可能是一个误导性的术语[31]。如果此类咳嗽患者不能从胃酸反流治疗中获益，那么其咳嗽不一定是特发性的[16]。

肺活量检测提示呼吸道阻塞或呼吸道嗜酸性粒细胞增多的证据，即痰中增加>3%的嗜酸性粒细胞和呼出的一氧化氮增多>50μg/L 被认为是敏感性的临界值，但对于>40μg/L 的患者也可以试验性用药。对于这些患者来说，吸入皮质类固醇是一种合理的经验性疗法；外周血中嗜酸性粒细胞增多超过 0.3×10^9/L 可能是呼吸道嗜酸性粒细胞增多的合适替代指标。如果对吸入性皮质类固醇没有反应，可进一步检查（如乙酰胆碱激发试验），以确认或排除是否与支气管相关。尽管高度怀疑哮喘是导致吸入性皮质类固醇无效的原因，也应及时检查吸入器使用方法、患者依从性，如果有可能，应进行口服泼尼松龙试验。

非哮喘性、嗜酸性呼吸道综合征可能是慢性咳嗽的原因。可通过分析深部痰液或支气管镜检查、灌洗液和（或）支气管镜活检来诊断[32]。嗜酸性呼吸道综合征的主要特征是由嗜酸性粒细胞引起的呼吸道炎症，但与哮喘不同的是，呼吸道功能没有变化（即没有支气管收缩）。迄今为止，最典型的综合征是嗜酸性支气管炎（EB）。EB 被认为可以解释 15%的因慢性咳嗽而转诊至专科的病例[33]。

EB 患者通常受益于吸入性皮质类固醇治疗。鉴于皮质类固醇的经验性治疗在初级保健中很常见，计算 EB 的准确发生率可能存在问题。在最近的一项研究中，日本的研究人员开始讨论“特应性咳嗽”综合征[34]。这种综合征的特征是咳嗽，应用支气管扩张剂无效，伴有由嗜酸性粒细胞浸润形成的气管和支气管炎。

UACS 的治疗主要包括用温的生理盐水“冲洗”鼻腔和鼻窦，以及使用鼻用皮质类固醇。具体治疗可根据不同的情况进行调整，例如，血管运动性鼻炎可能对异丙托溴铵鼻用喷雾剂有良好的反应；如果鼻后滴漏是慢性咳嗽的病因或加重因素，那么咳嗽可能会得到改善。虽然手术可以减轻 CRS 患者的鼻塞和面部不适，但改善患者鼻后滴漏的效果并不明显。

42.5 一线治疗失败和下一步措施

慢性咳嗽的诊断不准确或治疗无效的常见原因如下：没有启动 UACS 的经验性治疗方案，因为没有相关病史或检查结果指向上气道咳嗽综合征；没有对隐匿性鼻窦炎的病例进行影像学检查；没有尝试使用支气管激发试验来检测哮喘；没有充分对推测为咳嗽变异性哮喘的病例进行经验性治疗；没有对 GERD 患者进行全面评估，并且采用的是不够理想的 GERD 治疗方案。后两种情况通常因为缺乏 GERD 典型临床表现。慢性咳嗽的罕见原因也可能被遗漏，如隐匿性心力衰竭、间质性肺疾病、神经肌肉疾病、轻度支气管扩张、甲状腺疾病、支气管内的孤立性肿瘤样异常、局限性韦格纳肉芽肿、吸入和滞留异物，以及气道软化[35]。

即使对慢性咳嗽的 3 种常见原因进行了适当的检查和治疗，仍然有一些患者的咳嗽最终被错误地归类为“特发性”，如咳嗽时间足够长，足以诱导其咳嗽反射弧神经可塑性的患者，他们应该被正确地归类为 CHS。最近发表的一项采用病例对照方法的研究表明[36]，“特发性”咳嗽患者以女性为主（77%），这与自身免疫性疾病影响单个器官（主要是甲状腺）的风险增加 8 倍有关。慢性咳嗽与呼吸道炎症性疾病之间存在关联。与正常对照组相比，当检测诱发痰液时，慢性咳嗽患者的一些已知与咳嗽有关的标志物的滴度升高[37]。这些标志物包括半胱氨酰白三烯、组胺和前列腺素 D_2 和 E_2。排除哮喘患者/对吸入性皮质类固醇有反应的患者后，没有潜在可知原因的慢性咳嗽患者的组胺水平高于那些有已知原因（UACS、GERD 等）的慢性咳嗽患者[37]。这一发现与早期一项支气管镜检查研究的结果相吻合[5],在该研究中,支气管肺泡灌洗液中的肥大细胞计数增加。在一项研究中[38],即使对 19 例患者进行了大量的检查,仍无法解释其咳嗽的原因,他们接受了支气管镜检查,结果发现支气管肺泡灌洗液中的淋巴细胞计数升高,而支气管黏膜中的淋巴细胞计数却没有升高。在另外两项小型研究中,一项研究发现支气管和肺泡中的淋巴细胞数量没有增加[39];但另一项研究在支气管黏膜活检时发现了淋巴细胞性支气管炎[40]。这些结果使人们不确定淋巴细胞在慢性咳嗽中可能扮演的角色。这种看似矛盾的结果可能提示几种不同的疾病可能会同时引发慢性咳嗽。值得思考的是,慢性咳嗽可能由一种独立的综合征组成,或者更有可能由几种不同的综合征组成[35]。

潜在的 CHS 作为慢性咳嗽的原因之一,其治疗方法包括加巴喷丁、阿米替林和普瑞巴林等中枢作用药物,旨在减少脑干咳嗽中心的过度活动。然而,这些药物都可能有明显的副作用,尤其是镇静作用。其他疗法包括吸入局部麻醉剂,试图降低反射的传入敏感性。阿片类药物对许多患者能起到有效的止咳作用,但便秘和成瘾可能是其常见的不良反应。根据笔者的经验,言语治疗介入和积极尝试抑制咳嗽是对这类患者最有帮助的干预措施,但这需要患者付出热情、努力和坚持不懈,也可以尝试将言语疗法和药物疗法进行有效结合。

ERS 成人和儿童慢性咳嗽诊治指南[41]最近将慢性咳嗽分为 7 种不同的表型。

- 哮喘性咳嗽/EB。
- GERD。
- PNDS/UACS。
- 医源性咳嗽。
- 慢性难治性(特发性)咳嗽。
- 儿童慢性咳嗽。
- 其他疾病的慢性咳嗽。

他们针对这些表型的诊断和治疗方法开发了新策略[41]。

针对前 3 种情况的治疗策略可能是通过神经调节来减少过敏反应的镇咳策略。提倡小剂量应用吗啡、加巴喷丁和普瑞巴林,但其有很多的副作用。未来的药理学药物是治疗神经元过敏的药物,其能够阻断传入神经的兴奋性,并抑制 ATP 受体(P2X3)等靶点[41]。

42.6 儿童慢性咳嗽

儿童咳嗽的原因和治疗方法与成人不同。

大多数患有急性呼吸道病毒感染的儿童会出现咳嗽。挪威一项针对 400 例 16 岁以下儿童的研究显示[42],急性呼吸道感染的发病率为每月 5.6%。其中,低热、流涕、咳嗽是持续时间最长的症状。50%以下的患儿可在发病 3 周后完全恢复,无严重并发症或后遗症。由于儿童平均每年发生 6~8 次病毒性上呼吸道感染[43],很可能符合 EPOS CRS 的标准。咳嗽和流涕是 CRS 儿童(30~120 天)的突出症状[44],而对 IgE 变应原敏感的儿童更容易出现咳嗽[45]。

然而,咳嗽也可能表明存在严重的潜在疾病,因此对所有患有慢性咳嗽的儿童都应该进行彻底的临床检查,包括考虑异物吸入的可能。

治疗应该基于根本原因。没有证据表明可以使用可能有害的症状缓解药物,如抗组胺药,也没有证据表明可以应用基于成人慢性咳嗽三大病因的经验性治疗。

应鼓励所有咳嗽儿童去除环境恶化因素,如烟草烟雾或相关变应原[47]。

42.7 结论

咳嗽受反射控制,传入部分由咳嗽受体、感觉神经纤维、位于中央的咳嗽中枢和传出(效应)通路组成。有必要对肺内和肺外病因进行逐步诊断评估,以明确病理学。鼻炎和鼻-鼻窦炎可能在诊断不清或特发性咳嗽中起重要作用,在这种情况下应予以排除。

(游芳佳 廖娟 译)

参考文献

1. French CL, Irwin RS, Curley FJ, Krikorian CJ. Impact of chronic cough on quality of life. Arch Intern Med. 1998;158:1657–61.
2. Al-Mobeireek AF, Al-Sarhani A, Al-Amri S, Bamgboye E, Ahmed S. Chronic cough at a non-teaching hospital: are extrapulmonary causes overlooked? Respirology. 2002;7:141–6.
3. McGarvey LPA, Heaney LG, MacMahon J. A retrospective survey of diagnosis and management of patients presenting with chronic cough to a general chest clinic. Int J Clin Pract. 1997;52:158–61.
4. Irwin RS, Corrao WM, Pratter MR. Chronic persistent cough in the adult: the spectrum and frequency of cases and successful outcome of specific therapy. Am Rev Respir Dis. 1981;123:414–7.
5. Irwin RS, Curley FJ, French CL. Chronic cough: the spectrum and frequency of causes, key components of the diagnostic evaluation and outcome of specific therapy. Am Rev Resp Dis. 1990;141:640–7.
6. Smyrnios NA, Irwin RS, Curley FJ. Chronic cough with a history of excessive sputum production: the spectrum and frequency of causes key components of the diagnostic evaluation, and outcome of specific therapy. Chest. 1995;108:991–7.
7. Pratter MR, Bartter T, Akers S, Dubois J. An algorithmic approach to chronic cough. Ann Intern Med. 1993;119:977–83.
8. Palombini BC, Villanova CA, Araujo E, Gastal OL, Alt DC, Stolz DP, Palombini CO. A pathogenic triad in chronic cough: asthma, postnasal drip syndrome and gastrooesophageal reflux disease. Chest. 1999;116:279–8.
9. Irwin RS, Boulet LP, Cloutier MM, Fuller R, Gold PM, Hoffstein V, Ing AJ, McCool FD, O'Byrne P, Poe PH, Prakash UB, Pratter MR, Rubin BK. Managing cough as a defence mechanism and as a symptom. A consensus panel report of the American College of Chest Physicians. Chest. 1998;114:133S–81S.
10. Poe HR, Harder RV, Israel RH. Chronic persistent cough: experience in diagnosis and outcome using an anatomic diagnostic protocol. Chest. 1989;95:723–7.
11. Morice AH, Kastelik JA. Cough. 1: chronic cough in adults. Thorax. 2003;58(10):901–7.
12. O'Connell F, Thomas VE, Pride NB, Fuller RW. Cough sensitivity to inhaled capsaicin decreases with successful treatment of chronic cough. Am J Respir Crit Care Med. 1993;150:374–80.
13. McGarvey LPA, Heaney LG, Lawson JT, Johnston BT, Scally CM, Ennis M, Shepherd DRT, MacMahon J. Evaluation and outcome of patients with chronic non-productive cough using a comprehensive diagnostic protocol. Thorax. 1998;53:738–43.
14. Haque RA, Usmani OS, Barnes PJ. Chronic idiopathic cough: a discrete clinical entity? Chest. 2005;127:1710–3.
15. Irwin RS, Madison JM. Diagnosis and treatment of chronic cough due to gastro-esophageal reflux disease and postnasal drip syndrome. Pulm Pharmacol Ther. 2002;15:293–4.
16. McGarvey LP. Idiopathic chronic cough: a real disease or a failure of diagnosis? Cough. 2005;1:9.
17. Carr MJ. Plasticity of vagal afferent fibres mediating cough. Pulm Pharmacol Ther. 2004;17:447–51.
18. Hu C, Wedde-Beer K, Auais A, Rodriguez MM, Piedimonte G. Nerve growth factor and nerve growth factor receptors in respiratory syncytial virus-infected lungs. Am J Physiol Lung Cell Mol Physiol. 2002;283:L494–502.
19. Fujimura M, Sakamoto S, Kamio Y, Matsuda T. Sex difference in the inhaled tartaric acid cough threshold in non-atopic healthy subjects. Thorax. 1990;45(8):633–4.
20. Dicpinigaitis PV, Rauf K. The influence of gender on cough reflex sensitivity. Chest. 1998;113:1319–21.
21. Kastelik JA, Thompson RH, Aziz I, Ojoo JC, Redington AE, Morice AH. Sex-related differences in cough reflex sensitivity in patients with chronic cough. Am J Respir Crit Care Med. 2002;166(7):961–4.
22. Chang AB, Phelan PD, Sawyer SM, Del Brocco S, Robertson CF. Cough sensitivity in children with asthma, recurrent cough and cystic fibrosis. Arch Dis Child. 1997;77(4):331–4.
23. Pratter MR. Overview of common causes of chronic cough: ACCP evidence-based clinical practice guidelines. Chest. 2006;129(1 Suppl):59S–62S.
24. Chen HH. Chronic cough. In: Meyers AD, editors. Medscape. Updated: Dec 05, 2018. https://emedicine.medscape.com/article/1048560-overview#a3. Accessed online at 22 Oct 2019.
25. Pratter MR, Bartter T, Akers S, DuBois J. An algorithmic approach to chronic cough. Ann Intern Med. 1993 Nov.;119(10):977–83.
26. Mello CJ, Irwin RS, Curley FJ. The predictive values of the character, timing and complications of chronic cough in diagnosing its cause. Arch Int Med. 1993;119:997–83.

27. Morice AH, Fontana GA, Sovijarvi ARA, Pistolesi M, Chung KF, Widdicombe J, ERS Task Force, et al. The diagnosis and management of cough. Eur Respir J. 2004;24:481–92.
28. Irwin RS, Madison JM. Anatomical diagnostic protocol in evaluating chronic cough with specific reference to gastrooesophageal reflux disease. Am J Med. 2000;108:126S–30S.
29. Benini L, Ferrari M, Sembenini C, Olivieri M, Micciolo R, Zuccali V, Bulighin GM, Fiorino F, Ederle A, Cascio VL, Vantini I. Cough threshold in reflux oesophagitis: influence of acid and of laryngeal and oesophageal damage. Gut. 2000;46:762–7.
30. Irwin RS, Zawacki JK, Wilson MM, French CT, Callery MP. Chronic cough due to gastrooesophageal reflux disease: failure to resolve despite total/near total elimination of oesophageal acid. Chest. 2002;121:1132–40.
31. Sifrim D, Dupont L, Blondeau K, Zhang X, Tack J, Janssens J. Weakly acidic reflux in patients with chronic unexplained cough during 24 hour pressure, pH, and impedance monitoring. Gut. 2005;54(4):449–54.
32. Gibson PG, Dolovich J, Denburg J, Ramsdale EH, Hargreave FE. Chronic cough: eosinophilic bronchitis without asthma. Lancet. 1989;1(9287):1346–8.
33. Brightling C, Ward R, Goh KL, Wardlaw AJ, Pavord ID. Eosinophilic bronchitis is an important cause of chronic cough. Am J Respir Crit Care Med. 1999;160:406–10.
34. Fujimura M, Ogawa H, Nishizawa Y, Nishi K. Comparison of atopic cough with cough variant asthma: is atopic cough a precursor of asthma? Thorax. 2003;58:14–8.
35. Pratter MR. Unexplained (idiopathic) cough: ACCP evidence-based clinical practice guidelines. Chest. 2006;129:220S–1S.
36. Birring SS, Murphy AC, Scullion JE, et al. Idiopathic chronic cough and organ-specific autoimmune diseases: a case-control study. Respir Med. 2004;98:242–6.
37. Birring SS, Parker D, Brightling CE, et al. Induced sputum inflammatory mediator concentrations in chronic cough. Am J Respir Crit Care Med. 2004;169:15–9.
38. Birring SS, Brightling CE, Symon FA, et al. Idiopathic chronic cough: association with organ specific autoimmune disease and bronchoalveolar lymphocytosis. Thorax. 2003;58:1066–70.
39. McGarvey LP, Forsythe P, Heaney LG, et al. Bronchoalveolar lavage findings in patients with chronic nonproductive cough. Eur Respir J. 1999;13:59–65.
40. Lee SY, Cho JY, Shim JJ, et al. Airway inflammation as an assessment of chronic nonproductive cough. Chest. 2001;120:1114–20.
41. Morice AH, Millqvist E, Bieksiene K, Birring SS, Dicpinigaitis P, Domingo Ribas C, Hilton Boon M, Kantar A, Lai K, McGarvey L, Rigau D, Satia I, Smith J, Song WJ, Tonia T, van den Berg JWK, van Manen MJG, Zacharasiewicz A. ERS guidelines on the diagnosis and treatment of chronic cough in adults and children. Eur Respir J. 2020;55(1):1901136.
42. Gulbrandsen P, Fugelli P, Kvarstein G, Moland L. The duration of acute respiratory tract infections in children. Scand J Prim Health Care. 1989;7(4):219–23.
43. Gwaltney JM Jr, Hendley JO, Simon G, Jordan WS Jr. Rhinovirus infections in an industrial population I. The occurrence of illness. N Engl J Med. 1966;275(23):1261–8.
44. Wald ER, Byers C, Guerra N, Casselbrant M, Beste D. Subacute sinusitis in children. J Pediatr. 1989;115:28–32.
45. Lombardi E, Stein RT, Wright AL, Morgan WJ, Martinez FD. The relation between physician-diagnosed sinusitis, asthma, and skin test reactivity to allergens in 8-year-old children. Pediatr Pulmonol. 1996;22:141–6.
46. Chang AB, Landau LI, Van Asperen PP, Glasgow NJ, Robertson CF, Marchant JM, Mellis CM, Thoracic Society of Australia and New Zealand. Cough in children: definitions and clinical evaluation. Med J Aust. 2006;184(8):398–403. PubMed PMID: 16618239
47. Brand PL, Duiverman EJ. Coughing and wheezing children: improvement after parents stop smoking. Ned Tijdschr Geneeskd. 1998;142(15):825–7. Dutch. PubMed PMID: 9623153

第 43 章

职业性鼻炎

Kağan Sağlam, İbrahim Çukurova, Klara Van Gool

43.1 引言

感觉器官会受到环境状况的影响。众所周知，无论是在居家还是工作环境中，过度的噪声暴露都会对听觉器官造成损害。鼻也同样容易受到损害，无论是在居家还是在工作环境中。

Moscato 在 2008 年将职业性鼻炎(OR)定义为由特定工作环境引起的鼻黏膜炎症[1]。出于对生活质量的关注，近年来职业性鼻炎领域的研究越来越受到重视。

工作环境已日益成为受到优先关注的问题。职业健康情况会显著影响员工的表现，导致生产力下降和社会心理困境。尽管有害作业环境已被坚决禁止，但有强烈气味的工作环境对于某些职业仍然是常态化的。

特定的工业化学品、混合物或粉尘会导致工作相关的嗅觉功能障碍。这是由于鼻内嗅觉受体神经元是相对直接地暴露在外界环境中的。对于刺激物的急性和慢性的职业暴露均可诱发暂时或永久性工作相关的嗅觉功能障碍。而工人的嗅觉障碍既往很少受到医学界的关注[2,3]。

值得注意的是，嗅觉对人类和动物的生存至关重要。其依靠嗅觉功能来实现觅食与进食(消化行为)、寻找伴侣(社交交流)、保持快乐(边缘系统)和察觉到环境危害(危险报警)。嗅觉功能下降是预期寿命低的一个指标。嗅觉障碍会导致生活质量降低、安全性降低和营养不良[4,5]。

43.2 职业性鼻炎

OR 与工作加重型鼻炎(WER)的不同之处在于，后者是指职业性的暴露使已经存在的 AR 或 NAR 加重，而并不是鼻炎的最初病因[1]。

据报道，可导致 OR 的物质分为高分子量或低分子量(HMW 或 LMW)物质。HMW 物质是指可以诱导 IgE 介导的 AR 的吸入性变应原（如乳胶、面粉、实验动物)。LMW 物质可细分为两组：敏化剂和刺激物(表 43.1 和表 43.2)。敏化剂是在延迟期之后诱导 IgE 介导的免疫反应的 LMW 物质。与之相反，气道刺激物是非致敏性的 LMW 物质[6,7]。短暂暴露于高浓度的气道刺激物会对鼻黏膜产生急性毒性作用，导致短暂或持续的鼻炎症状[8]。长期暴露于较低浓度的气道刺激物可诱发呼吸道黏膜的慢性功能障碍[9]。

关于 OR 患病率的流行病学资料尚不充分。这是因为缺乏确切有效的诊断工具，加之患者并不愿意抱怨其所处的职业环境[10]。OR 常与职业性哮喘(OA)合并出现[5]。据推测，患者 OR 发作的频率是哮喘发作的 2~4 倍[1,10]。

43.3 工作相关的嗅觉障碍

大多数关于 OR 的论文讨论了鼻塞、鼻涕、打

表 43.1 HMW 和 LMW 物质

HMW 物质		
面粉	螨类	乳胶
实验动物	海鲜	植物
酶	瓜尔胶	昆虫
烟草	大豆	牛
LMW 敏化剂(具有延迟期的 LMW 物质)		
异氰酸酯	过硫酸盐	酸酐
醛类	树脂	塑料
聚氨酯	聚酯纤维	聚酰胺
丙烯酸酯	胺类	丙酸
金属:铂、镍、铝、钴、铬		
树木:黑胡桃木、雪松、松树		
药物:哌拉西林、吗啡、泰乐菌素、螺旋霉素		
刺激物(无延迟期的 LMW 物质)		
磷化铝	福尔马林	邻苯二甲酸酐
氨	火/烟	二氧化硫
漂白剂	联氨	硫酸
氧化钙	盐酸	催泪瓦斯
一氧化碳	氢氟酸	三氯乙烯
氯	氢化锂	六氟化铀
氯化苦	金属烟雾	尿素烟雾
柴油废气	金属钠	
二乙氨基乙醇	芥子气	
四氧化二氮	氮氧化物	
环氧氯丙烷	臭氧	
环氧乙烷	过氯乙烯	
碳氢化合物	光气	

常见职业性致病物质,按分子量等级排列。
HMW,高分子量;LMW,低分子量。

表 43.2 职业性致病物质

高分子量(HMW)物质	低分子量(LMW)物质	
动物蛋白质	化学制品	
植物蛋白质	金属	
酶	木屑	
	药物	
HMW 变应原 (IgE 依赖性)	LMW 敏化剂 (具有延迟期)	LMW 刺激物 (无延迟期)

喷嚏和瘙痒等典型的"鼻炎"症状,却常常忽视了定量或定性的嗅觉功能障碍。目前尚缺乏工作相关嗅觉功能障碍患病率的良好数据[2]。据报道,在所有嗅觉功能障碍病例中,0.5%~5%的病例继发于职业暴露[11,12]。临床上被归类为"特发性"嗅觉障碍的病例,占所有嗅觉减退或嗅觉丧失病例的 10%~25%,而实际上其中很可能包括了并未察觉的有毒物质职业性暴露的病例[2,13]。

完好的嗅觉功能对于某些职业群体(如厨师、调香师、侍酒师)来说至关重要。而另一些职业群体则依赖嗅觉功能来保证其安全性。由于嗅觉功能障碍而无法足够快速地检测到危险物质,可能对从业的工人和班组(如煤气管道工、消防员)造成危险[11]。

Herberhold[14]确定了可能导致嗅觉受损的各种类型的有害刺激,包括热、机械和化学刺激。在后一种情况下,更强的化学活性、更小的直径和更长的暴露时间与更严重的嗅觉功能障碍相关。Amoore[15]从众多病例报道中总结出一份证据强度最高的化学试剂列表[3]。Gobba[2]和 Sundemann[16]对接触金属和其他化学品的工人的长期伤害 (包括嗅觉毒性)的证据进行了详细综述。

在试验研究中,动物被暴露于特定的可疑化学物质,以深入了解嗅觉丧失的潜在机制[16]。在嗅上皮水平研究组织病理学损伤。急性高浓度暴露于活性强和可溶性的气体(如氯、氨)会导致嗅上皮损伤,直至坏死。长期暴露于气道刺激物会导致一系列变化,包括炎症、变性、萎缩、坏死、角化、增生、化生和肿瘤[11]。总之,大多数工业毒物都会对嗅觉神经上皮产生毒性作用。有些毒物,尤其是纳米颗粒,被认为可能通过嗅觉上皮从吸入的空气中进入大脑,并损伤更多的中枢神经结构[3]。

政府和非政府组织采用了各种"职业安全规范"。在与工作相关的嗅觉功能障碍中,大多数损伤出现在违反了这些规范的急性高浓度暴露之后[3]。很多研究者[17,18]指出,接触多种工业化学品,特别是对黏膜或神经组织造成腐蚀或刺激的化学品,是嗅觉问题增加的一个因素。大多数研究针对某一种气道刺激物对鼻腔和嗅黏膜的影响。而在真实世界中,工人们通常间歇性地接触多种不同的特定环境毒物。通过研究来确定这样的暴露是否及在多大程度上累积损害人类嗅觉是未来的挑战。

43.4 嗅觉功能障碍的评估

人类感知气味和味道的方式存在很大的差异性[1,19]。气味的感知高度依赖于个体所生活的国家、家庭背景、生活方式和传统。即使是健康的受试者，感知单分子气味的能力也是有高度差异性的[2,20]。最近发表的研究表明，特异性嗅觉丧失症，即患者无法察觉到某种特定气味的情况，远比以往所认为更为常见[21,22]。这些情况影响了嗅觉测试的可靠性。

近年来，可以半客观地量化主观感知觉的心理物理测试得到了验证。目前应用的各种结构化、实用、价廉、可靠的测试系统包括宾夕法尼亚大学气味识别测试（UPSIT）、阈值、辨别和鉴定试验（TDI嗅棒测试）、康涅狄格州化学感受临床研究中心测试（CCCRCT）、跨文化气味鉴定试验等。

与工作相关的嗅觉功能障碍通常是亚临床的，只能通过对嗅觉的充分评估来检测。针对接触工业化学品的工人的研究，所采用的不同测试方法会影响结果的可比性[2]，因此程序的标准化至关重要。

43.5 结论

人类所有的感官都很重要，其正常的功能关乎着生活质量。保护好感觉器官至关重要，对嗅觉（第五感觉）的保护也同样如此。对嗅觉功能的职业风险需要仔细地识别和管理，设定生产目标不应以牺牲工人的感官功能为代价。定期对鼻的化学感受功能进行标准化测试，可以在问题变得严重之前及早发现。

（王晓巍 译）

参考文献

1. Moscato G, Vandenplas O, Van Wijk RG, et al. EAACI position paper on occupational rhinitis. Respir Res. 2009;10:16.
2. Gobba F. Olfactory toxicity: long-term effects of occupational exposures. Int Arch Occup Environ Health. 2006;79(4):322–31. https://doi.org/10.1007/s00420-005-0043-x.
3. Genter MB, Doty RL. Toxic exposures and the senses of taste and smell. Handb Clin Neurol. 2019;164:389–408. https://doi.org/10.1016/B978-0-444-63855-7.00022-8.
4. Stevens WW, Grammer LC 3rd. Occupational rhinitis: an update. Curr Allergy Asthma Rep. 2015;15:487.
5. Slavin RG. Occupational rhinitis. Immunol Allergy Clin N Am. 1992;12:769.
6. Van Gool K, Hox V. Non-IgE-mediated rhinitis. Curr Otorhinolaryngol Rep. 2015;3:170–9. https://doi.org/10.1007/s40136-015-0093-x.
7. Hellings PW. Non-allergic rhinitis: position paper of the European academy of allergy and clinical immunology. Allergy. 2017;72(11):1657–65. https://doi.org/10.1111/all.13200. Epub 2017 Jun 2
8. Meggs WJ. RADS and RUDS—the toxic induction of asthma and rhinitis. J Toxicol Clin Toxicoll. 1994;32(5):487–501.
9. Hisinger-Möllkänen H, Piirilä P, Haahtela T, Sovijärvi A, Palllasaho P. Smoking, environmental tobacco smoke and occupational irritants increase the risk of chronic rhinitis. World Allergy Organ J. 2018;11(1):6. https://doi.org/10.1186/s40413-018-0184-5.
10. Hox V, Steenlant B, Fokkens W, Nemery B, Hellings PW. Occupational upper airway disease: how work affects the nose. Allergy. 2014;69(3):282–91. https://doi.org/10.1111/all.12347.
11. Sabine Werner S, Nies E. Olfactory dysfunction revisited: a reappraisal of work-related olfactory dysfunction caused by chemicals. J Occup Med Toxicol. 2018;13:28.
12. Mott AE, Leopold DA. Disorders in taste and smell. Med Clin North Am. 1991;75(6):1321–53. https://doi.org/10.1016/S0025-7125(16)30391-1.
13. Dalton P. Olfactory toxicity in humans and experimental animals. In: Morris JBSD, editor. Toxicology of the nose and upper airways. New York: Informa Healthcare; 2010. p. 215–41.
14. Herberhold C. Funktionsprüfungen und Störungen des Geruchssinnes. Arch Otorhinolaryngol. 1975;210(1):67–164. https://doi.org/10.1007/BF00453708.
15. Amoore J. Effects of chemical exposure on olfaction in humans. In: Barrow CS, editor. Toxicology of the nasal passages. New York: Hemisphere Publishing Corp; 1986. p. 155–90.
16. Sunderman FW Jr. Nasal toxicity, carcinogenicity, and olfactory uptake of metals. Ann Clin Lab Sci. 2001;31(1):3–24.
17. Klimek L, Muttray A, Moll B, Konietzko J, Mann W. Riechstörungen durch inhalative Schadstoffexposition. Laryngo-Rhino-Otologie. 1999;78(11):620–6. https://doi.org/10.1055/s-1999-8762.

18. Muttray A, Haxel B, Mann W, Letzel S. Anosmie und Rhinitis durch eine berufliche Lösungsmittelexposition. HNO. 2006;54(11):883–7. https://doi.org/10.1007/s00106-005-1361-8.
19. Goncalves S, Goldstein BJ. Pathophysiology of olfactory disorders and potential treatment strategies. Curr Otorhinolaryngol Rep. 2016;4(2):115–21.
20. Croy I, Olgun S, Mueller L, Schmidt A, Muench M, Hummel C, et al. Peripheral adaptive filtering in human olfaction? Three studies on prevalence and effects of olfactory training in specific anosmia in more than 1600 participants. Cortex. 2015;73:180–7. https://doi.org/10.1016/j.cortex.2015.08.018.
21. Nguyen DT, Rumeau C, Gallet P, Jankowski R. Olfactory exploration: state of the art. Eur Ann Otorhinolaryngol Head Neck Dis. 2016;133:113–8.
22. Hüttenbrink KB, Hummel T, Berg D, Gasser T, Hähner A. Riechstörungen: Häufig im Alter und wichtiges Frühsymptom neurodegenerativer Erkrankungen. Dtsch Arztebl Int. 2013;110:1–7.

第 44 章

上气道咳嗽综合征

Tuğba Önyılmaz, Füsun Yıldız, Suela Sallavaci

44.1 引言

咳嗽是呼吸道的一种重要的自我保护方式[1]。在健康人群中，体内分泌的黏液经黏液纤毛清除功能排出，但是如果分泌的黏液水平超过了黏液纤毛清除的能力，咳嗽就成了排出黏液的一种主要方式。偶尔的咳嗽有利于清除来自下呼吸道中的异物和分泌物，并能抑制感染。尽管如此，咳嗽也是最常见的主诉之一，可能预示着一些呼吸道相关的疾病或者其他病变[1,2]。

当评估一例有咳嗽症状的患者时，首先要明确的是患者咳嗽持续的时间长短。急性咳嗽持续时间在 3 周内，亚急性咳嗽持续时间在 3~8 周，而慢性咳嗽持续时间超过 8 周[3-5]。一般情况下，10%~20%的患者存在持续的咳嗽症状[6]。

咳嗽在本质上是有益的，因为其功能是清除肺部和呼吸道中不必要的颗粒物和积聚的分泌物。而关于神经系统如何调控咳嗽反射功能，目前仍有争议，但研究者普遍认可，咳嗽反射只涉及第 X 对脑神经的传入纤维。该神经的传入纤维由 C 纤维、慢适应感受器和快适应感受器(SAR 和 RAR)，以及有髓鞘的神经纤维组成，并在喉部、气管和支气管黏膜内终止，形成咳嗽感受器。这意味着在人体中产生咳嗽的第 X 对脑神经最重要的传入纤维主要由 C 纤维和机械感受器组成[7,8]。这些传入神经终止于孤束髓核内部或其周围，而中枢神经系统对咳嗽的协调作用也发生在此处。

炎症反应可能是咳嗽的一个直接或间接结果。吸烟直接刺激呼吸道，导致持续的支气管炎症、哮喘和非哮喘性嗜酸粒细胞性支气管炎(NAEB)。炎症或胃酸反流产生的分泌物可能被少量吸入，刺激喉部，产生 UACS 和 GERD。促炎信号分子的分解被血管紧张素转换酶抑制剂(ACEI)所抑制。这意味着气道炎症和促炎信号的上升可能在提高第 X 对脑神经传入的敏感性方面发挥重要作用。因此，咳嗽反射更容易被诱发，刺激性物质、少量的吸入物和滞留在食管下部的反流物会引发咳嗽。这形成了一个恶性循环，即持续的咳嗽会损伤气道导致炎症反应，然后炎症反应又反过来进一步加剧咳嗽[9]。

根据定义，持续 8 周以上的咳嗽被认为是慢性咳嗽。慢性咳嗽的病因多样，通常情况下是多个因素同时发挥作用[10,11](表 44.1)。持续性咳嗽最常见的原因是 UACS，过去也被称为 PNDS。UACS 的诊断和管理极具挑战，同时其还会对患者的生活质量产生明显的负面影响。

UACS 可能继发于一些影响上气道的疾病，如鼻腔或鼻窦的疾病[12]、解剖学异常、鼻炎(物理性或化学性)或影响咽部的疾病[13-15]。

44.2 发病机制

UACS 相关的咳嗽主要是由咳嗽反射的传入反射被触发引起的[16]。鼻腔或鼻窦分泌物激活下咽

表 44.1　持续性咳嗽的病因

A. 影响上气道的疾病
- 上气道咳嗽综合征(变应性和非变应性鼻炎、CRS等)
- 声带功能异常
- 肿瘤
- 气道异物

B. 影响下气道的疾病

a. 呼吸道疾病
- 哮喘
- 慢性支气管炎/COPD
- 嗜酸性粒细胞性支气管炎
- 支气管扩张
- 囊性纤维化
- 气管软化症
- 反复发作的吸入性肺炎

b. 肺实质病变

肺间质疾病
- 肺气肿/COPD
- 结节病
- 肺梗死

c. 肿瘤形成
- 起源于支气管的癌症
- 晚期细支气管癌
- 呼吸道非恶性肿瘤
- 起源于纵隔的肿瘤

d. 异物

e. 慢性感染
- 结核病
- 真菌感染

C. 非呼吸系统起源
- 药物副作用:ACE 抑制剂和 β 受体阻滞剂
- 食管疾病:GERD、喉咽反流和气管食管瘘
- 心源性因素

COPD,慢性阻塞性肺疾病;GERD,胃食管反流病;ACE,血管紧张素转换酶。

或喉部的咳嗽感受器[16]。当存在微量吸入时,更远端的咳嗽感受器也可能被激活,但到目前为止,尚缺乏明确的证据支持[17]。

44.3 临床表现

UACS 常表现为一些不典型的症状,如咽部异物感、频繁清喉、流涕、口咽部内壁的外观改变或咽部内黏液附着感[18]。患者经常自诉有喘息和反复上呼吸道感染史,如鼻炎病史。

没有客观检测来支持诊断,这是根据所描述的一系列症状进行的临床推断。

作为一种临床诊断,UACS 取决于相应的病史、体格检查、影像学检查及患者对特定治疗的反应。

患者自诉有液体流入喉咙,伴有鼻分泌物和经常清喉,这是该诊断得到强有力支持的原因。有时,患者会有打鼾、喘息的症状,可能会出现平躺后这些症状加重的情况。

体格检查显示咽部水肿,咽后部和鼻咽黏膜出现鹅卵石样改变。可观察到黏液或充满脓液的分泌物沿气道流下。然而,并不是每例患者都有分泌物,黏膜也可能看起来无明显异常。

鼻窦 CT 可显示鼻窦区阴影,黏膜增厚和气液平面。皮肤点刺或特异性 IgE 检测可能有助于诊断花粉热。在少数 UACS 病例中,病史可能相当不典型。

44.4 诊断

鉴别诊断包括 AR、常年性 NAR、感染性鼻炎、细菌性鼻窦炎、变应性真菌性鼻窦炎、解剖异常引起的鼻炎、物理或化学刺激引起的鼻炎、职业性鼻炎、药物性鼻炎和妊娠性鼻炎。GERD 经常引起上呼吸道症状,与 UACS 非常相似[17]。前瞻性研究显示,鼻窦炎似乎与 8%~64%的 UACS 病例有关, 常年性鼻炎和 NAR 占 37%,AR 占 23%, 感染性鼻炎占 6%,血管运动性鼻炎占 2%,环境刺激占 2%[19]。

44.4.1 AR

AR 通常是导致 UACS 的疾病。当与变应原接触时,IgE 与变应原结合, 这会触发一系列的免疫

反应，导致黏液过度分泌及其他影响。典型的变应原可能是季节性的（如花粉）或常年的室内变应原（室内尘螨、霉菌、蟑螂）。AR 的治疗可能涉及鼻用类固醇、色苷酸、抗组胺药（鼻用或口服）和白三烯受体拮抗剂。这是治疗 AR 相关 UACS 的第一步。针对有明确适应证的患者，采取变应原脱敏治疗可以获得更持久的疗效[20-22]。

44.4.2 常年性 NAR

常年性 NAR 可分为血管运动性鼻炎和 NARES。

血管运动性鼻炎的病因不明，常伴有大量清水样鼻涕或鼻塞，通常继发于特定气味、温度变化或湿度变化。一些研究人员认为其发病机制取决于自主神经功能障碍[23,24]。

一些病例并无明确变应原、无感染、无解剖结构异常、无其他系统性疾病。NARES 的症状包含眼部和鼻部瘙痒与流泪。临床诊断 NARES 的标准包括鼻涂片上可见嗜酸性粒细胞增多，并且满足无皮肤点刺试验阴性及无并发哮喘[17]。

44.4.3 感染后 UACS

感染后 UACS 指的是患者的上呼吸道炎症消失但仍有未缓解的干咳症状，以及呼气时呼吸困难和喘息更严重。因此，患者往往表现出支气管激发试验（BPT）阳性，但这只是暂时性的，并非提示哮喘。

除此之外，持续性咳嗽的原因还有可能是病毒或支原体、肺炎衣原体、百日咳杆菌引起的卡他性炎症[17,25]。

44.4.4 CRS

CRS 可能表现为单纯的咳嗽、咳痰。对于疑似 CRS 患者，可以行鼻窦 CT、鼻内镜检查、变应原检测和抗体水平检测。黏膜增厚、鼻窦内可见气液平面均可提示细菌感染，可行抗菌治疗；但是单纯的黏膜增厚不足以诊断细菌感染[26,27]。导致鼻窦炎最常见的细菌性病原体包括金黄色葡萄球菌、凝固酶阴性葡萄球菌、厌氧菌、流感嗜血杆菌、卡他莫拉菌和几种革兰阴性杆菌[28]。

44.4.5 结构性鼻炎

鼻炎可能继发于鼻腔及鼻窦结构异常，如鼻中隔偏曲、鼻甲肥大、鼻瓣膜区畸形等。除此之外，息肉可能会阻塞鼻腔，从而延长鼻-鼻窦炎病程并导致二次细菌感染。虽然鼻窦炎伴发鼻甲气化也很常见，但大多数研究人员并不认为其是鼻-鼻窦炎的危险因素[29]。尽管有这个相对共识，但有些报道称以鼻甲气化为特征的 CRS 更为常见，但在特定病例中，上述因果关联性并未完全确定[30]。

44.4.6 物理或化学因素继发性鼻炎

继发于物理或化学刺激的鼻炎患者的治疗方案的关键是消除诱发因素，如保持环境通风、安装空气过滤器、佩戴口罩。对于继发于长期使用鼻用减充血剂的药物性鼻炎，应当停止使用药物[17]。

44.4.7 职业性鼻炎

无论诱发物质的性质如何，职业性鼻炎都需要被纳入 UACS 的鉴别诊断。如果病情恶化程度与工作环境存在明显关系，临床医生就应当考虑职业性鼻炎，因为职业暴露可能导致鼻炎发生或者导致病情恶化。

职业性鼻炎（AR 与 NAR）的主要症状为打喷嚏、流鼻涕和鼻塞。

44.4.8 药物性鼻炎

长期使用鼻黏膜血管收缩药物会加重鼻塞，导致药物性鼻炎的发生。除了局部减充血药物以外，其他药物，如羟甲唑啉或可卡因也会导致同样的问题。局部减充血药物刺激肾上腺素受体导致血管收缩，但长期使用的话会导致副交感神经系统补偿性兴奋，从而引起鼻黏膜肿胀及鼻塞。使用 β 受体阻滞剂也可能出现这种情况。

44.4.9 妊娠期鼻炎

妊娠期鼻炎为妊娠女性发生的非特异性鼻炎，妊娠后消失。妊娠期鼻炎的病程短暂，但如果症状，尤其是咳嗽明显，有可能会给患者及其家属带来困扰。

44.5 治疗

UACS的治疗方式取决于病因；如果无法明确病因，则可以根据临床经验进行处理。

每种疾病的具体治疗方法概述参见下文。治疗时要考虑的主要原则如下。

- 避免诱因。
- 抗感染治疗，抑制炎症和黏液分泌。
- 治疗感染。
- 纠正异常解剖结构。

44.5.1 继发于AR的UACS

继发于AR的UACS的一线治疗通常包括鼻用类固醇和抗组胺药，伴或不伴减充血剂[31]。多项涉及AR治疗的随机对照试验显示[32-37]，大量证据证实鼻用类固醇、鼻用色甘酸钠、局部抗组胺药、口服白三烯受体拮抗剂和口服抗组胺药治疗AR相关咳嗽有效。很少产生镇静作用的抗组胺药治疗AR的效果比治疗NAR更佳。在后一种情况下，传统抗组胺药的抗胆碱能活性可能是其疗效的关键因素[38]。长期以来，联合使用抗组胺药和减充血剂一直是治疗AR常用且有效的方法[36]。白三烯受体拮抗剂在缓解AR症状方面也有明显疗效[37]。

避免诱因是有效治疗的关键因素。从长远来看，变应原免疫治疗可能是有益的。

44.5.2 血管运动性鼻炎

镇静抗组胺药具有抗胆碱能活性，通常能有效治疗血管运动性鼻炎。异丙托溴铵鼻喷雾剂对AR有效。然而，疗效的证据仅限于一项参与人数较少的前瞻性试验[18]。该试验表明，在联合使用抗组胺药和减充血剂无效或存在禁忌证（如有症状的青光眼或良性前列腺肥大）的情况下，异丙托溴铵可以发挥作用。

44.5.3 上呼吸道病毒感染后

感染病毒后，咳嗽可持续约8周，通常使用沙丁胺醇吸入剂可减轻症状。

一项安慰剂对照的双盲RCT试验评估了联合使用抗组胺剂和减充血剂对急性咳嗽患者的疗效，显示疗效良好[39]。

关于持续性咳嗽，有一些低质量的前瞻性描述性试验研究[18,40,41]。这些研究使用了马来酸右旋溴苯那敏（6mg，每天2次）或马来酸阿扎他啶（1mg，每天2次）与肠溶伪麻黄碱硫酸盐（120mg，每天2次）。然而，一些试验使用了镇静作用较弱的新一代抗组胺药（2项试验使用特非那定[42,43]，1项试验联合使用氯雷他定和伪麻黄碱[44]），结果并未发现这些药物对抑制感冒之后的急性咳嗽有效。第一代抗组胺药具有镇静作用且可能引起心律失常，因此不再被推荐使用，另一种选择是尝试吸入异丙托品或沙丁胺醇[45]。

44.5.4 鼻-鼻窦炎

急性细菌性鼻-鼻窦炎是感染肺炎链球菌和流感嗜血杆菌最常见的结果。其他一系列细菌病原体也可能是该病的病因，如厌氧菌种、链球菌、卡他莫拉菌（特别是在儿科病例中）和金黄色葡萄球菌。治疗急性细菌性鼻窦炎的药物包括抗生素，抑制炎症反应的鼻用类固醇和鼻用减充血剂，如盐酸羟甲唑啉。抗生素包括阿莫西林、阿莫西林克拉维酸钾、第二代或第三代头孢菌素类抗生素（头孢呋辛酯、头孢丙嗪、头孢克肟）、大环内酯类抗生素（克拉霉素、阿奇霉素）和喹诺酮类抗生素（左氧氟沙星、加替沙星、莫西沙星）。

尽管已证明鼻用类固醇有效[46]，但没有前瞻性和随机双盲对照试验能证明减充血剂（局部或全身）对鼻窦炎（无论是急性或慢性）有效。

目前治疗CRSsNP的最佳方法尚不清楚。对于细菌感染在这种疾病中扮演什么角色，以及启动抗生素治疗的有效程度，仍存在争议。尽管如此，4项前瞻性和描述性研究的结果显示了以下药物治疗方案的有效性[18,40,41,47]：选择针对流感嗜血杆菌、厌氧菌和肺炎链球菌具有活性的抗生素，至少持续治疗3周；联合使用第一代抗组胺药与鼻用减充血剂，疗程不少于21天，以及使用鼻用减充血剂，疗程为5天。咳嗽停止后，仍应坚持使用鼻用类固醇3个月。如果实验室检查证实为持续性鼻窦感染、抗生素治疗无效、解剖结构异常阻塞气道且可以行内镜鼻窦手术，内镜手术治疗方案可能是一种选择。

变应性真菌鼻窦炎的治疗通常需要手术清除

变应性真菌黏蛋白，使空气能够进入鼻窦窦腔，并确保空气能有效排出[48]。类固醇仅被用于抑制过敏反应。术前进行全身抗真菌治疗具有潜在优势，但这个问题尚未在文献中深入研究。

44.5.5 物理或化学因素导致的鼻炎(包括职业暴露)

如果诱发鼻炎的刺激物是明确的，以下方法可有效控制病情：避免接触，工作前对环境进行彻底通风，使用空气过滤器，以及在特殊情况下使用个人防护措施，如在工业环境中可使用具有高效清除颗粒物能力的防护面罩。

44.5.6 药物性鼻炎

治疗药物性鼻炎最基本的方法是立即停止或逐渐停止使用减充血剂。建议联合使用抗组胺药和减充血剂，这种方法或许是可行的，但尚未进行系统评估。

(邓玉琴 译)

参考文献

1. Singh S, Singh V. Combating cough-etiopathogenesis. J Assoc Physicians India. 2013;61(Suppl 5):6–7.
2. Simpson CB, Amin MR. Chronic cough: state-of-the-art review. Otolaryngol Head Neck Surg. 2006;134:693–700.
3. Irwin RS, French CL, Chang AB, et al. Classification of cough as a symptom in adults and management algorithms: CHEST guideline and expert panel report. Chest. 2018;153(1):196–209.
4. Irwin RS, Baumann MH, Bolser DC, et al. Diagnosis and management of cough executive summary: ACCP evidence-based clinical practice guidelines. Chest. 2006;129:1S–23S.
5. Irwin RS, French CT, Zelman Lewis S, et al. Overview of the management of cough: CHEST guideline and expert panel report. Chest. 2014;146:885–9.
6. Iyer RK, Joshi JM. Future drugs for the treatment of dry cough. J Assoc Physicians India. 2013;61(Suppl 5):14–6.
7. Canning BJ. Afferent nerves regulating the cough reflex: mechanisms and mediators of cough in disease. Otolaryngol Clin N Am. 2010;43:15–25.
8. Canning BJ, Chang AB, Bolser DC, et al. Anatomy and neurophysiology of cough. Chest. 2014;146:1633–48.
9. J. Mark Madison, Richard S. Irwin. Approach to the patient with chronic cough. SECTION E Respiratory Tract, 1006s.
10. Irwin RS, Boulet LP, Cloutier MM, Fuller R, Gold PM, Hoffstein V, et al. Managing cough as a defense mechanism and as a symptom. A consensus panel report of the American College of Chest Physicians. Chest. 1998;114(2 Suppl Managing):133S–81S.
11. Chung KF, Widdicombe JG. Causes and treatment of acute and chronic cough. In: Mason RJ, editor. Murray and Nadel's textbook of respiratory medicine. 5th ed. Philadelphia: Saunders, Elsevier; 2010. p. 628–46.
12. Asthma Workgroup of Chinese Society of Respiratory Diseases (CSRD). Chinese Medical, Association. The Chinese national guidelines of the diagnosis and management of cough. Chin J Tuberc Respir Dis. 2009;32:407e13.
13. Birring SS. Controversies in the evaluation and management of chronic cough. Am J Respir Crit Care Med. 2011;183:708e15.
14. Gibson PG, Chang AB, Glasgow NJ, Holmes PW, Katelaris P, Kemp AS, et al. CICADA: cough in children and adults: diagnosis and assessment. Australian cough guidelines summary statement. Med J Aust. 2010;192:265e71.
15. Morice AH, Fontana GA, Sovijarvi AR, Pistolesi M, Chung KF, Widdicombe J, et al. The diagnosis and management of chronic cough. Eur Respir J. 2004;24:481e92.
16. Irwin RS, Pratter MR, Holland PS, et al. Postnasal drip causes cough and is associated with reversible upper airway obstruction. Chest. 1984;85:346–52.
17. Pratter MR. Chronic upper airway cough syndrome secondary to rhinosinus diseases (previously referred to as postnasal drip syndrome) ACCP evidence-based clinical practice guidelines. Chest. 2006;129:63S–71S.
18. Irwin RS, Curley FJ, French CL. Chronic cough: the spectrum and frequency of causes, key components of the diagnostic evaluation, and outcome of specific therapy. Am Rev Respir Dis. 1990;141:640–7.
19. Irwin RS, Madison JM. The diagnosis and treatment of cough. N Engl J Med. 2000;343:1715–21.
20. Bousquet J, Schünemann HJ, Zuberbier T, Bachert C, Baena-Cagnani CE, Bousquet PJ, et al. In collaboration with the WHO Collaborating Center of Asthma and Rhinitis (Montpellier). Development and implementation of guidelines in allergic rhinitis—an ARIA-GA2LEN paper.

Allergy. 2010;65:1212–21.
21. Kaliner MA, Berger WE, Ratner PH, Siegel CJ. The efficacy of intranasal antihistamines in the treatment of allergic rhinitis. Ann Allergy Asthma Immunol. 2011;106(2 Suppl):S6–S11.
22. Tran NP, Vickery J, Blaiss MS. Management of rhinitis: allergic and non-allergic. Allergy Asthma Immunol Res. 2011;3:148–56.
23. Bronsky EA, Druce H, Findlay SR, et al. A clinical trial of ipratropium bromide nasal spray in patients with perennial nonallergic rhinitis. J Allergy Clin Immunol. 1995;95:1117–22.
24. Grossman J, Banov C, Boggs P, et al. Use of ipratropium bromide nasal spray in chronic treatment of nonallergic perennial rhinitis, alone and in combination with other perennial rhinitis medications. J Allergy Clin Immunol. 1995;95:1123–7.
25. Dicpinigaitis PV. Chronic cough due to asthma: ACCP evidence-based clinical practice guidelines. Chest. 2006;129(1 Suppl):75S–9S.
26. Aygun N, Zinreich SJ. Radiology of the nasal cavity and paranasal sinuses. In: Flint PW, editor. Cummings otolaryngology: head & neck surgery. 5th ed. Philadelphia: Mosby; 2010. p. 662–81.
27. Pearlman AN, Conley DB. Review of current guidelines related to the diagnosis and treatment of rhinosinusitis. Curr Opin Otolaryngol Head Neck Surg. 2008;16:226–30.
28. Merino LA, Ronconi MC, Hreñuk GE, de Pepe MG. Bacteriologic findings in patients with chronic sinusitis. Ear Nose Throat J. 2003;82:798–800, 803–804, 806
29. Tatli MM, San I, Karaoglanoglu M. Paranasal sinus computed tomographic findings of children with chronic cough. Int J Pediatr Otorhinolaryngol. 2001;60:213–7.
30. Alho OP. Paranasal sinus bony structures and sinus functioning during viral colds in subjects with and without a history of recurrent sinusitis. Laryngoscope. 2003;113:2163–8.
31. Naclerio RM. Allergic rhinitis. N Engl J Med. 1991;325:860–9.
32. Yanez A, Rodrigo GJ. Intranasal corticosteroids versus topical H1 receptor antagonists for the treatment of allergic rhinitis: a systematic review with meta-analysis. Ann Allergy Asthma Immunol. 2002;89:479–84.
33. Scadding GK, Lund VJ, Jacques LA, et al. A placebo-controlled study of fluticasone propionate aqueous nasal spray and beclomethasone dipropionate in perennial rhinitis: efficacy in allergic and non-allergic perennial rhinitis. Clin Exp Allergy. 1995;25:737–43.
34. Berger WE, Fineman SM, Lieberman P, et al. Double-blind trials of azelastine nasal spray monotherapy versus combination therapy with loratadine tablets and beclomethasone nasal spray in patients with seasonal allergic rhinitis: Rhinitis Study Groups. Ann Allergy Asthma Immunol. 1999;82:535–41.
35. LaForce C, Dockhorn RJ, Prenner BM, et al. Safety and efficacy of azelastine nasal spray (Astelin NS) for seasonal allergic rhinitis: a 4-week comparative multicenter trial. Ann Allergy Asthma Immunol. 1996;76:181–8.
36. Rosenwasser LJ. Treatment of allergic rhinitis. Am J Med. 2002;113(suppl):17S–24S.
37. Donnelly AL, Glass M, Minkwitz MC, et al. The leukotriene D4-receptor antagonist, ICI 204,219, relieves symptoms of acute seasonal allergic rhinitis. Am J Respir Crit Care Med. 1995;151:1734–9.
38. Ciprandi G, Buscaglia S, Catrullo A, et al. Loratadine in the treatment of cough associated with allergic rhinoconjunctivitis. Ann Allergy Asthma Immunol. 1995;75:115–20.
39. Curley FJ, Irwin RS, Pratter MR, et al. Cough and the common cold. Am Rev Respir Dis. 1988;138:305–11.
40. Pratter MR, Bartter T, Akers S, et al. An algorithmic approach to chronic cough. Ann Intern Med. 1993;119:977–83.
41. Irwin RS, Corrao WM, Pratter MR. Chronic persistent cough in the adult: the spectrum and frequency of causes and successful outcome of specific therapy. Am Rev Respir Dis. 1981;123:413–7.
42. Gaffey MJ, Kaiser DL, Hayden FG. Ineffectiveness of oral terfenadine in natural colds: evidence against histamine as a mediator of common cold symptoms. Pediatr Infect Dis J. 1988;7:223–8.
43. Berkowitz RB, Tinkelman DG. Evaluation of oral terfenadine for treatment of the common cold. Ann Allergy. 1991;67:593–7.
44. Berkowitz RB, Connell JT, Dietz AJ, et al. The effectiveness of the nonsedating antihistamine loratadine plus pseudoephedrine in the symptomatic management of the common cold. Ann Allergy. 1989;63:336–9.
45. Morice AH, McGarvey L, Pavord I, British Thoracic Society Cough Guideline Group. Recommendations for the management of cough in adults. Thorax. 2006;61(Suppl 1):i1–i24. https://doi.org/10.1136/thx.2006.065144.
46. Dolor RJ, Witsell DL, Hellkamp AS, et al. Comparison of cefuroxime with or without intranasal fluticasone for the treatment of rhinosinusitis: the CAFFS Trial; a randomized controlled trial. JAMA. 2001;286:3097–105.
47. Smyrnios NA, Irwin RS, Curley FJ. Chronic cough with a history of excessive sputum production: the spectrum and frequency of causes, key components of the diagnostic evaluation, and outcome of specific therapy. Chest. 1995;108:991–7.
48. De Shazo RD, Chapin K, Swain RE. Fungal sinusitis. N Engl J Med. 1997;337:254–9.

第 45 章

免疫缺陷在耳鼻喉科中是否重要？

Serkan Dedeoğlu, Nuray Bayar Muluk, Codrut Sarafoleanu, Elena Patrascu

45.1 引言

原发性免疫缺陷病(PID)在美国和欧洲儿童中的发病率分别为 1/10 000 和 1/20 000。鉴于难以辨别病情，如果临床医生想要在早期识别此病，则需要警惕 PID 的可能性。代表患者及其家属的小组已经确定了一份显示 PID 的 10 点警示标志清单，具体如下。

- 12 个月内至少发生 4 次独立的耳部感染。
- 12 个月内至少发生 2 次严重的鼻窦感染。
- 口服抗生素治疗至少持续 2 个月，但疗效甚微。
- 12 个月内至少发生 2 次肺炎。
- 婴儿未能达到预期生长。
- 反复发作的深部皮肤脓肿或器官脓肿。
- 持续的口腔念珠菌病或黏膜真菌感染。
- 抗生素治疗只有在肠外给药时才起效。
- 严重感染，如败血症，至少发生 2 次。
- PID 家族史。

Subbarayan 等[2]认为，PID 的家族史及静脉注射抗生素治疗的必要性，应作为转诊 PID 专家的标准。

45.2 PID

45.2.1 体液型(B 细胞紊乱)

美国 78%的 PID 病例和欧洲 55%的 PID 病例属于体液型。

45.2.1.1 一般特征

- 疾病发生在 3 月龄以后，因为母体抗体在此时消失。
- 具有荚膜的微生物，如肺炎链球菌和流感嗜血杆菌，会造成呼吸道(耳、鼻窦和肺部)的反复感染。

45.2.1.2 缺乏 B 细胞(无丙种球蛋白血症)

X 连锁无丙种球蛋白血症(XLA)是欧洲 84%的无丙种球蛋白血症病例的病因。因布鲁顿酪氨酸激酶(Btk)基因存在缺陷，IgG、IgA 和 IgM 的血清学滴度非常低。婴儿的体格检查可能表现为无扁桃体或淋巴结。这些婴儿容易受到具有荚膜的细菌的严重感染，可能出现持续性腹泻和反复发作的水痘。

45.2.1.3 低 B 淋巴细胞数量或抗体水平(低丙种球蛋白血症)

这种疾病可能具有许多不同的表现,具体如下。

• IgA 水平可能较低。美国 30%的病例有此种表现,这是美国最常见的影响 B 淋巴细胞的疾病。

• 在美国,26%的病例属于特定的 IgG 亚群缺乏:IgG2、IgG3 或 IgG4。

• 常见变异型免疫缺陷病(CVID)在美国和欧洲的低丙种球蛋白血症病例中分别占 15%和 46%。其发病年龄具有双峰分布特征,峰值出现在学龄前和年轻人。两种免疫球蛋白亚群存在缺陷,通常总 IgG 水平较低。虽然患者的症状类似于 XLA,但病情不那么严重。与抗体功能受损的其他情况一样,患者会出现耳、鼻窦和肺部感染。由艰难梭菌或贾第鞭毛虫属微生物、沙门菌、弯曲杆菌或耶尔森菌等微生物感染引起的腹泻,可能会导致吸收不良。

45.2.1.4 婴儿短暂性低丙种球蛋白血症

这种情况占美国 PID 病例的 3%。其特征是细菌引起的呼吸道感染水平高于通常水平,但其严重程度属于轻度。症状在 2~4 岁时自发性缓解。

45.2.2 T 细胞紊乱

T 淋巴细胞紊乱在美国和欧洲 PID 病例中占 9%~10%[3]。

45.2.2.1 一般特征

大多数 T 细胞疾病都涉及 T 淋巴细胞和 B 淋巴细胞,因为二者相互依赖,以实现其功能。

• 严重的联合免疫缺陷(SCID)。

在这种情况下,T 淋巴细胞的功能严重受损导致 B 淋巴细胞功能不足。其遗传基础是 X 连锁或常染色体隐性遗传。在美国,每 10 万例新生儿中就有 1 例发生这种情况。这种情况出现在 3 月龄之前。其特征是腹泻、机会性微生物感染,严重且大范围的感染使患儿无法茁壮成长。

如果在 3.5 月龄时诊断并且进行干细胞移植,90%的此类婴儿可以存活。如果诊断和治疗不及时,生存率会降至 70%。出于这个原因,美国引入了 SCID 筛查。2013—2014 年,大约 1/3 的美国州将该条件添加到新生儿筛查小组中。1.5%的足月出生的婴儿经筛查呈假阳性。而重症监护室中的早产儿假阳性率为 5%。因此,在这种情况下需要重新测试。

• 共济失调性毛细血管扩张症。

• 高 IgM 综合征。

• Wiskott-Aldrich 综合征。

湿疹-血小板减少性免疫缺陷综合征(Wiskott-Aldrich 综合征)是伴 X 连锁遗传的,通常在患儿大约 21 月龄时被发现。典型的表现是血小板计数减少、反复的中耳感染和皮炎三联征。然而,只有 27%的患者同时出现这些症状。血小板减少症导致高达 30%的病例出现呕血、便血和颅内出血(潜在致命性)。

• DiGeorge 综合征(腭心面综合征)。

这种情况源于 22q11.2 位点的一段染色体缺失,导致胸腺发育不良。即使使用减毒疫苗,患者也会出现严重的病毒感染,T 细胞缺陷变得明显。念珠菌病持续时间超过 1 年。由于甲状旁腺功能减退,血钙含量降低。心脏和面部也有特征性的形态异常。

45.2.3 吞噬功能紊乱

吞噬功能紊乱在美国和欧洲的 PID 病例中占 8.5%~12.5%。

45.2.3.1 一般特征

吞噬功能紊乱包括对中性粒细胞或单核细胞的影响。其特征包括肺部真菌感染、持续复发的脓肿和缓慢愈合的创伤。侵袭性感染可能是最初的表现。过氧化氢酶阳性微生物(金黄色葡萄球菌属、假单胞菌属、曲霉属、洋葱伯克霍尔德菌属、诺卡菌属、沙雷菌属、假丝酵母菌属)可能导致感染,特别是侵袭性感染。

• 中性粒细胞绝对值减少(ANC<500 个/微升)。

这可能是化学治疗所致或者先天性的。后一种情况在新生儿出生后的几周内会变得明显。脐残端可能出现感染。中性粒细胞减少症也可能由自身免疫破坏引起或是周期性的。

• 中性粒细胞功能降低。

慢性肉芽肿病(CGD)患者的中性粒细胞功能降低。这是一种遗传性的 NADPH 氧化酶紊乱,导致中性粒细胞无法杀死吞噬的微生物。该病通常在5岁时表现明显。脐带残端感染可能是最初的表现。复发性肺炎、脓肿形成、化脓性腺炎和肠道感染也很常见。

• 白细胞黏附缺陷(1型)。

这种情况在婴儿早期表现明显。脐带分离缓慢，产后4周仍附着。可能出现脐炎和肛周糜烂性溃疡。

Chédiak-Higashi 综合征也可能发生(见下文)。

45.3 耳鼻喉科中免疫缺陷的表现

以下是儿童患者有多发感染的迹象，可以进行更详细的免疫学评估[4]。

• 每年接受4次(儿童)或2次(成人)以上的抗生素治疗。

• 4岁以上患儿每年发生4次以上单独的耳部感染。

• 发生2次肺炎。

• 1年内发生3次以上细菌性鼻窦炎或发展为持续性鼻窦炎。

• 预防性抗生素已成为必要。

• 不符合年龄的细菌感染模式。

如果发生以下任何情况，应转诊至过敏或免疫学专家[2]。

• 鼻-鼻窦炎持续或反复发作。

• 在12个月内发生8次以上感染。

• 1年发生2次严重的鼻窦感染。

• 抗生素治疗至少持续2个月且未能改善。

• 1年内至少发生2次肺炎。

• 未能在婴儿期茁壮成长。

• 深部皮肤或器官形成脓肿。

• 需要静脉注射抗生素治疗。

• 至少有2种深层感染。

• 有免疫缺陷疾病的家族史。

PID 相当罕见。儿童患者通常涉及机会性微生物的慢性或反复感染。器官受累模式意味着很可能需要咨询耳鼻喉科医生。此外，鼻窦炎是一种常见的表现。由于这些原因，有针对性的手术和医疗方案绝对是必要的。作为第一步，对于出现反复感染的儿童患者，需要通过检查细胞和体液免疫因子来研究其潜在的免疫缺陷[4]。

除了在生命早期存在并且经常危及生命的免疫缺陷(如 SCID)，在耳鼻喉科最常见的免疫缺陷疾病是丙种球蛋白血症和 Btk 缺陷病(X 连续和常染色体隐性变异)、IgA 缺陷和高 IgE 综合征、普通变异型免疫缺陷病(CVID)、高 IgM 综合征、DiGeorge 综合征和共济失调-毛细血管扩张症[4]。

45.3.1 对固有免疫的损害

45.3.1.1 削弱解剖学屏障

囊性纤维化

导致囊性纤维化(CF)的遗传缺陷是囊性纤维化跨膜传导调节因子(CFTR)基因的突变[5]。由基因编码产生的蛋白质调节氯离子的跨膜运输，从而间接地调控水的运输[6]。CF 的特征在于高黏性黏液产生。这种高黏附意味着整个呼吸道的黏膜清除受损。CF 患者容易反复出现严重的支气管扩张症、CRS 和鼻息肉。最常见的病原体是金黄色葡萄球菌和铜绿假单胞菌[4]。对所有鼻息肉病患儿都应进行囊性纤维化检查。

原发性纤毛运动障碍症

原发性纤毛运动障碍症(PCD)可能单独或作为综合征的一部分出现，如 Kartagener 综合征中的内脏转位或右位心。有许多单基因突变可能导致这种情况，其中大多数与纤毛动力相关，造成纤毛运动减少或不运动，从而导致黏液引流问题[7]。反复出现的、需通过鼓室通气管引流的分泌性中耳炎提醒耳鼻喉科医生需要进行 PCD 相关的检查。

幸运的是，鼻呼气一氧化氮(nNO)测试是一项简便的检查，PCD 和囊性纤维化的鼻腔一氧化氮水平很低。nNO 在 PCD 中足够低，可用于筛查，nNO 水平>105μg/L，特异性为 88%，敏感性为 100%，阳性预测值为 89%[8]。

通常要求耳鼻喉科医生对鼻腔或气管黏膜表面进行活检，以便明确 PCD 的诊断[4,9]。

45.3.2 吞噬活性缺陷

45.3.2.1 髓过氧化物酶缺陷

中性粒细胞活性最常见的先天性缺陷是髓过

氧化物酶缺陷(MPO)。然而,大多数此类病例没有症状,因为中性粒细胞在这种情况下仍然可以通过氧依赖性杀菌途径起作用[4,10]。

45.3.2.2 慢性肉芽肿病

慢性肉芽肿病(CGD)是由 PHOX 基因的大量突变引起的,该基因负责编码 NADPH 氧化酶(烟酰胺腺嘌呤二核苷酸磷酸)。这种酶可以产生氧自由基,从而有助于杀死入侵的细菌和真菌。缺陷有两种类型:定量和定性。疾病的严重程度与残余的功能性 NADPH 氧化酶的表达量有关[4]。

45.3.2.3 Chediak–Higashi 病

Chediak–Higashi 病(CHD)罕见。其特征是多种生理过程缺陷,包括严重缺陷的中性粒细胞活性。LYST 基因发生了突变,通常该基因参与调控细胞内囊泡的融合。中性粒细胞的趋化性和脱颗粒性不足,颗粒的杀伤性受损[11]。CHD 患者会反复感染金黄色葡萄球菌和乙型溶血性链球菌等细菌。据报道,患者可能存在明显的牙周炎、周围神经病变、血小板缺陷和学习障碍[4]。

45.3.2.4 高 IgE 综合征

高 IgE 综合征(HIgES)的表型特征是中性粒细胞和单核细胞趋化行为的变化[4]。

45.3.3 补体级联缺陷

补体蛋白(C2、C3、H、I、P)组成缺陷导致患者反复被具有荚膜的细菌感染。由于这些患者易受脑膜炎奈瑟菌感染,其有出现脑膜炎或败血症的风险。常见的中耳感染和鼻窦炎是植入鼓膜通气管的典型指征[12]。

45.3.4 影响体液免疫机制的缺陷

45.3.4.1 婴儿暂时性低丙种球蛋白贫血

婴儿在出生后 3~6 个月内,IgG 水平通常会下降,但这种下降在婴儿暂时性低丙种球蛋白贫血(THI)患儿中更为显著。直到 1 岁前,患儿的 IgM 一直处于低水平,通常到 2 岁或 3 岁才正常[13]。虽然患儿往往不会表现出 THI 的症状,但有些患儿会出现上气道或下气道及相关器官的反复感染,也可能发生急性中耳感染。然而,其很少发生严重的疾病[4]。

45.3.4.2 X 连锁(Bruton)无丙种球蛋白血症

在 X 连锁无丙种球蛋白血症(XLA)患儿中,B 细胞和浆细胞完全丧失。由于母体的免疫球蛋白存在,症状通常要到患儿达 6 月龄以后才会出现。婴儿达 6 月龄以后,会反复发生化脓性细菌感染。致病菌为铜绿假单胞菌、流感嗜血杆菌、肺炎链球菌和其他链球菌属。大多数患儿在耳鼻喉科就诊时以鼻–鼻窦炎为主诉[4]。

XLA 的治疗包括注射替代免疫球蛋白,并避免注射活疫苗[4]。

45.3.4.3 CVID

CVID 的临床表现与 XLA 相似,但发病时间通常较晚,表型较轻。由于 CVID 不是 X 连锁遗传,所以不像 XLA 那样有明显的性别分布差异[4]。

45.3.4.4 选择性 IgA 缺乏症

IgA 在黏膜免疫防御中起着关键作用,其通常被分泌到肠道和呼吸道。选择性 IgA 缺乏症(IgAD)是免疫球蛋白功能缺乏的最常见情况[4]。

45.3.4.5 IgG 亚类缺陷

IgG 亚类缺陷经常发生,可能以各种方式存在[14]。虽然合成的总 IgG 水平处于正常水平,但可能缺乏特定的 IgG 亚类, 最常见的受影响的亚类是 IG2。免疫系统可能无法产生特异性抗体。该病有时与上呼吸道感染,特别是中耳和窦肺感染有关[4]。

45.3.4.6 高 IgM 综合征

在高 IgM 综合征(HIgM)中,IgM 滴度可能正常或升高。HIgM 患儿从 6 月龄开始,常出现由细菌引起的鼻窦和肺部的反复感染。扁桃体周围及其他软组织区域可能有感染的标志性倾向[15]。

45.3.5 细胞介导的免疫缺陷

45.3.5.1 DiGeorge 综合征

导致 DiGeorge 综合征(DGS)的基因突变点位于 22q11.2(del22)。该区域编码负责第三和第四咽沟及其相关结构的基因，如甲状旁腺和胸腺。有数种突变导致的缺陷。胸腺位于胸骨后，在免疫发育和效应中起着关键作用[16]。T 细胞在此发育成熟。胸腺的缺陷意味着 DGS 患者严重缺乏细胞介导的免疫反应，因此会出现反复发作的严重感染[4]。

45.3.5.2 慢性黏膜皮肤念珠菌病

慢性黏膜皮肤念珠菌病（CMC）造成皮肤、指甲、黏膜表面和肠道上段反复的念珠菌感染[17]。诊断取决于体格检查、KOH 试验、真菌学培养和反复出现的耐药性念珠菌感染病史[4]。

45.4 就诊于耳鼻喉科的继发性免疫缺陷

继发性免疫缺陷比原发性免疫功能障碍更常见，因为原发性免疫功能障碍实际上是由免疫系统的基因异常决定的。

45.4.1 人类免疫缺陷病毒和获得性免疫缺陷综合征

人类免疫缺陷病毒（HIV）代表几种反转录病毒，可损害免疫功能，阻碍免疫系统的抗感染或抗肿瘤能力。其损伤模式包括对体液介导和细胞介导的免疫机制的破坏。细胞介导的免疫损伤使患者暴露于耶氏肺孢子菌和病毒感染，而体液免疫系统的损伤增加了细菌反复感染的风险。因此，反复中耳感染、鼻窦炎、皮肤软组织感染、尿路感染、肺炎和败血症在 HIV 患者中更为常见[4]。

HIV 患者经常出现耳鼻喉症状。事实上，40%的患者有耳鼻喉相关问题。在儿童中，HIV 最常表现为黏膜皮肤感染，如口腔念珠菌感染。关于 HIV 表现为食管念珠菌感染的报道较少。患者的主诉可能是吞咽疼痛和发育不良，特别是在幼儿时期。口腔体征包括黏膜表面的疱疹性病变和由血小板缺乏引起的腭部瘀点。反复中耳感染在 HIV 患儿中很常见。致病菌为表皮葡萄球菌、肺炎链球菌、肠球菌、大肠杆菌和铜绿假单胞菌[17]。建议积极治疗，可能需要尽早在两侧放置鼓室通气管和压力均衡管。60%~75%有症状的 HIV 患儿可能出现上述情况[4,18,19]。

45.4.2 放射治疗

肿瘤出现在正常免疫细胞形成的微环境中，微环境可以决定肿瘤的抑制或进展。放射治疗是肿瘤，尤其是实体肿瘤最常用的治疗手段，无论治疗目的是治愈还是姑息，放射治疗适用于 60%的肿瘤治疗[20,21]。在肿瘤生发的整个微环境中可以观测到放射的整体效应。

在淋巴细胞（T 型、B 型或 NK 型细胞）、单核细胞或巨噬细胞存在的情况下，肿瘤的放射敏感性特别高。抗原递呈细胞（树突状细胞）已被证明具有增强放射抵抗性的作用[22]。

接受头颈部恶性肿瘤放射治疗的患者，尤其有可能发生严重的放射性皮炎和放射性黏膜炎，导致细菌、真菌和病毒的局部和全身感染。研究表明[23-24]，在接受头颈部肿瘤放射治疗的患者中，有 29%~66%的患者出现了严重的口腔黏膜炎。口腔溃疡、味觉障碍、吞咽困难、放射性骨坏死、软组织坏死、张口困难和口干是放射治疗并发症的一部分，影响患者的生活质量，使患者的康复期延长。

45.4.3 血液系统恶性肿瘤

获得性感染是血液系统肿瘤患者发病和死亡的主要原因，特别是在多发性骨髓瘤、慢性淋巴细胞性白血病、霍奇金或非霍奇金淋巴瘤患者中。新治疗策略的发展延长了疾病缓解期的持续时间，但是多次复发和对应的姑息治疗可能长期抑制免疫系统，因而增加全身和局部感染的风险。

血液系统恶性肿瘤中的免疫缺陷具有多因性，要么与疾病本身有关，要么与治疗（化疗、皮质类固醇、免疫抑制剂、单克隆抗体、放疗或骨髓移植）有关。侵袭性真菌性鼻-鼻窦炎（曲霉属、毛霉属、镰刀菌属）是免疫功能低下患者最常见的并发症之一。

45.4.4 抗炎和免疫抑制药物治疗

对于慢性炎症性疾病，如自身免疫性疾病、过敏性疾病或移植排斥反应，需要使用能够调节免疫反应的药物。具有免疫抑制作用的药物可分为生物制剂、皮质类固醇、钙调神经磷酸酶抑制剂和细胞毒性药物。这些药物最主要的副作用是导致患者的免疫反应减弱，使其容易受到多种病原体（病毒、细菌或真菌）的感染。

45.4.4.1 生物制剂

生物制剂疗法（T 细胞和 B 细胞单克隆抗体、抗胸腺细胞球蛋白）通常不以免疫抑制为特征，但其具有不同的副作用，可损害患者的免疫防御功能，出现严重感染、自身免疫性疾病或恶性肿瘤[25-27]。

45.4.4.2 皮质类固醇

皮质类固醇被广泛使用，特别是在耳鼻喉科，以减少过度炎症反应，避免组织损伤。皮质类固醇的细胞效应表现为减少细胞因子（IL-1、IL-6 和 TNF-α）的产生、白细胞趋化、细胞黏附和吞噬功能。由于 IL-2 的促凋亡作用和对增殖反应的抑制，治疗期间会发生淋巴细胞减少[26]。皮质类固醇治疗的剂量和持续时间对免疫系统的影响，增加了患者对病毒、细菌或真菌感染的易感性。在类固醇治疗期间，有几种可能的并发症，如口腔念珠菌病（常见于使用吸入性类固醇的患者）或带状疱疹（常见于长期服用全身皮质类固醇的患者）。

45.4.4.3 钙调神经磷酸酶抑制剂

钙调神经磷酸酶抑制剂，如环孢素、他克莫司、西罗莫司等，能结合胞浆蛋白（属于免疫亲和素家族），并抑制其与钙调磷酸酶的相互作用。这种相互作用对于激活 IL-2 转录和 T 细胞正常功能至关重要[27]。与皮质类固醇和细胞毒性药物治疗相比，其不干扰巨噬细胞和中性粒细胞的功能，因此不会增加局部或全身感染的易感性。然而，有报道称这些药物会引起呼吸道和皮肤感染，通常是病毒性的。其副作用还包括增加淋巴增殖性疾病和皮肤肿瘤的发病率。

45.4.4.4 细胞毒性药物

细胞毒性药物（环磷酰胺、甲氨蝶呤、霉酚酸酯、硫唑嘌呤、巯嘌呤、柳氮磺胺吡啶或羟氯喹）最初被开发用于控制肿瘤细胞的生长和器官移植时抑制骨髓功能，但其使用已扩展到治疗自身免疫性或炎症性疾病，如预防移植排斥反应[28]。这些药物可抑制 B 细胞和 T 细胞的增殖及其产生的免疫反应。

这些药物的主要副作用是对造血和非造血细胞的毒性，伴随着血细胞减少症、胃肠道黏膜及皮肤病变。血细胞减少症可能导致继发性免疫缺陷和感染易感。

45.4.5 创伤因素

创伤和医源性损伤导致了浅表上皮屏障的中断，并通过细胞因子 IL-6 和 TNF-α 的产生刺激促炎反应[29]。行脾切除术的患者发生继发性感染，尤其是肺炎链球菌感染的风险更大。

45.4.6 代谢性疾病

多种代谢性疾病（糖尿病、慢性肾脏或肝脏疾病）诱导机体处于免疫系统缺陷状态。糖尿病患者由于高血糖（慢性多器官功能损害），淋巴细胞增殖反应减弱，容易发生真菌、细菌或病毒的皮肤和呼吸道感染[30]。

与健康人群相比，这些患者获得性感染的发生率及严重程度较高，且恢复时间较长。

45.5 结论

在日常工作中，耳鼻喉外科医生会遇到免疫缺陷患者，可能其中大部分是继发的，但也有少数是原发性的，特别是先天免疫缺陷的儿童患者。在这些情况下，早期识别、准确诊断和治疗可以改善某些患者的预后，促进其健康生活，因此在一定程度上认识和警惕这些疾病是必要的。

更细微的免疫缺陷，如缺乏某亚类的 IgG、携带囊性纤维化基因的某种拷贝或缺乏某种苦味受体，可能是某些患者有慢性鼻窦炎不伴鼻息肉的基础[31]。

（刘梦帆 译）

参考文献

1. Basco WT. Detecting primary immunodeficiency disease in children. Medscape. June 21, 2011. https://www.medscape.com/viewarticle/744056. Accessed online at 5 Feb 2019.

2. Subbarayan A, Colarusso G, Hughes SM, et al. Clinical features that identify children with primary immunodeficiency diseases. Pediatrics. 2011;127:810–6.
3. Primary Immunodeficiency. Family practice notebook. https://fpnotebook.com/ID/Immune/PrmryImndfcncy.htm#fpnContent-panel-id_0. Accessed online at 5 Feb 2019
4. De Vincentiis GC, Sitzia E, Bottero S, Giuzio L, Simonetti A, Rossi P. Otolaryngologic manifestations of pediatric immunodeficiency. Int J Pediatr Otorhinolaryngol. 2009;73(Suppl 1):S42–8. https://doi.org/10.1016/S0165-5876(09)70009-6. Review
5. Quinton PM. Chloride impermeability in cystic fibrosis. Nature. 1983;301(5899):421–2.
6. Hulka GF. Head and neck manifestations of cystic fibrosis and ciliary dyskinesia. Otolaryngol Clin N Am. 2000;33(6):1333–41.
7. Pedresen M. Rhinitis, sinusitis and otitis media in Kartagener's syndrome. Clin Otolaryngol. 1982;7(6):373–80.
8. Corbelli R, Bringolf-Isler B, Amacher A, et al. Nasal nitric oxide measurements to screen children for primary ciliary dyskinesia. Chest. 2004;126:1054–9.
9. Haddad J Jr. Ear disease in children with cystic fibrosis. Arch Otolaryngol Head Neck Surg. 1994;120(5):491–3.
10. Winkelstein JA. Chronic granulomatous disease. Report on national registry of 368 patients. Medicine. 2000;79(3):155–69.
11. Blayney AW. Mastoid surgery in chronic granulomatous disease. J Laryngol Otol. 1984;98(2):187–8.
12. Lu J. Collectins: collectors of microorganisms for the innate immune system. BioEssays. 1997;19(6):509–18.
13. Kilic SS. Transient hypogammaglobulinemia of infancy: clinical and immunologic features of 40 new cases. Pediatr Int. 2000;42(6):647–50.
14. Umetsu DT. Recurrent sinopulmonary infection and impaired antibody response to bacterial capsular polysaccharide antigen in children with selective Ig-G subclass deficiency. N Engl J Med. 1985;313(20):1247–51.
15. Primary immunodeficiency diseases. Report of a WHO scientific group. Clin Exp Immunol 1997;109(Suppl 1):1–28.
16. Derbinski J. Promiscuous gene expression in medullary Thymic epithelial cells mirrors the peripheral self. Nat Immunol. 2001;2:1032–9.
17. Kornblut AD. An evolution of therapy for mucocutaneous candidiasis. Laryngoscope. 1980;90(Suppl 22):1–30.
18. Krasinski K, et al. Prognosis in HIV infection in children and in adolescents. Pediatr Infect Dis J. 1989;8:216–20.
19. Prose NS. Mucocutaneous disease in paediatric human immunodeficiency virus infection. Pediatr Clin N Am. 1991;38:977–90.
20. Dunn GP, Bruce AT, Ikeda H, Old LJ, Schreiber RD. Cancer immunoediting: from immunosurveillance to tumor escape. Nat Immunol. 2002;3(11):991–8. https://doi.org/10.1038/ni1102-991.
21. Dunn GP, Old LJ, Schreiber RD. The immunobiology of cancer immunosurveillance and immunoediting. Immunity. 2004;21(2):137–48. https://doi.org/10.1016/j.immuni.2004.07.017.
22. Manda K, Glasow A, Paape D, Hildebrandt G. Effects of ionizing radiation on the immune system with special emphasis on the interaction of dendritic and T cells. Front Oncol. 2012;2:102. https://doi.org/10.3389/fonc.2012.00102.
23. Vera-Llonch M, Oster G, Ford CM, Lu J, Sonis S. Oral mucositis and outcomes of allogenic hematopoietic stem-cell transplantation in patients with hematologic malignancies. Support Care Cancer. 2007;15:491–6.
24. Vera-Llonch M, Oster G, Hagiwara M, Sonis S. Oral mucositis in patients undergoing radiation treatment for head and neck carcinoma. Cancer. 2006;106:329–36.
25. Notarangelo LD. Primary immunodeficiencies. J Allergy Clin Immunol. 2010;125:S182–94.
26. Annane D, Bellissant E, Bollaert PE, Briegel J, Confalonieri M, De Gaudio R, et al. Corticosteroids in the treatment of severe sepsis and septic shock in adults: a systematic review. JAMA. 2009;301:2362–75.
27. Tan HP, Smaldone MC, Shapiro R. Immunosuppressive preconditioning or induction regimens, evidence to date. Drugs. 2006;66:1535–45.
28. Sagg KG, Teng GG, Patkar NM, Anuntiyo J, Finney C, Curtis JR, et al. American College of Rheumatology. American College of Rheumatology 2008 recommendations for the use of nonbiologic and biologic disease-modifying antirheumatic drugs in rheumatoid arthritis. Arthritis Rheum. 2008;59:762–4.
29. Heizmann O, Koeller M, Muhr G, Oertli D, Schinkel C. Th1- and Th2-type cytokines in plasma after major trauma. J Trauma. 2008;65:1374–8.
30. Daoud AK, Tayyar MA, Fouda IM, Harfeil NA. Effects of diabetes mellitus vs. in vitro hyperglycemia on select immune cell functions. J Immunotoxicol. 2009;6:36–41.
31. Fokkens WJ, Lund VJ, Hopkins C, et al. European Position Paper on Rhinosinusitis and Nasal Polyps 2020. Rhinology. 2020;58(Suppl S29):1–464. https://doi.org/10.4193/Rhin20.600. PubMed PMID: 32077450

第 46 章

一种理想的滴鼻液能减轻变应性鼻炎的所有症状吗？

Ceyhun Aksakal, Görkem Eskiizmir, Cemal Cingi

46.1 引言

AR 是一种影响鼻黏膜的疾病，其特点是通过 IgE 相关机制发生炎症。在早期阶段，其主要症状是喷嚏、揉鼻、流鼻涕和流泪；晚期出现鼻塞，可能伴有咳嗽[1]。

组织内的创伤或炎症会导致促使趋化反应和炎症细胞迁移的炎症信号分子，如细胞因子 C5a 和嗜酸性粒细胞趋化因子释放[2]。细胞因子释放后，血管内皮的黏附倾向迅速发生改变，导致循环中白细胞贴壁。在这种类型炎症的发展过程中，一个关键环节是吸引嗜酸性粒细胞从循环进入组织[3]。中性粒细胞的趋化作用可被反式白藜芦醇抑制[4]。

在大多数情况下，AR 起病于儿童或青少年，主要症状为反复喷嚏、鼻痒、流鼻涕和鼻塞。通常将 AR 分为季节性和常年性两类，这反映了引起该疾病的不同的过敏基础，但 WHO 在 ARIA 指南中，根据症状持续时间将其分为间歇性和持续性两类[5-8]。

AR 的常见变应原是室内尘螨，来自草、树或杂草的花粉，霉菌，猫和狗[9]。有些患者有 AR 的症状，但没有变应原全身致敏状态，可能因为这些症状只由局部产生的 IgE 引起。这种情况被称为“非特应性状态”（见第 8 章）[10,11]。

46.1.1 关于本章我们已经知道了什么？

- AR 与鼻黏膜内由 IgE 引起的炎症有关。
- 症状分为两个阶段：早期症状为喷嚏、鼻痒、流鼻涕和流泪；晚期症状包括鼻塞、偶尔咳嗽。

46.1.2 新型的滴鼻液能带来什么额外的好处？

目前治疗 AR 的方法有鼻用激素、鼻用减充血药、抗胆碱药、抗组胺药和泛醇。一种具有上述药物所有作用的全新药物制剂，将会是独特的并具有明显的益处，如单一用药、成本效益好、副作用小等。

46.1.3 联合用药的基本原理

理想的滴鼻液应包括以下配方。

- 鼻用皮质类固醇：糠酸莫米松。
- 鼻用减充血药：盐酸塞洛唑啉。
- 抗胆碱药：异丙托溴铵。
- 抗组胺药：地氯雷他定。
- 泛醇。

所提出的药物配方能够将这些药物的抗炎、抗组胺、减充血、抗胆碱能和湿润作用组合成一种单一的药物。

46.2 AR 的发病率和流行病学

AR 是儿童时期最常见的长期疾病。其发病高峰出现在儿童学龄期[12]。6~7 岁儿童的发病率为 15%，在 13~14 岁时增加到 40%。虽然 AR 多倾向在男性儿童中发病，但成年男性和女性的发病情况一致[13]。大约 80%的 AR 病例在 20 岁前发病，并常伴随过敏性结膜炎（AC），导致眼部症状[14]。

46.3 病理生理学

除鼻窦感染导致的鼻炎以外，最常见的鼻炎类型是 AR。其涉及 IgE 介导的对变应原的免疫反应[15]。AR 的常见变应原包括室内尘螨，来自草、树或杂草的花粉，霉菌，猫和狗[16]。如果没有确凿的证据表明该反应是全身性的，则很有可能是局部的非特应性状态引起了症状[17]。经预先致敏后合成的 IgE 对某一种特定抗原具有特异性，并在肥大细胞的细胞膜上结合。当机体再次遇到变应原“扳机”时，IgE 的“桥联”发生，刺激肥大细胞脱颗粒，从而释放一系列促炎介质，特别是组胺。组胺在过敏的发病机制中的作用是公认的[18]。组胺与标记为 H_1 到 H_4 的组胺受体相互作用。在过敏反应中，组胺通过与 H_1 受体结合发挥效应，导致平滑肌收缩、支气管痉挛、毛细血管壁通透性增加、感觉神经和咳嗽相关受体激活[19]。

鼻部症状（打喷嚏、鼻痒、流鼻涕）是由 IgE 介导的肥大细胞脱颗粒引起的。在 65%的病例中，鼻黏膜被嗜酸性粒细胞、嗜碱性粒细胞和负责合成 IL-4（促进 IgE 产生）和 IL-5（促进嗜酸性粒细胞增加）的 T 淋巴细胞浸润。鉴于抗组胺药不能减少鼻塞，因此有理由认为其他的炎症信号分子也起了作用，如前列腺素 D_2 或白三烯。在炎症的晚期阶段，伴随着免疫细胞在鼻黏膜的浸润，这种现象仍是十分显著的[20]。最近，AR 的病理生理学中更深入的环节开始被人们所了解，如抗组胺药物无效的 H_4 受体的作用，以及调节 T（Treg）淋巴细胞不能抑制过敏反应[21]。除了环境对 AR 的影响外，尽管尚无精确的遗传学证据基础，但通过对同卵和异卵双胞胎的研究，仍可发现该疾病明显受到遗传因素的影响。

46.4 伴随疾病

患有 AR 的儿童经常有伴随疾病，这些伴随疾病会对患儿及其家庭产生明显的负面影响[23,24]。无论患儿年龄大小，AR 与变应性皮炎常并发[25]。AR 患儿的并发症通常包括分泌性中耳炎（OME）、持续性或复发性鼻窦炎和哮喘。心理社会后遗症包括睡眠障碍、学习成绩下降、行为过度活跃和整体生活质量降低[5]。

46.4.1 哮喘

流行病学研究表明，AR 与哮喘之间存在着强烈的联系，AR 几乎在所有哮喘患者中都有发现。Wright 等的研究指出，如果一个婴儿被诊断为 AR，当其长到 11 岁时，患哮喘的风险会急剧增加[26]。在患有鼻炎的儿童中，32%的儿童会发展成哮喘，而只有 5%患有哮喘的儿童没有鼻炎的迹象。Settipane 等[27]进行了一项开创性研究，他们对布朗大学的 1836 名一年级学生进行了长达 23 年的随访。该研究采用前瞻性方法，包括调查管理、访谈、体检和皮肤点刺试验来检测哮喘或 AR。在第 23 年，64%的最初受试者（1021 人）发回了一份填写完整的调查问卷。大约 72%的最终答卷人在大学一年级时接受过皮肤点刺试验。研究人员得出结论，患有 AR 或皮肤点刺试验阳性意味着未来患哮喘的风险增加。患有 AR 的一年级学生与非特应性状态的同龄人相比，患哮喘的风险增加了 3 倍[27]。Guerra 等[28]研究调查了鼻炎（AR 和 NAR）在多大程度上独立增加成人患哮喘的风险。AR 和 NAR 都显著增加了哮喘的发病风险（粗 OR，4.13；95%CI，2.88~5.92）。对于有慢性鼻炎或明显鼻炎症状并经临床确诊的鼻窦炎病史的患者，其患哮喘的风险更高。在儿童中，AR 通常发生在哮喘发作之前，这种情况被称为“特异性疾病过程”。最近的研究评估了过敏免疫疗法对 AR 患儿的有效性，结果表明这种疗法可以降低青少年患哮喘的风险。Novembre 等进行的一项开放性研究调查了 113 例继发于花粉但无其他明显过敏反应的 AR 患儿，随机分配给予3年以上的特异性舌下免疫治疗或标准对症治疗。与接受标准治疗的患儿相比，接受免疫治疗的患儿在之后患哮喘的风险降低了3.8倍[29]。Niggemann等也发表了一项对继发于草或桦树花粉的AR患儿，实施为期3年的特异性皮下免疫治疗后随访5年的研究[30]。

46.4.2 OME

OME是世界范围内的一个重要健康问题，80%以上的儿童至少会患1次OME。大约40%的儿童在3岁之前至少患过3次中耳炎[31]。Tomonag及其同事比较了AR患儿和健康儿童的OME发病率。他们发现，AR患儿的患病比例为21%，健康儿童的患病比例为6%。Caffarelli等[32]证实，儿童的AR症状与OME显著相关，并提出AR在OME的发病中具有重要作用。同样，Chantzi等[33]发现IgE介导的超敏反应和鼻腔堵塞是儿童OME的独立危险因素。在试验研究中，Skoner等[34,35]证实了咽鼓管的功能障碍可以由在鼻腔内放置变应原或介导过敏炎症的物质而引起。PAA的一项调查得出的结果是，在过敏症状达到顶峰的那个月里，AR患儿因耳内压力引起耳痛的比例是健康同龄儿童的5倍，而接受外科手术[鼓膜切开置管和腺样体切除术和(或)扁桃体切除术]的患儿比例是健康同龄儿童的2倍[36]。Nguyen等发现，AR患儿中耳积液中的Th2细胞水平升高，提示过敏在OME中起作用[37]。简而言之，这些研究表明，AR参与了OME的发病机制。因此，当考虑到患儿有OME时，应同时评估AR。

46.4.3 鼻-鼻窦炎

类似鼻炎可以导致窦口鼻道复合体阻塞，鼻炎和鼻窦炎可能因为炎症从一个解剖腔隙扩散到另一个腔隙而紧密联系，因而有类似的炎症反应。另一方面，这种情况可能代表着相同病理(如过敏)的不同表现[38]。对来自洛杉矶的70例3~16岁的AR患儿进行的影像学检查显示，53%的患儿鼻窦出现异常，其中6%(4例)的患儿上颌窦壁明显增厚，21%(15例)的患儿至少1个鼻窦完全充满病变[39]。

AR会导致儿童严重的鼻窦相关并发症。据Holzmann[40]报道，儿童的急性鼻-鼻窦炎会引起眼眶并发症，在这个过程中，AR是一个危险因素。研究调查了102例眼眶肿胀患儿的AR体征，并对其鼻窦进行CT。临床或影像学检查显示，60例(58.8%)患儿的眼眶病变继发于急性鼻-鼻窦炎。在眶周蜂窝织炎的病例中(14例)，64.3%(9例)的患儿有AR症状。25%的骨膜炎患儿(1/4)和76.5%(13/17)的眶壁骨膜下脓肿患儿有AR症状。基于这些研究发现，研究者主张AR可能在急性鼻-鼻窦炎引发眼眶病变的过程中起重要作用。

46.5 药物治疗

46.5.1 口服或鼻内抗组胺药

用于治疗AR的主要药物是抗组胺药或鼻用皮质类固醇。抗组胺药可以局部给药和口服给药。当治疗AR早期症状时，其疗效最好。尽管有镇静的常见副作用，第二代抗组胺药无论是口服还是局部给药，疗效都很好，患者通常耐受良好[41]。西替利嗪、非索非那定、氯雷他定、地氯雷他定和左西替利嗪都属于第二代抗组胺药，可作为口服用药。除地氯雷他定以外，其他药物无须处方。以鼻腔喷雾剂形式给药的抗组胺药，如氮䓬斯汀和奥洛他定，需要处方。第一代抗组胺药物目前因其治疗指标不适合而不适用于治疗[42-45]。

无论给药途径如何，第二代抗组胺药的疗效与第一代相当[46-52]。口服给药的耐受性较好，但局部给药起效更快[45]。对于少数儿童，即使是第二代抗组胺药也具有一定的镇静作用。在此种情况下，使用非索非那定可能更好[44]。

46.5.2 鼻用皮质类固醇

荟萃分析显示，鼻用皮质类固醇(INC)的疗效最佳[50-53]。与抗组胺药和白三烯受体拮抗剂联合治疗相比，INC有着相同甚至更好的疗效[54]。Cochrane协作网的一篇综述指出，几乎没有证据证明INC的疗效。然而，这一结论基于排除了几种允许使用抢救药物的高质量随机对照试验。有研究表明，INC在第一次给药后的4小时内即开始产生作用[55]。也有研究称,INC 对伴随疾病,如结膜炎[45,56,57]、哮喘和支气管过敏[53,58-61]有治疗作用。此外,INC 的耐受性通常很高。最近进入市场的药物,如丙酸氟替卡松[62]、莫米松[63]和糠酸氟替卡松,每天用药 1 次。这些药物不像此前使用的药物(如倍氯米松和布地奈德),在 12 个月的治疗过程中不会降低生长发育速度,因此是更好的治疗选择[64]。

鼻用皮质类固醇可以抑制 AR 的炎症反应。在 2 岁及以上的儿童或青少年中使用 INC 得到了大量高方法学质量研究报道的支持[65-79]。如上所述,Cochrane 综述所引用的证据不足源于排除了允许使用抢救药物的试验[80]。一些临床试验证实,莫米松、氟替卡松和环索奈德在第一次给药后的 1 天内开始发挥疗效[81]。有证据表明,INC 对伴随的哮喘有疗效[82-84],糠酸氟替卡松和莫米松对结膜炎有疗效[65,70,85]。可能由于新一代药剂的生物利用度较上一代药剂显著更低,因此耐受性更好[70,86-89]且对生长发育速度的影响更小[90,91]。虽然鼻中隔穿孔和鼻出血是 INC 的潜在不良反应,但文献尚未对其发病率进行系统调查[5]。

46.5.3 全身应用皮质类固醇

因为存在其他更安全有效的治疗方式,所以通过口服皮质类固醇治疗 AR 患儿并不常见。但在成人中,研究表明,全身应用皮质类固醇 30mg/d 的剂量是具有疗效的[92]。由于注射皮质类固醇可导致局部肌肉和皮肤萎缩,骨骼中的矿物质含量减少,生长发育受抑制,因此不建议对 AR 患儿使用[93]。偶尔的情况下,如果 AR 患儿确实需要全身应用皮质类固醇,应在专家指导下用药,一般口服泼尼松龙,10~15mg/d 就足够了。

46.5.4 口服白三烯受体拮抗剂

尽管对于孟鲁司特在局部鼻腔给药时如何影响细胞浸润尚无定论,但其可以缓解 AR 症状。已知孟鲁司特可以作用于中性粒细胞和巨噬细胞,但其他机制可能也发挥了重要作用[94]。半胱氨酸白三烯已被证实参与了哮喘的发生,其可以导致黏液分泌增多、毛细血管壁通透性增加、增加免疫细胞募集及水肿[95]。

两项关于 AR 患儿(季节性和常年性)的高质量小型研究表明,孟鲁司特拥有作为单一治疗方案的效力[96,97]。这一结果得到了两项主要基于成年患者数据的荟萃分析的证实[98,99]。尽管抗胆碱药对老年患者的清水样涕有疗效,但其不能控制鼻痒、打喷嚏及鼻塞症状[100]。这类药物很少被用于儿童。

46.5.5 局部鼻用减充血药

短期使用鼻用减充血药可能对于减轻鼻塞有益。但长期使用会增加药物性鼻炎的风险,进而导致鼻黏膜发生反跳性水肿[83]。

46.6 变应性鼻炎的联合治疗

已经有证据表明,在季节性 AR 的治疗中,由氮䓬斯汀和氟替卡松组成的药剂比单独使用任何一种药物的疗效都好[84]。这种联合治疗所带来的额外获益为未来真正的“过敏进程”阻断剂提供了希望。但无论如何,仍需要进行更多的研究。

孟鲁司特是一种白三烯受体拮抗剂(LTRA),作为治疗哮喘的药物进入市场。然而,孟鲁司特也被用于 AR 的治疗。文献主要基于患花粉症(季节性 AR)成年患者的数据,包含了关于孟鲁司特的系统综述和随机对照试验的荟萃分析。他们强调孟鲁司特的疗效略优于对照组,且与抗组胺药的疗效相当;但与鼻用皮质类固醇相比,在缓解症状和提高生活质量方面,疗效较差[85,101,102]。LTRA 与合适的抗组胺药(如氯雷他定、西替利嗪或非索非那定)联合治疗的疗效显著优于单一药物治疗[85,88,101]。一项纳入季节性 AR 患儿的随机对照试验显示,孟鲁司特对缓解症状有显著作用,减少了嗜酸性粒细胞的数量。但呼出气体的一氧化氮(eNO)浓度没有显著变化[103]。除了这一项研究外,其余涉及孟鲁司特的试验主要选择了通过上呼吸道症状严重程度的主观评价指标来观测结局,而不是通过判断并发的哮喘严重程度的客观评价指标[85]。目前缺乏多中心且侧重于季节性 AR 儿童病例的高方法学质量的随机对照试验。一项相关研究的结论是,在过敏高发季节服用孟鲁司特的儿童的 FEV_1 没有明显改善[104]。考虑到观察到的药效较小,且孟鲁司特在改善喘鸣方面缺乏作用[89],其不太可能(还没有明确排除,因为这个假设尚未得到正式检验)被用于防止患儿从AR发展为哮喘。

46.7 作者认为需要一种新型的滴鼻液治疗AR

目前AR的治疗药物包括INC、鼻用减充血药、抗胆碱药、抗组胺药和泛醇。我们认为,如果一种新配方包含以下5种药物,可以获得良好的疗效。

- INC:糠酸莫米松。
- 鼻用减充血药:盐酸塞洛唑啉。
- 抗胆碱药:异丙托溴铵。
- 抗组胺药:地氯雷他定。
- 泛醇。

46.8 所提出的药物配方的循证依据是什么?选择这5种有效成分的理由是什么?

46.8.1 INC:糠酸莫米松

皮质类固醇可以抑制任何原因导致的炎症[105]。目前,INC是所有抗AR炎症反应的药物中最有效的药物。因此,INC对AR的治疗效果最好。尽管INC对大多数AR患者的鼻痒、打喷嚏、流涕和鼻塞症状有效,但其对眼部的相关症状无效。皮质类固醇的潜在并发症,如抑制肾上腺皮质、抑制生长发育及改变骨骼的正常生理功能等,可能随着剂量累积及长期使用而出现[91]。

糠酸莫米松是一种人工合成的皮质类固醇,用于治疗鼻过敏。可的松或氢化可的松是内源性皮质类固醇,由肾上腺皮质合成。所有的皮质类固醇都具有很强的抑制炎症的能力。局部使用和鼻内使用可在鼻黏膜中生成局部高浓度的区域,无须全身吸收,从而避免/尽量减少了不良反应。糠酸莫米松被许可用于2岁及以上的AR患儿的对症治疗。除了控制现有的症状,这种药物还有助于防止12岁及以上季节性AR患者的急性发作。糠酸莫米松也可被用于鼻息肉的治疗[106]。

加入糠酸莫米松的基本原理是抑制AR引起的炎症。

46.8.2 鼻用减充血药:盐酸塞洛唑啉

局部减充血药通过模拟交感神经系统产生作用,引起鼻甲内血管收缩,从而开放气道,减少鼻腔堵塞[107]。Eskiizmir等证实了局部减充血药(羟甲唑啉和赛洛唑啉)起效很快,可显著降低鼻阻力并增加鼻气流[108]。此外,此药可以改变鼻黏膜的自主调节功能并减少腺体分泌。其可通过阻断α-肾上腺素受体引起血管收缩,从而减轻血管充血,拮抗M受体,可减少流涕[89]。

加入盐酸塞洛唑啉的目的是促进鼻腔血管收缩,从而减少鼻塞,与AR相关的水样涕也会减少。如前所述,鼻窦炎常与AR并存。减充血药对鼻-鼻窦炎也有疗效。

46.8.3 抗胆碱药:异丙托溴铵

异丙托溴铵可在支气管和鼻腔内拮抗胆碱能。COPD和哮喘都是由胆碱能对气道平滑肌的作用引起的气道收缩。异丙托溴铵具有抗胆碱能作用,可促进气道平滑肌松弛和支气管扩张。腺体黏液分泌也受胆碱能控制。异丙托溴铵可以减少腺体分泌黏液,因此对AR和鼻炎都有疗效。因此,异丙托溴铵可用于缓解过敏或NAR的症状、减轻鼻炎的炎症[109]。加入异丙托溴铵的基本原理是其具有抗胆碱能作用,并且可以减少AR的分泌活动。

46.8.4 抗组胺药:地氯雷他定

近期,第二代抗组胺药因其药效与第一代相当而受到广泛关注。此外,第二代抗组胺药对心脏的毒性更小、镇静作用更轻微,以及对精神运动功能的干扰更小,因此更为安全[110]。第二代抗组胺药对H_1受体具有更强的特异性[111],所以副作用更少。第二代抗组胺药对AR的早期症状有临床疗效,尤其是在流涕、鼻痒和打喷嚏方面,但对于治疗AR晚期的鼻塞症状效果欠佳。为了兼顾AR早期和晚期的症状,可以联合使用抗组胺药与减充血药[99]。

地氯雷他定是很好的一种抗组胺药,其通过抑制组胺能效应,可以减少打喷嚏、流鼻涕、眼痒、流泪，以及慢性荨麻疹引起的瘙痒和皮疹等过敏相关症状[112]。第二代抗组胺药地氯雷他定作为 AR 的首选治疗方法，其减充血作用已在文献中得到证实[113-115]。抗组胺治疗有助于减少 AR 中过量的分泌活动。加入地氯雷他定的基本原理是发挥其抗组胺作用及减少 AR 的黏液分泌。

46.8.5 泛醇

泛醇（又称为泛酰醇）是维生素 B_5（泛酸）的一种维生素原，在体内可迅速氧化为泛酸。泛醇在室温下是黏稠的透明无色液体。泛酸形成粉末状的盐，通常（如泛酸钠）呈白色。这些盐可溶于水、乙醇、丙二醇、醚和氯仿。泛酸盐微溶于甘油[102]。泛醇是一种水合剂，使用后可以减少瘙痒和皮肤炎症，使表皮愈合更快[116]，从而更好地维护了表皮的完整性[117]。鼻用凝胶也含有 D-泛醇，可减少痂皮形成和鼻内手术后的疼痛[110]。加入泛醇的基本原理是湿润鼻黏膜并减轻 AR 中的鼻痒和炎症。

编辑的评论

这种由多药联用的治疗方案存在一些很关键的问题。首先是配方，各种成分间可能无法共存或无法形成可经鼻使用的形态，因为各种药物混合成药液后可能会相互作用。其次是药效耐受，皮质类固醇与减充血药联合使用几天后，与单独使用皮质类固醇的疗效相当。已经考虑将减充血药与 INC 的组合用药（INC-D）用于 INS 无法改善的鼻塞患者。一项包含了 6 项研究的荟萃分析指出，将局部减充血药添加到 INC 没有提升疗效[118]。泛醇对皮肤有疗效，但鼻黏膜与表皮不同。最后，如果发生药物反应，很难评估是由哪一种药物和辅剂引起的。

在临床实践中，对大多数 AR 患者可单独用INS 或 INS/INAH 喷雾控制症状。如果需要更多的帮助，可以根据指南额外使用药物（参见 www.bsaci.org）或考虑行变应原特异性免疫治疗。

（李天洋　译）

参考文献

1. Lee NP, Arriola ER. How to treat allergic rhinitis. Best Practice. 1999;171:31–4.
2. Granger DN, Kubes P. The microcirculation and inflammation: modulation of leukocyte-endothelial cell adhesion. J Leukoc Biol. 1994;55:662–75.
3. Tan Y, Lim LH. Trans-resveratrol, an extract of red wine, inhibits human eosinophil activation and degranulation. Br J Pharmacol. 2008;155(7):995–1004.
4. Rotondo S, Rajtar G, Manarini S, Celardo A, Rotillo D, de Gaetano G, et al. Effect of trans-resveratrol, a natural polyphenolic compound, on human polymorphonuclear leukocyte function. Br J Pharmacol. 1998;123:1691–9.
5. Blaiss MS. Pediatric allergic rhinitis: physical and mental complications. Allergy Asthma Proc. 2008;29:1–6.
6. Pawankar R. Allergic rhinitis and asthma: the link, the new ARIA classification and global approaches to treatment. Curr Opin Allergy Clin Immunol. 2004;4:1–4.
7. Shin S, Choi S, Hur G, Lee K, Kim S, Cho J, et al. Local production of total IgE and specific antibodies to the house dust mite in adenoid tissue. Pediatr Allergy Immunol. 2009;20:134–41.
8. Bousquet J, Khaltaev N, Cruz AA, Denburg J, Fokkens WJ, Togias A, et al. Allergic rhinitis and its impact on asthma ARIA 2008 update in collaboration with the World Health Organization, GA2LEN and Aller Gen. Allergy. 2008;63:8–160.
9. Roberts G, Xatzipsalti M, Borrego LM, Custovic A, Halken S, Hellings PW, et al. Paediatric rhinitis: position paper of the European Academy of Allergy and Clinical Immunology. Allergy. 2013;68:1102–16.
10. Burbach GJ, Heinzerling LM, Edenharter G, Bachert C, Bindslev-Jensen C, Bonini S, et al. GA(2)LEN skin test study II: clinical relevance of inhalant allergen sensitizations in Europe. Allergy. 2009;64:1507–15.
11. Durham SR, Smurthwaite L, Gould HJ. Local IgE production. Am J Rhinol. 2000;14:305–7.
12. Collins JG. Prevalence of selected chronic conditions: United States, 1990–1992. Vital Health Stat. 1997;10(194):1–89.
13. Strachan D, Sibbald B, Weiland S, Aït-Khaled N, Anabwani G, Anderson HR, et al. Worldwide variations in prevalence of symptoms of allergic rhino-conjunctivitis in children: the International Study of Asthma and Allergies in Childhood (ISAAC). Pediatr Allergy Immunol. 1997;8:161–76.
14. Barney NP, Graziano FM. Allergic and immunologic diseases of the eye. In: Adkinson Jr NF,

Yunginger JW, Busse WW, et al., editors. Middleton's allergy: principles and practice. 6th ed. Philadelphia, PA: Mosby; 1599. p. 1618–2003.
15. Bousquet J, Khaltaev N, Cruz AA, Denburg J, Fokkens WJ, Togias A, et al. Allergic Rhinitis and Its impact on Asthma (ARIA) 2008 update (in collaboration with the World Health Organization, GA(2)LEN adn AllerGen). Allergy. 2008;63(Suppl 86):8–160.
16. Burbach GJ, Heinzerling LM, Edenharter G, Bachert C, Bindsley-Jensen C, Bonini S, et al. GA(2)LEN skin test study II: clinical relevance of inhalant allergen sensitizations in Europe. Allergy. 2009;64:1507–15.
17. Fuiano N, Fusilli S, Incorvaia C. A role for measurement of nasal IgE antibodies in diagnosis of Alternaria-induced rhinitis in children. Allergol Immunopathol (Madr). 2012;40:71–4.
18. Bachert C. The role of histamine in allergic disease: re-appraisal of its inflammatory potential. Allergy. 2002;57:287–96.
19. Corcostegui R, Labeaga L, Innerarity A, Berisa A, Orjales A. Preclinical pharmacology of bilastine, a new selective histamine H1ereceptor antagonist: receptor selectivity and in vitro AH activity. Drugs R D. 2005;6:371–84.
20. Gentile D, Bartholow A, Valovirta E, Scadding G, Skoner D. Current and future directions in pediatric allergic rhinitis. J Allergy Clin Immunol Practice. 2013;1:214–21.
21. Broide DH. Allergic rhinitis: pathophysiology. Allergy Asthma Proc. 2010;31:370–4.
22. Osguthorpe JD. Pathophysiology of and potential new therapies for allergic rhinitis. Int Forum Allergy Rhinol. 2013;3(5):384–92.
23. Meltzer EO. Allergic rhinitis: managing the pediatric spectrum. Allergy Asthma Proc. 2006;27:2–8.
24. Stokes J, Fenstad E, Casale TB. Managing impairment in patients with allergic rhinitis. Allergy Asthma Proc. 2006;27:12–6.
25. Asher MI, Stewart AW, Wong G, Strachan DP, Garcia-Marcos L, Anderson HR. Changes over time in the relationship between symptoms of asthma, rhinoconjunctivitis and eczema: a global perspective from the International Study of Asthma and Allergies in Childhood (ISAAC). Allergol Immunopathol. 2012;40:217–74.
26. Wright AL, Holberg CJ, Martinez FD, Halonen M, Morgan W, Taussig LM. Epidemiology of physician-diagnosed allergic rhinitis in childhood. Pediatrics. 1994;94:895–901.
27. Settipane RJ, Hagy GW, Settipane GA. Long-term risk factors for developing asthma and allergic rhinitis: a 23-year follow-up study of college students. Allergy Proc. 1994;15:21–5.
28. Guerra S, Sherrill DL, Martinez FD, Barbee RA. Rhinitis as an independent risk factor for adult-onset asthma. J Allergy Clin Immunol. 2002;109:419–25.
29. Novembre E, Galli E, Landi F, Caffarelli C, Pifferi M, De Marco E, et al. Coseasonal sublingual immunotherapy reduces the development of asthma in children with allergic rhinoconjunctivitis. J Allergy Clin Immunol. 2004;114:851–7.
30. Niggemann B, Jacobsen L, Dreborg S, Ferdousi HA, Halken S, Høst A, et al. Five-year follow-up on the PAT study: specific immunotherapy and long-term prevention of asthma in children. Allergy. 2006;61:855–9.
31. Teele DW, Klein JO, Rosner B. Epidemiology of otitis media during the first seven years of life in children in greater Boston: a prospective, cohort study. J Infect Dis. 1989;160:83–94.
32. Caffarelli C, Savini E, Giordano S, Gianlupi G, Cavagni G. Atopy in children with otitis media with effusion. Clin Exp Allergy. 1998;28:591–6.
33. Chantzi FM, Kafetzis DA, Bairamis T, Avramidou C, Paleologou N, Grimani I, et al. IgE sensitization, respiratory allergy symptoms, and heritability independently increase the risk of otitis media with effusion. Allergy. 2006;61:332–6.
34. Skoner DP, Doyle WJ, Fireman P. Eustachian tube obstruction after histamine provocation: a double blind dose-response study. J Allergy Clin Immunol. 1987;79:27–31.
35. Skoner DP, Doyle WJ, Chamovitz AH, Fireman P. Eustachian tube obstruction after intranasal challenge with house dust mite. Arch Otolayngol Head Neck Surg. 1986;112:840–2.
36. Meltzer EO, Blaiss MS, Derebery J, Mahr TA, Gordo BR, Sheth KK, et al. Burden of allergic rhinitis: results from the Pediatric Allergies in America survey. J Allergy Clin Immunol. 2009;124:43–70.
37. Nguyen LH, Manoukian JJ, Sobol SE, Tewfik TL, Mazer BD, Schloss MD, et al. Similar allergic inflammation in the middle ear and upper airway: evidence linking otitis media with effusion to the united airways concept. J Allergy Clin Immunol. 2004;114:1110–5.
38. Smart BA. The impact of allergic and nonallergic rhinitis on pediatric sinusitis. Curr Allergy Asthma Rep. 2006;6:221–7.
39. Rachelefsky GS, Goldberg M, Katz RM, Boris G, Gyepes MT, Shapiro MJ, et al. Sinus disease in children with respiratory allergy. J Allergy Clin Immunol. 1978;61:310–4.
40. Holzmann D, Willi U, Nadal D. Allergic rhinitis as a risk factor for orbital complication of acute rhinosinusitis in children. Am J Rhinol. 2001;15:387–90.
41. Ng KH, Chong D, Wong CK, Ong HT, Lee CY, Lee BW, et al. Central nervous system side effects of first- and second-generation antihistamines in school children with perennial allergic rhinitis: a randomized, double-blind, placebo-controlled comparative study. Pediatrics. 2004;113:e116–21.

42. Church MK, Maurer M, Simons FER, Bindslev-Jensen C, Van Cauwenberge P, Bousquet J, et al. Risk of first-generation H(1)-antihistamines: a GA(2)LEN position paper. Allergy. 2010;65:459–66.
43. Juniper E, Stahl E, Doty R, Simons F, Allen D, Howarth P. Clinical outcomes and adverse effect monitoring in allergic rhinitis. J Allergy Clin Immunol. 2005;115:S390–413.
44. Church MK, Maurer M, Simons FER, Bindslev-Jensen C, Van Cauwenberge P, Bousquet J, et al. Risk of first-generation H1-antihistamines: a GA2LEN position paper. Allergy. 2010;65:459–66.
45. Camargos P, Ibiapina C, Lasmar L, Cruz AA. Obtaining concomitant control of allergic rhinitis and asthma with a nasally inhaled corticosteroid. Allergy. 2007;62:310–6.
46. de Blic J, Wahn U, Billard E, Alt R, Pujazon M. Levocetirizine in children: evidenced efficacy and safety in a 6-week randomized seasonal allergic rhinitis trial. Pediatr Allergy Immunol. 2005;16:217–75.
47. Wahn U, Meltzer EO, Finn AF, Kowalski ML, Decosta P, Hedlin G, et al. Fexofenadine is efficacious and safe in children (aged 6–11 years) with seasonal allergic rhinitis. J Allergy Clin Immunol. 2003;111:763–9.
48. Yang YH, Lin YT, Lu MY, Tsai MJ, Chiang BL. A double-blind, placebo-controlled, and randomized study of loratadine (Clarityne) syrup for the treatment of allergic rhinitis in children aged 3 to 12 years. Asian Pac J Allergy Immunol. 2001;19:171–5.
49. Benninger M, Farrar J, Blaiss M, Chipps B, Ferguson B, Krouse J, et al. Evaluating approved medications to treat allergic rhinitis in the United States: an evidence-based review of efficacy for nasal symptoms by class. Ann Allergy Asthma Immunol. 2010;104:13–29.
50. Weiner JM, Abramson MJ, Puy RM. Intranasal corticosteroids versus oral H1 receptor antagonists in allergic rhinitis: systematic review of randomised controlled trials. BMJ. 1998;317:1624–9.
51. Yáñez A, Rodrigo GJ. Intranasal corticosteroids versus topical H1 receptor antagonists for the treatment of allergic rhinitis: a systematic review with meta-analysis. Ann Allergy Asthma Immunol. 2002;89:479–84.
52. Wilson AM, O'Byrne PM, Parameswaran K. Leukotriene receptor antagonists for allergic rhinitis: a systematic review and meta-analysis. Am J Med. 2004;116:338–44.
53. Adams RJ, Fuhlbrigge AL, Finkelstein JA, Weiss ST. Intranasal steroids and the risk of emergency department visits for asthma. J Allergy Clin Immunol. 2002;109:636–42.
54. Wilson AM, Orr LC, Sims EJ, Lipworth BJ. Effects of monotherapy with intranasal corticosteroid or combined oral histamine and leukotriene receptor antagonists in seasonal allergic rhinitis. Clin Exp Allergy. 2001;31:61–8.
55. Meltzer E, Tripathy I, Maspero J, Wu W, Philpot E. Safety and tolerability of fluticasone furoate nasal spray once daily in paediatric patients aged 6-11 years with allergic rhinitis: subanalysis of three randomized, double-blind, placebo-controlled, multicenter studies. Clin Drug Invest. 2009;29:79–86.
56. Bielory L. Ocular symptom reduction in patients with seasonal allergic rhinitis treated with the intranasal corticosteroid mometasone furoate. Ann Allergy Asthma Immunol. 2008;100:272–9.
57. Keith P, Scadding G. Are intranasal corticosteroids all equally consistent in managing ocular symptoms of seasonal allergic rhinitis? Curr Med Res Opin. 2009;2:2021–41.
58. Corren J, Manning BE, Thompson SF, Strom BL. Rhinitis therapy and the prevention of hospital care for asthma: a case-control study. J Allergy Clin Immunol. 2004;113:415–9.
59. Pedersen W, Hjuler I, Bisgaard H, Mygind N. Nasal inhalation of budesonide from a spacer in children with perennial rhinitis and asthma. Allergy. 1998;53:383–7.
60. Crystal-Peters J, Neslusan C, Crown WH, Torres A. Treating allergic rhinitis in patients with comorbid asthma: the risk of asthma-related hospitalizations and emergency department visits. J Allergy Clin Immunol. 2002;109:57–62.
61. Stelmach R, do Patrocinio TNunes M, Ribeiro M, Cukier A. Effect of treating allergic rhinitis with corticosteroids in patients with mild-to-moderate persistent asthma. Chest. 2005;128:3140–7.
62. Allen DB, Meltzer EO, Lemanske RF, Philpot EE, Faris MA, Kral KM, et al. No growth suppression in children treated with the maximum recommended dose of fluticasone propionate aqueous nasal spray for one year. Allergy Asthma Proc. 2002;23:407–13.
63. Schenkel EJ, Skoner DP, Bronsky EA, Miller SD, Pearlman DS, Rooklin A, et al. Absence of growth retardation in children with perennial allergic rhinitis after one year of treatment with mometasone furoate aqueous nasal spray. Pediatrics. 2000;105:E22.
64. Skoner DP, Rachelefsky GS, Meltzer EO, Chervinsky P, Morris RM, Seltzer JM, et al. Detection of growth suppression in children during treatment with intranasal beclomethasone dipropionate. Pediatrics. 2000;105:E23.
65. Anolik R, Pearlman D, Teper A, Gates D. Mometasone furoate improves nasal and ocular symptoms of seasonal allergic rhinitis in adolescents. Allergy Asthma Proc. 2009;30:406–12.
66. Ratner P, Meltzer E, Teper A. Mometasone furoate nasal spray is safe and effective for 1-year treatment of children with perennial allergic rhinitis. Int J Pediatr Otorhinolaryngol.

2009;73:651–7.
67. Wandalsen G, Mendes AI, Sole D. Objective improvement in nasal congestion and nasal hyperreactivity with use of nasal steroids in persistent allergic rhinitis. Am J Rhinol Allergy. 2010;24:e32–6.
68. Nathan R, Berger W, Yang W, Cheema A, Silvey M, Wu W, et al. Effect of once-daily fluticasone furoate nasal spray on nasal symptoms in adults and adolescents with perennial allergic rhinitis. Ann Allergy Asthma Immunol. 2008;100:497–505.
69. Jacobs R, Martin B, Hampel F, Toler W, Ellsworth A, Philpot E. Effectiveness of fluticasone furoate 110 mug once daily in the treatment of nasal and ocular symptoms of seasonal allergic rhinitis in adults and adolescents sensitized to mountain cedar pollen. Curr Med Res Opin. 2009;25:1393–401.
70. Vasar M, Houle P, Douglass J, Meltzer E, Silvey M, Wu W, et al. Fluticasone furoate nasal spray: effective monotherapy for symptoms of perennial allergic rhinitis in adults/adolescents. Allergy Asthma Proc. 2008;29:313–21.
71. Fokkens WJ, Jogi R, Reinartz S, Sidorenko I, Sitkauskiene B, Faris MA, et al. Once daily fluticasone furoate nasal spray is effective in seasonal allergic rhinitis caused by grass pollen. Allergy. 2007;62:1078–84.
72. Martin B, Ratner P, Hampel F, Andrews C, Toler T, Wu W, et al. Optimal dose selection of fluticasone furoate nasal spray for the treatment of seasonal allergic rhinitis in adults and adolescents. Allergy Asthma Proc. 2007;28:216–25.
73. Ratner P, Wingertzahn M, Van B, Hampel F, Darken P, Shah T. Efficacy and safety of ciclesonide nasal spray for the treatment of seasonal allergic rhinitis. J Allergy Clin Immunol. 2006;118:1142–8.
74. Meltzer E, Kunjibettu S, Hall N, Wingertzahn M, Murcia C, Berger W, et al. Efficacy and safety of ciclesonide, 200 microg once daily, for the treatment of perennial allergic rhinitis. Ann Allergy Asthma Immunol. 2007;98:175–81.
75. Berger W, Nayak A, Lanier B, Kaiser H, LaForce C, Darken P, et al. Efficacy and safety of once-daily ciclesonide nasal spray in children with allergic rhinitis. Pediatr Asthma Allergy Immunol. 2008;21:73–82.
76. Chervinsky P, Kunjibettu S, Miller D, Prenner B, Raphael G, Hall N, et al. Long-term safety and efficacy of intranasal ciclesonide in adult and adolescent patients with perennial allergic rhinitis. Ann Allergy Asthma Immunol. 2007;99:69–76.
77. Baena C, Patel P. Efficacy and long-term safety of mometasone furoate nasal spray in children with perennial allergic rhinitis. Curr Med Res Opin. 2010;21:2047–55.
78. McCormack P, Scott L. Fluticasone furoate: intranasal use in allergic rhinitis. Drugs. 2007;67:1905–15.
79. Mspero J, Rosenblut A, Finn A, Lim J, Wu W, Philpot E. Safety and efficacy of fluticasone furoate in pediatric patients with perennial allergic rhinitis. Otolaryngol Head Neck Surg. 2008;138:30–7.
80. Al S, Fedorowicz Z, Alhashimi D, Jamal A. Topical nasal steroids for intermittent and persistent allergic rhinitis in children. Cochrane Database Syst Rev. 2007;1:CD003163.
81. Meltzer E, Tripathy I, Maspero J, Wu W, Philpot E. Safety and tolerability of fluticasone furoate nasal spray once daily in paediatric patients aged 6–11 years with allergic rhinitis: subanalysis of three randomized, double-blind, placebo-controlled, multicentre studies. Clin Drug Invest. 2009;29:79–86.
82. Lohia S, Schlosser RJ, Soler ZM. Impact of intranasal corticosteroids on asthma outcomes in allergic rhinitis: a meta-analysis. Allergy. 2013;68:569–79.
83. Scadding GK. Rhinitis medicamentosa. Clin Exp Allergy. 1995;25:391–4.
84. Carr W, Bernstein J, Lieberman P, Meltzer E, Bachert C, Price D, et al. A novel intranasal therapy of azelastine with fluticasone for the treatment of allergic rhinitis. J Allergy Clin Immunol. 2012;129(5):1282–9.
85. Nayak A, Langdon RB. Montelukast in the treatment of allergic rhinitis: an evidence-based review. Drugs. 2007;67(6):887–901.
86. Daley-Yates PT, Kunka RL, Yin Y, Andrews SM, Callejas S, Ng C. Bioavailability of fluticasone propionate and mometasone furoate aqueous nasal sprays. Eur J Clin Pharmacol. 2004;60:215–8.
87. Fink RS, Pierre LN, Daley-Yates PT, Richards DH, Gibson A, Honour JW. Hypothalamic-pituitary-adrenal axis function after inhaled corticosteroids: unreliability of urinary free cortisol estimation. J Clin Endocrinol Metab. 2002;87:4541–6.
88. Li AM, Abdullah VJ, Tsen CS, Au CT, Lam HS, So HK, et al. Leukotriene receptor antagonist in the treatment of childhood allergic rhinitis—a randomized placebo-controlled study. Pediatr Pulmonol. 2009;44(11):1085–92.
89. Bisgaard H, Flores-Nunez A, Goh A, Azimi P, Halkas A, Malice MP, et al. Study of montelukast for the treatment of respiratory symptoms of post-respiratory syncytial virus bronchiolitis in children. Am J Respir Crit Care Med. 2008;178(8):854–60.
90. Rachelefsky GS. Pharmacologic management of allergic rhinitis. J Allergy Clin Immunol. 1998;101:S367–9.

91. Passali D, Bellussi LM, Gregori D, Lauriello M, Passali FM, Passali GC, et al. Nasal obstruction as a key symptom in allergic rhinitis: efficacy and safety of a medical device in children. Otolaryngol Pol. 2012;66(4):249–53.
92. Mygind N, Laursen LC, Dahl M. Systemic corticosteroid treatment for seasonal allergic rhinitis: a common but poorly documented therapy. Allergy. 2000;55:11–5.
93. Nasser SM, Ewan PW. Lesson of the week: depot corticosteroid treatment for hay fever causing avascular necrosis of both hips. BMJ. 2001;322:1589–91.
94. Braido F, Riccio AM, Rogkakou A, Massacane P, Guerra L, Fumagalli F, et al. Montelukast effects on inflammation in allergic rhinitis: a double blind placebo controlled pilot study. Eur Ann Allergy Clin Immunol. 2012;44(2):48–53.
95. Hay DW, Torphy TJ, Undem BJ. Cysteinyl leukotrienes in asthma: old mediators up to new tricks. Trends Pharmacol Sci. 1995;16:304–9.
96. LiAlbert M, Abdullah V, Tsen C, Au C, Lam H, So H, et al. Leukotriene receptor antagonist in the treatment of childhood allergic rhinitis—a randomized placebo-controlled study. Pediatr Pulmonol. 2009;44:1085–92.
97. Razi C, Bakirtas A, Harmanci K, Turktas I, Erbas D. Effect of montelukast on symptoms and exhaled nitric oxide levels in 7- to 14-year-old children with seasonal allergic rhinitis. Ann Allergy Asthma Immunol. 2006;97:767–74.
98. Grainger J, Drake-Lee A. Montelukast in allergic rhinitis: a systematic review and meta-analysis. Clin Otolaryngol. 2006;31:360–7.
99. Psaltis AJ, Wormald PJ, Ha KR, Tan LW. Reduced levels of lactoferrin in biofilm associated chronic rhinosinusitis. Laryngoscope. 2008;118(5):895–901.
100. Pattanaik D, Lieberman P. Vasomotor rhinitis. Curr Allergy Asthma Rep. 2010;10:84–91.
101. Rodrigo GJ, Yanez A. The role of antileukotriene therapy in seasonal allergic rhinitis: a systematic review of randomized trials. Ann Allergy Asthma Immunol. 2006;96(6):779–86.
102. Panthenol. Wikipedia. https://en.wikipedia.org/wiki/Panthenol. Accessed online at 27 Sep 2015.
103. Razi C, Bakirtas A, Harmanci K, Turktas I, Erbas D. Effect of montelukast on symptoms and exhaled nitric oxide levels in 7to 14-year-old children with seasonal allergic rhinitis. Ann Allergy Asthma Immunol. 2006;97(6):767–74.
104. Papadopoulos NG, Philip G, Giezek H, Watkins M, Smugar SS, Polos PG. The efficacy of montelukast during the allergy season in pediatric patients with persistent asthma and seasonal aeroallergen sensitivity. J Asthma. 2009;46(4):413–20.
105. Webb RD, Meltzer EO, Finn AF, Rickard KA, Pepsin PJ, Westlund R, et al. Intranasal fluticasone propionate is effective for perennial nonallergic rhinitis with or without eosinophilia. Ann Allergy Asthma Immunol. 2002;88:385–90.
106. Mometasone furoate, Nasonex. http://www.medicinenet.com/mometasone_furoate/article.htm. Accessed online at 27 Sep 2015.
107. Eccles R. Nasal airway resistance and nasal sensation of airflow. Rhinol Suppl. 1992;14:86–90.
108. Eskiizmir G, Hirçin Z, Özyurt B, Ünlü HH. A comparative analysis of the decongestive effect of oxymetazoline and xylometazoline in healthy subjects. Eur J Clin Pharmacol. 2011;67:19–23.
109. Ipratropium bromide inhaler, Atrovent, Atrovent HFA. http://www.medicinenet.com/ipratropium_bromide_inhaler/article.htm. Accessed online at 27 Sep 2015.
110. Ercan I, Cakir BO, Ozcelik M, Turgut S. Efficacy of Tonimer gel spray on postoperative nasal care after endonasal surgery. J Otorhinolaryngol Relat Spec. 2007;69(4):203–6.
111. Asher MI, Montefort S, Bjorksten B, Lai CK, Strachan DP, Weiland SK, et al. Worldwide time trends in the prevalence of symptoms of asthma, allergic rhinoconjunctivitis, and eczema in childhood: ISAAC Phases One and Three repeat multicountry cross-sectional surveys. Lancet. 2006;368:733–43.
112. Desloratadine. http://www.drugs.com/cdi/desloratadine.html. Accessed online at 27 Sep 2015.
113. Nayak AS, Schenkel E. Desloratadine reduces nasal congestion in patients with intermittent allergic rhinitis. Allergy. 2001;56(11):1077–80.
114. Berger WE, Lumry WR, Meltzer EO, Pearlman DS. Efficacy of desloratadine, 5 mg, compared with fexofenadine, 180 mg, in patients with symptomatic seasonal allergic rhinitis. Allergy Asthma Proc. 2006;27(3):214–23.
115. Ayan A, Yoruk O, Seven B, Orsal E, Mutlu V, Aydin B. The effect of antiallergic treatment with desloratadine-montelukast on salivary glands function in allergic rhinitis. Hell J Nucl Med. 2014;17(3):190–3.
116. Ebner F, Heller A, Rippke F, Tausch I. Topical use of dexpanthenol in skin disorders. Am J Clin Dermatol. 2002;3(6):427–33.
117. Camargo FB Jr, Gaspar LR, Maia Campos PM. Skin moisturizing effects of panthenol-based formulations. J Cosmet Sci. 2011;62(4):361–70.
118. Khattiyawittayakun L, Seresirikachorn K, Chitsuthipakorn W, Kanjanawasee D, Snidvongs K. Effects of decongestant addition to intranasal corticosteroid for chronic rhinitis: a systematic review and meta-analysis. Int Forum Allergy Rhinol. 2018;8(12):1445–53. https://doi.org/10.1002/alr.22193.

第 47 章

新出现的病毒感染的威胁：今天和明天

Zerrin Özergin Coşkun, Cemal Cingi, Sergei Karpischenko

47.1 引言

虽然话题可能发生了改变，但情况其本上与1960年一样。新出现的病毒感染继续影响人类，有些威胁着人类的生命安全，未来的情况又将如何（图47.1）？

47.2 上呼吸道感染

由于上呼吸道是空气进入人体的通道，其通常暴露在各种病原体和污染物之下。急性上呼吸道感染（URTI）是指由鼻、鼻咽、咽、下咽和喉组成的上呼吸道发生的可传播的感染，尽管经过几十年的研究，但这仍是一种普遍现象。

病原体涵盖了多种病毒和细菌。尽管其他感染也可导致鼻窦炎、咽炎、会厌炎和气管支气管炎[2,3]，但由多种不同病毒引起的普通感冒是影响上气道的最常见的急性感染性疾病。

47.3 病毒

“病毒”一词源于拉丁文，指毒物[4]。这个术语描述的是一种感染病原体，这种病原体太小，以至于在光镜下无法看到，只能在宿主的活细胞内繁殖。病毒通常由蛋白质外壳中的核酸分子（DNA 或 RNA）组成。据估计，该生物圈包含 10^{31} 种病毒，每个人类细胞就有100种病毒存在[5]。大约一个世纪以前，人们就已经知道了它们的存在[6]，第一次对病毒的文献记载可见于19世纪晚期。人们认为，自地球上有

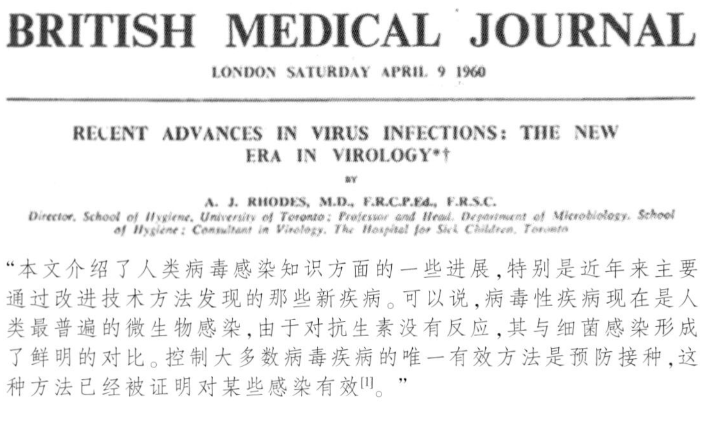
BRITISH MEDICAL JOURNAL

LONDON SATURDAY APRIL 9 1960

RECENT ADVANCES IN VIRUS INFECTIONS: THE NEW ERA IN VIROLOGY*†

BY

A. J. RHODES, M.D., F.R.C.P.Ed., F.R.S.C.

Director, School of Hygiene, University of Toronto; Professor and Head, Department of Microbiology, School of Hygiene; Consultant in Virology, The Hospital for Sick Children, Toronto

“本文介绍了人类病毒感染知识方面的一些进展，特别是近年来主要通过改进技术方法发现的那些新疾病。可以说，病毒性疾病现在是人类最普遍的微生物感染，由于对抗生素没有反应，其与细菌感染形成了鲜明的对比。控制大多数病毒疾病的唯一有效方法是预防接种，这种方法已经被证明对某些感染有效[1]。”

图 47.1 过去60年不变的画面。

生命以来，病毒就一直存在。

病毒是导致许多急性感染的病原体。其可以影响几乎所有的器官系统，而且在临床上经常被注意到。截至 1939 年，仅有 36 种不同的病毒被发现，并在免疫学基础上被分离出来，其中 22 种可以在实验室里常规培养[1]。在 20 世纪 40 年代，又有 26 种导致人类疾病的病毒基于血清学基础被分类出来。在 20 世纪 50 年代，仪器和其他新技术取得了重大进展，使已知病原体名单上又增加了 90 多种病毒。目前，实验室对病毒的检测已经发展到诊断测试高度敏感的水平，病毒学不再是学术研究的专利[1]。

47.4 流行病学

无论性别，无论年龄，急性呼吸道感染都是所有疾病中最普遍的。自 20 世纪初以来进行的流行病学和以社区为重点的研究已经确定了这些疾病的发病率，并确定了致病的病原体。已经证明，到目前为止，引起呼吸道感染和哮喘恶化的最常见病原体是鼻病毒。已经对其传播率进行了研究。诊断方法的最新进展意味着可以更加精确地识别导致呼吸性感染的病毒病原体，从而根据感染类型制订抗病毒治疗方案[3]。

47.5 病因和病机

已知的可以导致上呼吸道感染的细菌群已经很清楚，尽管引起鼻窦和扁桃体感染的微生物种类繁多，但目前所有已知的细菌病原体对现有的抗菌药物都有一定程度的敏感性。然而，病毒却并非如此。自从研究人员第一次意识到病毒的存在，人们就对其进行了细致的研究。然而，关于这类病原体的许多问题仍然模糊不清，甚至在决定其是如何进化的，以及其是否应该被归类为生物或非生物方面也是如此。这种对病毒许多方面的未知反映在试图治疗和管理病毒感染时所面临的临床挑战上[9]。

47.6 临床特点

虽然有很多病毒可以引起感染，但上呼吸道感染的临床表现往往与一系列病原体大致相似。当病毒性肺炎发生时，会出现更严重的症状。

47.6.1 流鼻涕和鼻塞

几乎所有上呼吸道病毒感染最初都表现为流鼻涕和鼻塞。最初鼻涕是清的，但随着细菌的参与，其可能会变成脓性。由于鼻甲肿胀，鼻塞可能伴随鼻腔分泌物过多。新型冠状病毒 SARS-CoV-2 会导致一系列症状，主要是咳嗽和发热，而不是上呼吸道症状。然而，一些患者在早期就报告了嗅觉丧失。

47.6.2 打喷嚏

刺激鼻黏膜引起的打喷嚏是一种保护性反射，有助于将病原体从鼻腔中排出。尽管打喷嚏实际上是有益的，但是患者还是经常抱怨。

47.6.3 发热

病毒感染会引起体温升高，轻重程度不等。之前人们认为体温显著升高表明细菌致病，但如今似乎已经进化出能够引起严重发热的病毒，因此这一迹象不再确切地表明发热是由细菌引起的。对于与流感相关的发热，体温为 37.8~40℃。幼儿的父母通常对明显的体温升高感到极度惊慌，但儿童通常会比成人经历更大幅度的体温升高。尽管实际体温上升，发热还与发热的主观感觉有关，这可能包括寒战、出汗或冷的感觉。发热持续时间一般少于 7 天，大多数发作持续 3 天或 4 天。

47.6.4 咳嗽

持续的干咳可能伴随上呼吸道感染。一些上呼吸道病毒感染也累及肺部。咳嗽可能会恶化，造成身体不适、疼痛。患者也可能出现呼吸急促或胸部不适。流感相关咳嗽的症状通常持续 2 周左右。

47.6.5 头痛

剧烈头痛可能预示着病毒性上呼吸道感染的发作。有时眼部或听觉症状，如畏光或恐声症，可能伴随头痛。

47.6.6 肌肉酸痛

肌肉酸痛是一种常见症状，尤其是在颈部、背部和四肢发生。这种疼痛的严重程度往往足以造成运动困难,甚至是常规的基本活动。嗜睡和淡漠是上呼吸道感染极其常见的症状,但在其他情况下也很常见。身体不适常见于多种疾病,包括上呼吸道感染。这些症状可能会很快出现,并且很难控制。

47.6.7 腹泻和呕吐

腹泻和呕吐虽然不是呼吸道病毒感染的特征,但在新型冠状病毒感染(COVID-19)的非呼吸道症状中也有相关报道。

47.6.8 嗅觉减退和失嗅

嗅觉减退可能是病毒性感冒的伴随症状,有时是永久性的。据报道,嗅觉缺失是COVID-19的一种早期症状,有患者的CT显示炎症局限于嗅觉区域,但仍需要进一步确认。

47.7 诊断

大多数上呼吸道感染患者了解其病因,但除了去药店之外,他们不再寻求其他医疗护理。他们通常寻求症状的缓解,而不是诊断。如果咨询医生,大多数上呼吸道感染可以通过患者的自诉和常规的耳鼻喉科体检确定。咽拭子可被用于识别细菌病原体。对A组β-溶血性链球菌可采用快速抗原检测技术进行鉴定。上呼吸道感染加重,可能预示着肺炎或支气管炎,这种情况下可能需要行X线检查或CT来证实。

47.7.1 病毒检测

准确诊断COVID-19、中东呼吸综合征冠状病毒(MERS-CoV)和严重急性呼吸综合征冠状病毒(SARS-CoV)感染,对于绘制疫情暴发图和采取有效措施防止病毒进一步传播至关重要。鉴于目前缺乏有效的冠状病毒感染治疗药物,除了随机治疗试验之外,诊断性验证性试验在临床管理中的作用有限。

直到最近,能快速准确地检测人类中所有公认的冠状病毒株的技术才出现。这些方法包括反转录聚合酶链式反应(RT-PCR)和免疫荧光抗原检测[10,11]。

由于聚合酶技术能够识别在人类中发现的4种冠状病毒变体中的任何一种,其现在主要取代了其他检测病毒存在的方法。现有的PCR引物适用于所有类型的冠状病毒,但缺乏为每个准物种量身定制的引物的特异性[11-13]。该方法在实时检测中具有更高的敏感性[14]。组织培养对社区中发现的野生型病毒具有挑战性。

47.8 治疗

目前重症病毒性呼吸道感染的治疗主要集中在维持生命和缓解危及生命的情况,如肾衰竭、心肌炎和弥散性血管内凝血。

对于上呼吸道感染,鼻减充血剂可以使呼吸更容易。对于头痛,用止痛药治疗。乙酰氨基酚等非甾体抗炎药对于减轻发热和肌痛非常有效。建议吸入蒸汽并用盐水漱口。在特殊情况下,可能需要使用止咳和祛痰药。

对于某些严重的上呼吸道感染,抗病毒药物可以减轻症状和缩短病程。然而,上述情况涉及许多病原体,其中很少受到目前可用的抗病毒药物的影响。寻找有效的治疗方法需要快速组织的对照试验。

47.9 预防

47.9.1 如何预防急性上呼吸道感染?

Tano L和Tano K的一项开放性研究显示,经常使用鼻内生理盐水降低了上呼吸道感染的频率[15]。在69名招募者中,与观察组(平均11天)相比,每天使用生理盐水显著(P=0.027)减少了鼻腔分泌物和(或)鼻塞的天数(平均6.4天)。此外,受试者在喷洒期间平均出现0.7次上呼吸道感染,而观察组为1.0次(P=0.05)。

卡迪夫感冒研究中心前任主任Ron Eccles教授建议在寒冷天气使用防护围巾保持鼻部温暖,以防止鼻腔干燥, 鼻腔干燥会降低黏液纤毛清除功能。有一种鼻喷剂(Vicks First Defense)声称可以预防感冒,如果在出现首发症状时使用,可以使严重感冒的发病率降低50%, 并使症状严重程度减轻40%。这种鼻喷剂不是药物,其通过将病毒捕获在黏稠的凝胶中来消除其危害，并通过黏液纤毛清除功能来去除病毒。

对于 COVID-19 来说，定期用肥皂和水洗手可以起到最大的保护作用，因为这可以清除冠状病毒外壁的脂质[16-18]。其他减少传播的方法如下。

- 避免与患者接触[19]。照顾患者时需要足够的防护设备。
- 保持社交距离，因为无症状患者同样会传播病毒。
- 对可能被不止一个人（包括被感染的个体）接触的物品表面进行擦拭。这类物品可能包括遥控装置、电话和门把手。戴一次性手套也会有所帮助。
- 易感个体应该做好鼻部和嘴部的遮挡。

47.9.2 冠状病毒

冠状病毒（CoV）由多种能够产生各种疾病的病毒组成，从鼻炎到更严重的疾病，如 MERS-CoV 和 SARS-CoV。新型冠状病毒（nCoV）是指一种以前未知的能够感染人类的病毒类型。冠状病毒感染是人畜共患病，也就是说，是由动物传染给人类的疾病。充足的研究发现，SARS-CoV 由果子狸传播，MERS-CoV 由单峰骆驼传播。目前有许多冠状病毒株感染动物，但其尚未传播给人类[18]。

47.10 在疫情暴发期间，可能会发生什么？

在疫情暴发期间，病例通常每天都在增加。在可能的情况下，人与人之间的传播成为病毒传播的主要方式。这给需求激增的医疗设施造成了沉重的负担。学校、日托设施、工作场所和其他聚集在一起的场所可能不像平时那么拥挤，或者可能需要关闭一段时间，如商店、餐馆、剧院、电影院等。如果住院人数和死亡人数超过一定水平，公共医疗保健基础设施可能会过度紧张。这也可能对其他公共服务设施产生不利影响，如警察局、意外事故和紧急事故处理机构及公共交通系统。这些服务系统的崩溃是一个潜在的风险，就像经济崩溃一样。在疫情暴发期间，缺乏合适的药物治疗和疫苗意味着需要依赖非药物干预[19]。

47.11 新出现的病毒感染的长期前景如何？

在过去几十年中，生态系统内部的干扰导致新的人类病原体出现，在可预见的未来，这种干扰似乎会持续下去。其包括砍伐森林以增加可用农业用地、更密集的养牛业、全球化、野味的销售，以及城市的持续发展。随着这些趋势的持续，新的病原体可能也会不断出现[20]。

对 1980 年以来发现的每一种新病原体的回顾揭示了所涉及病原体类型的模式。大多数新出现的感染预计有以下 4 个特点。

- 目前来看，大多数病毒病原体可能是基于 RNA 型的。
- 大多数是人畜共患病，以动物（特别是哺乳动物）为宿主。
- 病毒在传染给人类之前，通常已经感染了各种不同的动物宿主。
- 这种病毒至少应该有在人与人之间传播的能力，即使最初这种传播不是很有效。随着病毒的进化和人类接触模式发生改变，有限数量的病例可能成为流行病[20,21]。

这 4 个特征是总体趋势，但也有一些情况似乎与这一趋势背道而驰，如 14 世纪末欧洲突然出现的梅毒。目前还不确定病原体起源于何处，但已知其是一种没有动物感染宿主的细菌。尽管有这样的反例，这 4 个特征仍然可以作为未来新型病原体的一般指标[20,21]。

47.12 监测

快速发现病例和确定病原体是控制急诊感染的重要第一步。在牛海绵状脑病（BSE）和 SARS 危机中获得的经验为如何利用快速检测和病例确认及时采取预防措施提供了宝贵的现实经验[22,23]。针对潜在流感大流行的虚拟模型似乎表明，除非检测非常迅速，并毫不拖延地采取预防措施，否则阻止流行病传播的可能性越来越小[24]。

尽管如此，获得对紧急感染的明确概述并非毫无困难。首先,监测可能依赖于临床医生报告的观察结果,如具有非典型共同特征的病例系列。利用互联网整理关于新的病理特征的报道也是可行的。在将来,应该使用能够检测所有公认的人类病毒病原体的诊断设备。所谓的芯片实验室就是一个例子[25]。

新发病原体在全球范围内出现,并在国际旅行和跨境贸易日益增长的时代传播。SARS疫情就是这样。病毒病原体的出现是一个需要全球共同应对的全球性问题。

47.13 多学科方面

查看目前为止的紧急病毒感染目录,我们可以发现动物库的根本意义。由此得出的一个推论是,对动物感染库的监测有助于指导人类的风险管理[26]。一种新的人类病原体最初可能更为兽医学所知[27]。基于人畜共患病的一些例子包括与感染相关的瘤变、反转录病毒和慢病毒感染、传染性海绵状脑病、轮状病毒和乳头瘤病毒,以及潜在增加的冠状病毒和埃立克体病。人们逐渐认识到,人类体内的病原体与其他动物物种中的病原体基本相同[28]。

Schwabe在1969年指出,兽医和人类医学应该被视为"一种医学",这一理论在对新兴病原体感兴趣的病毒学研究人员中产生了强烈的共鸣。

尽管人类与新兴病原体之间宿主-病原体相互作用的生物学基础无疑是理解疾病出现现象的核心,但生态干扰的概念也同样重要。生态学是指能够导致疾病发生的各种因素,特别是环境变化、农业变化、节肢动物媒介(包括昆虫)、人类种群变化、特定行为,以及文化、经济和社会学因素。举一些具体的例子,人们可能会注意到野味交易在促进HIV和SARS传播方面的作用,疯牛病和变异型克雅病(vCJD)相关的农业喂养做法,以及不同的养猪方法,这些方法无意中促进了尼帕病毒传播。这些例子表明,许多学术学科都有助于了解新的病原体,需要进行多层次的解释。研究人员需要与兽医和医学界,以及广泛的学术部门建立工作关系。

47.14 结论

了解以前的疫情是我们预测未来可能发生的事情的唯一方法。研究构成病原体金字塔的4个层次有助于指导人们思考新病原体是如何引起流行病的。然而,需要承认的是,人们往往不完全了解各个层次本身。

金字塔的底层涉及暴露,这是一个当前知识特别缺乏的领域。潜在病原体的全部范围在很大程度上是未知的,但系统地评估可能发生接触的每个环境,特别是哺乳动物人畜共患病,是一个前进的方向。鸟枪法测序可能很有价值。

还有一个问题,就是需要事先明确哪些病原体具有跨越物种屏障的能力。目前,在189种已知的人类病毒病原体中,只有50%的病毒能够通过受体进入人的细胞。发现所有感染的受体将有助于预测过程。

金字塔的第3个层次与人与人之间的传播能力有关,这一过程的有效性只有通过对最早暴发的疫情进行详细评估才能得知。评估结果可以为高危人群筛查提供重要线索。对感染个体的数据进行分析,可以显示病原体的传染性。对于很少感染人类的病原体,往往缺乏此类数据,而且可能不知道其是否会发生人与人之间的传播。病毒突变也可能改变其传播潜力。

近期出现新型病原体的概率接近1。科学和后勤资源需要到位,以便在疫情发生时进行管理。

迄今为止,SARS、H_1N_1流感和埃博拉病毒感染疫情的经验让我们有理由对我们控制疫情的能力持谨慎乐观的态度。然而,要确保疫情相关死亡人数不像一个世纪前的西班牙流感那样多,仍有许多工作要做。在此期间,我们是否已经学到了足够的知识来提高我们的能力?

(李奔 译)

参考文献

1. Rhodes AJ. Recent advances in virus infections: the new era in virology. Br Med J. 1960;1(5179):1071–7.
2. Healtline editorial team. No authors listed. Reviewed by Weatherspoon D. What is acute upper respiratory infection? https://www.healthline.com/health/acute-upper-respiratory-infection#What-is-acute-upper-respiratory-infection? Accessed 6 Jan 2020.
3. Monto AS. Epidemiology of viral respiratory infections. Am J Med. 2002;112(Suppl 6):4–12.
4. Randles J, Ogle H. Viruses and viroids as agents of plant disease. In: Brown JF, Ogle HJ, editors. Plant pathogens and plant diseases. Armidale: Rockvale Publication; 1997. p. 104–26.
5. Wobus CE, Nguyen TH. Viruses are everywhere—what do we do? Curr Opin Virol. 2012;2(1):60–2.
6. Liu S, Vijayendran D, Bonning BC. Next generation sequencing technologies for insect virus discovery. Viruses. 2011;3(10):1849–69.
7. Racaniello V. Virology blog. Discovery of viruses. http://www.virology.ws/2008/12/23/discovery-of-viruses . Accessed 23 Dec 2008.
8. Koonin EV, Senkevich TG, Dolja VV. The ancient virus world and evolution of cells. Biol Direct. 2006;1(29):1–27.
9. Pant A, Chikhale R, Wadibhasme P, Menghani S, Khedekar P. Smallest organism; highest threat. Mater Sociomed. 2012;24(4):268–73.
10. Gerna G, Campanini G, Rovida F, Percivalle E, Sarasini A, Marchi A, Baldanti F. Genetic variability of human coronavirus OC43-, 229E-, and NL63-like strains and their association with lower respiratory tract infections of hospitalized infants and immunocompromised patients. J Med Virol. 2006;78(7):938–49.
11. Gerna G, Percivalle E, Sarasini A, Campanini G, Piralla A, Rovida F, Genini E, Marchi A, Baldanti F. Human respiratory coronavirus HKU1 versus other coronavirus infections in Italian hospitalised patients. J Clin Virol. 2007;38(3):244–50.
12. Sizun J, Arbour N, Talbot PJ. Comparison of immunofluorescence with monoclonal antibodies and RT-PCR for the detection of human coronaviruses 229E and OC43 in cell culture. J Virol Methods. 1998;72(2):145–52.
13. Chan JF, Lau SK, To KK, Cheng VC, Woo PC, Yuen KY. Middle East respiratory syndrome coronavirus: another zoonotic betacoronavirus causing SARS- like disease. Clin Microbiol Rev. 2015;28(2):465–522.
14. Lin C, Ye R, Xia YL. A meta-analysis to evaluate the effectiveness of real-time PCR for diagnosing novel coronavirus infections. Genet Mol Res. 2015;14(4):15634–41.
15. Tano L, Tano K. A daily nasal spray with saline prevents symptoms of rhinitis. Acta Oto-Laryngol. 2004;124(9):1059–62. https://doi.org/10.1080/00016480410017657.
16. McIntosh K, Peiris JSM. Coronaviruses. In: Richman DD, Whitley RJ, Hayden FG, editors. Clinical virology. 3rd ed. Washington, DC: ASM Press; 2009. p. 1155.
17. Patel A, Jernigan DB. 2019-nCoV CDC response team.. Initial public health response and interim clinical guidance for the 2019 novel CoronavirusOutbreak - United States, December 31, 2019–February 4, 2020. MMWR Morb Mortal Wkly Rep. 2020;69(5):140–6.
18. Schoeman D, Fielding BC. Coronavirus envelope protein: current knowledge. Virol J. 2019;16(1):69.
19. Coronavirus Disease. (COVID-19) Situation summary. (2019). https://www.cdc.gov/coronavirus/2019-ncov/summary.html. Accessed 26 Mar 2020.
20. Woolhouse M, Gaunt E. Ecological origins of novel human pathogens. Crit Rev Microbiol. 2007;33(4):231–42.
21. Weiss RA. Animal origins of human infectious disease. Philos Trans R Soc Lond Ser B Biol Sci. 2001;356:957–77.
22. Wilesmith JW. An epidemiologist's view of bovine spongiform encephalopathy. Philos Trans R Soc Lond Ser B Biol Sci. 1994;343:357–61.
23. Stohr K. A multicentre collaboration to investigate the cause of severe acute respiratory syndrome. Lancet. 2003;361:1730–3.
24. Ferguson NM, Cummings DA, Fraser C, Cajka JC, Cooley PC, Burke DS. Strategies for mitigating an influenza pandemic. Nature. 2006;442:448–52.
25. Bartlett C, Smith PG, Berridge V, et al. Foresight. Infectious diseases: preparing for the future. London: Office of Science and Innovation; 2006.
26. Cleaveland S, Meslin FX, Breiman R. Dogs can play useful roles as sentinel hosts for disease. Nature. 2006;440:605.
27. Palmarini M. A veterinary twist on pathogen biology. PLoS Path. 2007;3(2):e12.
28. Taylor LH, Latham SM, Woolhouse MEJ. Risk factors for human disease emergence. Philos Trans R Soc Lond Ser B Biol Sci. 2001;356:983–9.

第 48 章

计算流体动力学：真实鼻腔气道的分析

M. Kürşat Göcan, S. Nafuna Wanyonyi, Dilek Funda Kurtuluş

48.1 引言

个体化医疗的发展和应用在患者护理中显得愈发重要。对各种生物学现象的数字模拟已经并将继续为医生和医学专家做出诊断、理解治疗的实用性和有效性提供帮助。通往个体化诊断和术前计划的道路正在缓慢铺开，并取得了巨大成功。医学软件的重大发展证明了这一点，这些软件能够生成用于分析的人体器官的精确三维(3D)模型，从而确保获得准确的结果。此外，技术的进步使得模拟手术成为可能，专业人员可以进行切割、测试不同植入物的尺寸等操作，并对器官模型进行更多的模拟操作。这有助于医疗从业者通过对改良模型进行分析来事先知道操作的效果。

呼吸是吸入的空气与黏膜表面和肺泡之间的动态交互过程。呼吸循环期间，在鼻腔内发生气流和压力的变化，以及热量和湿度的交换，并对吸入的抗原和变应原产生重要的免疫应答[1]。然而，用前鼻镜、鼻内镜和(或)鼻窦 CT 来评估鼻功能，通常不足以对气流、空气-表面相互作用及嗅觉做出准确的判断。目前有两种评估气流参数的临床测量工具：鼻阻力检查测量呼吸过程中的压力和气流，以确定鼻腔的气道阻力；鼻声反射检查采用鼻腔各壁反射的声波来创建鼻腔的 2D 图像。这些检查有很大的局限性，因为其不能反映完整的鼻腔功能，如局部流量和压力变化、湍流和热量交换[1,2]。鼻腔复杂的几何形态妨碍了在流体遍及处放置压力、温度和湿度传感器，因此我们需要一种非侵入性且客观的方法来测量或计算这些参数。

计算流体动力学(CFD)在气流研究中的应用开创了一个新时代。CFD 的非侵入性特质允许我们探索各种各样的流动模拟，从而让我们得以监测压力和应力变量。近期，数字模拟被越来越多地应用于研究解剖异常的气道流动模式。通过使用 CFD 建模，可以获得关于气流的各种参数的定量和定性信息，如流速、静态气道壁压力和压降、湍流和气道壁剪切力[3,4]。1995 年，第一次描述了基于 CT 结果的计算机生成的鼻腔气流 3D 模型[5]。此后CFD 建模被用于研究气流、热量和湿度交换，以及在正常或病理条件下的鼻腔鼻窦局部给药[1]。

本章的重点在于个体化的鼻外科手术，以及如何通过呼吸数值模拟来提升手术效果。我们将探索鼻腔内正常的生理呼吸细节，以及数字模拟这种预测工具是如何发挥作用的。

48.2 方法

48.2.1 气道模型的建立

用 PACS 存档中匿名颌面部扫描的多排计算机断层扫描(MDCT)图像重建解剖精确的 3D 患者

特异性模型。使用商业医学成像软件 MIMICS (Materialise, Belgium) 读取层厚 0.1mm 的 DICOM 图像。生成的模型包括鼻腔、鼻窦和鼻咽。过程开始时,将对象的 CT 图像加载到 MIMICS 中,然后基于相对于周围组织的预定阈值,在每个轴位图像中识别鼻腔和气道。通过表面三角测量,从这些掩模中重建 3D 原始模型,然后导出到另一个 Materialise 软件的 3-matic 模块中。获得的不同视角的 3D 模型如图 48.1 所示。

在 3-matic 中,模型的边界条件被定义和划分为单独的面。通过创建一个基准面来指定 3D 表面模型的入口、出口和壁。每个表面都使用单独的基准面,这样就可以定义单独的边界面。然后在 3D 模型上适当地定位基准面,以标记将被创建的边界面的位置。通过使用"设计"选项卡下的切割功能,将鼻腔模型切割成独立的部分。然后删除不需要的部分,由此创建出新的表面(图 48.2)。

使用 3-matic,表面网格质量可以通过平滑和重塑来改善,以控制最大单元边缘长度和网格密度。重建网格应该在定义边界后进行,以免在新的网格中出现变化。应该首先生成表面的网格。在"重建网格"选项卡内,可以开发的表面网格类型有多

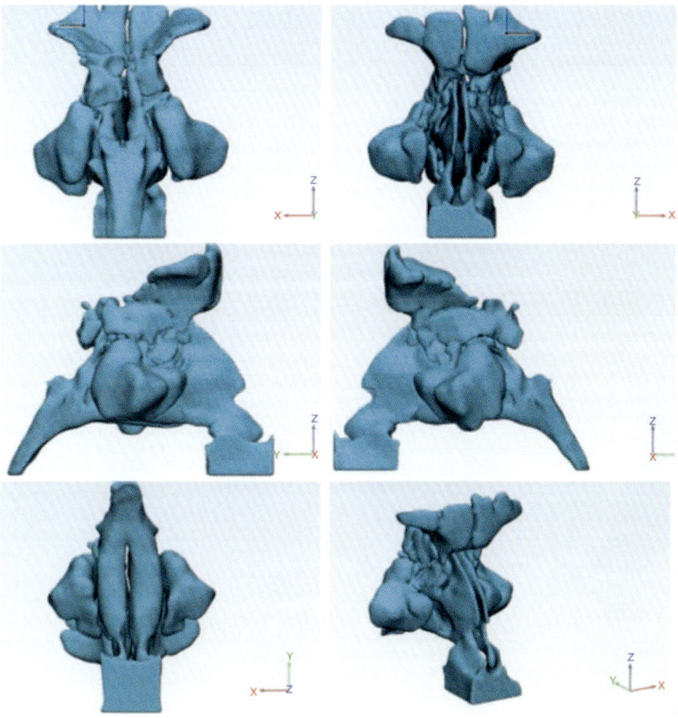

图 48.1 鼻腔、鼻窦和鼻咽部的 3D 模型(不同角度)。

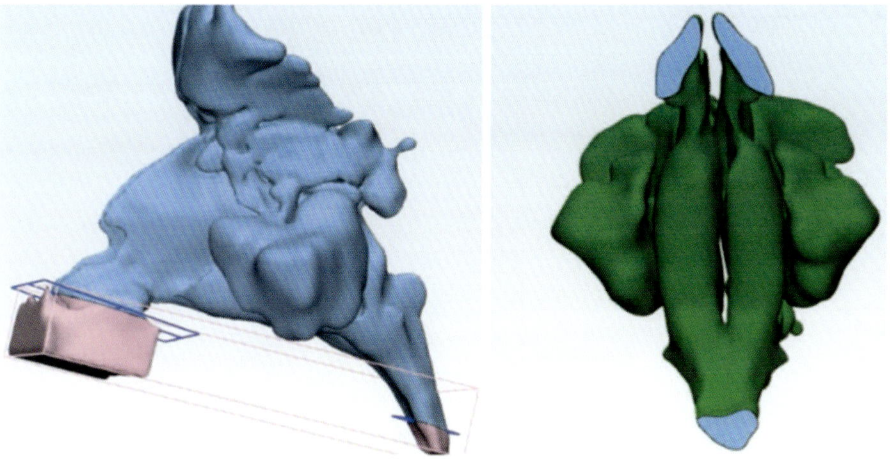

图 48.2 在 3-matic®(Materialise, Belgium)软件中定义表面边界。

种选择。根据网格的大小和模型的复杂程度，应该选择一个特定的网格类型或网格类型的组合。在目前的研究中，我们生成了一个自适应的网格，然后创建了体积网格。

48.2.2 CFD 建模

生成的网格被导入 ANSYS Fluent®(Canonsburg, PA, USA)进行分析。ANSYS Fluent 实现了使用有限体积法来解决守恒方程。压力-速度耦合是通过 SIMPLE 型全隐式算法完成的。压力-速度耦合与预测-校正压力方案一起使用。该解决方案在空间上是二阶精确的。在目前的案例研究中，3D 稳态 Navier-Stokes 方程与 k-ω 湍流模型被用于解决气道问题。网格由 483 663 个单元、1 072 202 个面和 132 773 个结点组成(图 48.3)。

对于边界条件，鼻腔入口被定义为压力入口，并指定 0Pa 为表压(标准大气压)。为内侧壁定义了无偏移的边界条件，而鼻腔出口/鼻咽部则被设置为压力出口，并指定-15Pa 为表压。图 48.4 显示了鼻腔入口(鼻孔)和鼻腔出口的边界条件。大气压力采用 P_{atm}=101 325Pa。

48.3 结果

48.3.1 后期处理的几何表示

鼻腔的几何形态非常复杂。为此，在不同切面的特定层面上进行了后期处理。该模型沿着冠状位、轴

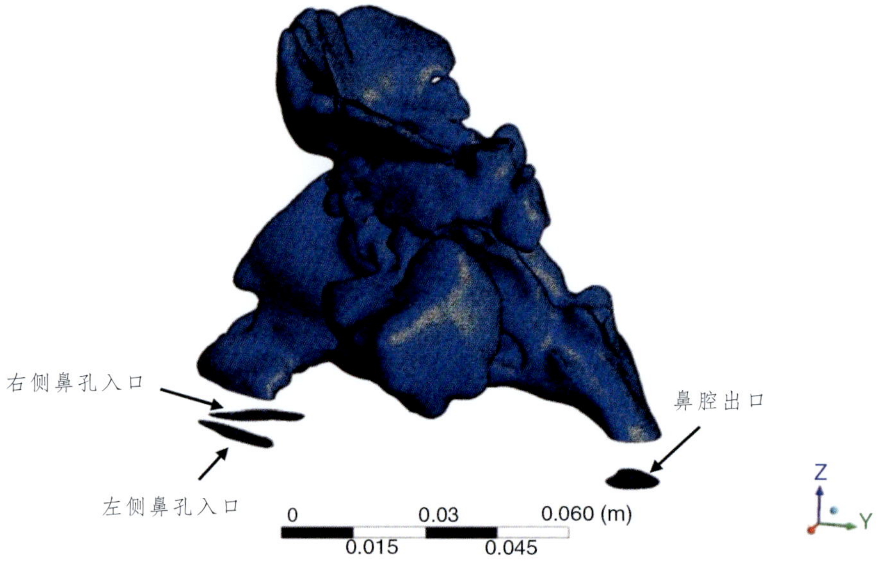

图 48.3 在 3-matic®(Materialise, Belgium)软件中生成网格。

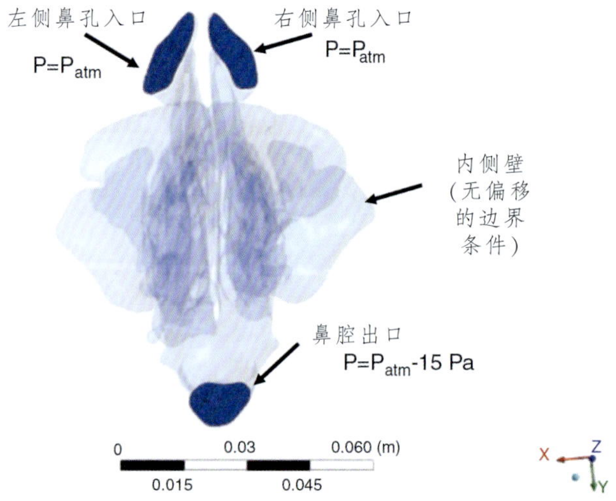

图 48.4 边界条件。

位和矢状位平面进行研究。所有研究平面的切面如图 48.5 所示,而对应于冠状位、轴位和矢状位平面的 2D 平面切面如图 48.6 所示。各个平面的截面积如表 48.1 所示。边界面的面积也如表 48.2 所示。注意两侧的鼻腔入口面积略有不同(图 48.4)。这一点很重要,因为这将由在鼻孔平面绘制的速度和压力等值线得出。

48.3.2 流线

绘制流线来说明鼻腔内的空气流动情况(图 48.7)。3D 流线表明,气流流动的主要路径是通过下鼻道(译者注:从图像结果看,此处应该为总鼻道)。在鼻瓣和鼻咽部周围,流速比鼻甲区域要快。速度最快的区域在后鼻孔附近,即鼻咽区域,那里的流线表明了这一结果。也有一些区域出现了涡流,如鼻瓣及中鼻甲的顶部和底部区域。涡流的形成同时创造了低吸压力区,也增加了内侧壁的剪切力。

左右两侧的涡流分别在左侧和右侧鼻后产生(图 48.7)。流线最初在这些涡流前加速,然后在气道前部区域可以看到两个具有低压核心的主要涡流结构。流线还显示了鼻腔出口前的高流速区域(48.7a)。图 48.7b 显示了在上颌窦和额窦形成的涡流结构。

48.3.3 速度和压力等值线

图 48.8 绘制了冠状位切面的速度等值线。该线以局部等值点相连绘制而成,以便能够显示每个截面的高速区域和局部压降。压力的范围保持在边界条件的限定范围内。正如预期的那样,随着切面越来越接近鼻腔出口,表压逐渐从 0Pa(大气压)下降到-15Pa。

表 48.3 还显示了每个平面沿冠状位、矢状位和轴位切面的平均和最大速度。沿着冠状位切面,通过平面 1~6,观察到平均速度从 0.971m/s 逐渐增加到 1.28m/s,然后下降,直至接近鼻腔出口时达到 1.93m/s 的高速度。冠状位切面中,在平面 4 观察到最大速度为 9.41m/s。

当沿着矢状位切面观察时,可以看到在平面10上速度达到最大值 12.8m/s(图 48.9 至图 48.11)。

计算平面上的压力均值(表 48.4)。获得的压力值反映了如前所述的数据。最接近鼻咽部测得的压力值最低,例如,平面 6 记录的数值为-8.212Pa,这是最低均值,最接近-15Pa,这与预期相符。表 48.5 计算了鼻腔入口和鼻腔出口处的平均速度。表 48.6 显示了边界表面的平均压力。

48.3.4 壁压力值和剪切力值

针对鼻腔各壁,只绘制了剪切力和压力等值线。鼻腔各壁的表压如图 48.12 所示。鼻腔入口处的压力接近大气压,在鼻前庭区域也观察到正压值。出口部分的表压为-15Pa,这在边界条件中已经给出。在鼻前庭区域后方还观察到一个低压区域。

图 48.13 显示了各壁剪切力的情况,在鼻腔入口后方观察到剪切力最大,而在出口区域剪切力最小。

48.4 讨论和文献回顾

鼻腔是一个动态过滤装置,对吸入的空气进行加湿、温度调节和过滤,以及嗅觉功能和对吸入抗原的重要免疫应答。因此,鼻腔复杂的神经支配和血管供应对于执行如此复杂的功能是至关重要的。当然,在这个复杂而微妙的平衡系统中,可能会出错。

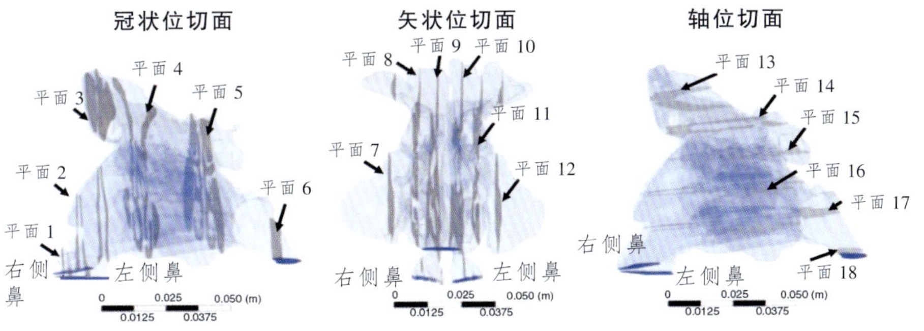

图 48.5 不同切面的 3D 模型研究。

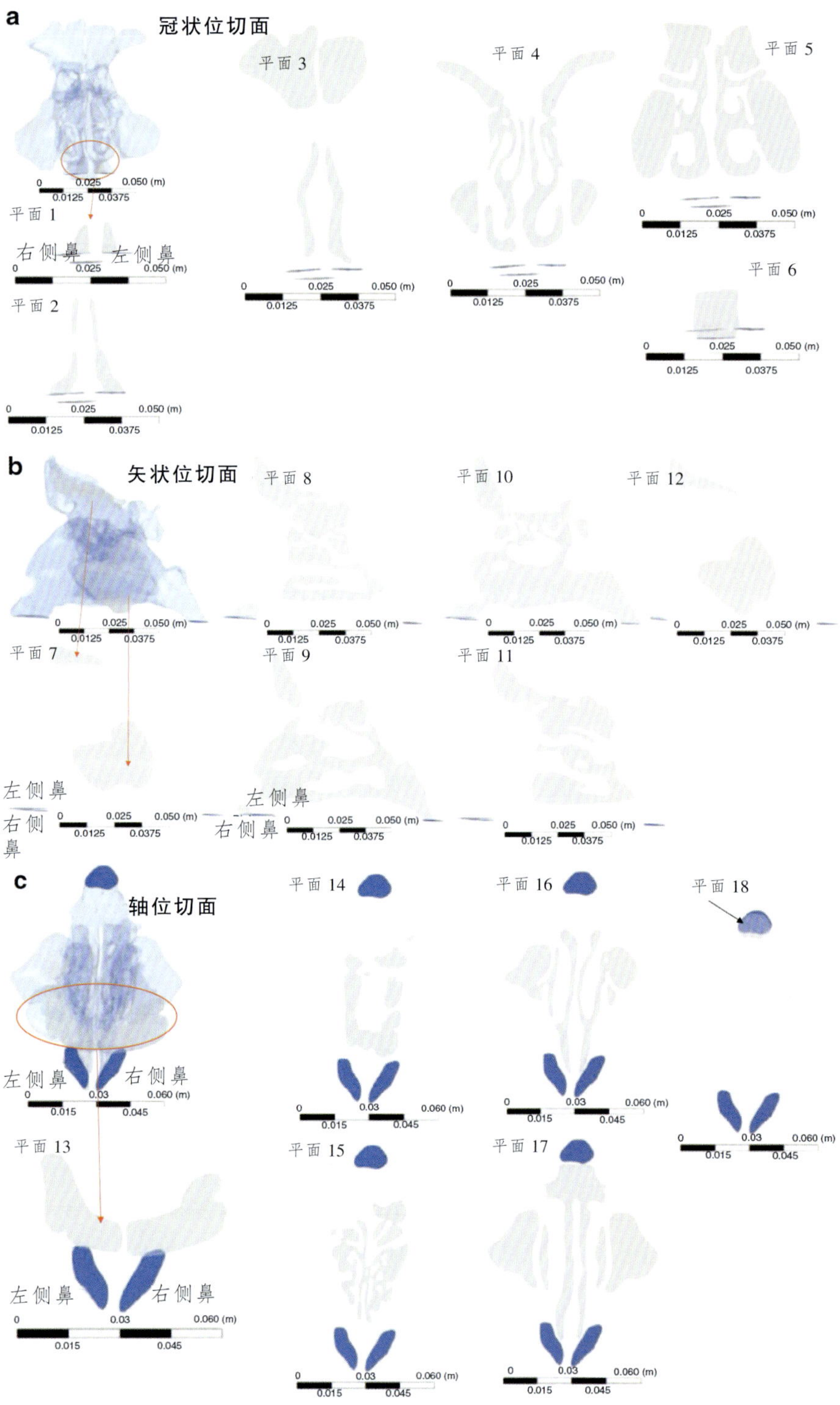

图 48.6 (a)冠状位切面。(b)矢状位切面。(c)轴位切面。

表 48.1 不同平面的截面积

平面	面积(m^2)					
平面 1~6	0.000 088	0.000 203	0.001 06	0.001 17	0.001 65	0.000 232
平面 7~12	0.000 996	0.001 71	0.002 39	0.002 62	0.001 69	0.001 10
平面 13~18	0.000 778	0.000 682	0.000 855	0.001 14	0.001 98	0.000 13

表 48.2　边界面的面积

边界面	右侧鼻腔入口	左侧鼻腔入口	鼻腔出口
面积(m^2)	0.000 109 3	0.000 111 3	0.000 116 2

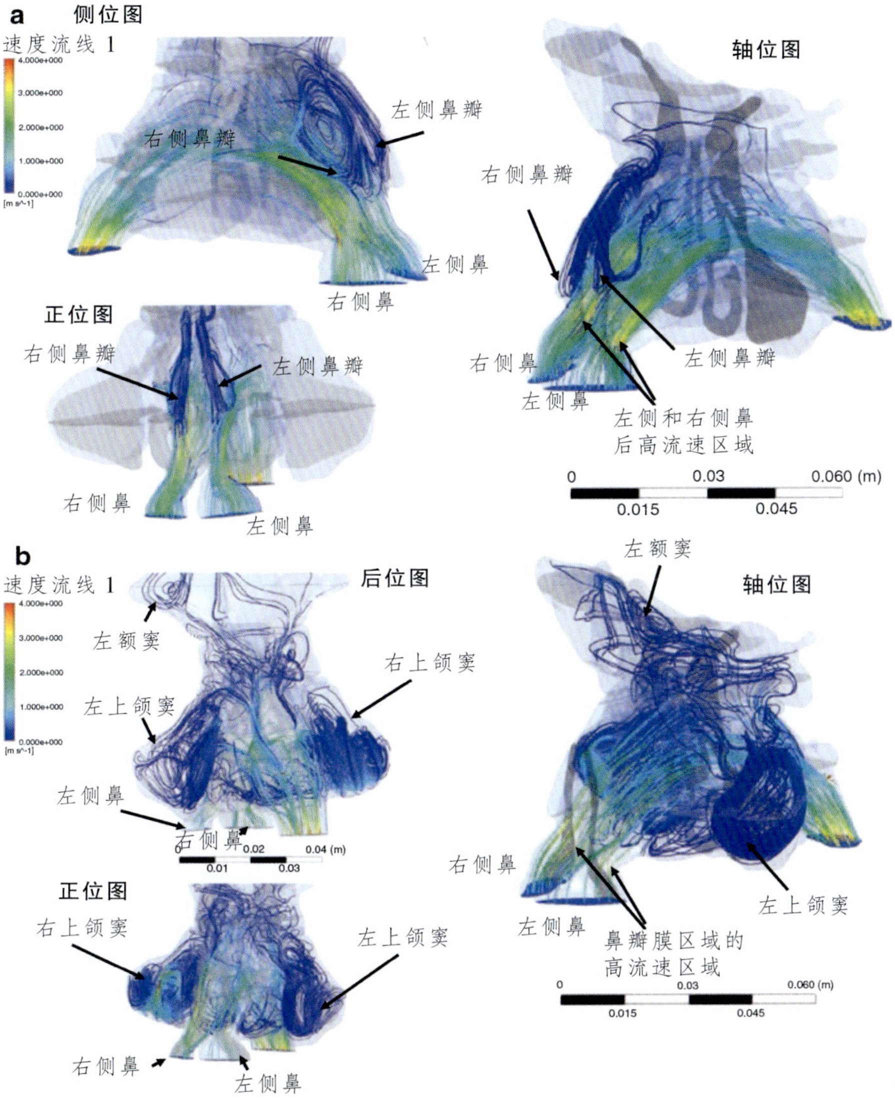

图 48.7 (a)流线显示前方湍流。(b)流线显示吸气相鼻窦通气情况。

鼻腔通畅性需要通过前鼻镜、鼻内镜进行检查,CT 通常被用于评估鼻窦开口的情况。鼻声反射和鼻阻力检查可以测量鼻腔的横截面积,并确定整个鼻腔的阻力和流量变化。然而,由于人类鼻部及其病变的结构复杂性,这些检查不能充分显示动态气流的细节。这些细节可以通过 CFD 来部分确定,CFD 可以通过流体动力学方程的数值解来模拟气流和空气-黏膜的相互作用。

文献已经报道了鼻腔和上气道的精准 3D 模型。为了研究气道几何形状如何影响阻塞性睡眠呼吸暂停低通气综合征患者上气道的内部压力,Xu 等[6]研究了从鼻咽到下咽相关区域的气道精确模型。在另一项研究中,为了验证 CFD 在人体上气道流动模拟中的应用,提供了一种鼻腔和上气道的精准模型用于分析[7]。分析健康成年人的 3D 鼻窦模型,并进行 CFD 模拟,以评估压力、速度、壁剪切力和颗粒停留时间。获得的数值有助于更好地理解呼吸过程中鼻窦周围的生物学现象[8]。

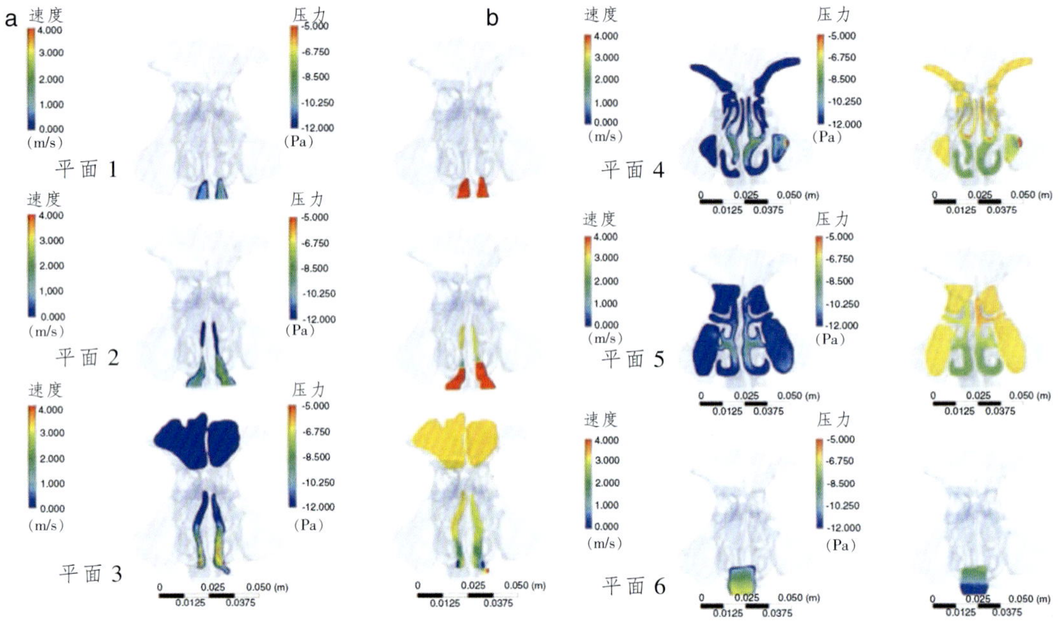

图 48.8 冠状位切面上的速度 (a)和表压(b)等值线。

表 48.3 各平面上的平均速度和最大速度

平面	平均速度(m/s)					
平面 1~6	0.971	1.28	0.602	0.346	0.336	1.93
平面 7~12	22.58×10^{-2}	0.338	0.942	0.790	0.266	0.0608
平面 13~18	0.00678	0.0772	0.165	0.587	0.609	2.85
平面	最大速度(m/s)					
平面 1~6	1.83	7.13	4.68	9.41	2.83	3.42
平面 7~12	0.382	4.23	3.70	12.8	2.03	0.537
平面 13~18	0.0530	0.470	1.37	5.84	3.55	3.60

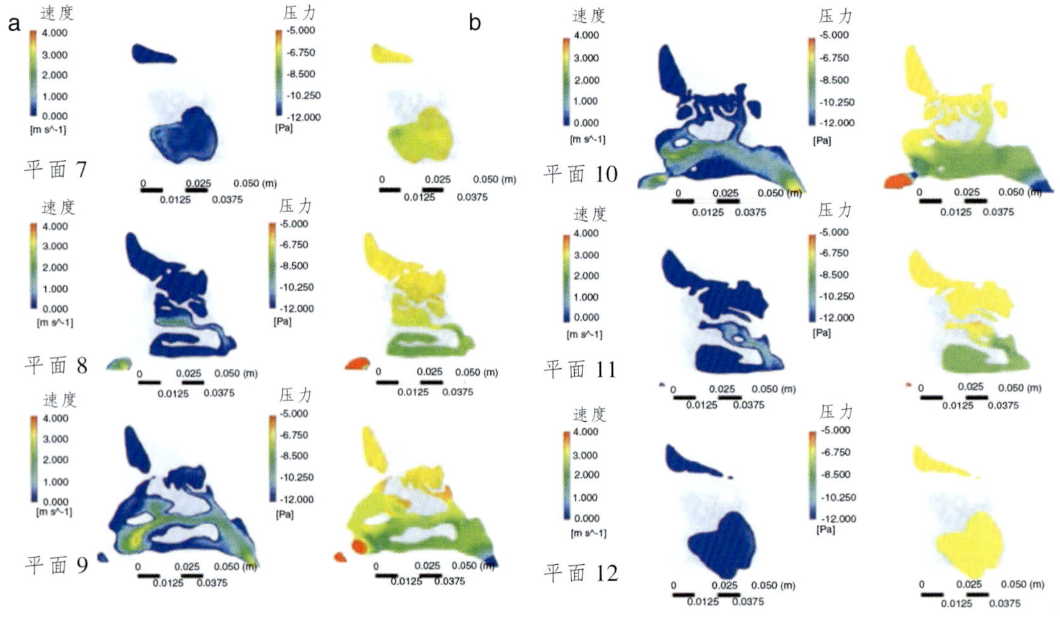

图 48.9 矢状位切面上的速度 (a)和表压(b)等值线。

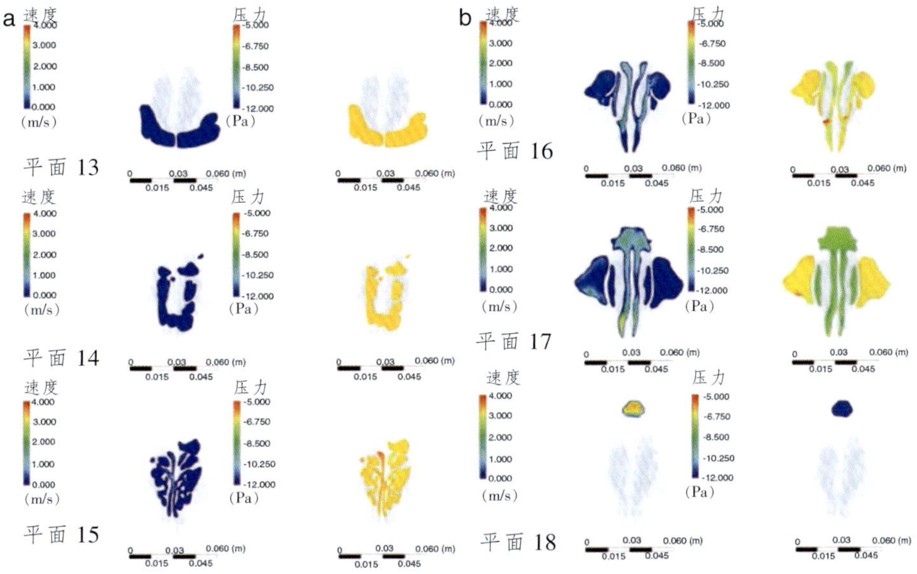

图 48.10 轴位切面上的速度(a)和表压(b)等值线。

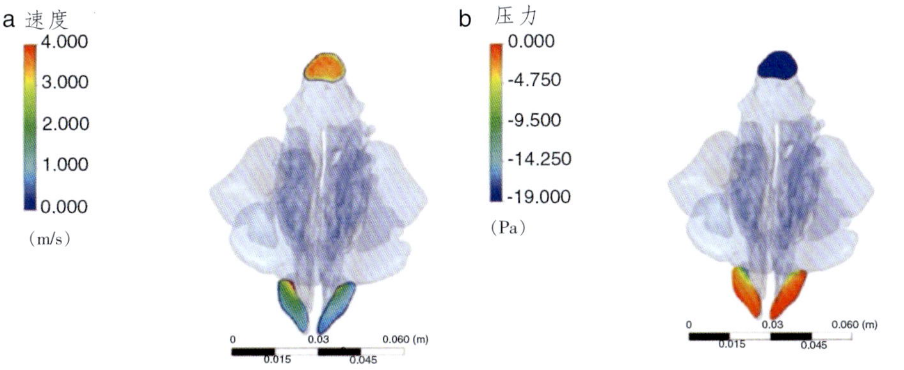

图 48.11 边界的速度(a)和表压(b)等值线。

表 48.4 各平面的平均表压

平面	平均表压(Pa)					
平面 1~6	-0.993	-4.61	-6.69	-6.71	-6.72	-10.4
平面 7~12	-6.31	-6.79	-6.97	-7.11	-6.98	-6.38
平面 13~18	-6.32	-6.33	-6.31	-6.56	-7.37	-13.4

表 48.5 边界的平均速度值

边界表面	右侧鼻孔	左侧鼻孔	鼻腔出口
速度(m/s)	1.755	1.183	3.388

表 48.6 边界的平均表压

边界表面	右侧鼻孔	左侧鼻孔	鼻腔出口
压力(Pa)	-1.067	-2.263	-15.0

为了研究鼻腔的生理过程,如吸气、呼气和嗅觉,对一个健康成年的人鼻腔和咽腔的精准解剖 3D 模型进行了研究。求解非定常 Navier-Stokes 方程、可视化气流速度和流线分布。这些结果区分了气流类型的差异及穿过嗅区的气流[9]。另一项研究集中于咳嗽时的气流动力学。获得咳嗽患者的 CT 图像,并生成上呼吸道和主支气管的 3D 模型。根据结果,确定最大速度、压力和壁剪切力与咳嗽峰

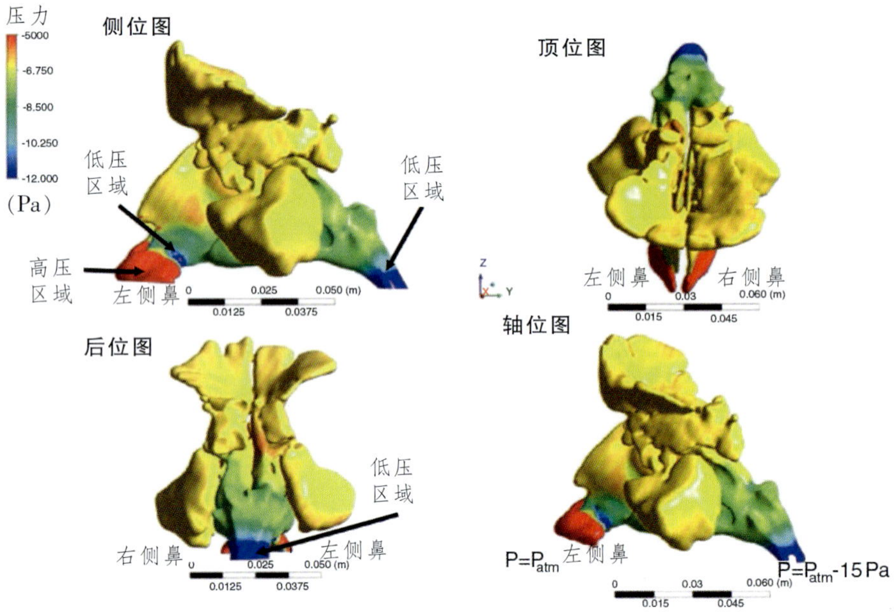

图 48.12 表压在各壁的分布。

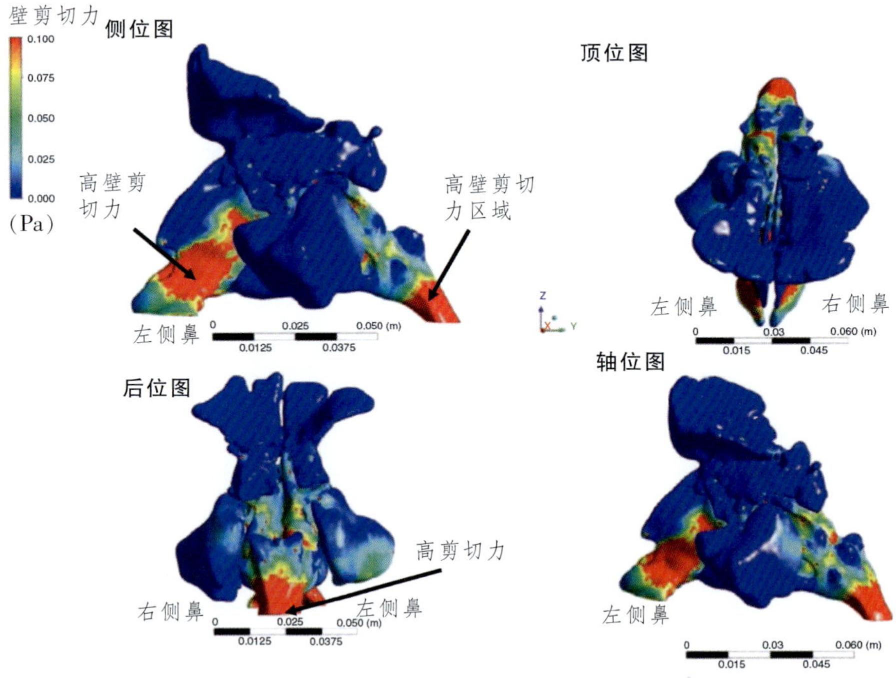

图 48.13 各壁的壁面剪切力。

值流速之间存在线性关系[10]。对颗粒的沉积也进行了评估，以确定吸入的颗粒将在哪里沉积/沉降，这是吸入性药物治疗的一个重要方面。研究显示了轻呼吸、正常呼吸和深呼吸时的颗粒沉积[11]。这些研究和更多的研究都通过模拟现实，描绘各种过程和程序，并帮助预测应该做什么。

大量专注于个体化鼻手术、虚拟手术及 CFD 模拟如何帮助术前规划的研究已经发表。一些研究还对接受手术患者的 CT 进行了分析，以研究手术的效率究竟如何。在一个案例中，对患者 CT 生成的术前和术后 3D 模型的鼻穹隆中鼻甲切片进行数字模拟，以研究切除手术对鼻腔气流动力学的影响。对静止呼吸状态下的准稳态鼻腔层流气流进行了分析，重点关注速度、流线、剪切力和压降，结果显示，对于该患者，切除中鼻甲并不影响整个鼻腔气流。因此，有人指出，CFD 可以作为一种规划工具来指导气流的优化[12]。值得强调的是,CFD 将为虚拟手术和术前规划提供一种安全、经济且以患者为中心的工具[13]。

因此,模拟为可靠的个体化诊断和治疗提供了途径。已经有研究验证了使用 CFD 模拟上气道气流的效果。此外,在前文提到的一项研究中,为了验证 CFD 在人类上气道气流模拟中的应用效果,将分析得到的结果与在立体光刻技术建立的模型上所做的试验结果进行比较。测量压力和速度,并在相同条件下进行模拟和试验。在分析过程中,CFD 采用了几种数字方法,研究者指出,其与结果有很好的一致性。最终,使用 CFD 模拟气流得到了验证[7]。当对整个鼻腔的吸气气流进行稳态分析时,也说明了这一点,以正常的静息呼吸速度作为模型入口和出口的边界条件。注意,分析是在一个虚拟手术后模型上进行的,另一个模型是直接从同一患者手术后的 CT 生成的。其得出结论,即使使用 CFD 预测这种情况存在局限性,两种模型的结果都显示出合理的相关性[14]。使用这种数字化方法,医务工作者可以制订出有效的手术方案,设计高效的给药装置,同时对物理和生物现象有更深入的了解。

笔者的研究结果也表明,正常鼻腔气流下超过 50%的总压降出现在下鼻甲头端附近,鼻甲的壁剪切力和涡流强度比鼻瓣区域低[12]。然而,冠状位平面中的主要流线和速度分布可能因人而异。令人惊讶的是,平均而言,通过中鼻道的流量比通过下鼻道的多,并且与更好的通畅率相关[15]。窦腔内压力梯度因其与主要通道的连接处而不同。压力梯度的变化在窦口附近引起轻微的抽吸现象,但在窦腔内没有观察到空气移动[8]。

鼻中隔偏曲(NSD)是鼻腔气道阻塞(NAO)最常见的原因,而鼻中隔成形术是一种非常常见的术式。鼻中隔偏曲通常在体检时发现,外科医生面临的一个具有挑战性的问题是,确定 NSD 是否导致了某一患者的 NAO。除 NSD 外,我们还可能遇到下鼻甲肥大和(或)鼻瓣功能不全的患者;因此,通常建议在鼻甲和(或)鼻瓣手术的同时进行鼻中隔成形术。很少采用定量标准来选择手术患者,这可能解释了为什么高达 50%的患者报告术后有持续或复发鼻塞的症状[16]。数字化模拟后的个体化手术可以使耳鼻喉科医生了解、估计并确定手术对 NAO 患者的可能作用。

最后对 CFD 在这个领域的一些局限性进行概述。CFD 是一个耗时的过程,需要花费几个小时来准备 3D 模型,并在这些模型上模拟手术。此外,该技术通常需要高性能多核计算机、昂贵的软件和航空工程。其次,将 CFD 研究结果转化为对患者的护理和临床实践是一项艰巨的任务。为此,几位研究者对健康和病理性受试者进行了比较,另在手术前后对同一患者进行比较。此外,CFD 研究结果可以与实验室评估相关联, 如鼻声反射和鼻阻力检查,但这难以在较大范围的受试者中进行[17]。然而,术后 CFD 需要 CT,术后 CT 并不总是合理的,因为其会使患者暴露于额外的辐射中[17]。此外,如前所述,日常实践中的计算和实施时间仍然很长。

48.5 结论

3D 鼻腔气道是用数字化流体力学模拟出来的。真实的 CT 图像是使用商业医疗成像软件重建的。该软件被用于生成和细化,以适应高曲率区域。生成的网格用来进行 3D CFD 模拟。在 3D 鼻气道的不同截面上,可实现速度、压力等值线和流线可视化。笔者的结论是,CFD 提供了临床上有用的、逻辑上一致的和可理解的信息[18]。

(赵宇 译)

参考文献

1. Leite SHP, Jain R, Douglas RG. The clinical implications of computerised fluid dynamic modelling in rhinology. Rhinology. 2019;57(1):2–9. https://doi.org/10.4193/Rhin18.035.
2. Andre RF, Vuyk HD, Ahmed A, Graamans K, Nolst Trenite GJ. Correlation between subjective and objective evaluation of the nasal airway. A systematic review of the highest level of evidence. Clin Otolaryngol. 2009;34(6):518–25. https://doi.org/10.1111/j.1749-4486.2009.02042.x.
3. Gokcan MK, Gunaydinoglu E, Kurtulus DF. Effect of glottic geometry on breathing: three-dimensional unsteady numerical simulation of respiration in a case with congenital glottic web. Eur Arch Otorhinolaryngol. 2016;273(10):3219–29. https://doi.org/10.1007/s00405-016-4082-6.
4. Gokcan MK, Kurtulus DF, Ustuner E, Ozyurek E, Kesici GG, Erdem SC, et al. A computational study on the characteristics of airflow in bilateral abductor vocal fold immobility. Laryngoscope. 2010;120(9):1808–18. https://doi.org/10.1002/lary.21003.
5. Keyhani K, Scherer PW, Mozell MM. Numerical simulation of airflow in the human nasal cavity. J Biomech Eng. 1995;117(4):429–41. https://doi.org/10.1115/1.2794204.
6. Xu C, Sin S, McDonough JM, Udupa JK, Guez A, Arens R, et al. Computational fluid dynamics modeling of the upper airway of children with obstructive sleep apnea syndrome in steady flow. J Biomech. 2006;39(11):2043–54. https://doi.org/10.1016/j.jbiomech.2005.06.021.
7. Mylavarapu G, Murugappan S, Mihaescu M, Kalra M, Khosla S, Gutmark E. Validation of computational fluid dynamics methodology used for human upper airway flow simulations. J Biomech. 2009;42(10):1553–9. https://doi.org/10.1016/j.jbiomech.2009.03.035.
8. de Gabory L, Reville N, Baux Y, Boisson N, Bordenave L. Numerical simulation of two consecutive nasal respiratory cycles: toward a better understanding of nasal physiology. Int Forum Allergy Rhinol. 2018;8(6):676–85. https://doi.org/10.1002/alr.22086.
9. Ishikawa S, Nakayama T, Watanabe M, Matsuzawa T. Flow mechanisms in the human olfactory groove: numerical simulation of nasal physiological respiration during inspiration, expiration, and sniffing. Arch Otolaryngol Head Neck Surg. 2009;135(2):156–62. https://doi.org/10.1001/archoto.2008.530.
10. Kou G, Li X, Wang Y, Lin M, Zeng Y, Yang X, et al. CFD simulation of airflow dynamics during cough based on CT-scanned respiratory airway geometries. Symmetry. 2018;10(11):595. https://doi.org/10.3390/sym10110595.
11. Rahimi-Gorji M, Pourmehran O, Gorji-Bandpy M, Gorji TB. CFD simulation of airflow behavior and particle transport and deposition in different breathing conditions through the realistic model of human airways. J Mol Liq. 2015;209:121–33. https://doi.org/10.1016/j.molliq.2015.05.031.
12. Zhao K, Jiang J. What is normal nasal airflow? A computational study of 22 healthy adults. Int Forum Allergy Rhinol. 2014;4(6):435–46. https://doi.org/10.1002/alr.21319.
13. Rhee JS, Cannon DE, Frank DO, Kimbell JS. Role of virtual surgery in preoperative planning: assessing the individual components of functional nasal airway surgery. Arch Facial Plast Surg. 2012;14(5):354–9. https://doi.org/10.1001/archfacial.2012.182.
14. Rhee JS, Pawar SS, Garcia GJ, Kimbell JS. Toward personalized nasal surgery using computational fluid dynamics. Arch Facial Plast Surg. 2011;13(5):305–10. https://doi.org/10.1001/archfacial.2011.18.
15. Zhao K, Malhotra P, Rosen D, Dalton P, Pribitkin EA. Computational fluid dynamics as surgical planning tool: a pilot study on middle turbinate resection. Anat Rec (Hoboken). 2014;297(11):2187–95. https://doi.org/10.1002/ar.23033.
16. Moghaddam MG, Garcia GJM, Frank-Ito DO, Kimbell JS, Rhee JS. Virtual septoplasty: a method to predict surgical outcomes for patients with nasal airway obstruction. Int J Comput Assist Radiol Surg. 2020;15:725–35. https://doi.org/10.1007/s11548-020-02124-z.
17. Radulesco T, Meister L, Bouchet G, Giordano J, Dessi P, Perrier P, et al. Functional relevance of computational fluid dynamics in the field of nasal obstruction: a literature review. Clin Otolaryngol. 2019;44(5):801–9. https://doi.org/10.1111/coa.13396.
18. de Wang Y, Lee HP, Gordon BR. Impacts of fluid dynamics simulation in study of nasal airflow physiology and pathophysiology in realistic human three-dimensional nose models. Clin Exp Otorhinolaryngol. 2012;5(4):181–7. https://doi.org/10.3342/ceo.2012.5.4.181.

第 49 章

鼻中隔畸形的法医学特征

Ranko Mladina

49.1 引言

有关鼻中隔畸形在法医学方面的文献资料非常稀少。这主要有两个原因:①缺乏有关鼻中隔畸形的国际通用分类;②特殊类型鼻中隔畸形的发病机制尚不清楚,而且相关鼻黏膜结构的伴随变化的病理生理机制尚不清楚,无论是畸形本身、其前后的机制,还是二者皆有。

一种鼻中隔畸形的分类方式(1987)定义了 6 种主要类型,而第 7 种是前 6 种类型的可变组合(图 49.1)。

这 6 种类型中的两种(5 型和 6 型)是法医学领域最重要的类型(图 49.2 和图 49.3)。这两种类型均被临床证明是直接的、显性遗传的,因此其与对受试者的鼻施加的任何外力都无关。

“肥大”一词会让人自动联想到比正常体积更大。但是,有人认为“Y”形的前上颌骨的存在会造成畸形。在胚胎发育过程中,其下部被侵入且最终整合在左右上颌骨的腭突之间。最终在出生后,3 块独立的骨骼整合为 1 块:前上颌骨(“Y”形)的下部和上颌骨的两个腭突整合在一起。由于上颌骨和前上颌骨通常通过鼻内骨的再吸收,以及新骨在硬腭部和上颌骨前表面的并置过程,向下和向前生长(根据 Enlow 的发现),在 6 型鼻中隔畸形中,前上

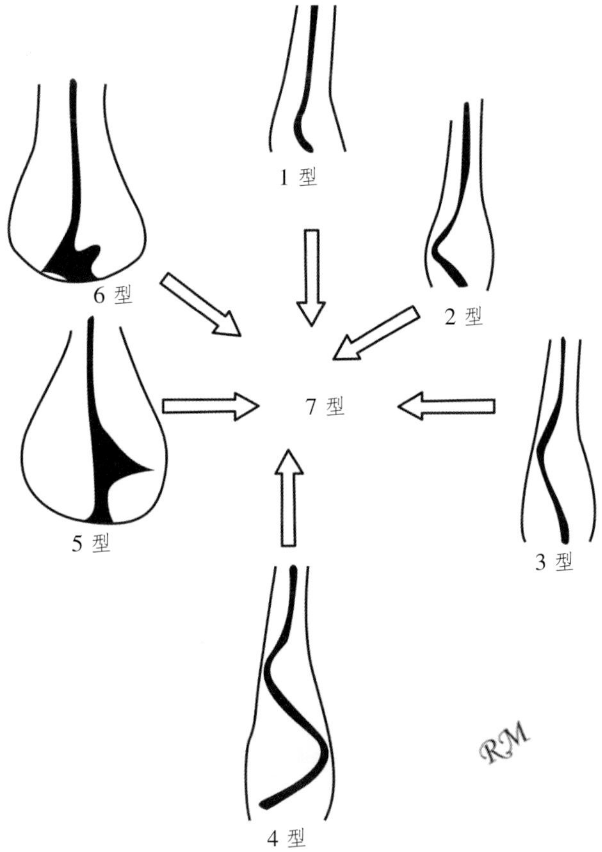

图 49.1 鼻中隔畸形的示意图。5 型和 6 型是在前后位视图下绘制的,而其他所有类型是在上下位视图下绘制的。

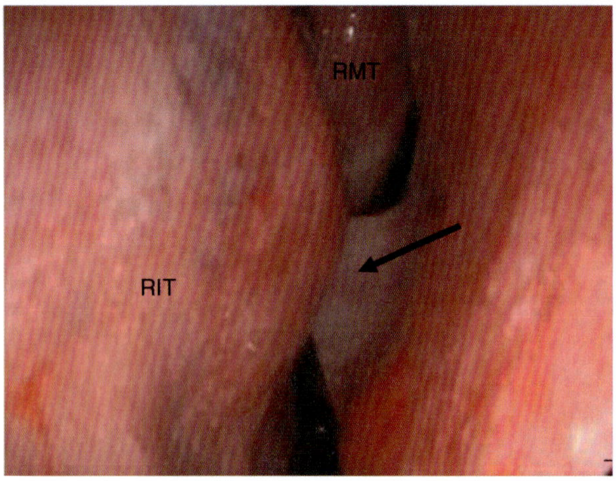

图 49.2 右侧 5 型鼻中隔畸形(黑色箭头所示)。常规内镜检查显示鼻腔最深处的图像。这是一种单侧水平畸形,从前部到后部不连续地上升,看起来像一把几乎水平放置的古代土耳其军刀,随着鼻腔深入,越来越向外侧突出,在大多数情况下,其顶端会压迫到蝶腭孔区域。

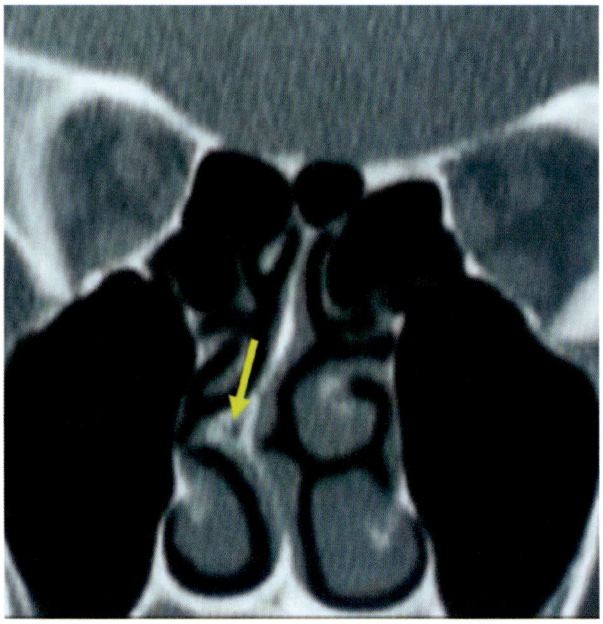

图 49.3 冠状位 CT 图像显示右侧 5 型鼻中隔畸形。筛骨垂直板、犁骨和上颌骨腭突之间的骨性连接处可见鼻中隔窦(黄色箭头所示)的迹象。因此,在日常实践中,外科医生在切除该部分畸形时可能会遇到一些内容物。

颌骨翼发育不良,没有完全增生,因此其比正常生长的骨骼的位置更高。上颌骨的另一侧正常生长(向下和向前),导致相关鼻底和“Y”形的另一臂降低。正因如此,随着时间的推移,这块骨骼变成不协调的“Y”形。其下翼能够从生长中的鼻中隔方形软骨的下缘滑出,从而促进前方的“鼻中隔嵴”出现,其由骨质部分(正常生长的前上颌骨翼)和鼻中隔软骨的最下方和最前部组成。由于鼻中隔方形软骨板现在处于倾斜的位置,而发育不良的前上颌骨翼仍在向侧方延伸,这两个解剖结构之间形成了典型的凹槽,关键性地决定了 6 型鼻中隔畸形。在如图 49.4 所示的病例中,其被记录为“6L”,表示凹槽在左侧的 6 型鼻中隔畸形。

最后,每一种 6 型鼻中隔畸形都会出现预期的硬腭不对称(图 49.4 至图 49.6),在很多情况下,仔细检查咽喉时可以发现悬雍垂裂(图 49.7)。此外,对于 6 型鼻中隔畸形的病例,医生应触诊腭缝线(硬腭中线),以检查是否存在隐藏的硬腭黏膜下裂的迹象。

这种类型的鼻中隔畸形,与 5 型的情况完全一

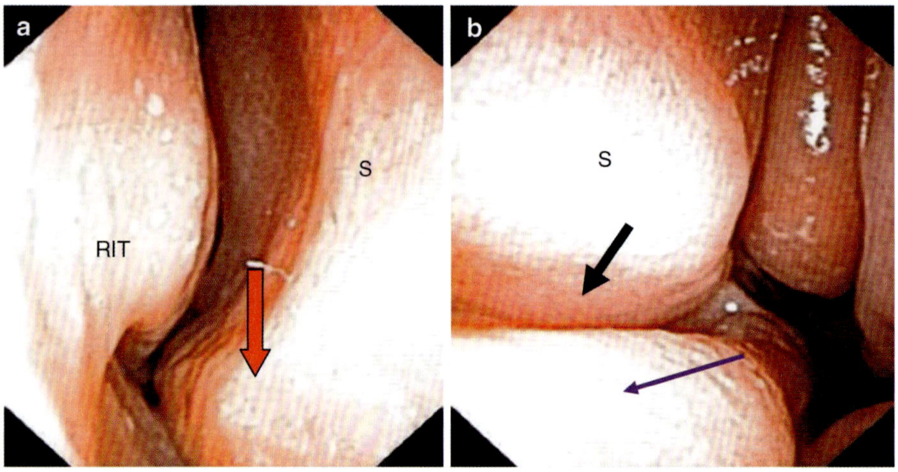

图 49.4 6 型鼻中隔畸形的临床表现。(a)右鼻腔内的基底嵴(红色箭头所示)。(b)在鼻中隔和前上颌骨“肥大”翼(紫色箭头所示)之间有一条典型的、独特的深凹槽(黑色箭头所示)。凹槽决定了这种类型的鼻中隔畸形(黑色箭头所示)及畸形的对侧:在这种情况下,其位于左鼻腔内,缩写为“6L”型;在凹槽的相应位置,对侧有一个嵴,在图 a 中可见(红色箭头所示)。

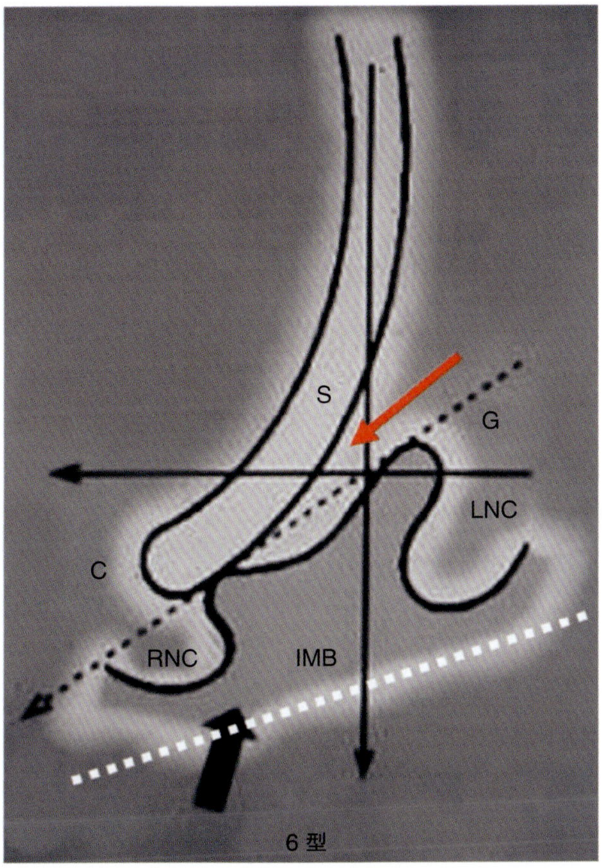

图 49.5　左侧 6 型鼻中隔畸形。凹槽位于左侧（红色箭头所示）。该病例被命名为“左侧 6 型鼻中隔畸形”。凹槽的方向决定了畸形的方向。虚线箭头所示为鼻中隔下缘滑动的受力方向，白色虚线所示为硬腭不对称。IMB，切牙骨；RNC，右侧鼻腔；LNC，左侧鼻腔；S，鼻中隔；C，嵴；G，作用力。

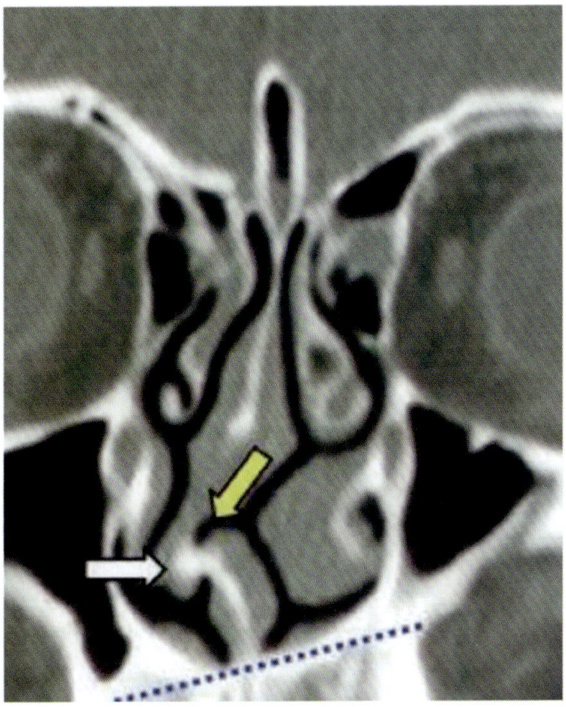

图 49.6　鼻窦的冠状位 CT。6 型鼻中隔畸形清晰可见，具有典型的凹槽（黄色箭头所示）和嵴（白色箭头所示）。蓝色虚线所示为鼻底和硬腭不对称，这两种情况在这种类型的鼻中隔畸形中很常见。

样，可以很容易地通过观察受伤者亲缘关系最近的亲属的鼻来验证查明，这是法医学和法庭证人实践的基石。必须强调的是，人类鼻中隔畸形的特定类型之间可能略有不同，但特定类型的特征是每个现代鼻科医生和法庭专家证人都应能够立即识别的要点。除了 6 型鼻中隔畸形总是位于鼻腔最前部可被观察到，一般来说，通过鼻镜（前鼻镜）来检查鼻并做出任何“即时的”结论都是完全不够的。当今的鼻科学对鼻进行检查的 3 个步骤有严格的要求，特别是基于法庭的要求：①通过鼻镜进行原始的前鼻镜检查；②在正确应用 2 次鼻腔减充血剂后，等待几分钟，再进行第二次前鼻镜检查；③在对鼻黏膜使用减充血剂和局部表面麻醉后进行鼻内镜检查。

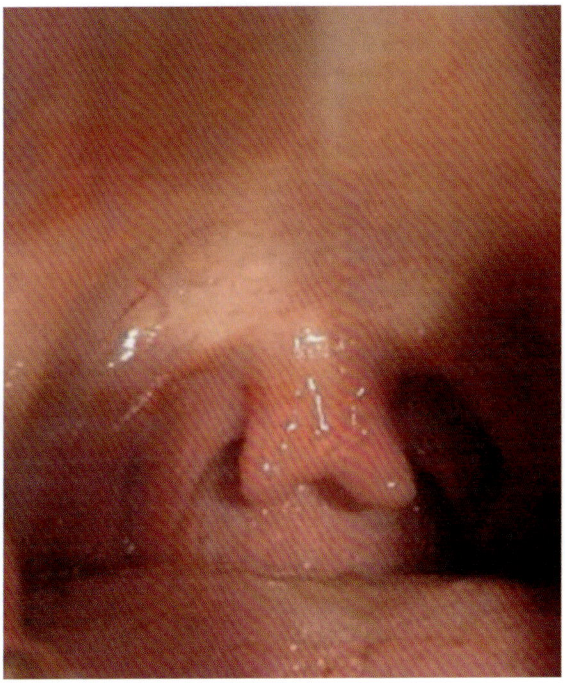

图 49.7　6 型鼻中隔畸形患者会出现的悬雍垂裂。

为了准确检查鼻内情况，不仅要有工具和最新的设备，大量的理论知识也是首要且必需的。这就是为什么从 2019 年起，每一位鼻科医生和涉及鼻科学领域的法庭证人都必须了解鼻中隔畸形的分类。

49.2 与对鼻作用力相关的、法医学可能感兴趣的鼻中隔畸形类型(1 型和 2 型)

1 型是指在瓣膜区出现轻度单侧垂直的鼻中隔嵴，对鼻阀功能有轻微干扰；因此在大多数情况下，其不具有重要的临床意义(图 49.8)。

2 型是指单侧垂直嵴，其较 1 型更加明显，即其与鼻阀紧密接触。因此，从物理角度看，其显著缩窄甚至完全阻断了该侧鼻腔的空气通道(图 49.9 和图 49.10)。鼻中隔和鼻阀之间的正常角度应为 20°~25°。在许多 2 型病例中，这个角度可减少到 10°，甚至更小。最后的结果可能是同侧下鼻甲后部的黏膜肥厚(图 49.11)。一般认为，鼻黏膜的卷曲肥厚，特别是两侧下鼻甲后部的黏膜，是由鼻内湍流形成而致。正常吸入的气流应是线形和抛物线形的。

如果从前鼻孔至后鼻孔的气流存在任何机械性障碍，我们预期可能会存在至少两种物理现象。

- 如果气流(尤其是 1 型或 2 型中度)通过的路径较窄，但仍可通过，则根据数学公式，预计较窄侧气流的加速度会升高：$a=\Delta v/t$，则 $\Delta v=a\times t$。在这种情况下，Δ 符号表示“δ”；在物理学和数学中，其代表的是事物最小的实际变化；“a” 代表加速度，“t” 代表时间，“v”代表速度。
- 左右鼻腔的气流应同时到达双侧后鼻孔。为了实现这一目标，必须使左右鼻腔的气流速度相等。

最终的结果是气流速度在较窄的空间内提升，而在较大的空间内降低。关于吸入气流的形状，较

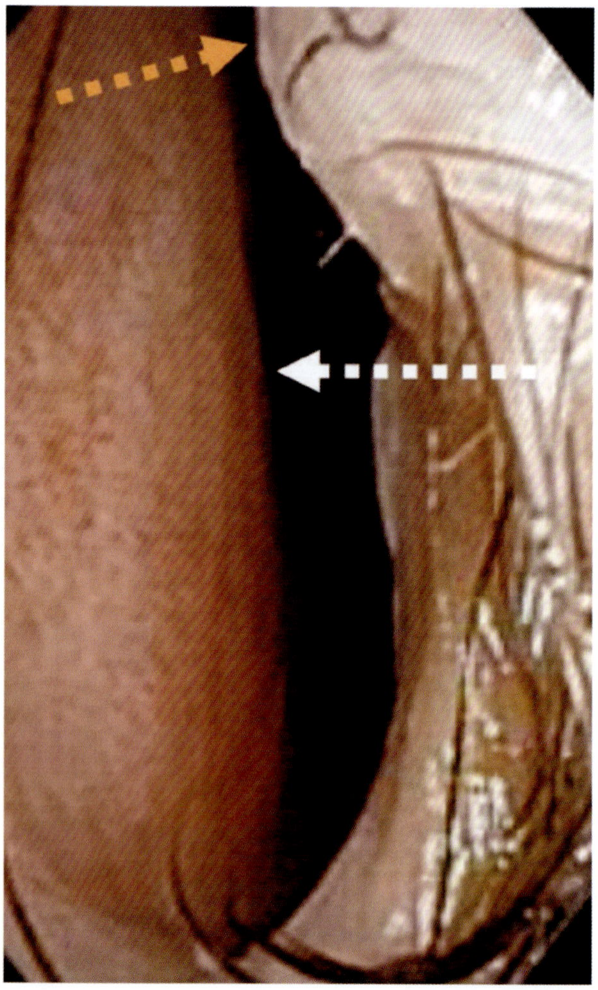

图 49.8　左侧 1 型鼻中隔畸形(白色虚线箭头所示)。鼻阀如浅棕色箭头所示。

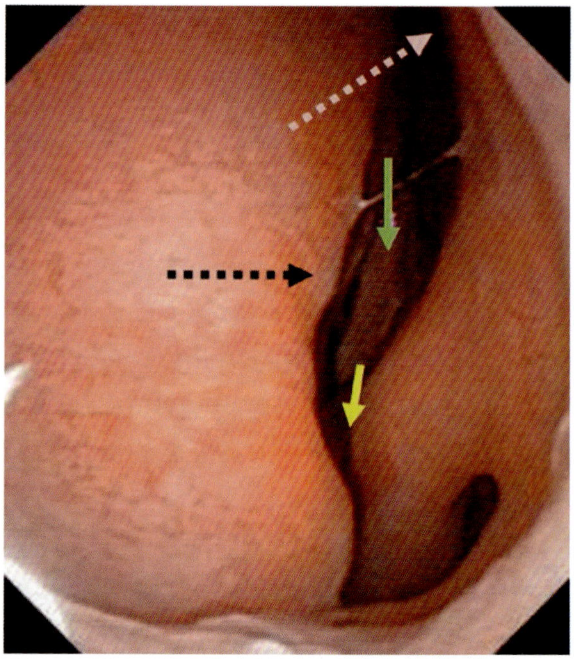

图 49.9　左侧鼻中隔 2 型中度畸形(黑色虚线箭头所示)，左侧鼻腔入口明显狭窄。尽管如此，对鼻黏膜进行适当减充血后，下鼻甲几乎可以占到后鼻孔的一半(黄色箭头所示)。中鼻甲很薄，但仍然可以观察到(绿色箭头所示)。粉色虚线箭头所示为鼻阀。

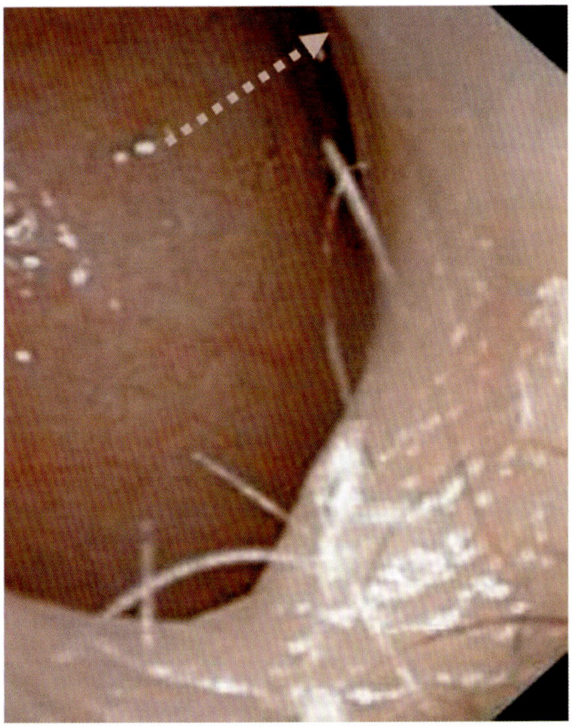

图 49.10　左侧鼻中隔畸形使左侧鼻腔的入口明显变窄。即使在对鼻黏膜进行适当的减充血后，下鼻甲也无法被观察到，中鼻甲也是。鼻阀（粉色虚线箭头所示）与鼻中隔之间的角度几乎为 0°。

窄空间中的气流或多或少是直线形状的层流（但在通过狭窄区域时速度更快），相反的，由于形态学上增宽，气流通过时会缺乏阻力（阻力通常来自鼻中隔和鼻腔外侧壁），更易形成缓慢湍流。气流通过时，高速层流气流和缓慢湍流气流对鼻黏膜的影响几乎相同：上皮细胞从典型的、呼吸柱状纤毛上皮细胞转化为多层鳞状上皮细胞。此外，在通过狭窄区域后，气流突然来到宽阔区域（类似所有“垂直型”鼻中隔畸形，即 1 型、2 型、3 型和 4 型），也会变成湍流而不是层流。

3 型指单侧垂直畸形，即位于鼻腔中部，靠近中鼻甲头部前缘的单侧凸起（图 49.12）。

鼻腔在一侧非常狭窄，在另一侧则由于有相应的鼻中隔凹陷而非常宽。3 型鼻中隔畸形也可能遗传，尽管还没有得到更有力的科学证据支持。在大多数 3 型病例中，最大的问题是可能的病因，除非整个鼻锥在鼻受伤后没有形成“C 形”或“反向 C 形”（图 49.13）。

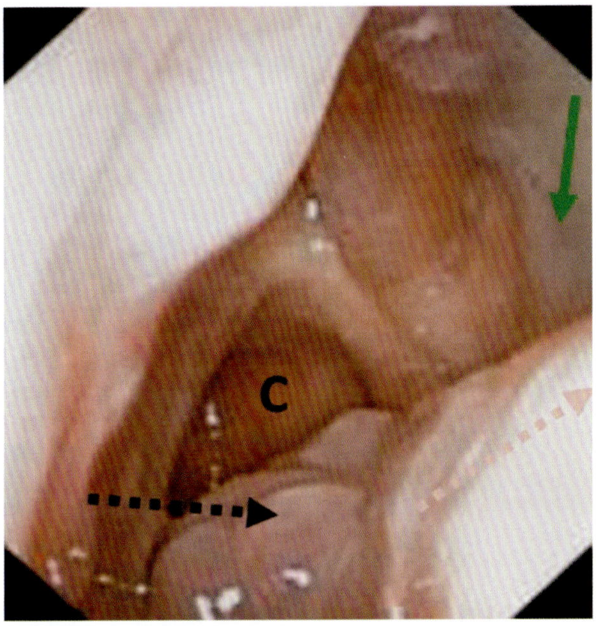

图 49.11　左侧下鼻甲后部（黑色箭头所示）在鼻内镜下显示出卷曲肥大的迹象。左后鼻孔的横截面明显缩小。在这种情况下，应当小心，因为来自中鼻道的少量脓性黏液分泌物（绿色箭头所示）被怀疑是双孔综合征的黏液再循环的典型流动性分泌物后溢。在双孔综合征病例中，再循环黏液的流动性后溢也会引起下鼻甲后部卷曲肥大。这也可以在图 49.12 和图 49.13 中看到。此外，许多儿童慢性分泌性中耳炎和成人慢性中耳炎病例都有咽鼓管开口的问题，其容易被肥大的黏膜覆盖，从而部分或完全丧失功能。

然而，这种类型鼻中隔畸形的发生似乎更多的与一些人体测量值有关，而不是与鼻创伤有关。对这种类型进行法医鉴定时，应该非常谨慎！因为颅底的 Huxley 角可能是一个非常重要的因素，其在<130°的情况下可能会产生作用。在这些病例中，确实存在从后方（Huxley 角的后臂，实际上是斜坡）对鼻中隔结构施加一定程度的压力的现象，这可能促进 3 型鼻中隔畸形发生。可见筛骨垂直板和鼻中隔方形软骨的连接处单侧倾斜。简而言之，当基底上颌骨角较小时（正常值为 130°~140°）会从后方压迫垂直板（图 49.14），其与鼻中隔软骨之间发生挤压。因此，对于 3 型和 7 型鼻中隔畸形，都需要对鼻窦进行矢状位和冠状位 CT，以便能够测量 Huxley 角，并在鼻锥体变形的情况下同时检查鼻骨。

4 型是一种双侧垂直畸形（图 49.15），包括如

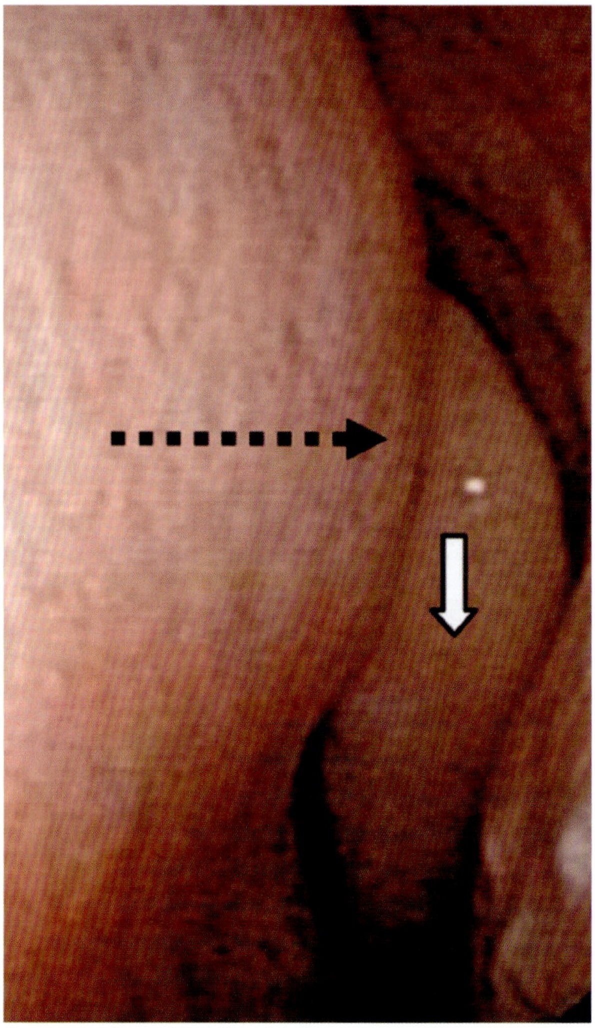

图 49.12 左侧 3 型鼻中隔畸形（“鼻中隔偏曲”，黑色箭头所示），在这个病例中，鼻中隔偏曲干扰了清晰观察中鼻甲的视野（白色箭头所示）。在某些情况下，鼻中隔偏曲非常明显，即便在经过适当的鼻腔减充血和表面麻醉后，内镜检查也完全看不到中鼻甲。

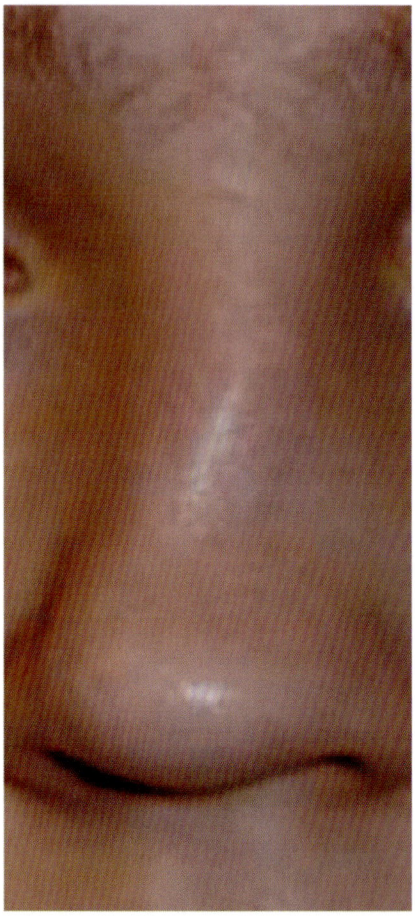

图 49.13 侧弯的鼻锥体。

前所述的类型，即一侧为 2 型，另一侧为 3 型（所谓的“S 形”鼻中隔，或“反 S 形”鼻中隔）。从法医角度来看，2 型可能是鼻部创伤的后果，但如果在脊柱侧弯的基础上存在上述外鼻变形，3 型可能不是鼻部创伤的后果。

7 型（“扭曲的鼻中隔”）是非常多变的类型，其表现为如前所述鼻中隔畸形的各种类型及其所有的临床意义的组合。如果涉及 1 型或 2 型，或者有与潜在的鼻中隔畸形（3 型）相对应的外鼻侧弯，这些都应成为法医考虑的问题。

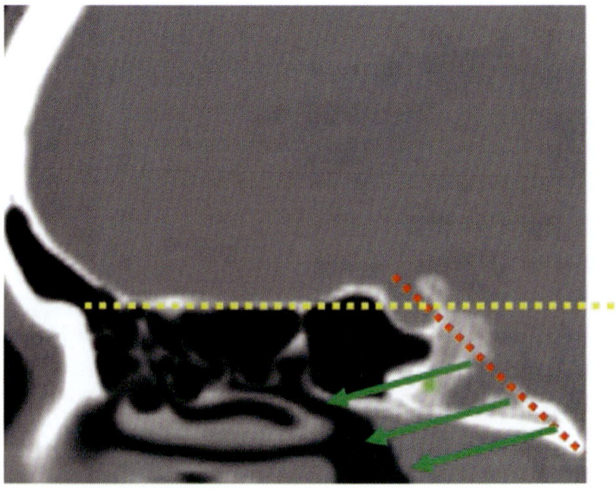

图 49.14 人类头骨的矢状位 CT。前颅底（黄色虚线所示）和后颅底（红色虚线所示）之间的夹角（Huxley 角）明显。压力可能来自后方（绿色箭头所示）。

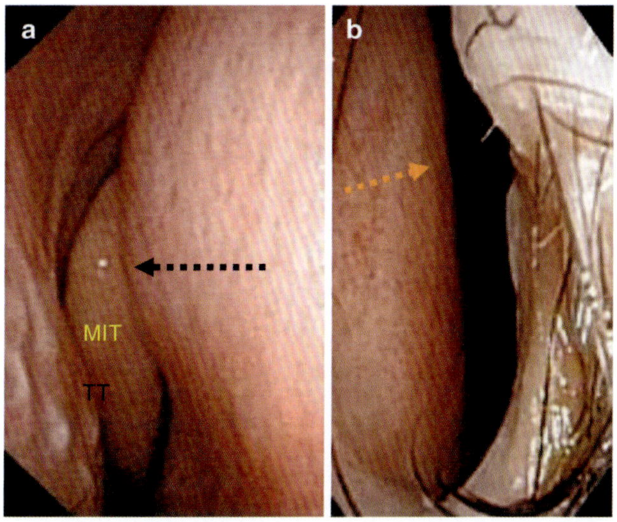

图 49.15　4 型鼻中隔畸形。(a)右侧 3 型鼻中隔畸形，即鼻中隔凸起形成的嵴(黑色箭头所示)，几乎遮挡了中鼻甲前端的一半。其距离较近。(b)左侧 1 型鼻中隔畸形(浅棕色箭头所示)。这是所谓的“S 形”鼻中隔的一个例子。

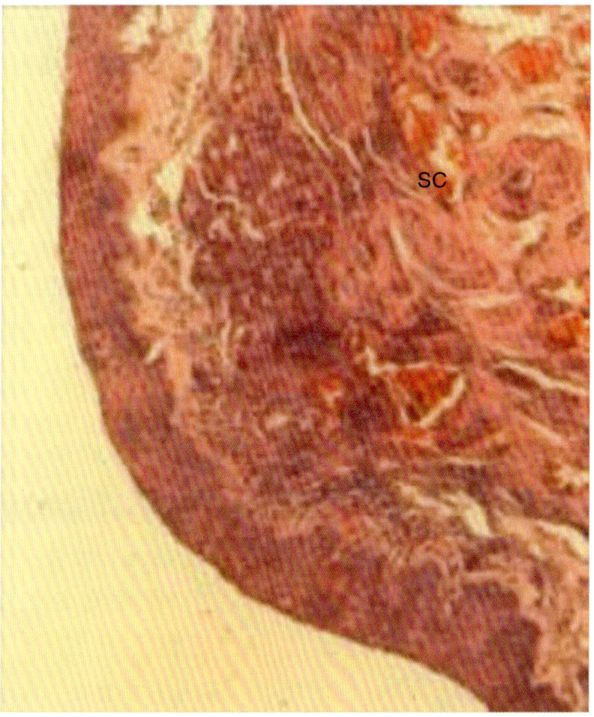

图 49.16　右侧 3 型鼻中隔畸形。取自鼻腔最狭窄处的部分鼻中隔黏膜的组织学切片，正好与中鼻甲头部相对。上皮表现为典型的鳞状细胞化生。

49.3 不同畸形的法医学证据：上皮变化

鼻黏膜上皮的变化可以作为法医证据，证明相关畸形和鼻外伤之间的联系。因为典型的呼吸道上皮细胞的变化需要一些时间，不可能立即完成，所以鼻黏膜上皮发生组织学变化只是时间问题。创伤后至少 6 个月这种变化才会大致完成。最常见的变化是下鼻甲黏膜后部卷曲肥厚，以及从典型的呼吸纤毛上皮化生为多层鳞状上皮。

以下 4 种实用的方法可以用来测试这些可能存在的变化。

- 细胞学涂片。
- 糖精试验。
- 碳粒试验。
- 组织切片的组织病理学分析。

细胞学涂片检查畸形部位后方的黏膜，应为呼

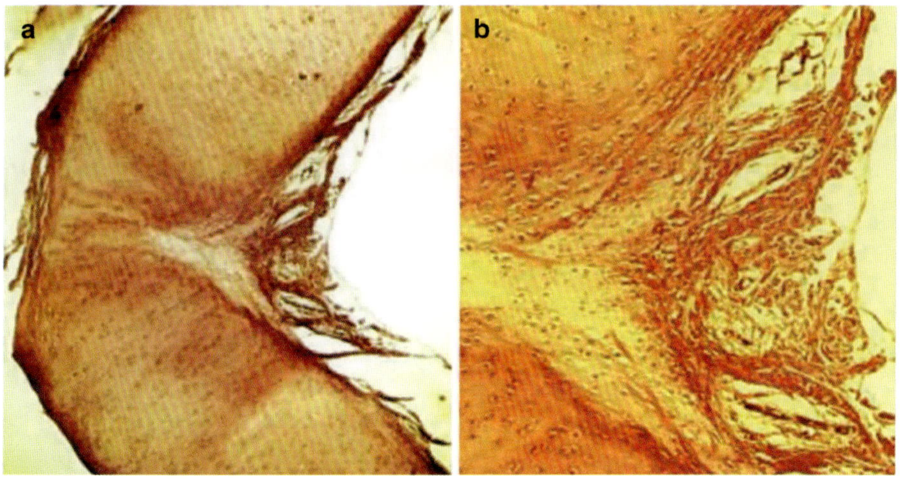

图 49.17　(a,b)一例右侧 2 型鼻中隔畸形的成年患者的鼻中隔软骨的组织学切片(水平切面)。尽管有明显的成角，但没有软骨不连续的迹象。(b)近距离观察成角处可见青枝骨折的典型外观，即没有组织不连续(无间隙)，可以清楚地看到大量的软骨细胞进入损伤处。

吸型,即柱状纤毛上皮,可显示为正常呼吸细胞或鳞状上皮细胞化生。如果发现多层鳞状上皮细胞,则意味着创伤发生在一段时间以前（至少6个月前),或与此发现无关。

糖精试验和碳粒试验通过鼻内镜观察这些颗粒在典型呼吸道上皮细胞仍存在的纤毛作用下,可能向鼻咽部移动(或不移动)。颗粒到达鼻咽部所需的时间各不相同,但如果呼吸上皮完好,则大约需要4分钟。

对组织病理学检查的要求较高,同时也是最后的选择,因为其需要调查对象在知情同意书上签字,甚至需要其签字批准,有时这会使得法庭专家证人和其他涉案人员的工作变得复杂(图49.16)。

当考虑存在鼻黏膜上皮的变化时,法庭专家证人还应在内镜下检查是否有任何双孔综合征(THS)的临床症状,同时使用CT分析;否则,不能确定呼吸道黏膜发生鳞状上皮化生的确切原因,特别是在鼻腔的后半部分。通过病理组织学显微镜检查畸形部位后方的黏膜(应为呼吸道型,即柱状纤毛上皮),可能会出现多层鳞状上皮细胞,与上述细胞学涂片检查结果一样,这可能意味着创伤发生在一段时间之前(超过6个月)或与此无关。

49.4 讨论

如果耳鼻喉科专家被要求作为法庭专家证人,其需要针对特定鼻锥体或鼻中隔畸形或二者均出现畸形是否与鼻受到的创伤有关提供专业知识,熟悉鼻中隔畸形的分类会有很大帮助。

5型和6型鼻中隔畸形的起源不容置疑,因为其已经被科学证实是显性遗传的鼻中隔畸形。法官、陪审团成员和(或)在复杂案件中法庭成员,可以将受害者鼻内镜检查结果实时传输到法庭屏幕上，以清楚地显示受害者及其近亲的鼻中隔形状。不会存在不能成功证明受害者及其直系血亲存在相同鼻中隔畸形的情况。

然而,在演示之前应该记住一个问题:畸形的方向及其程度不是遗传的问题,而形状才是典型的遗传问题。

可能与鼻外伤有关的鼻中隔畸形是具有“垂直”偏转的畸形,如1型和2型。1型和2型仅在畸形程度上不同,其余方面几乎相同。这两种类型的特征是鼻中隔软骨的前部在鼻阀附近偏斜。1型和2型鼻中隔软骨的偏转有两种主要类型,其与组织学发现不同,如图49.17和49.18所示。

然而,这些组织学发现对法庭专家证人的决定没有太大影响,因为他们被邀请到法庭给出意见,其中既不包括创伤后的术中发现,也不包括组织学发现。在大多数病例中,鼻部相关的创伤发生在很久以前,因此,即使骨折线周围有结缔组织包绕,创伤也可以在手术中很容易地被识别。所有经验丰富且熟练的鼻外科医生都非常清楚这些事实。

一般来说,1型和2型鼻中隔畸形，特别是2型可能与鼻外伤有关,尤其是外力来自前后方向,较少来自侧向(例如,拳打脚踢、运动或交通事故)。在侧向受力的情况下,1型或2型鼻中隔畸形总是位于受力一侧的对侧。这就是为什么发生左侧2型鼻中隔畸形时,攻击很可能来自受害者的右侧。此外,这表明攻击者很可能是一个左撇子。这一事实有时可以帮助警方缩小可疑袭击者的范围。

至于4型鼻中隔畸形,法庭专家证人应记住,这种类型也可被视为鼻受到创伤的结果,但这只是

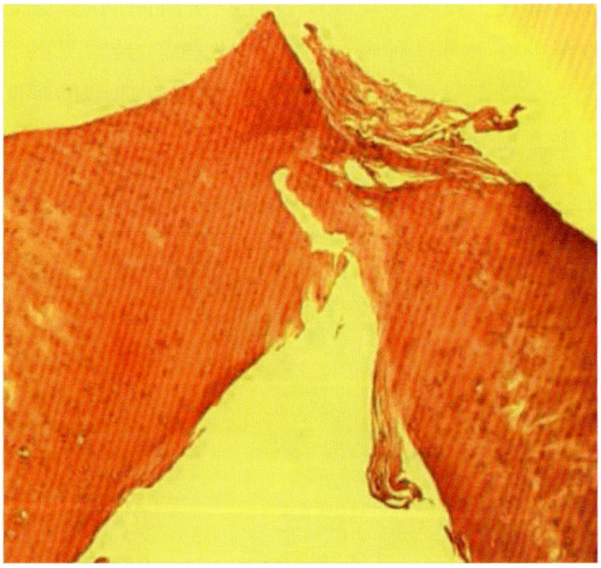

图49.18 严重鼻外伤后鼻中隔软骨明显不连续的组织学表现。

其部分原因，因为其由一侧 3 型和一侧 2 型共同组成。除非没有明显证据表明鼻骨骨折（鼻锥体侧弯），否则 3 型鼻中隔畸形已被排除在外伤性畸形之外，但其外观与 3 型鼻中隔畸形一致（图 49.13）。

（张若祺　译）

参考文献

1. Mladina R. The role of maxillar morphology in the development of pathological septal deformities. Rhinology. 1987;25:199–205.
2. Verwoerd CDA, Mladina R, Nolst Trenite GJ, Pigott RW. The nose in children with unilateral cleft lip and palate. Int J Ped ORL. 1995;32(Suppl):45–52.
3. Mladina R, Ostojić D, Koželj V, Heinzel B, Bastaić L. Pathological septal deformities in cleft palate children. L'Otorinolaryngologia Pediatrica. 1997;2–3:75–80.
4. Mladina R, Šubarić M. Are some septal deformities inherited? Type 6 revisited. Int J Ped ORL. 2003;67:1291–4.
5. Mladina R, Skitarelić N, Vuković K, Subarić M, Carić T, Orihovac Z. Unilateral cleft lip/palate children: the incidence of type 6 septal deformities in their parents. J Craniomaxillofac Surg. 2008;36:335–40.
6. Mladina R, Čujić E, Šubarić M, Vuković K. Nasal septal deformities in ear, nose and throat patients: an international study. Am J ORL. 2008;29:75–82.
7. Rao JJ, Vinay Kumar EC, Ram Babu K, et al. Classification of nasal septal deviations-relation to sinonasal pathology. Indian J Otolaryngol Head Neck Surg. 2005;57:199–201.
8. Min YG, Jung HW, Kim CS. Prevalence study of nasal septal deformities in Korea: results of a nation-wide survey. Rhinology. 1995;33:61–5.
9. Zielnik-Jurkiewicz B, Olszewska-Sosinska O. The nasal septum deformities in children and adolescents from Warsaw. Poland Int J Pediatr Otorhinolaryngol. 2006;70(4):731–6.
10. Neves Pinto RM, Saraiva MS. On the incidence of septal deformities according to Mladina classification and some correlated aspects. Folha Med. 1993;106(3):73–7.
11. Daghistani KJ. Nasal septal deviation in Saudi patients: a hospital based study. J KAU Med Sci. 2002;10:39–46.
12. Chmielik M, Brożek-Mądry E, Chmielik LP. Influence of the type of septum deviation on some parameters in the upper airways. New Med. 2006;3:71–3.
13. Mladina R, Skitarelić N, Poje G, Šubarić M. Clinical implications of nasal septal deformities. Balkan Med J. 2015;32:137–46.
14. Šubarić M, Mladina R. Nasal septum deformities in children and adolescents: A cross sectional study of children from Zagreb, Croatia. Int J Pediatr Otorhinolaryngol. 2002;63(1):41–7.
15. Song SY, Kim IT, Chang KH, Lee KS, Kim HJ, Lim HJ. The prevalence of nasal septal deformities among children in kindergarten and first grade in Anyang and Kunpo cities. J Rhinol. 1999;6(1):58–60.
16. Teul I, Zbislawski W, Baran S, Czerwinski F. Deformation of the nasal septum in children, adolescents, and adults in Western Pomerania Province of Poland. Eur J Med Res. 2009;14(Suppl 4):244–7.
17. Wee JH, Kim DW, Lee JE, Rhee CS, Lee CH, Min YG, Kim DY. Classification and prevalence of nasal septal deformity in Koreans according to two classification systems. Acta Otolaryngol. 2012;132(Suppl 1):52–7.
18. Aljibori AS, Hassan AD, Alwan AM. Assessment of nasal septal deformities by anterior rhinoscopy and nasal endoscopy. Tikrit Med J. 2010;16(1):14–22.
19. Mladina R. The influence of palato-cranial base (basomaxillary) angle on the length of the caudal process of the nasal septum in man. Rhinology. 1990;28:185–9.
20. Mladina R, Gjurić M. Saccharintest im Vergleich mit zytologischen Befunden zur Beurteilung der Nasenschleimhautfunktion. HNO. 1990;38:102–4.
21. Mladina R, Krajina Z. The influence of the manner of the onset of injury and the direction of force on the development of traumatic deformities of the nasal septum. Zacchia. 1990;8:31–42.
22. Mladina R. Deformacije nosnoga septuma i piramide. Monografija. Školska knjiga, Zagreb; 1990.
23. Mladina R, Đanić D, Miličić D. Histological changes of the middle turbinate mucosa in various septal deformities. Riv Otolaryngol Aud Fon. 1996;3:151–5.

索 引